物理治疗：
功能提升与案例解析

Improving Functional Outcomes
in Physical Rehabilitation

Second Edition

第 2 版

主　编　〔美〕苏珊·B.奥沙利文（Susan B. O'Sullivan）

　　　　〔美〕托马斯·J.施米茨（Thomas J. Schmitz）

主　译　公维军　郄淑燕

主　审　席家宁

北京科学技术出版社

著作权合同登记号　图字：01-2020-3095

图书在版编目（CIP）数据

物理治疗：功能提升与案例解析：第 2 版 /（美）苏珊·B.奥沙利文 (Susan B. O'Sullivan)，（美）托马斯·J.施米茨 (Thomas J. Schmitz) 主编；公维军，郄淑燕主译 . — 北京：北京科学技术出版社，2021.3

书名原文：Improving Functional Outcomes in Physical Rehabilitation,Second Edition
ISBN 978-7-5714-1227-2

Ⅰ.①物… Ⅱ.①苏…②托…③公…④郄… Ⅲ.①物理疗法 Ⅳ.① R454

中国版本图书馆 CIP 数据核字（2020）第 232900 号

责任编辑：张真真　刘瑞敏
责任校对：贾　荣
封面设计：申　彪
图文设计：天地鹏博
责任印制：吕　越
出 版 人：曾庆宇
出版发行：北京科学技术出版社
社　　址：北京西直门南大街 16 号
邮政编码：100035
电　　话：0086-10-66135495（总编室）　0086-10-66113227（发行部）
网　　址：www.bkydw.cn
印　　刷：三河市国新印装有限公司
开　　本：889mm×1194mm　1/16
字　　数：550 千字
印　　张：27.75
版　　次：2021 年 3 月第 1 版
印　　次：2021 年 3 月第 1 次印刷
ISBN 978-7-5714-1227-2

定　　价：180.00 元

译者名单

主　　译　公维军　郄淑燕

副 主 译　王丛笑　马鑫鑫　刘宗建　高穆榕　李　伟

译　　者　（按姓氏汉语拼音排序）

安　霞　陈　颖　邓梦瑶　丁梅林　段云欣

耿久军　郭博远　黄佩玲　贾蕴洁　姜　军

李　瑾　李　伊　李瑛琦　刘　爽　刘文辉

吕雪莹　牛光宇　欧阳胜璋　任牧晨　孙瑞凤

王寒明　吴　丹　席博涵　薛翠萍　杨　杰

杨鑫煜　尤　鑫　张　倩　张巧荣　张晓颖

张亚楠　张玉婷　甄　颐　郑广昊　仲沛瑾

周淑洁　周元元

译者单位　首都医科大学附属北京康复医院

译者前言

《物理治疗：功能提升与案例解析（第2版）》（*Improving Functional Outcomes in Physical Rehabilitation, Second Edition*）由苏珊·B.奥沙利文（Susan B. O'Sullivan）和托马斯·J.施米茨（Thomas J. Schmitz）两位经验丰富的物理治疗师编写，是一本深受国外广大物理治疗专业学生和教师、物理治疗师喜爱的实用教材和权威参考工具书。本书编排新颖、内容翔实、贴近临床，突出规范性、科学性与可操作性，强调"以能力提高为本"的教学理念。第一部分"功能提升"中，不仅涉及物理治疗的临床决策框架，更有本体感觉神经肌肉促进疗法、强制性诱导运动疗法等技术的介绍，同时关注循证医学的最新成果，并重点讲述运动功能障碍规范化康复程序，大量采用"专栏""临床笔记""红旗征"等方式对重要信息进行强化。第二部分"案例解析"提供了15个不同病种的康复教学案例，每个案例均设有指导性问题及教学互动，不仅帮助读者掌握物理治疗的基础知识和操作技能，同时也锻炼了读者的临床康复思维能力。

为了让国内物理治疗专业学生和从业人员得到科学的临床指导，首都医科大学附属北京康复医院组织本院康复专家、物理治疗骨干及首都医科大学康复医学院本科生、研究生共同完成了本书的翻译工作。特别想要跟所有读者说明的是，15个案例中的"评估、干预与预后"部分，原版书为网站视频学习形式，由于版权所限，我们无法将视频提供给所有读者，但为了达到更好的学习效果，我们将视频内容整理为文字，并对关键技术环节配以手绘图片，希望能够最大限度还原视频精髓。

在此，衷心感谢席家宁教授在百忙之中对本书进行的终稿审阅和指导，感谢我们的译者团队利用业余时间不辞辛苦地对书稿进行翻译和校对，同时也对在本书翻译过程中一如既往地给予我们陪伴和默默支持的家人道一声感谢！尽管译稿经过多次校对修改，但由于学识和经验所限，翻译中难免会有纰漏，还请同道和读者多加指正。

最后，特别感谢北京科学技术出版社的编辑老师为保证出版质量的辛勤付出。

公维军　郄淑燕

2020年11月

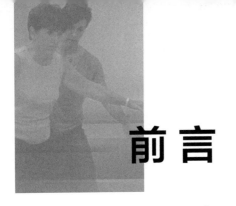

前　言

编写《物理治疗：功能提升与案例解析（第2版）》一书的宗旨是提出一种广泛适用于成人患者康复的综合治疗规范。本书共分为两部分。在第一部分"功能提升"中，首先阐述了临床决策的基础，并为提高康复效果提供了理论框架。从内容上看，第1章和第2章着重于为读者提供一个逻辑清晰、循序渐进的改善运动功能的治疗方法，强调任务导向性、运动学习和神经运动策略。第3章对本体感觉神经肌肉促进疗法（pro- prioceptive neuromuscular facilitation，PNF）进行了概述。第4～13章对如何实现功能独立和提高康复效果提出了至关重要的功能性策略和干预措施。每章内容均包括了对推荐干预措施的描述，并对干预措施的起源和发展进行讨论，同时还提供了与美国物理治疗协会制订的《物理治疗师实践指南》（*Guide to Physical Therapist Practice*）相一致的关于患者康复效果、临床应用和治疗案例的解读。其中提出的干预措施为患者在临床实践中可能遇到的功能障碍和活动受限提供了解决方法，而这些干预措施不应被认为是特定的实践操作，而是特定的物理诊断和康复计划。我们的最终目标是提供有效的、可实施的用于改善功能的干预措施。

第二部分对15个案例进行了描述和分析。除了基本的描述以外，还提供了多种疾病的临床决策方案，其中包括颅脑损伤、脑卒中、帕金森病、小脑胶质母细胞瘤、吉兰-巴雷综合征、外周前庭功能障碍、脊髓损伤和经股骨截肢。每个案例解析均设计了指导性问题环节，旨在提高学生的临床决策能力及加强学生的辩证思维，并解决每个患者的特定需求。我们希望这些案例解析能够促进物理治疗专业学生之间，以及学生和教师之间的交流。

本书应用了多种教学方法。为了便于参考，我们使用专栏和表格来强调重要信息。"关键术语"用加粗字体表示，并在文中给予定义解读。"红旗征"旨在提醒学生关注预防性安全措施。"临床笔记"提供了我们基于临床观察的额外见解。第一部分的章节还包括学生小组之间的实践活动，以加强学习理解。这些活动提供了一个与同伴分享知识和交流技能的机会，同时具有确认学生是否能够准确理解干预措施的作用。我们鼓励小组中的每个学生对正在讨论和演示的技术和治疗积极发表自己的想法。

物理治疗专业的发展是一个不断进步的过程，基础理论和临床研究在指导物理治疗循证医学实践中非常重要。因此，本书也参考了《物理治疗师实践指南》中的术语和干预措施。

我们希望读者通过阅读本书，可以加深对功能提升策略的理解，并最终促进患者功能恢复，提高患者生活质量。

致 谢

《物理治疗：功能提升与案例解析（第 2 版）》一书是我们多年临床实践和物理治疗专业教学经验的结晶，也是多方合作的成果，汇集了来自学术和临床界卓有建树的学者们有意义的见解。毫无疑问，他们的参与使本书大为增色。在本书完成的过程中，我们见证了他们对专业知识的无私分享，以及对物理治疗专业的热爱和兴趣。对于大家的参与，我们深感荣幸。他们广博的专业知识和专长在本书中得到了很好的体现。在此，我们衷心感谢为本书各章节做出贡献的杰出学者以及为案例解析做出贡献的临床医师和教育工作者。

衷心感谢以下专业技能精湛并为本书提供了贯穿全文的大量图片的人士，他们是：Mitchell Shuldman，EdD，马萨诸塞州洛厄尔大学图书馆管理员和媒体服务部主任；Paul Coppens，马萨诸塞州洛厄尔大学前媒体服务部主任；Christopher F. Lenney，纽约波茨坦克拉克森大学摄影师；Jason Torres，纽约波基普西 Vintage Cameraworks 有限公司；Mark Lozier，新泽西州樱桃山 Mark Lozier 摄影工作室；Lauray MacElhern，MBA，加州大学圣地亚哥分校综合医学中心；Kerry A. McCullough，PT，DPT，加州大学圣地亚哥分校医疗系；Sara Beck-Pancer，加州圣地亚哥太平洋东方医学院。

衷心感谢以下为本书图片拍摄无私奉献的模特们，他们守时守信、坚守承诺，以本书完成为首要任务，甘于奉献、乐于忍耐，他们是：Carole A. Remsay, Leonore Gordon, Joseph Lerner, Emmanuel R. Torrijos, Cynthia Gilbertson, Eric Bell, Stacie Caldwell, Natasha Chevalier-Richards, Paul Colbert, Aaron Hastings, Sally Healy, Emma Larson, Joel Lindstrom, Laura MacElhern, Philomena（Mini）G. Mungiole, Whitney Odle, Natalie Pieczynski, Robert Margeson, Sr., Celso Marquez, Khushbu Shah, J. Anthony Tomaszewski, Catherine Wright, Mitchell Young。同时衷心感谢那些帮助我们定位拍摄对象和设备的人士，他们是：Cristiana K. Collins, PT, PhD, CFMT, NCS, 长岛大学；Stephen Carp，PT, PhD, GCS, 天普大学；Robin Dole, PT, EdD, PCS, 韦德纳大学；Tom Weis，长岛大学。

衷心感谢本书的选题开发编辑 Molly Mullen Ward，感谢她的耐心细致和对细节的高度关注。同时感谢那些为案例解析附加视频的制作和编辑做出贡献的人士：Mitchell Shuldman, EdD, 马萨诸塞州洛厄尔大学图书馆管理员和媒体服务部主任，以及 Kates 媒体的 Rob Kates。

衷心感谢宾夕法尼亚州费城 F. A. Davis 公司的专业人士：Margaret M. Biblis, 出版人；Melissa A. Duffield, 资深策划编辑；George W. Lang, 内容开发总监；Kirk Pedrick, 电子产品开发经理；Carolyn O'Brien, 艺术与设计经理；Nichole Liccio, 卫生专业与医学编辑助理。他们的持续支持、鼓励和坚定不移追求卓越的品质，对本书的出版和物理治疗专业文献的扩展做出了巨大贡献，我们无比感激。

最后，衷心感谢我们的学生和患者，他们不断地向我们提出挑战，促使我们提高教学质量和临床技能。真诚地希望本书能够成为有抱负的专业人士提高临床决策和实践技能的宝贵资源。

苏珊·B. 奥沙利文（Susan B. O'Sullivan）
托马斯·J. 施米茨（Thomas J. Schmitz）

目录

第一部分　功能提升 ·············· 1

　第 1 章　临床决策与患者管理 ········ 3

　第 2 章　改善运动功能的干预措施 ······· 15

　第 3 章　本体感觉神经肌肉促进疗法 ····· 36

　第 4 章　改善床上移动和早期躯干

　　　　　控制的干预措施 ·········· 71

　附录 4A　高级桥式运动 ·········· 97

　第 5 章　改善坐姿和坐位平衡技能的

　　　　　干预措施 ·············· 99

　附录 5A　坐式太极拳 ·········· 126

　附录 5B　帕金森病晚期坐式瑜伽 ······· 130

　第 6 章　改善躯干和髋关节控制的干预

　　　　　措施：跪位训练和半跪位训练

　　　　　技巧 ················ 132

　第 7 章　改善转移技能的干预措施 ······· 153

　第 8 章　轮椅操作技能训练 ·········· 175

　第 9 章　改善站姿和立位平衡技能的

　　　　　干预措施 ·············· 192

　附录 9A　设备来源 ·········· 229

　附录 9B　站立式太极拳 ·········· 230

　第 10 章　改善步行技能的干预措施 ····· 234

　附录 10A　颅脑损伤患者（案例解析 2）

　　　　　后续 2 个疗程中干预措施的

　　　　　选择、实施顺序和难易程度

　　　　　改变 ················ 261

　附录 10B　脊髓损伤患者（案例解析 3）

　　　　　使用减重支持系统和跑步机

　　　　　进行步行训练 ·········· 268

　第 11 章　改善上肢功能的干预措施 ····· 270

　第 12 章　强制性诱导运动疗法 ·········· 290

　第 13 章　前庭康复的干预措施 ·········· 304

第二部分　案例解析 ·············· 331

　案例解析 1　颅脑损伤患者 ·········· 333

　案例解析 2　颅脑损伤患者：平衡与

　　　　　步行训练 ·············· 339

　案例解析 3　T4 不完全性脊髓损伤

　　　　　患者：步行训练 ·········· 344

　案例解析 4　脑卒中患者：家庭康复 ····· 355

　案例解析 5　脑卒中患者：强制性

　　　　　诱导运动疗法 ·········· 358

　案例解析 5 附录 A　用于检查患者运动

　　　　　表现的 Fugl-Meyer

　　　　　运动功能评估的

　　　　　组成部分 ·········· 364

　案例解析 5 附录 B　训练前活动日志

　　　　　评分 ················ 370

　案例解析 5 附录 C　脑卒中影响量表：

　　　　　训练前评分 ·········· 372

案例解析 5 附录 D 患者典型的日常
活动日志 …………… 376
案例解析 6 帕金森病患者 …………… 379
案例解析 7 T9 完全性脊髓损伤患者 …… 385
案例解析 8 C7 不完全性脊髓损伤患者 … 391
案例解析 9 外周前庭功能障碍 ………… 395
案例解析 10 T10 完全性脊髓损伤患者 … 398

案例解析 11 小脑胶质母细胞瘤患者 …… 403
案例解析 12 吉兰 – 巴雷综合征四肢瘫
患者 …………… 409
案例解析 13 脑卒中患者 ……………… 415
案例解析 14 C4 不完全性脊髓损伤
患者 …………… 421
案例解析 15 经股骨截肢患者 ………… 426

功能提升

第一部分

在此部分，本书向读者介绍了制订临床决策及适当有效康复计划的基本要素。此外，在专门介绍关键运动功能的章节中也对这些基本要素进行了扩展。

第1章"临床决策与患者管理"，为治疗师临床决策提供了基础背景。本章将《国际功能、残疾和健康分类》框架作为康复计划的基础。本章对运动控制和运动学习进行了简要概述，并介绍了运动功能检查的常用方法。章节内容围绕康复计划的3个关键要素（任务、个体和环境）展开。第2章"改善运动功能的干预措施"，主要目的是帮助学习者获得一个概念性框架，并以此来制订全面的康复计划。本章着眼于任务分析的各个组成部分，并进一步探讨了以任务为导向、以活动为基础的策略。同时根据运动学习的不同阶段讨论了运动学习策略的相关内容。

第3～13章介绍了改善运动功能和关键功能独立性的策略和干预措施。这些章节对干预措施的介绍包括对每项活动基本特征（例如，所提供的支持面、重心的位置、重力和体重的影响）、完成此项活动所需的引导技能以及适当的干预措施和进展情况的描述。同时提供了与《物理治疗师实践指南》[1]相一致的关于患者康复效果、临床应用和治疗案例的解读。章节里包括的学生实践活动有助于提高学生的学习能力。

章节内容围绕如何维持正常人体功能（例如，功能性运动技能、基础性日常生活活动和工具性日常生活活动）所需要的各种姿势和活动展开。首先介绍翻身和侧卧等姿势和动作，然后逐渐过渡到站立和行走。尽管是以从依赖到独立的姿势和活动为顺序，但这种进展顺序并不是绝对的。这意味着对于如何将这些活动进行排序或如何将其整合到个体康复计划中没有绝对的要求。文中提出的治疗顺序对临床实践具有以下几点启示。

- 并不是所有患者都需要按照本书介绍的完整的干预计划进行并从中获益。

- 对患者的评估和检查是选择干预措施和顺序的前提。

- 在制订康复计划时，各种干预方法可以通过不同的顺序进行或者几种干预方法同时进行，也可以扩展或取消（如不适合时）。

- 治疗理念的形成应基于患者所期望达到的功能状态，而不是规定的治疗顺序。例如，如果患者需要增强核心（躯干）力量或增加踝关节活动范围，就要考虑那些旨在解决特定损伤的策略和干预措施。

- 干预措施中包括对治疗师的体位和手摆放位置的建议。这些建议有助于治疗师施加正确的助力或阻力，同时保持正确和安全的人体力学。当然，这些建议并不是一成不变的，很多因素都会影响治疗师体位的选择和手摆放的位置。常见的几个影响因素包括：直接干预的特定运动成分、治疗面的高度和大小、期望的结果、障碍和活动受限的类型及严重程度、患者的特点（如身高、体重、身体各部分的大小）及治疗师的体型。

总之，这些干预措施在实践中可以帮助解决多种类型的功能障碍和活动受限。这些干预措施不应被认为是特定的实践操作，而是特定的物理诊断和康复计划。

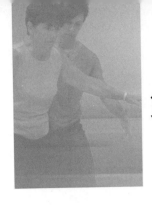

第1章

临床决策与患者管理

SUSAN B. O'SULLIVAN, PT, EdD

康复治疗的首要目标是让患者恢复到最佳功能状态。尽管人们习惯根据疾病或医学状况（例如：**脊髓损伤**）将患者进行分类，但世界卫生组织提出的《**国际功能、残疾和健康分类**》框架[1]通过明确定义健康状况、损伤、活动受限和参与受限，为检查和治疗患者提供了一个重要框架。美国物理治疗协会在《物理治疗师实践指南》（第3版）中也采用了这一框架[2]。因此，脊髓损伤患者的病情就可以总结为：瘫痪、感觉丧失、自主神经功能障碍（即损伤），床上活动、穿衣、沐浴、行走等方面失去独立能力（即活动受限），以及不能参加工作或上学（即参与受限）。物理治疗师的实践干预主要在损伤、活动受限和参与受限3个层面。有效的临床决策，应在正确理解《国际功能、残疾和健康分类》框架和相关背景因素（环境因素和个人因素）的基础上制订。此外，临床医师必须了解影响提高生活质量、预防疾病、心理健康和身体健康的因素。一个有效的**康复计划**需要明确风险因素并尽可能地制订全面涵盖患者意愿的有意义的功能目标。本文重点介绍通过优化功能结果的活动和练习来改善运动功能（运动控制和运动学习）与肌肉性能（肌力、爆发力和耐力）。专栏1.1列出了功能、残疾和健康相关的术语定义。

有效康复计划的建立应基于这样一个概念，即正常运动功能是从基于活动的任务实践中产生的。成功的康复计划在增加难度时应具有逻辑性和顺序性。通常而言，随着重力和体重的参与逐渐增加，患者也逐渐学会控制身体更大部分的功能。因此，在活动过程中，随着支持面（base of support,BOS）逐渐减小，身体重心逐渐抬高，对姿势控制

和平衡的要求也在不断增加。基于活动的训练可以帮助患者进一步提高运动技能，而这些技能包括肌肉在多个运动轴和运动平面中的协同作用，训练时可以应用不同类型和组合的肌肉收缩方式（向心收缩、离心收缩、等长收缩）。与其他肌肉训练的方法如渐进阻力训练相比，肌肉训练的类型和方法应更接近于肌肉在日常活动中所做的工作。来自身体的本体感觉、前庭觉和视觉输入有助于运动控制和平衡。由于体重和重力的内在作用，运动过程中躯干和肢体需要更强的姿势控制能力。基于活动的训练是复杂的运动，其重点是关注运动协调，而不是单一的肌肉或关节控制。

成功干预的关键在于通过检查、评估、诊断和做出预后判断的过程彻底了解患者，并在此基础上制订康复计划[2]。本章所讨论的基础概念包括理解任务、患者的执行能力和环境（图1.1）。

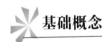 基础概念

运动控制

运动功能的基础理论包括**运动控制**（motor control）理论和**运动学习**（motor learning）理论。**系统理论**（system theory）将运动功能描述为一系列有益于运动控制的系统相互作用的结果。例如，肌肉骨骼系统、感觉系统、中枢控制系统（协同控制、协调和平衡）均有助于产生运动。**运动程序理论**基于**运动程序**（motor program）的概念，运动程序被定义为一个抽象的代码，当启动时，将产生一个协调的运动序列。因此，运动模式是可存储的，可以使用预先编程的指令启动，不需要外部输入或信息反馈［称为**开环系统**（open-loop system）］。运动模式也可以通过感觉输入和信息反馈［称为**闭环系统**（closed-loop system）］来启动和修改。闭环系统应用反馈来检测错误并修改动作反应，常见于学习新技能的过程中。

专栏 1.1 术语：功能、残疾和健康

摘自世界卫生组织提出的《国际功能、残疾和健康分类》[1]

健康状况：疾病、障碍、损伤或创伤的总称，也包括其他情况如衰老、压力、先天性异常或遗传易感性。还可能包括关于发病机制和病因的相关信息。

身体功能：人体系统的生理功能（包括心理功能）。

身体结构：人体的解剖结构，比如器官、肢体及其组成部分。

损伤：发生在人体功能或结构的问题，比如明显的异常或缺失。

活动：个体执行任务或行动的过程。

参与：参与到某种生活情境之中。

活动受限：个体在执行活动时出现困难。

参与受限：个体在参与日常生活时可能遇到问题。

情境因素：个体生存和生活状态的全部背景信息。

• **环境因素**：构成了物质环境、社会环境以及影响人们选择生活方式的态度环境，包括社会态度、社会结构特征、法律和社会体系。

• **个人因素**：个体生活的特定背景信息，包括性别、年龄、处事风格、社会背景、教育、职业、过去与现在的经历、整体行为模式、性格和其他影响个人残疾经历的因素。

表现：个体在当前环境中的行为。

能力：一个人执行任务或行动的能力（在给定的时刻和情境中，可能的最高功能级别）。

摘自《物理治疗师实践指南》（第3版）[2]

病理或病理生理（疾病、障碍、状态）：以一组特定的症状和体征为特征并被患者或医师认为是异常的状态。主要在细胞水平被识别。

损伤：解剖、生理、精神或心理层面上结构或功能的异常或缺失。

功能受限：在个体层面上，以一种有效的、通常被期待的或能胜任的方式执行一项身体动作、任务或活动的能力受限。

残疾：在特定的社会文化背景和物质环境中，个体完成其习惯的或所期望的特定社会角色相对应的行动、任务或活动能力的限制或丧失。

健康状况：构成良好健康状况的状态。

任务	⟺	个体	⟺	环境
功能：基础性日常生活活动（BADL）、工具性日常生活活动（IADL） 特性：活动性 稳定性 可控活动性 技巧性 特征：速度 幅度		觉醒、注意、认知、动机、感觉–认知整合、肌力、运动功能、姿势、关节活动范围、灵活性、步态、运动、平衡、有氧能力/耐力、合并症、并发症、活动受限、残疾、整体健康状况		物质环境 变化性 调控性 社会心理因素

运动功能

图 1.1 运动功能源于任务、个体和环境的相互作用

运动学习理论建立在反馈和实践概念的基础上，这些概念影响学习的类型和程度，并导致运动能力相对持久的改变。使用适当的运动学习策略（见第 2 章）有助于提高运动技能。有组织的训练计划和适当的反馈是运动学习的基本要素。运动控制相关的术语定义见专栏 1.2。读者如果想对这些概念获得更加深入的了解，可以参考 Schmidt 和 Lee [3]、Shumway-Cook 和 Woollacott[4] 的优秀著作。

婴儿和儿童获得运动技能（如翻身、坐起、坐、爬行、跪、站起、站立、步行和手眼协调）的能力源于神经肌肉功能的成熟和实践，这些运

动技能对独立能力至关重要。这些技能，有时被称为**发育性技能**或**发育顺序性技能**，是构成终身独立能力所需的一系列技能的基础。在某些可预测的年龄阶段出现的"里程碑"式的运动标志着婴儿和儿童运动控制能力的发育。发育通常是遵循从头到足（头–尾）、从近端到远端的顺序进行的。在婴儿和儿童中，运动功能的发育可以被看作伴有一定变异性的螺旋式进展，而不是严格的线性进展。随着中枢神经系统（central nervous system，CNS）的成熟和更高层次的姿势反应（如翻正反应和平衡反应）以及姿势协同作用的出现，原始和静态的姿势反射逐渐整合。在发育的关键阶段，运动行为的形成取决于实践以及不同系统成分和功能的成熟。

在成人中，生命早期获得的运动技能被维持、适应，并在一生中相对稳定地保留。像翻身和坐起这样的技能每天都被当作日常生活的一部分来使用。然而，这些运动模式对变化是有反应的，可以被许多不同的因素改变。主要的影响因素包括整体健康情况和活动水平。运动模式的改变也与衰老有关，年龄的增长可以造成中枢神经系统整体功能的下降，包括视觉、躯体感觉和前庭觉等感觉功能的下降，运动和时序的协同控制改变，以及平衡能力的下降。其他次要的和潜在的可被改变的因素包括身体外形（包括体重、体型、姿势的改变）、身体活动水平［包括与缺乏运动相关的肌力、灵活性和关节活动范围（range of motion，ROM）的改变］，以及营养和环境因素。身体虚弱的老人和不能自理的人在基础运动技能方面存在最大限度的改变。中枢神经系统持续重组运动技能的能力是终身的。就像婴儿和儿童一样，没有任何一种可预测的运动模式可以兼具所有成人或老人的特征[5,6]。

专栏 1.2 术语：运动控制

自由度：一个受控的系统中独立运动维度的数量[4](P463)。
运动控制：运动的神经、身体和行为方面的潜在基础。
• **反应性运动控制**：运动随着即时变化的反馈信息不断调整（如重心向前转移所致的肌肉拉长造成肌肉收缩能力增加）。
• **主动性（预期性）运动控制**：通过前馈机制提前调整以适应正在进行的运动（如为接住一个较重、体积较大的球而做出的姿势调整）。
运动计划：实现有目的的运动所需的想法或计划，由运动程序的组成部分构成。
运动程序：是一个抽象的概念，当运动程序启动时可以产生协调的运动序列[3](P497)。
运动学习：一种与反馈或练习有关的内在过程，导致运动技能相对持久的改变[3](P497)。

运动恢复：重新获得损伤后失去的运动技能。
模式：一系列以经验为基础的规则、概念或关系的集合[3](P499)；模式为运动决策提供基础，并被储存在记忆中，以重现运动。
• **回忆模式**：过去的参数、过去的初始条件以及这些组合产生的运动结果之间的关系。
• **认知模式**：过去的初始条件、过去的运动结果以及这些组合产生的感觉结果之间的关系。
任务分析：确定一项任务或作业的潜在能力和结构的过程[3](P500)。
任务组织：使一项任务的组成成分相互联系、相互依赖的过程。
• **低组织性**：任务成分相对独立。
• **高组织性**：任务成分高度相关。

运动恢复

在活动受限和参与受限的成人患者中，肌肉骨骼、神经肌肉、心肺、皮肤和（或）认知障碍的存在会改变运动技能。**运动恢复**是运动技能损伤或丧失后重新恢复的过程，具有高度可变性和个体化的特点。完全恢复，即重新获得的技能在各方面与受伤前的表现完全相同是不太可能的。相反，损伤前的技能很可能会在某种方式上发生改变。例如，脑卒中患者重新恢复步行后，行走时的步速明显减慢，受累侧髋关节和膝关节屈曲角度增加。**运动补偿**是指以一种新的方式替代旧的运动模式，可以通过自适应补偿（使用替代运动模式完成一项任务）

或替代性补偿（使用替代的身体部分完成任务）来实现。例如，脑卒中患者学习用非受累侧上肢独立穿衣，或者 T1 完全性脊髓损伤患者学习用双上肢和惯性力翻身。**自发性恢复**是指损伤后神经组织功能的恢复，是中枢神经系统内自然发生的修复过程。例如，脑卒中患者在脑水肿消退后 2 ~ 3 周可以恢复部分运动功能。**功能诱导性恢复**（依赖于皮质重组）指的是神经系统根据活动和环境的变化自我调整的能力 [7]。损伤后早期的刺激对预防**习得性失用**十分重要 [8]。这种对瘫痪的行为习得反应与优先使用非受累侧肢体有关，可能会干扰神经损伤的恢复。例如，接受较少康复治疗的脑卒中患者学习使用非受累侧肢体来实现功能目标，而无法使用受累侧。为了使以后的康复成功，这些错误的模式必须被摒弃，而应该多使用那些包括更多受累侧参与

的模式。早期的训练可以防止习得性失用和错误或不良运动模式的发展。有充足的证据表明，康复训练对治疗慢性残疾患者也是有效的。例如，脑卒中 1 年以上患者对应用强制性诱导运动疗法的任务导向训练效果良好（见第 12 章）。使用部分减重支持（body weight support，BWS）、跑步机（treadmill，TM）和早期辅助肢体运动的训练也被证明可以促进功能诱导性恢复（见第 10 章）。这些干预措施成功的基本要素包括：①训练是任务特定性的；②训练强度要大，持续时间和频率稳步增加。例如，在强制性诱导运动疗法中，脑卒中患者在日常任务中练习每天使用受累侧上肢抓取和操作物体 4 ~ 6 小时，非受累侧上肢可佩戴连指手套从而防止所有的代偿运动。专栏 1.3 提供了运动恢复和神经可塑性相关的术语定义。

专栏 1.3　术语：运动恢复和神经可塑性 [5]

功能诱导性恢复：恢复以受伤前相同或相似的方式进行运动的能力；依赖于皮质的重组，皮质重组的发生是活动和环境变化时自身做出的反应。

习得性失用：患有瘫痪的一种行为习得反应，与优先使用非受累侧肢体有关，阻碍神经损伤的恢复。

运动补偿：以一种新的方式替代旧的运动模式 a。

- **自适应补偿**：完成一项任务时替代运动模式的出现 b。
- **替代性补偿**：使用其他身体部位或运动要素成功完成任务 b。

运动恢复：恢复到受伤前以相同的方式进行运动的能力；使用肢体或末端效应器（通常为非残疾人使用）成功完成任务 b。

神经可塑性：大脑对自身的改造与修复能力。

自发性恢复：损伤后神经组织功能的恢复，是中枢神经系统内自然发生的修复过程。

注：a 按《国际功能、残疾和健康分类》框架分类的人体功能水平：身体功能或结构（表现）[1]；b 按《国际功能、残疾和健康分类》框架分类的人体功能水平：活动（功能）[1]。

运动学习

　　运动学习是一个复杂的过程，需要在中枢神经系统进行空间、时间和层次的组织，以便获得和修改运动。正如前面所提到的，中枢神经系统的改变是不能直接被观察到的，但是可以在练习或训练后，从运动表现的提高中推断出来。学习能力存在个体差异且会影响学习的速度和程度。运动学习能力在 3 个主要的基础类别中有所不同：认知能力、感知速度能力和心理运动能力。这些差异的产生是遗传和经验共同作用的结果。治疗师应该对警觉、焦虑、记忆、处理信息

的速度、运动的速度和准确性、环境的独特性等因素高度敏感。此外，根据病理表现、损伤的数量和类型、恢复潜力、一般健康状况和并发症，康复患者的学习潜力可能有所不同。虽然大多数技能可以通过实践或经验学习，但治疗师应该对患者某些技能的潜在能力保持敏感。例如，一些脊髓损伤患者可能由于任务难度、残存功能和一般健康状况等原因，无法学会使用轮椅来上下路缘。

运动学习阶段

　　Fitts 和 Posner[9] 描述了学习一项运动技能的 3

个主要阶段。他们的模型为研究和开发提高运动学习的策略提供了一个有用的框架，并在本书中使用（见第2章）。

认知阶段

在早期，学习者对任务有了了解。在练习过程中，**认知映射**允许学习者评估能力和任务需求，识别相关和重要的刺激，并根据先前运动经验的明确记忆制订初始运动策略（运动程序）。学习者完成任务的初始练习，保留一些策略，舍弃其他策略，以形成初始的运动策略。在连续的练习中，学习者对动作进行修改和改进。同时，学习者对视觉反馈出现高度依赖。在这个阶段，有相当多的认知活动，每一个动作都需要高度有意识的注意和思考。学习者高度依赖视觉反馈。当学习者进入下一阶段时，最初的表现与取得的巨大进步不一致。而基本的"该做什么"的决策已经做出。

联系阶段

第2个即中间阶段是运动学习的**联系阶段**。在这一阶段中，学习者对运动模式进行练习和改进，并做出细微的调整。空间和时间的组织增加，而错误和无关的运动减少。运动表现变得更加一致，而认知活动减少。学习者较少地依赖视觉反馈，而是更多地利用本体感觉反馈。于是学习者开始体会运动的"感觉"。这个阶段可以持续很长时间，根据学习者的自身能力和练习程度而有所差异。此阶段"怎么做"的决策已经做出。

自动化阶段

第3个即最后一个阶段是运动学习的**自动化阶段**。学习者继续练习并改善运动模式。运动的时空成分变得高度组织化。运动表现处于一个非常高的水平（例如，能够在任何速度和任何环境下行走）。在这个阶段，运动在很大程度上是无错误和自动化的，仅存在最低水平的认知监控和注意。"如何成功"的决策已经做出。

 临床笔记：许多接受积极康复治疗的患者在达到学习的最后阶段之前就出院了。对

这些患者来说，想要提高技能就只能在家里或社区中继续练习。患有颅脑损伤和严重认知障碍的患者可能永远无法达到这种程度的独立功能，在其余生可能都需要辅助器具和他人帮助。

理解任务

任务通常根据功能进行分类。**日常生活活动**（activities of daily living，ADL）是指成人生活所需的必要日常生活技能。**基础性日常生活活动**（BADL）包括修饰技能（口腔卫生、淋浴或沐浴、穿衣）、如厕卫生、吃饭和使用个人设备（见第11章）。**工具性日常生活活动**（IADL）包括资金管理、功能性沟通和社交、功能性和社区活动以及健康管理。

功能性运动技能（functional mobility skills，FMS）是指以下技能。

● 床上活动：床上翻身、臀桥、快速滑动，从仰卧位到坐位和从坐位到仰卧位。

● 坐位：快速滑动。

● 转移：从坐到站和从站到坐，从一个平面转移到另一个平面（如床–轮椅转移），从地面站起。

● 站立：迈步。

● 行走和爬楼梯。

其他体位也同样需要运动控制，包括肘撑俯卧位、手膝位、跪位、半跪位。重要的是要记住，在整个生命周期中，功能性运动技能的表现有相当大的变化。因此，翻身和坐起活动在两个身材、年龄或健康状况不同的成人之间可能有很大的不同。

运动技能分类

运动也可以根据任务执行期间所需的动作和运动控制类型（神经运动过程）进行分类，包括：①转移运动；②稳定（静态姿势控制）；③可控制的运动（动态姿势控制）；④技能。难度根据所需的姿势和运动控制程度而变化。因此，那些自由度和注意力需求增加的任务，如站立和行走，要

比仅需控制较少身体部分的俯卧位或仰卧位任务困难得多[10]。

转移运动

转移运动是指能够独立和安全地从一个位置移动到另一个位置的能力（例如，滚动、仰卧到坐位、坐到站）。正常运动的共同特征包括在保持姿势控制的同时具有启动运动、控制运动和终止运动的能力。运动障碍包括未能启动或维持运动，运动控制不良，以及未能成功地终止运动。在运动能力水平极低的状态下，患者只能一定程度地侧卧着，并且表现出较差的维持运动的能力。在运动能力水平较高的状态下，患者可以尝试从仰卧位坐起来和从坐位站起来。一个运动能力受损的患者可能会出现站起来困难（可能需要几次尝试），但一旦站起来就能够独立站立。治疗师应观察和记录的关键因素包括：①启动运动的能力；②使用的策略和对运动的全面控制；③终止运动的能力；④所需辅助的水平和类型（手动提示、口头指令、引导动作）；⑤影响运动表现的环境限制。

稳定

稳定（静态姿势控制）是指保持姿势稳定和方向性的能力，重心应位于支持面之上，身体处于休息状态。例如，如果患者能够以最小的摇摆、不失衡和不手扶的方式保持姿势，则表明其在坐位或站立位时也会表现出良好的稳定性。治疗师应观察和记录的关键因素包括：①支持面；②重心在支持面上的位置和稳定性；③姿势摆动的程度；④借助上肢或下肢的稳定程度（例如，坐位或站立位时手扶着，在坐位时腿部始终与接触面接触）；⑤失衡的次数和方向，以及跌倒安全风险；⑥所需辅助的水平和类型（手动提示、口头指令、引导动作）；⑦影响运动表现的环境限制。

可控制的运动

可控制的运动（动态姿势控制）是指身体各部分在运动时保持姿势稳定（支持面稳定、不移动，重心在支持面范围内）的能力。这样，一个人就可以以一种姿势（例如，坐着或站着）来回或左右移动他的重心，而不会失去控制。在调整姿势控制的同时将一个肢体从负重中解放出来执行另一项任务，也是动态姿势控制（有时称为静态 – 动态控制）的证据。初始体重的转移和负重位置的重新分配增加了对支撑段稳定性的要求，从而增加了对动态肢体运动控制的要求。例如，颅脑损伤患者在手膝位时，当被要求抬起单侧上肢或下肢，或将一侧上肢和对侧下肢一起举起时会出现困难；在坐位时，脑卒中患者以非受累侧肢体向前和向受累侧伸展时，会失衡和跌倒；站立位时，小脑性共济失调患者无法向前、向后或侧方迈步而不失衡。治疗师应观察和记录的关键因素包括：①承重部位维持姿势稳定的程度；②动态运动部位控制的范围和程度；③所需辅助的水平和类型（口头指令、手动提示、引导动作）；④影响运动表现的环境限制。

技能

技能是指为了达到动作目标而持续进行协调有序运动的能力。熟练的行为允许有明确的目标，以及身体和社会环境的协调一致（例如，操纵或运输）。技能需要自主的控制，因此反射活动或非自主运动不是技能性运动。技能是通过学习得到的，是实践和经验的直接结果，需要在实施运动计划之前对动作进行组织。技能性运动是可以变化的，它不受任何一套运动模式的限制，而是由动作目标和具体环境来组织的。因此，一个有技能的人能够很容易地适应任务要求和所处环境的变化。例如，在诊所以及家庭和社区环境中，对步行控制的要求是显而易见的。技能可以应用固定的或可变的方式来进行（例如，在站立或步行时拍打一个球）。影响运动表现的条件很多，如从静止的封闭环境（如诊所内安静的房间）到开放的环境（如繁忙的社区健身房）[11]。

运动技能可以进一步分类。踢球是一个可以识别开始和结束的离散性运动技能的好例子。步行是一种连续性技能，没有可被识别的开始和结束。弹钢琴代表了一种系列性技能，一系列离散的动作串在一起。在稳定、不变的环境中进行的运动技能被称为**封闭式运动技能**，而在可变的环境中进行的运动技能被称为**开放式运动技能**[3]。一个有技能的人在运动时也能够同时执行第 2 个任务（**双重任务控制**）。例如，脑卒中患者能够在站立或行走的同时手持或操作一个物体（例如，手持放着一满杯水的托盘）、说话或进行一项认知任务（从 100 开始连续地减 3）。这些术语可以作为总体连续性的结合点（例如，开放技能与封闭技能）。重要的是，技能在连续整体中的任何地方都可能结束，而不仅仅是在开始或结尾。专栏 1.4 列出了与运动技能相关的术语定义。

专栏 1.4 术语：运动技能

能力：一个人在遗传学上先天决定的特征或特性，是某些运动技能的基础。

适应：为达到任务目标而进行的技能或环境的改变。

协调结构（协同作用）：受中枢神经系统约束的功能相关联的肌肉，它们协同行动以产生预期的运动。

运动技能：有任务目标要达成的动作或活动；技能的获得来自实践和经验，而不是由遗传决定。备选定义：运动表现质量的指标。

- **粗大运动技能**：涉及大肌肉组织的运动技能，该技能的成功进行（例如，跑步或跳跃）对运动的准确度要求不高。

- **精细运动技能**：需要控制身体的小肌肉以达到目标的运动技能；这类任务（例如，写作、打字或系衬衫扣子）通常需要高度的手－眼协调能力。

- **封闭式运动技能**：在稳定的或可预测的环境中进行的运动技能（例如，在安静的大厅中行走）。

- **开放式运动技能**：在多变的或不可预测的环境中进行的技能（例如，穿过拥挤的健身房）。

- **离散性运动技能**：由任务本身定义的具有不同起点和终点的技能（例如，锁住轮椅刹车）。

- **系列性运动技能**：将离散的或单独的技能组合成一系列的技能（例如，从床转移到轮椅所需的高度独立的步骤）。

- **连续性运动技能**：由执行者或某些外部因素确定的具有任意起点和终点的技能（例如，游泳、跑步）。

- **简单的运动技能**：涉及单一运动程序、仅产生个体运动响应的运动技能（例如，坐在椅子上踢球）。

- **复杂的运动技能**：涉及多个动作和运动程序组合、产生协调运动出现的技能（例如，赛跑、踢足球）。

- **双重任务技能**：包含同时进行的动作（运动程序）的技能（例如，端着托盘行走、边行走边交谈）。

"技能"一词也指运动表现质量。因此，技能性运动在实现目标上具有一致性、稳定性、快速、时间精确和省力的特点（例如，一个人如何熟练地完成动作）。技能需要躯干和肢体的协调动作。当手完成一个技能性动作，如用刀叉吃饭或穿衣服时，躯干和肢体近端保持稳定。运动技能的表现也由运动的时间决定。**反应时间**是指从运动的初始刺激出现到运动反应的开始之间的时间间隔。**运动时间**是从运动开始到运动完成之间的时间间隔。而两者之和称为**响应时间**，随着技能学习的提高，响应时间有望得到改善，总体时间的减少就证明了这一点。**速度－准确度权衡**（speed-accuracy trade-off）是运动技能表现的一个原则，它定义了运动速度对运动准确度要求的影响。这种权衡是指，增加速度会降低准确度，而降低速度会提高准确度。速度－准确度要求取决于特定的任务。在准确度要求较高的任务中，如瞄准任务（例如，踢球射门），速度必须保持在合理的范围内，以确保准确度。速度和准确度权衡通常会影响老人。例如，随着姿势和平衡能力的下降，像走路这样的动作会变慢，以保证运动的准确度和安全性。当老人试图快速行走时，可能会失去控制而跌倒。表 1.1 根据运动功能对运动技能进行了分类。

表1.1　按运动功能对运动技能进行分类 ª			
类型	姿势与运动特征	姿势与运动举例	功能受损指标
转移运动	从一种姿势转变成另一种姿势的能力；支持面和（或）重心发生变化	翻身；仰卧位到坐位；坐位到立位；转移	未在既定范围内发起或维持运动；运动控制不良
稳定（静态姿势控制）	能够在身体不动的情况下将重心稳定在支持面之上以保持姿势稳定和方向性的能力；支持面是固定的	保持抗重力体位：肘撑俯卧位、手膝位、坐位、跪位、半跪位、四足立位或站立位	不能维持姿势稳定；姿势摆动过大；支持面过宽；手臂高举或上肢抓握位；失衡；重心在支持面之外
可控制的运动（动态姿势控制）	能够在部分身体运动的同时将重心稳定在支持面之上以保持姿势稳定和方向性的能力；支持面是固定的	重心转移；肢体运动（上肢伸够，四足站立或直立位行走）	在重心转移、躯干运动或四肢运动时不能保持或控制姿势；失衡
技能	为了达到探究与物质环境及社会环境相互作用的目的而持续进行协调有序运动的能力；在运动过程中，重心和支持面发生变化	上肢技能：抓握和操作；双足运动	运动协调不良（协调障碍、辨距不良、运动障碍）；缺乏精确性、控制能力、一致性和省力性；无法实现任务目标

注：ª 经允许摘自 O'Sullivan, S and Schmitz T. Categories of Motor Skills, ed 6. F.A. Davis, Philadelphia, 2014, Table 5.11.

引导技能

　　运动技能的学习是一个困难的过程。对于运动功能障碍患者，不可能一开始就进行全部任务训练。例如，颅脑损伤后头部和躯干控制不良的患者一开始无法在无支撑站立下重新学习头部控制。身体大多部位因难以控制而无法成功地完成动作。这种情况被称为**自由度问题**。在这种情况下，治疗师面临的挑战是如何将任务分解成功能相关的几个部分（**引导技能**或简单的运动技能），其中每一项引导技能代表大的功能性任务（被称为**标准技能**）的组成部分。一项单独的引导技能可能涉及许多标准技能。例如，躯干下部的旋转是直立迈步以及翻身和快走的重要引导技能。**从部分到整体的训练**要求掌握每一个单独的技能成分，并逐步发展为标准技能。它还具有减少恐惧的积极作用，让那些害怕进行更高水平或复杂运动的患者变得不那么恐惧。例如，桥式运动在减少直立活动自由度和淡化跌倒恐惧的同时加强了髋部伸肌群的控制，可以作为坐 - 立转移的准备动作。包含高度独立成分的运动技能（例如，从床到轮椅的转移）通常可以使用这种方法成功地

进行训练。对于包含高度整合成分的运动技能，比如步行，从部分到整体的迁移训练通常难以奏效。在这种情况下，更好的做法是尽快进行标准技能的训练（全任务训练）。治疗师使用减重支持和运动平板成功进行早期行走训练（见第10章）就说明了这一点。

　　临床笔记：长时间进行引导技能练习时如果不配合标准技能的练习，会导致运动技能的迁移受限。因此，患者能够完成引导技能，但不能完成所需的标准技能。有些患者由于中枢神经系统功能障碍而无法进行运动迁移训练。例如，有严重脑卒中和知觉运动障碍的患者可能会出现**分离技能**。这些技能是以一种与现有技能不一致或无法整合的方式获得的[12]。因此，很难将它们改变成其他技能或去适应其他环境。

✳ 了解患者个体

　　康复计划的第一步是对患者进行准确的检查评估，这包括采集病史及进行系统检查。评估数

据可让治疗师明确制订康复计划所基于的损伤和活动受限[2]。例如，肌力和运动功能、关节灵活性和关节活动范围、感知觉的完整性、认知和注意力以及耐力的损伤都将影响干预措施和活动的选择。这些损伤中的一部分需要在患者恢复到高级运动技能（如步行）之前得到解决。例如，如果髋关节活动范围受限，并且存在髋关节屈曲挛缩，患者将无法进行从坐位到立位的活动。一些损伤可以通过基于活动的训练来成功解决。例如，在练习站立前可以通过桥式运动来改善髋关节伸肌无力。

康复计划的重点是提高整体运动水平，减少活动受限和参与受限，从而提高生活质量。治疗师必须准确地完成针对基础性日常生活活动和功能性运动技能的功能检查[13]。例如，许多康复机构使用功能独立性量表（Functional Independence Measure，FIM）进行评价[14]。治疗师还必须确定哪些活动对患者有意义以及患者有能力完成。经验丰富的临床医师能够识别**环境的风险因素**，即包括行为、特征和环境产生的影响，而这些风险因素可以增加发生损伤、功能受限或残疾的概率。**患者情况列表**的制订也是临床决策过程的重要组成部分。患者情况列表包括患者在治疗期间可以被加强和强调的力量、能力、积极性行为或帮助策略。使用患者情况列表使治疗师有机会给予有效的强化措施，并促使患者拥有成功的体验。例如，治疗师总是通过让患者进行一项已经掌握（或几乎掌握）并且可以轻松完成的技能来开始和结束一次治疗。这使患者能够获得成功的体验，从而提高训练的积极性，以便更好地参与之后的康复治疗。

运动学习的评估

运动表现的改变源于实践或经验，常被用于评估学习效果。例如，通过练习，一个人可以对运动的组成成分进行适当的排序从而优化时间、节省力量并减少注意力。然而，运动表现并不总能准确反映学习的效果。这有可能是由于大量的练习暂时性地提高了运动表现，但无法长时间地维持学习效果。相反，疲劳、焦虑、没有积极性

和药物等因素可能导致运动表现下降，尽管运动学习依然有可能发生。由于运动表现可能受到许多因素的影响，所以它可能仅反映了练习过程中运动行为的暂时性改变。

运动保留是运动学习的一项重要评估指标。它是指学习者在一段时间没有练习后（**保留时间间隔**）依然能够施展技能的能力。**运动保留测试**是指经过一定的时间间隔后观察运动表现并与最开始观察到的运动表现进行比较。运动表现预期可能会略有下降，但在经过少量的练习后应该能恢复到原来的水平（称为**热身损耗**）。例如，骑自行车是一种可以很好地被保留的运动学习，即使一个人已经多年没有骑过自行车，这项技能也能保留下来。

将所学技能运用到其他类似的学习中的能力被称为**适应**或**泛化**，这也是运动学习的一个重要评估指标。**迁移测试**是考察一个人在原有技能的基础上进行变化的能力（例如，将台阶练习应用于爬楼梯和上下路缘）。如果学习了足够的基本运动技能，则可以更加有效地组织和执行这些新技能，减少所需的时间和精力。最后，**对环境变化的抵抗**也是评估学习效果的一项重要指标。这是在环境改变的情况下进行运动任务所需的适应能力。因此，一个已经学会了一项技能的人（例如，在室内的水平地面上用拐杖走路）应该能够将这种技能运用于新的、有变化的情况（例如，在户外行走或在繁忙的人行道上行走）。专栏1.5提供了运动学习评估相关的术语定义[3]。

患者能够进行反思、自我评价以及解决问题是康复成功的重要标志。目前，由于经济实力的限制使得患者接受物理治疗的次数远远不足，因此，许多患者只能在积极的康复治疗过程中学习非常基本的技能。许多必要的功能性运动技能的学习是在出院后和门诊治疗期间完成的。治疗师不可能安排练习课程来解决患者可能面临的所有功能挑战。因此，患者需要拥有独立解决问题或制订决策的能力，从而确保康复的最终目标——功能独立能够成功实现。

专栏 1.5　术语：运动学习评估

运动表现测试：在经过一段时间的技能练习后，通过观察动作质量和运动结果的完成程度，对可观察到的改善进行评估。

运动保留：指学习者在一段时间没有进行练习（称为保留时间间隔）之后，依然能够施展该项技能的能力。

运动保留测试：在一段时间没有练习后进行的对所学技能的检查（保留时间间隔）。

泛化（技能的适应）：将所学技能应用于其他类似或相关技能的能力。

对环境变化的抵抗（环境的适应性）：在环境变化的情况下灵活改变并施展出已学技能的能力。

迁移测试：对与以前学过的技能类似或相关的技能表现进行的测试。

有些治疗师可能过分强调指导下的运动和无错误的练习。尽管这可能对维护安全十分重要，但由于运动表现的错误不能很好地暴露可能会妨碍患者提升自我评估和主动解决问题的能力。治疗师需要观察、记录和提升这种非常重要的能力。

当出现运动挑战时，需要鼓励患者自己去解决问题。他们还需要接受挑战，用诸如"你当时做得如何？"以及"你下一次如何做得更好？"这样的问题来批判自己的动作。需要对成功的连续运动尝试进行监测并与患者进行讨论。

学习风格

人们的学习风格各不相同，具体表现为独特的获取、加工和储存知识的方法。学习风格因多种因素而异，这些因素包括个性特征、推理风格（归纳或演绎）、主动性（主动或被动）等。有些人使用分析或客观的学习方式。他们按部就班地处理信息，并以确凿的信息和体系得到最好的学习结果。而有些人则是更直观的或更全面的学习者，他们倾向于同时处理所有的信息，当信息是个性化的，并在实际、真实的例子中呈现时，他们学得最好。但是，他们在制订步骤和理解细节方面可能有困难。有些人非常依赖视觉感受和演示来学习任务，另一些人则更多地依赖于听觉感受，通过任务与自己对话。治疗师最好是通过仔细倾听和观察的方式与患者及其家属交谈来了解其个性与爱好。病历还可提供有关病史的资料（例如，教育程度、职业、兴趣）。对这些因素的全面了解可使治疗师能够恰当地构建学习环境并达成治疗师与患者之间的互动。

社会心理因素

许多社会心理因素都会对一个人能否成功进行康复产生影响，这些因素包括动机、人格、情绪状态、精神、生活角色和受教育程度等。患者的精神和社会心理状况可能对康复治疗产生显著的影响。对残疾和慢性病的社会心理适应是一个不断发展的过程。在治疗的任何时刻，患者都可以表现出悲伤、担心、焦虑、否认、抑郁、愤怒、承认或调整。而应对方式也是一个非常重要的因素。有效的应对策略可以使患者更好地参与康复，寻求所需要的信息，并展现出高效解决问题的能力。患者还能够更好地利用社会支持，产生更积极的结果。而应对技能较差的患者很可能会沉湎于自责中，不能有效地参与康复。回避、躲避以及滥用药物是适应不良的典型表现[15]。

了解环境

环境因素影响运动功能和运动恢复，环境包括患者工作和生活所需的物质环境和社会环境。环境因素可能对康复产生积极影响，促进运动学习和运动表现。同样，环境也可能会产生消极影响，阻碍运动学习和运动表现。环境还能显著影响残疾和生活质量。

物质环境

准确掌握患者在诊所、家庭和社区环境中的表现，对于制订成功恢复功能并使患者返回到习惯性环境的康复计划至关重要。（有关此主题的详细讨论，请参见 Schmitz [16]）。

人体正常功能赖以进行的外界环境是多样的、不断变化的，并非一成不变。因此，患者在不断变化的、真实的环境中进行复杂活动的相关测试，对于确定康复计划和确保功能独立至关重要。治疗师还必须了解患者的需要和转变环境的速度。例如，患者可以在安静的、很少有干扰的诊所走廊上练习走路，然后过渡到在走廊上散步以增加活动量，最终进展至在繁忙的医院大厅或者人行道和草地上行走。

人们正常工作的环境还包括不同程度的调节功能。**预期时间**（接触时间）指的是在环境中对

运动至某一目标或事件（例如，通道的门槛）所需时间进行预估的能力，这需要对运动进行精确控制。它是一种视觉信息动态化处理的功能。穿过一个静止的目标（例如，一个通道）比拦截一个移动的目标更容易。例如，穿过旋转门或走上移动的人行道时，需要人的移动速度与物体的速度相匹配才能安全地前进。术语**视觉本体感觉**是指在运动过程中感知身体在空间和环境中的运动状态和位置的能力。因此，视觉在解释环境线索和适应我们的行为方面是非常重要的 [1]。专栏 1.6 提供了运动功能和环境相关术语的定义。

专栏 1.6 术语：运动功能和环境

运动技能是根据其所在的特定环境形成的。

预期时间（接触时间）：在环境中对运动至某一目标或事物（例如，一个障碍）所需时间进行预估的能力，需要对运动进行精确控制（例如，奔跑中踢足球）。

调节条件：必须调整运动才能成功的环境特征（例如，走上移动的人行道或穿过旋转门）。

- **封闭式技能**：在稳定或固定的环境中进行的运动（例如，在安静的房间中进行的活动）。

- **开放式技能**：在变化或动态的环境中进行的运动（例如，在人多的健身房中进行的活动）。
- **自控技能**：可以随意发起的运动，其运动时间由人控制或改变（例如，步行）。
- **外控技能**：由外部环境的指令发起和控制节奏的运动（例如，跟着节拍器行走）。

视觉本体感觉：视觉信息是感知身体在空间中的运动状态和位置的有力基础。

社会环境

充分的家庭参与和社会支持是帮助患者获得良好治疗效果的关键。配偶、家庭和其他重要的人可以给予患者许多情感支持、经济资助和物质援助。与那些没有支持者的患者相比，拥有强大社会支持的患者的康复效果和生活质量改善更为显著。社会孤立是缺乏社会支持的常见结果 [16]。治疗师必须准确地认识和理解这些因素对正在进行康复治疗的患者的影响。

授权患者参与制订康复计划和评估结局（**以患者为中心的方法**）是决定治疗成功的关键因素，患者应被视为康复治疗的参与者和伙伴，他们应该充分参与康复目标的制订，对康复方案做出选择，并承担自己的医疗保健责任。治疗师需要加

强有效的沟通，对患者、家属和护工进行宣教；教授自我管理能力，最大限度地提高康复积极性、依从性和康复效果。成功的康复方案必须让患者学会在进行性残疾的情况下管理自己的生活，促进全面康复 [17,18]。

总结

本章概述了临床决策与患者管理的框架。有效的干预必须是在深入了解运动功能和运动学习的基础上进行的。治疗师必须仔细评估患者，并在制订康复计划时考虑以下 3 个基本要素：任务的性质和要求、患者的执行能力以及能够执行任务的环境。

参考文献

1. The World Health Organization. International Classification of Functioning, Disability, and Health Resources (ICF). Geneva, Switzerland, World Health Organization, 2002.

2. American Physical Therapy Association. Guide to Physical Therapist Practice, Version 3.0. Alexandria, VA, 2014. Retrieved September 9, 2014, from http://guidetoptpractice.apta.org.

3. Schmidt, R, and Lee, T. Motor Control and Learning—A Behavioral Emphasis, ed 5. Champaign, IL, Human Kinetics, 2011.

4. Shumway-Cook, A, and Woollacott, M. Motor Control—Translating Research into Clinical Practice, ed 4. Philadelphia, Lippincott Williams & Wilkins, 2012.

5. VanSant, A. Life span development in functional tasks. Phys Ther, 1990; 70:788.

6. Green, L, and Williams, K. Differences in developmental movement patterns used by active vs sedentary middle-aged adults coming from a supine position to erect stance. Phys Ther, 1992; 72:560.

7. Levin, M, Kleim, J, and Wolf, S. What do motor "recovery" and "compensation" mean in patients following stroke? Neurorehabil Neural Repair, 2009; 23:3134.

8. Taub, E, et al. Technique to improve chronic motor deficit after stroke. Arch Phys Med Rehabil, 1993; 74:347.

9. Fitts, P, and Posner, M. Human Performance. Belmont, CA, Brooks/Cole, 1969.

10. O'Sullivan, SB. Examination of motor function: motor control and motor learning. In O'Sullivan, SB, and Schmitz, TJ. Physical Rehabilitation, ed 6. Philadelphia, FA Davis, 2014, 161.

11. Gentile, A. Skill acquisition: Action, movement, and neuromotor processes. In Carr, JH, et al (eds). Movement Science: Foundations for Physical Therapy in Rehabilitation, ed 2. Gaithersburg, MD, Aspen, 2000, 111.

12. Unsworth, C. Cognitive and perceptual dysfunction. In O'Sullivan, SB, and Schmitz, TJ. Physical Rehabilitation, ed 6. Philadelphia, FA Davis, 2014, 1222.

13. Scalzitti, D. Examination of function. In O'Sullivan, SB, and Schmitz, TJ. Physical Rehabilitation, ed 6. Philadelphia, FA Davis, 2014, 308.

14. UB Foundation Activities, Inc. *Guide for the Uniform Data Set for Medical Rehabilitation* (Adult FIM, Version 4.0). *Uniform Data System for Medical Rehabilitation*, Buffalo, NY, UB Foundation Activities, Inc, 1993.

15. Precin, P. Psychosocial disorders. In O'Sullivan, SB, and Schmitz, TJ. Physical Rehabilitation, ed 6. Philadelphia, FA Davis, 2014, 1175.

16. Schmitz, T. Examination of the environment. In O'Sullivan, SB, and Schmitz, TJ. Physical Rehabilitation, ed 6. Philadelphia, FA Davis, 2014, 338.

17. Ozer, M, Payton, O, and Nelson, C. Treatment Planning for Rehabilitation—A Patient-Centered Approach. New York, McGraw-Hill, 2000.

18. Drench, M, et al. Psychosocial Aspects of Health Care, ed 2. Upper Saddle River NJ, Pearson Education Inc, 2007.

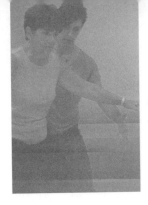

第2章

改善运动功能的干预措施

SUSAN B.O'SULLIVAN,PT,EdD

仔细检查和评估损伤、活动受限和参与受限可以帮助治疗师识别运动障碍并在康复过程中进行针对性处理。**恢复性干预**就是针对运动障碍采取的基于活动的干预和运动学习策略。为了实现最有效的干预效果，恢复性干预包括 3 个基本要素：①重复、密集的以任务为导向的功能性活动训练；②促进主动运动和增强依从行为的策略；③鼓励使用患侧，同时限制使用健侧肢体的策略。在康复早期，那些运动功能受限、不能自主或控制能力受限的患者（如脑卒中或颅脑损伤患者），可能会受益于**增强性干预策略**。这是一种更实际的训练方法，包括引导、辅助或促进运动。神经运动疗法，如**本体感觉神经肌肉促进疗法**（proprioceptive neuromuscular facilitation，PNF）和**神经发育疗法**（neurodevelopmental treatment，NDT）就包含了一些改善运动功能的策略和技术。有严重运动障碍、恢复潜力有限以及合并多种并发症和损伤（如严重脑卒中和严重心肺功能损害）的患者受益于旨在促进早期功能恢复的**代偿性干预策略**，其中包括使用替代性运动策略、重点使用较少受累的身体部分来实现功能、利用辅助设备和对环境进行适应。

围绕对患者有意义的行为目标进行干预是促进功能恢复的最佳方法。针对**特定损伤**（如痉挛、挛缩、无力）的干预在治疗过程中可能是必要的，但不应成为治疗的焦点。实现功能独立是所有康复计划的共同目标。对特定损伤的干预可以加入功能性训练活动中。例如，在仰卧屈髋屈膝位，通过膝关节左右摆动，实现下部躯干旋转，可以增加髋关节伸展和外展的力量，同时减少下肢伸肌张力。在功能上，它可以促进独立的床上活动。

运动功能紊乱患者存在的多种问题和障碍否定了一种方法或干预策略对所有患者都适用的观点。随着患者的康复，他们的需求和功能能力也会发生变化。优秀的治疗师需要了解所有可用于帮助运动功能受损患者的干预措施，并在康复过程中有效地使用这些策略（专栏 2.1）。

任务分析

任务分析是将一项活动分解为多个组成部分，并了解和评估任务需求的过程。首先要了解与任务相关的正常运动和运动机能学知识。治疗师检查、评估患者的表现，并分析其与"典型的"或预期表现不同的地方。在治疗早期，治疗师需要根据患者自身的兴趣、角色和生活环境确定哪些活动对患者很重要。患者对活动的兴趣和成功完成活动的动机会影响观察到的运动表现水平。

这一过程中的关键技能包括准确观察、识别和解释运动障碍，确定与运动相关的潜在损伤以及确定环境如何影响观察到的运动表现。通过评估患者以正确模式运动时存在的问题或障碍，以及观察患者是如何改变其运动模式的，治疗师可以确定需要被改变或调整的内容以及如何改善这些问题。例如，无法从床上转移到轮椅上的患者可能缺乏姿势稳定性、充分的下肢伸肌控制（力量），以及躯干和下肢的协调运动控制。此外，颅脑损伤患者注意力严重受限，可能非常容易分心，在繁忙的临床环境中进行活动，会使患者无法听从指示或不能专注于活动。为全面了解患者的表现，也必须考虑社会文化的影响。例如，在某些文化中，近距离地用手辅助可能被视为对患者个人空间的侵犯，或者如果治疗师是异性，则是不合适的。

专栏 2.1 改善运动功能的干预措施[1]

恢复性干预

基于活动的干预

特定任务训练

- 功能性运动技能

- 日常生活活动

环境背景

行为塑造

安全意识培训

运动学习策略

策略发展

反馈

练习

学习迁移

主动决策

针对特定损伤的干预和增强性干预

针对特定损伤的干预

肌力、爆发力、耐力

灵活性

协调性与敏捷性

姿势控制与平衡

步态和行走

有氧运动能力 / 耐力

放松

增强性干预

神经肌肉促通

本体感觉神经肌肉促进疗法

神经发育疗法

感觉刺激

生物反馈

神经肌肉电刺激

感觉刺激技术

代偿性干预

替代训练

- 替代性运动策略

- 使用受累较少的身体部分

辅助或支持性设备

环境适应

任务的类别包含**基础性日常生活活动**（自我照顾的任务，如穿衣、进食、洗澡等）和**工具性日常生活活动**（家庭管理任务，如烹饪、清洁、购物和管理支票簿等）。**功能性运动技能**是指通过改变身体姿势或位置来进行运动的技能。例如，翻身、仰卧到坐位、坐位到立位、转移、迈步、步行和跑步。"活动需求"是指活动的每个步骤中所包含的需求。"环境需求"是指成功执行任务所需环境的物理特性。专栏 2.2 中提出的问题可作为定性任务分析的指导。

记录患者运动表现的录像是一个很有用的工具，可用于检查有明显运动障碍的患者（例如，有明显共济失调或运动障碍的患者）。治疗师可以在视频中反复查看患者的动作表现，而不会使患者产生不必要的疲劳。运动表现的录像也可以作为一个有用的训练工具，帮助患者了解他们的运动障碍。

专栏 2.2　　任务分析的指导性问题 [a]

A. 被观察到的功能活动的正常要求是什么？

1. 总体运动顺序（运动计划）是什么？

2. 所尝试运动的正常运动学要求是什么？

3. 所需的初始条件是什么？起始位和起始力学对线？

4. 运动是怎样发起的？是在哪里发起的？

5. 运动进行得如何？

6. 成功完成任务所需的肌肉骨骼和生物力学成分是什么？

7. 成功完成任务所需要的认知和感知成分是什么？

8. 该活动的运动控制要求是什么：运动性、稳定性、动态稳定性或技能性？

9. 对运动的时机、力量和方向性有什么要求？

10. 姿势控制和平衡的要求是什么？

11. 动作该怎样结束？

B. 患者的整体运动效果如何？

1. 整个动作序列是否完成（成功）？

2. 就运动机能学效率而言，患者运动的哪些部分是正常的？或是基本正常？

3. 患者运动的哪些部分是异常的？

4. 患者运动的哪些部分缺失或延迟？

5. 如果不正常，运动是代偿性和功能性的，还是非代偿性和非功能性的？

6. 限制或损害运动的潜在损伤是什么？

7. 运动错误随时间增加吗？疲劳是一个制约因素吗？

8. 这是一种运动性活动吗？是否满足要求？

9. 这是一种稳定性活动吗？是否满足要求？

10. 这是一种动态稳定性活动吗？是否满足要求？

11. 这是一种技能性活动吗？是否满足要求？

12. 是否满足姿势控制和平衡的要求？在整个活动中患者是否安全？

13. 患者能有效地分析自己的动作吗？

14. 患者是否能成功适应不断变化的活动或任务需求？

15. 你认为该患者在进行其他功能性活动时会有哪些困难？

16. 有哪些明显的代偿性策略？

17. 需要什么样的适应性工具？利用适应性工具能够达到何种完成程度？

C. 必须考虑哪些环境因素？

1. 哪些环境因素限制或削弱了运动？

2. 患者能否适应不断变化的环境要求？

3. 你认为患者在其他环境中会有什么困难？

4. 是否有社会文化因素影响运动表现？

注：[a] 经允许摘自 American Physical Therapy Association. A Compendium for Teaching Professional Level Neurologic Content. Neurology Section, Alexandria, VA, 2000.

基于活动的干预

功能诱导性恢复

功能诱导性恢复（依赖皮质重组）是指神经系统对活动和环境的变化做出自我调节的能力。重复学习行为已被证明可以防止退化和萎缩，促进神经元生长，加强突触连接，改变皮质表现，并扩大运动活动的皮质区域。此外，感受野被改变，处理时间得到改善，诱发反应显示强度和一致性增加以及同步性得到改善。功能结果的改善与观察到的神经适应变化相关。例如，这些可以包括改善精细和粗大运动的协调、感觉辨别、姿势控制和平衡、程序性记忆和适应性 [2-7]。在康复中，强制性诱导运动疗法和使用部分减重支持以

及跑步机的运动训练都是通过使用针对性干预措施，从而促进功能诱导性恢复的例子。例如，对脑卒中和上肢受累患者的干预侧重于在日常工作中使用功能影响较多的一侧上肢，而尽量减少使用功能影响较少的肢体（例如，强制性诱导运动疗法）[8-16]。选择初始任务以确保患者成功并激励患者（例如，伸手、抓握和操作手中的物品、用手指喂食、穿衣活动）（见第 12 章）。使用减重支持和跑步机为脑卒中或不完全性脊髓损伤患者提供了早期的强化运动训练手段（见第 10 章）[17-24]。变化发生在身体功能水平（即患者以更有效的方式移动肢体）和活动水平（患者以更有效的运动够取或行走）。治疗师的总体目标是使患者在适当的时间完成适当难度的任务，以促进最佳恢复。

基于活动的任务导向性干预

　　活动或任务的选择以功能状态和活动表现的评估数据为指导。治疗师根据患者的能力、力量、损伤、活动受限、兴趣、经验以及健康状况选择要练习的活动，并确定练习强度。一般来说，练习强度很高（例如，在较长时间内每天练习）。同时，需要不断改进活动以增加难度。可以运用运动学习策略，包括利用强化和奖励促进技能发展的行为塑造技术。另外，需要构建安静环境，以提高注意力和减少干扰。鼓励患者积极解决问题，以完成运动挑战[25]。这种方法与传统的神经运动疗法不同，传统的神经运动疗法大多采用徒手方法（例如，引导或促通运动）。而这种方法虽然在运动初始可以用手引导，但总体来说强调主动运动。治疗师的角色是指导者，在鼓励患者的同时，组织练习并提供适当的反馈。专栏 2.3 概述了基于活动的任务导向性训练策略，以促进功能恢复。

专栏 2.3　功能性、任务导向性训练策略[1]

强调早期训练
- 促进使用依赖性皮质重组并克服参与受限。

明确任务练习的目标
- 让患者参与目标设定和决策，从而增强动机和积极性，促进康复。

确定要练习的活动
- 考虑患者的病史、健康情况、年龄、兴趣和经历。
- 考虑患者的能力、力量、恢复水平、学习风格、损伤和活动受限。
- 为每个训练目标确定一组要练习的活动。
- 选择对患者来说有趣的、可增强活力的以及重要的活动。
- 选择患者最有可能成功的活动，把较困难的任务拆分成较简单的任务。
- 目标是针对受累较重的肢体的主动运动。
- 限制使用受累较轻的肢体；设置参数，限定约束时间。
- 预防或限制代偿策略。

确定练习参数
- 疲劳的管理；确定休息时间和练习时间。
- 理想表现模型；建立正确的参考。
- 建立强度要求，最少重复次数。
- 建立任务练习时间表；尽快转向可变练习，以加强保留的功能。
- 确定任务的练习顺序（不变的、连续的、随机的）；尽快转为随机顺序，以加强保留的功能。
- 控制指令的使用和增强反馈，以促进学习。
- 控制辅助或引导动作的使用，以促进初始学习；确保患者尽快成功地过渡到主动动作。

运用行为塑造技术
- 逐步修改任务以增加挑战，并随着患者表现的提高逐渐增加难度。
- 提供即时和明确的反馈；意识到并承认任务表现方面的微小进步。
- 强调表现的积极方面。
- 避免过度的努力和疲劳，它们会降低表现并减少动力。

促进问题解决
- 让患者评估自身表现，找出障碍，制订解决方案。
- 让患者练习选定的运动（解决方案）并评估结果。
- 将成功与总体目标联系起来。

构建环境
- 在无干扰的支持性环境中促进初步练习（对于高度注意力分散患者需要封闭的环境）。
- 在现实环境（开放环境）中进行可变练习。

建立治疗之外练习的参数
- 确定无监督练习的目标和策略，最大限度地利用机会。
- 规范患者行为，与患者协商并书写记录；让患者统一在白天进行有针对性的练习。
- 使用活动日志或家庭锻炼日记，让患者记录无监督的练习情况。

保持对主动学习的关注
- 尽量减少徒手治疗。
- 最大限度地发挥治疗师作为指导者的作用。

密切监测恢复情况并记录进展情况
- 使用有效和可靠的功能结果测量方法。
- 对训练时间和预期要谨慎：恢复程度因人而异，而且可能花费比预期更长的时间。

临床笔记：以活动为基础、以任务为导向的训练可以有效地减少不活动所带来的影响和间接损伤的发展，如肌力下降和柔韧性降低。在刺激中枢神经系统恢复的同时，它可以防止更多身体部分出现习得性失用[8]。

活动的选择和使用取决于患者的运动潜力、恢复程度和运动障碍的严重程度。不能参加剧烈训练的患者包括那些最初缺乏自主控制的患者或认知功能受限的患者。处于早期康复阶段的颅脑损伤患者参加复杂活动训练的可能性有限。同样，严重上肢瘫痪的脑卒中患者也不适合参加那些包含较多上肢活动的训练。强制性诱导运动疗法的排除标准之一是不能主动伸展受累侧的手腕和手指。因此，需要确定执行任务基本成分的**阈值能力**。治疗师需要回答这个问题：患者完成预定动作的条件是什么？例如，使用减重支持和跑步机进行训练时，有限的迈步和骨盆运动通过初期引导可以形成有效的运动模式。然而，在站立时缺乏基本的头部和躯干的稳定性会使患者不能进行这项活动。

临床笔记：在初次损伤数年后（例如，慢性脑卒中患者损伤后1年或更长时间）接受强化特定任务训练的患者的功能恢复情况均有所改善。治疗师不应低估神经系统通过适应和改变以获得运动能力的潜力。

功能性姿势

治疗师必须确定康复计划中包含哪些功能性姿势和活动。在重心提升和支持面降低的情况下，维持姿势稳定会越来越困难，需要越来越多的身体部位参与到协调中来。这种情况被称为**自由度问题**（控制多个独立运动的身体部位的困难[26]）。患者可能在协同控制、姿势和平衡方面表现出越来越多的问题。因此，颅脑损伤和明显运动障碍（例如，明显的共济失调）的患者可能需要以更稳定的四肢姿势（例如，手膝位或改良四足立位）开始活动训练。随着功能的恢复，训练可以进展到更具挑战性的直立姿势，如坐位、跪位和站立位。表2.1列出了主要关注点、潜在的治疗益处以及可以在每种姿势中进行的活动。

表2.1 姿势：主要关注点、潜在的治疗益处和活动[a]

姿势 / 描述	主要关注点 / 益处 / 活动
肘撑俯卧位	
俯卧，肘部负重 稳定的姿势 宽支持面 低重心	• 专注于改善躯干上部、上肢和颈部或头部控制 • 改善髋关节的伸展活动范围 • 提高肩部稳定肌的力量 • 引导床上活动、手膝位活动、从地面站起 • 姿势活动：保持，重心转移，上肢够取，姿势设定 • 可以在坐位（桌面上）和四足立位（改良式站立位）下，练习改良的肘撑俯卧位活动
手膝位	
四点姿势（双手和双膝） 通过膝关节、伸展的肘关节和手负重 稳定的姿势 宽支持面 低重心	• 专注于改善躯干、上肢、下肢和颈部或头部的控制 • 提高躯干、髋部、肩部和肘部稳定肌的力量 • 通过长时间的负重减少伸肌张力 • 在肘、腕、手伸展的前提下长时间负重，以降低肘、腕、手的屈肌群张力 • 提高肘、腕和手的伸展活动范围 • 引导四足立位活动、从地面站起、抗重力平衡控制 • 姿势活动：保持，重心转移，上肢够取，下肢抬高，姿势设定，四肢运动

续表

姿势 / 描述	主要关注点 / 益处 / 活动
仰卧屈髋屈膝位，臀桥	
仰卧屈髋屈膝位：仰卧，膝关节弯曲，双足放平；足、臀部和上部躯干负重 臀桥：伸髋，抬高骨盆，双足和上部躯干负重 宽支持面 低重心	• 专注于提高对下肢和躯干下部的控制 • 增强髋部伸肌和外展肌、踝关节稳定肌的肌力 • 引导床上活动、坐站转移、站立和爬楼梯 • 桥式运动：保持，重心转移，姿势设定，下肢抬高
坐位	
躯干、臀部和足负重 伸展的肘关节和手腕或手指也可以负重 中等程度的支持面 中等高度的重心	• 专注于提高对躯干、下肢、头部或颈部的控制 • 促进直立平衡控制 • 引导上肢日常生活活动技巧、轮椅运动 • 姿势活动：保持，重心转移，上肢够取，姿势设定
跪位和半跪位	
跪位：通过伸展的髋关节和屈曲的膝关节负重，躯干挺直 半跪位：通过一侧伸展的髋关节和屈曲的膝关节负重，另一侧下肢在前方，髋膝关节屈曲，足平放 部分伸直，抗重力姿势 中等高度的重心 跪位，窄支持面 半跪位，宽支持面	• 专注于提高对躯干、下肢、头部或颈部的控制 • 延长屈膝位下的负重时间，降低膝关节伸肌张力 • 增强髋部和躯干稳定肌的肌力 • 引导直立平衡控制、站立和迈步、从地面站起 • 姿势活动：保持，重心转移，上肢够取，姿势设定，跪姿行走
改良四足立位（改良式站立位）	
站立，四点姿势：双上肢和双下肢伸直，在支撑面上负重 改良的垂直抗重力姿势 稳定的姿势 宽支持面 高重心	• 专注于改善在支撑、改良式站立姿势下，对躯干、上下肢、头部或颈部的控制 • 延长手腕和手指伸展下的负重时间，减少肘部、腕部和手指的屈肌张力 • 增加肘部、手腕和手指的伸展活动范围 • 双髋微屈，重心线前移，在膝关节处形成一个伸展力矩 • 提高早期站立的安全性（四肢姿势） • 引导直立平衡控制、站立和迈步、站立位上肢日常生活活动任务 • 姿势活动：保持，重心转移，上肢够取，下肢迈步，姿势设定
站立	
躯干和下肢承重 完全直立，抗重力姿势 窄支持面 高重心	• 专注于改善在完全直立姿势下，对躯干、头部或颈部、上肢的控制 • 髋膝关节充分伸展 • 双侧下肢均匀承重 • 引导直立平衡控制、迈步、运动、爬楼梯、站立位上肢日常生活活动技能 • 姿势活动：保持，重心转移，上肢够取，下肢迈步，姿势设定

注：ᵃ 改编自 O'Sullivan[1].

减轻损伤的干预措施

确定并改善功能障碍（例如，关节活动范围受限、肌力下降）是提高功能表现的必要元素。治疗师必须准确地评估那些与功能表现下降有关的障碍。不能站起来或爬楼梯可能与髋关节和膝关节伸肌无力有关。制订针对这些障碍的肌力强化训练计划有望改善功能表现。干预措施可以包括传统的肌力增强技术（例如，利用负重和开链运动进行渐进抗阻训练）。肌力增强训练可以有效地与特定任务的功能活动相结合[20]。例如，不能独立站立的患者可以先从较高的座位上进行从坐到站的练习；随着患者控制能力的改善，座位逐渐降低到标准高度。爬楼梯困难的患者可以首先练习登上一个矮（10cm）的台阶，随着患者控制能力的改善，台阶逐渐增加到标准高度。活动的改变降低了对肌肉功能的要求，使患者能够成功完成活动。这些例子说明了一个重要的训练原则，即**训练的特异性**[27]。肌肉对运动训练的生理适应与训练类型的关系非常大。当功能训练任务中的肌肉性能和神经肌肉适应要求接近所需技能时，对改善坐站转移或爬楼梯的功能可能效果更好。

引导运动

在最初的训练中，治疗师可以在早期运动尝试期间提供徒手辅助。可以采取被动运动的形式，并快速过渡为主动 – 辅助运动。指导（手动辅助）的目的是帮助学习者初步了解任务需求。在早期辅助练习中，治疗师可以替代患者缺失的功能，稳定姿势或肢体的一部分，限制不必要的运动，并引导患者进行正确的运动。例如，约束或支持患者，以确保直立的坐姿和肩部稳定在功能位置（肩部屈曲 70°），使患者能够集中精力和控制早期的手到嘴的运动。这种适应减少了患者必须有效控制的身体部位的数量，从而降低了自由度。引导运动也允许患者体验运动中固有的触觉和运动觉输入，也就是学习**运动的感觉**。在确保安全的同时，使用双手进行辅助可以减轻恐惧并增加信心。例如，感觉和知觉受损的脑卒中患者可以通过早期的重心转移和坐站转移中进行手动引导。

治疗师必须预测患者的需求以及如何最好地提供帮助。随着对手动指导需求的减少，患者会主动控制运动。训练的总体目标是主动的运动控制和试错性学习。专栏 2.4 列出了使用引导运动时所要考虑的问题。

专栏 2.4 引导运动：预测患者需求所要考虑的问题

- 任务的哪些关键要素是完成动作所必需的？
- 怎样帮助患者关注这些关键要素？
- 为了确保练习成功完成，需要多大的辅助量？
- 什么时候需要的辅助量最大？什么时候最少？
- 应该处于怎样的体位才能在不干扰运动的情况下有效地帮助患者？
- 何时以及如何减少辅助？
- 需要什么口头指令来确保成功地完成练习？
- 何时以及如何减少语言提示？
- 患者在什么时候准备好主动控制运动？
- 为了适应技能的变化，应该如何培养患者的独立练习能力和关键决策技能？

口头指令和提示

口头指令是为了使患者做好正确的运动准备，并帮助患者学习该做什么。治疗师需要帮助患者专注于关键的任务要素，以最大限度地提高早期运动的成功率。时间提示可以帮助患者进行运动前的准备性调整，重点是学习何时移动。例如，在从坐到站的转移时，治疗师向患者说明："数到 3 时，我希望你的重心向前转移到脚上，并站起来。1，2，3。"练习期间的口头指令提供了反馈，帮助患者修改和纠正自己的动作。通常，小脑通过使用内在的感觉反馈信息（躯体感觉、视觉和前庭觉输入）来驱动运动学习和适应。在没有内在反馈或无法正确使用内在反馈的情况下，可能需要语言提示（增强反馈）。治疗师需要选择关键的提示，使患者专注于识别与运动相关的或来自环境的错误信号。运动完成后，应该评估患者的表现（"你做得如何？"），然后建议改正（"下一次你需要采取什么不同的措施来确保成功？"）。这样的评估有助于保持对主动运动控制和试错性学习的关注。

临床笔记：成功使用引导运动的关键是尽快促进主动活动，根据需要提供辅助，并尽快减少并撤除帮助。随着接触性指导的减少，可以使用口头指令替代。引导对于缓慢的姿势反应（定位任务）最有效，而在快速任务中效果较差。

红旗征：治疗师过度用手协助或语言提示可能导致患者对治疗师产生依赖，从而成为一个"拐杖"。患者一开始可能需要这种帮助，但不要长时间提供过度的帮助，这一点是非常重要的。持续引导可能导致患者过度依赖治疗师（"我的治疗师综合征"）。在这种情况下，患者会对其他人的帮助做出反应，并给出诸如"你做的不正确，我的治疗师是这样做的"之类的评论。这是过度依赖原来的治疗师及其帮助的有力证据。

运动学习策略

运动学习被定义为"引起技能性行为能力相对永久变化的，与实践或经验相关的一系列内部过程[26]（P497）。"运动技能学习是一个复杂的过程，需要中枢神经系统的空间、时间和层次性组织。中枢神经系统的变化不是直接可见的，而是从运动行为的变化中推断出来的。读者可以回顾第1章"临床决策与患者管理"中关于运动学习阶段和运动学习措施的章节。

认知阶段

早期学习的总体目标是促进任务理解和组织早期练习。必须确定学习者的技能知识及其关键任务要素。治疗师应在与功能相关的环境中强调技能的目的。所设定的任务学习应该是重要的、令人满意的和现实的。治疗师应该能够准确演示该任务如何完成（例如，动作协调、平稳、时间和理想速度）。这有助于帮助学习者建立一个内部认知图示或**正确的**参考。应将注意力放在期望

的结果和关键的任务要素上。治疗师应该指出与其他学习任务的相似之处，以便可以从记忆中检索出属于其他运动程序的一部分子程序。

康复后出院的那些拥有良好功能的患者可以作为**专业示范者**。他们回归社会生活后的成功表现也会对那些即将开始康复的患者产生积极影响。例如，对于一个肌肉强壮的治疗师来说，很难准确地向C6完全性四肢瘫痪患者展示适当的转移技巧。但其他损伤平面相似的患者可以准确地示范如何完成该动作。即使是不熟练的患者，示范也被证明在学习方面是有效的。在这种情况下，学习者从认知处理和问题解决中受益，因为他观察了不熟练的示范，并评估其性能、识别错误并进行改正。也可以把演示过程拍摄下来。开发一个老患者演示视频库是一种有效的策略，可以确保有效模型的可用性。

在最初的练习中，治疗师应该给出清晰而简洁的口头指令，而不要用过多的或冗长的指令增加学习者的负担。总体目标是让学习者做好运动准备，减少不确定性。重要的是要用适当的反馈来加强正确的表现，并在发生动作错误或动作关乎安全时进行干预。治疗师不应该试图纠正这一阶段的所有错误，而是允许在练习中进行**试错性学习**。反馈，特别是视觉反馈，在早期阶段非常重要。因此，应引导学习者仔细地"观察运动"。练习应留出足够的休息时间，并应注重在有利于学习的环境中反复练习技能。通常应该是一个不受干扰的环境（封闭环境），因为在这个阶段的学习过程中，对认知需求是很高的。

联系阶段

在学习的中期或联系阶段，运动策略通过不断的练习而得到完善。随着运动模式更加协调，空间和时间方面变得更有组织性。随着功能的提高，连贯的动作会增多，而错误和多余的动作会逐渐减少。学习者现在更加专注于如何做动作，而不是做什么。

在这个学习的中间阶段，治疗师应继续提供反馈，在动作持续出现错误时进行干预。引导者

去关注与运动相关的本体感觉输入（例如，感觉如何？）。鼓励学习者自我评估运动表现，并识别在运动过程中发生的内在（自然）反馈。练习应该多样化，鼓励技能变化的训练，并逐渐改变环境。例如，学习者练习从床到轮椅的转移，从轮椅到治疗垫的转移，从轮椅到马桶的转移，最后练习从轮椅到汽车的转移。治疗师应该减少用手协助，否则会适得其反。在这一阶段的学习中，重点应放在学习者对技能改正的主动控制和主动决策上。

自动化阶段

学习的**自动化阶段**的特点是经过相当多的练习之后，运动基本是自动产生的。因为运动程序已经较为完善，它们几乎可以"自动运行"，所以在运动过程中只有最低水平的认知参与。运动的时空成分变得高度有组织性，学习者能够协调不同的运动模式。现在，学习者可以自由地专注于其他方面的表现，比如如何在困难的环境中或在竞技体育中取得成功。运动基本上没有差错，很少受到环境的干扰。因此，学习者在稳定、可预测的环境和变化、不可预测的环境中同样能够表现良好。

在这一阶段中，将继续进行从联系阶段开始的训练策略。治疗师应继续促进学习者练习。到了这个阶段，运动基本上应该是自动的。治疗师可以引入环境干扰来使学习者感到更具有挑战性。如果学习者在这个阶段中取得成功，那么这些改变几乎不会对运动带来负面影响。治疗师还可以结合**双重任务训练**，要求学习者同时完成2项独立任务。例如，患者在行走时进行对话（**对讲机测试**），或端着放了一杯水的托盘行走。学习者应该能够同时成功完成2项任务。治疗师只需偶尔给出关于关键错误的反馈。在提高开放性技能的环境中，可以使用集中练习（休息时间比练习时间少得多）以促进不同的任务需求。学习者应该在治疗师提出的反复的运动技能挑战中，保持信心并熟练做出决策。这一阶段学习的结果是为应对家庭、社区和工作或娱乐环境中的多任务挑战做准备。表2.2概述了运动学习和训练策略各个阶段的特点。

表 2.2 运动学习和训练策略各个阶段的特点 [a]

认知阶段特点	训练策略
学习者发展对任务和认知映射的理解；评估能力，任务需求；识别刺激，联系记忆；选择反应；执行初始的近似任务；构造运动过程；改良最初的反应 决定"做什么"	用与功能有关的术语突出任务的目的 展示该任务的理想表现以建立正确参考 让患者用语言表达任务的基本成分和要求 指出与其他学习任务的相似之处 直接关注关键的任务要素 选择恰当的反馈 **强调完整的感觉系统和内在的反馈系统** • 慎重匹配外来反馈和内在反馈 • 高度依赖视觉：让患者观察运动 • 提供操作性反馈：当错误变得一致时，关注它们；不要暗示大量随机错误 • 提供结果性反馈：关注运动结果的成功 **要求学习者评估绩效、结果；确定问题和解决方案** 使用强化（表扬）来获得正确的表现和持续的动力 **安排反馈计划** • 每次试验后的反馈提高了早期学习的表现

认知阶段特点	训练策略
	• 多变反馈（集中反馈、减弱反馈、带宽反馈）增加了认知处理的深度，提高了记忆能力；最初可能会降低表现
	组织练习
	• 强调控制性运动，最大限度地减少误差
	• 如果任务复杂、时间长或耗费精力，或者学习者容易疲劳、注意力不足或注意力不集中，则使用分散式练习提供充足的休息时间
	• 适当使用手动指导以提供协助
	• 把复杂任务分解成几个部分分别学习，并合成完整的整体
	• 适当利用双边迁移
	• 运用相同任务的组块练习提升表现
	• 使用相关技能的可变练习（连续或随机）来增加认知处理和记忆的深度；最初可能会降低表现
	• 运用心理训练提高学习和表现；减少焦虑
	酌情评估和调整觉醒的水平
	• 高觉醒或低觉醒性对表现和学习有负面影响
	• 避免压力和精神疲劳
	构建环境
	• 减少外部环境刺激和干扰，以确保注意力集中
	• 最初强调封闭性技能，然后逐渐向开放性技能发展
联系阶段特点	**训练策略**
学习者练习动作，精炼运动过程，组织时空顺序；减少错误，减少无关动作	**选择适当的反馈**
	• 继续提供操作性反馈；当错误持续出现时进行干预
对视觉反馈的依赖减少，本体感觉反馈的使用增加；认知控制减少	• 强调本体感觉反馈和"运动感觉"，以帮助建立正确的内部参考
	• 继续提供结果性反馈；强调功能性结果的相关性
	• 协助学习者提高自我评价和决策能力
决定"如何做"	• 促进技术；在这一阶段的学习中，引导运动是适得其反的
	安排反馈计划
	• 继续为持续的动机提供反馈；鼓励患者评估自己的成就
	• 避免过量过强的反馈
	• 关注多变反馈（集中反馈、减弱反馈、带宽反馈），并应用这些反馈提高记忆力
	组织练习
	• 鼓励连贯的运动
	• 注意改变相关技能的练习顺序（连续或随机），以提高记忆力
	构造环境
	• 向开放、不断变化的环境迈进
	• 为家庭、社区、工作环境做好准备

续表

自动化阶段特点	训练策略
学习者练习动作，继续精炼运动过程；时空顺序高度组织化，动作基本没有错误；需要最小的认知参与决定"如何成功"	评估对意识性注意的需求、运动的自动化程度 **选择适当的反馈** • 学习者表现出适当的自我评价和决策能力 • 在错误明显时提供偶尔的反馈（表现反馈和结果反馈） **组织练习** • 在多变的环境和任务（开放性技能）中强调连贯的运动 • 高强度的练习（大量练习）是合适的 **构造环境** • 通过改变环境来挑战学习者 • 让学习者为家庭、社区和工作环境做好准备 酌情关注技能的竞技方面，例如轮椅运动

注：ᵃ 经允许摘自 O'Sullivan SB[1].

反馈

反馈是促进运动学习的关键因素。反馈可以是**内在的（固有的）**，作为运动的自然结果发生；或是**外在的（增强的）**，在运动任务期间通常不会接收到感觉提示。本体感觉、视觉、前庭觉和皮肤信号是内在反馈的类型，而视觉、听觉和触觉信号是外部反馈的形式（例如，口头指令、触觉提示、手动接触和生物反馈装置）。在治疗过程中，内部反馈和外部反馈都可用来增强运动学习。在任务执行过程中给出即时反馈，在任务结束时给出终末反馈。关于运动的最终结果或整体结果的增强反馈称为**结果性反馈**（knowledge of results，KR）。关于所产生的运动模式的性质或质量的增强反馈被称为**操作性反馈**（knowledge of performance，KP）。结果性反馈和操作性反馈的相对重要性因所学习的技能和来自内部来源的反馈的可用性而不同。例如，跟踪任务（如跟踪星星任务）高度依赖于内在的视觉和运动觉反馈（操作性反馈），而结果性反馈对运动的准确性影响较小。结果性反馈提供了如何为下一次尝试进行整体运动塑造的关键信息。如果没有结果性反馈，专注于任务成分和错误识别的操作性反馈是无益的。

指导和告知有关反馈的临床决策问题如下。

● 应采用何种类型的反馈（模式）。

● 应使用多少反馈（强度）。

● 何时给予反馈（时间安排）。

反馈类型的选择包括选择突出哪些内在感觉系统、应用哪种增强反馈，以及如何将内在反馈和外在反馈相匹配。感觉系统的选择取决于感官整体性的具体检查结果。所选的感觉系统必须提供准确和可用的信息。如果一个内在感觉系统受损，并提供不真实或不完整的信息（例如，糖尿病神经病变伴随本体感觉受损），则应强调使用替代的感觉系统（如视觉）。补充增强反馈也可以用来加强学习。决策也是以学习阶段为基础的。在学习早期，视觉反馈很容易引起有意识的注意，而且很重要。在学习的中间阶段和最后阶段，较少意识参与的、简单易懂的感觉信息（如本体感觉）变得更加有用。

必须确定反馈的频率和时间（何时和多少）。**持续反馈**（例如，每次训练后给出的反馈）可以指导学习者快速获得正确的运动表现，但维持时间较短。相反，**多变反馈**（不是在每一次训练后都给出）会减慢最初获得技能的速度，但持续时间较长。这可能是由于随着反馈的变化，认知处理的深度增加。专栏 2.5 列出了反馈的时间表。

专栏 2.5　加强运动学习的反馈时间表 [a]

- **持续反馈**：在每一次练习后都给予反馈。

- **集中反馈**：在一定数量的练习之后才给予反馈。例如，在每隔 1 次或每 3 次练习之后给予反馈。

- **减弱反馈**：在每次练习之后给予反馈，之后减少反馈的频率。例如，每 2 次练习之后给予反馈，之后减少为每 5 次给予反馈。

- **带宽反馈**：只有当表现超过既定的错误范围才给予反馈。例如，当表现（步行）太慢或者太快时给予反馈，而当速度的差异在既定范围内时，不给予反馈。

- **延迟反馈**：在短时间延迟之后给予反馈。例如在 3 秒延迟之后给予反馈。

注：[a] 改编自 Schmidt, R 和 Lee, T[27]（P493-501）。

给学习者提供反思和自我评价的机会和时间是很重要的。如果治疗师在任务期间或任务完成后立即对患者进行增强反馈，很可能会是过度的，并且妨碍了学习者进行主动信息处理，患者自己的决策能力被削弱，治疗师的言语反馈占主导地位。这可以很好地解释为什么正在接受康复治疗的患者可能会有少量的后遗症，并且新获得的技能维持时间较短。增强反馈的减少应该是渐进的，并与患者正确使用内在反馈系统的努力密切配合。

积极强化和奖励形式的反馈是可以激发学习者积极性的行为塑造工具。帮助患者实现并感受在训练中的成功，对减少焦虑和抑郁有很大的帮助。习以为常的环境和残疾的现实会使人产生学习上的无助感。治疗师在处理患者的这些情绪，以及确保患者能够积极地完成目标方面扮演重要角色。这包括确保患者积极参与制订计划的所有过程，包括制订目标。为了使基于活动的训练成功完成，对患者来说活动必须要有意义而且相关。

练习

影响运动学习的一个主要因素是**练习**。一般来说，训练计划中包含的练习越多，学习就越多。例如，相比于每周在门诊部就诊一次，且没有纳入家庭锻炼计划（home exercise program，HEP）

的患者，那些每天在监督（诊所）和非监督环境（家庭或医院）进行训练的患者会表现出更好的学习能力。治疗师的作用是确保患者练习正确的动作。不正确的动作模式会产生**负面效果**，因此在掌握正确的动作之前，不良的习惯和姿势必须被改掉。这种情况有时发生在患者积极参加康复活动之前以及较长时间的居家时期。练习影响因素包括患者的动机、注意力的持续时间、集中力、耐力和任务类型。其他因素包括允许治疗的频率，这通常取决于医院的日程安排，以及服务的可用性和支付情况（社会经济因素）。对于门诊患者来说，在家练习高度依赖于动机、家庭支持、合适的环境以及合理的家庭锻炼计划。

指导和告知关于练习的临床决策问题如下。

● 练习时间和休息时间应如何安排（练习分配）。

● 应该练习哪些任务以及应该怎样进行任务变换（练习的变化）。

● 任务应如何排序（练习顺序）。

● 应该构建什么样的环境（封闭的还是开放的）。

集中练习（massed practice）指的是一连串的练习中穿插较短的休息时间。当使用集中练习的训练方案时，必须将疲劳、执行能力的下降以及受伤风险考虑在内。**分散练习**（distributed practice）是指练习时间等于或少于休息时间的练习方式。虽然两者都有练习，但分散练习时每次练习时间中患者学到的最多，尽管总训练时间有所增加。分散练习是许多接受积极康复但执行能力和耐力有限的患者的首选模式。只要有足够的休息时间，执行能力就可以得到改善，而不会出现疲劳，同时也提高了安全性。如果患者的积极性较低，或者患者注意力持续时间短、注意力不集中（如颅脑损伤患者），或者运动计划缺陷（如患有运动障碍的患者），分散练习也是有益的。如果任务本身复杂、耗时长或能耗高，也应采用分散练习。当患者的积极性和技能水平较高并且患者有足够的耐力、集中的注意力时，治疗师可以考虑集中练习。例如，脊髓损伤患者在康复的后期可能需要长时间的练习以获得独立的社区活动所需的轮椅技能。

组块练习（blocked practice）是指围绕一项任务的某个组块进行反复练习，不受任何其他任务干扰的练习方式。**随机练习**（random practice）是指在整个训练过程中随机安排各种任务的练习方式。虽然两者都帮助患者获得运动技能，但随机练习的效果能够保留更长时间。例如，各种不同的体位转移（床到轮椅、轮椅到厕所、轮椅到浴缸）都可以在同一疗程内进行。虽然最初个别任务的熟练程度可能会降低，但是提高转移技能保留时长的效果是可以期待的。不断变化任务需求的挑战提供了高度的**情境干扰**，并通过记忆存储的检索增加了认知处理的深度。所获得的技能可以更容易地应用于其他任务或环境（提高**适应性**）。组块练习由于受较少的情境干扰会产生较好的初始效果，在某些情况下应进行组块练习（例如，运动学习需要高度结构化和一致性的颅脑损伤患者）。

练习排序指的是练习任务的顺序。**组块排序**指的是单一任务或者一组任务按照一定的组数进行的重复练习（任务1的3次练习，任务2的3次练习，任务3的3次练习：111222333）。**连续排序**是一种可预测的重复练习（按以下顺序练习多个任务：123123123）。**随机排序**指的是非重复或非预知性指令（123321312）。尽管这3种排序均能使者获得技能，但是仍有不同。组块排序可以促进技能的早期习得和执行，然而连续和随机排序能较好地促进技能的维持和适应。这同样是因为情境干扰和认知加工深度的增加。关键因素是学习者积极参与再提取的程度。例如，治疗阶段可由不同的任务组成（如向前迈步、向后退步、侧方迈步、爬楼梯）。任务的随机排序最初可能会延迟迈步动作，但从长期来看，技能的维持和适应性会得到改善。

从部分到整体的练习

一些复杂的运动技能可以有效地分解成几部分进行练习。分离出来的练习应该与整体任务的练习紧密结合。例如，轮椅转移练习开始时需要将其拆成几个步骤进行（刹车、抬起脚踏板、身体前移、站起、轴向旋转、坐下）。在同一疗程中，转移也作为一个整体进行练习。整体练习的延迟可能会影响整个任务的学习。

临床笔记： 对于具有高度独立组分的分散性任务或者系列性运动任务（如转移），从部分到整体的练习是最有效的。对于连续性运动任务（如步行）和具有高度整合性的复杂任务（如手的精细运动），从部分到整体的练习效果较差。两者都需要与任务每个部分的空间和时间顺序高度协调。对于这些任务，应该强调综合练习。

想象练习

想象练习是用想象或者可视化方法进行运动任务练习，而没有明显身体运动的一种训练策略。练习的效果取决于任务组成元素的认知预演。理论上认为，在进行想象练习时潜在的运动程序被激活，但没有产生实际运动。研究者发现，运动想象疗法可以促进运动技能的获得。针对容易疲劳、无法长时间进行体力活动的患者，治疗师应考虑使用这种方法。通过预习即将到来的运动体验，运动想象疗法也能有效地缓解初始练习相关的焦虑。与单独使用物理治疗的患者相比，运动想象和物理治疗结合起来能更快地提高运动准确性和效率。专栏2.6定义了可用于增强运动学习的练习时间表。

临床笔记： 当进行想象练习时，治疗师可以通过让患者口述脑海中的演练步骤，以确保患者能够理解任务并在积极想象演练正确的动作。

红旗征： 对于存在认知、交流和（或）知觉障碍的患者而言，想象练习通常是禁忌的。这些患者通常很难理解任务。

专栏 2.6　增强运动学习的练习时间表 a

- **集中练习**：休息时间比练习时间少得多的练习安排。例如，练习 1 小时休息 10 分钟。
- **分散练习**：练习时间通常等于或者少于休息时间的练习安排。例如，练习 10 分钟，休息 10 分钟。
- **组块练习**：围绕一项任务反复进行的练习，不受任何其他任务练习的干扰；情境干扰低。例如，对任务 1 进行了 3 次练习（111）；其他任务也成块安排：任务 2 进行 3 次练习（222），任务 3 进行 3 次练习（333），依次类推。
- **连续练习**：多项任务的可预测和重复的练习安排。例如，

3 个任务按重复顺序进行练习（123123123）。
- **随机练习**：练习的任务在练习中随机排列；高度的情境干扰。例如，3 个任务随机进行练习（123321312）。
- **从部分到整体的练习**：将任务分解为数个组成部分进行单独练习，然后练习整体任务。
- **想象练习**：练习任务是想象或者可视的，而没有身体运动的练习方式。例如，患者在实际练习爬楼梯之前，先用辅助装置，通过想象演练爬楼梯的过程（用健侧下肢引导，拐杖和受累下肢跟随）。

注：a 改编自 Schmidt, R 和 Lee, T[27]（P493-501）．

无监督练习

定期安排的治疗时间通常不能满足技能学习所需的大量练习时间。在治疗时间之外，无论是在医院还是家里，患者用来活动的时间通常很少。治疗师需要让患者和其家人有效地利用这段时间进行有意义的练习。在医院或家里进行活动，对患者和家属的培训是必不可少的。指导应清楚、简洁并以书面形式进行说明。活动应首先在监督下进行示范和练习。治疗师可以让患者使用**活动日志**记录无监督的练习，内容包括练习的内容、持续时间（重复次数），并且进行备注（如疼痛的程度、是否有头晕或不适）。治疗师应定期检查活动日志记录。应选择或构建合适的环境以确保在无监督的练习中取得成功。患者安全和充足的休息时间是至关重要的因素。例如，在家里进行站立平衡练习，患者可用手支撑厨房柜台来提高安全性，因此被称为"厨房水槽练习"。

学习的迁移

学习的迁移是指通过对其他任务的练习或者经验而获得（或失去）任务执行能力[26]。通过使用对侧肢体来促进学习，称为**双边迁移**。例如，脑卒中患者首先使用受影响较小的肢体练习所需的运动模式。这一初步练习加强了必要的运动程序的形成或回忆，然后可以应用到对侧受累较多的肢体。然而，这种方法不能用于患肢的运动潜能缺失（如弛缓的受累侧肢体）。当任务（组件和动作）相似时，迁移效果最佳。例如，先练习一

侧上肢的运动模式，然后在另一侧练习相同的运动模式（手对口，或伸够和抓握），这样就可以实现最佳学习迁移。而不同活动的练习会导致标准任务执行能力的负迁移或丧失。也可以通过在相似环境中的练习来实现最佳迁移。例如，在一个模拟的卧室里移动，里面的家具布置类似于患者家中卧室里的摆放情况。

准备活动（子技能）在物理治疗中经常使用。准备活动是较简单的任务或者较大、较复杂任务的组成部分，通常在姿势要求和自由度较低的简单姿势下进行。同时也减少了患者的焦虑，确保了安全。例如，为了练习站立时躯干和髋的直立姿势控制，可以先进行跪位、半跪位和四足立位训练。这样既提高了站立姿势需要的髋关节伸展和外展的稳定控制，又可以尽早进行训练，同时患者也不会害怕跌倒。准备活动越接近**标准任务**，学习迁移效果越好。

构建环境

环境背景是安排练习课程的一个重要考虑因素。早期学习得益于在稳定或可预测的**封闭环境**中的练习。随着学习的进展，应该调整环境，以包含更多与现实**开放环境**相一致的可变特性。仅在物理治疗诊所内练习步行可能会导致在该环境下的成功表现（**具体情境学习**），但对患者在家或在社区步行几乎没有帮助。一旦患者适应了特定的环境，治疗师就应该逐渐开始改变环境。然而，有些患者（例如，患有严重颅脑损伤且恢复能力

有限的患者）可能永远只能在高度结构化的环境中进行活动。

不应低估在多样性的或集体的环境中工作所带来的社会效益。患者在陌生和无刺激性的环境中接受康复治疗往往有困难，会产生抑郁并且缺乏动力。因此，治疗师应鼓励患者与他人进行社交互动，并尽可能鼓励他们参与集体课程。一个活跃、投入的患者也会积极主动地参与活动。

提高患者的决策能力

随着学习的进展，患者应该积极参与动作的自我监控、分析和自我纠正。治疗师可以通过提出专栏 2.7 中列出的关键问题来促使学习者尽快自我决策。

专栏 2.7　促进患者积极自我决策和自我管理的指导性问题[1]

- 这个意向性运动的目的是什么？
- 你完成目标了吗？如果没有，是否需要修改目标？
- 你按计划运动了吗？如果没有，你在运动中遇到了什么问题？
- 为了成功地完成运动，你需要做些什么来纠正这些问题？
- 对于复杂的动作，任务的组成部分或步骤是什么？运动步骤应如何排序？
- 环境的哪些方面导致你能（或不能）达到预期的运动目标？
- 是什么激励你不断尝试？
- 你对自己独立移动的能力有自信吗？如果你在家庭环境中会是安全的吗？

治疗师应该确认患者对动作反应的准确性。如果一直错误，那么需要重新调整。例如，伴有倾倒综合征（向同侧倾斜）的脑卒中患者持续向受累的一侧倾倒，如果没有防护，可能会摔倒。治疗师可以提出这样的问题："你觉得自己会向哪个方向摔倒？""你需要做些什么来纠正这种情况？"治疗师也可以使用强化性提示（例如，轻拍或轻阻挠）来帮助患者纠正姿势反应，使姿势更对称。发展独立的决策技能对于确保社区生活所需的学习能力和适应性至关重要。

强化性干预与神经运动方法

在早期康复过程中，对于自主控制能力有限的患者，应用强化干预训练可能更有益。这包括手动引导或辅助运动，以及使用特定技术（例如，神经肌肉促进技术、感觉刺激技术）来促进运动自主控制。例如，早期且自主运动能力有限的脑卒中或颅脑损伤患者就适合这种方法。这些干预措施可能有助于缩小患者运动缺乏或者严重运动紊乱与主动运动之间的差距。因此，它们"启动"恢复。目前流行的两种神经运动疗法是本体感觉神经肌肉促进疗法[30-31]（在第 3 章中讨论）和神经发育疗法[32, 33]（在下文中讨论）。生物反馈和神经肌肉电刺激也可以用来启动运动恢复。

红旗征：有足够的康复能力和持续的自主运动控制能力的患者不能从强化性干预措施和密集的手动引导中获益。长期使用这些技术后，效果适得其反，而且可能会延迟恢复。相反，这些患者更适合以活动为基础、以任务为导向的干预措施，这些干预措施强调积极的控制和有效的运动学习策略。

神经肌肉易化技术

许多神经肌肉易化技术可用于促进、激活或抑制肌肉收缩。这些技术被统称为**易化技术**，尽管这个术语用词不当，因为这些技术也包括用于抑制的技术。"**易化**"一词是指通过增加神经元活动和改变突触电位来增强启动运动反应的能力。施加刺激可能降低运动神经元的突触阈值，但可能不足以产生可观察的运动反应。另一方面，"**激活**"是指运动反应的实际产生并暗指达到神经元放电的临界阈值。"**抑制**"是指通过改变突触电位来启动运动反应的能力降低。突触阈值被提高，使神经元更难激活和产生运动。脊髓输入和作用于 α- 运动神经元的脊髓上输入（最终共同通路）联合，将决定肌肉反应是被促进的、激活的还是抑制的。表2.3概述了神经肌肉　易化技术。

表2.3 神经肌肉易化技术		
刺激	反应	评论
阻力：手动施加，利用身体位置/重力，或器械施加	促进梭内肌和梭外肌的收缩；梭外肌肌纤维肥大；增强肌肉本体感觉（肌梭）	肌力非常弱时，使用轻微阻力；向心收缩训练前先进行等长收缩和离心收缩。在协同模式下或对侧肢体应用最大阻力，会使较强的肌肉促进弱化的肌肉
快速拉伸：对主动肌而言	促进主动肌的梭内肌和梭外肌收缩（牵张反射）	拉长范围内优先使用。一种低阈值反应，作用相对较短；可增加阻力以维持收缩
轻叩/反复快速拉伸：作用于肌腱和肌腹	促进主动肌的梭内肌和梭外肌收缩（牵张反射）	叩击肌腹产生的反应比叩击肌腱的反应要弱。轻敲肌肉用于加强在负重位置的维持能力
延长拉伸：缓慢地、持续地拉伸，在允许的最大延长范围内使用	抑制或减弱周围反射效应（伸展保护反射）引起的肌肉收缩和张力	定位；抑制性夹板，石膏（固定物）；使用机械性低负荷重物牵引
关节挤压：使用手动压力或重力压缩关节表面；负重背心或腰带	促进姿势伸肌和稳定反应（共同收缩）；提高关节本体感觉（关节感受器）	在直立的负重姿势中，在肩峰或骨盆处施加关节挤压以促通姿势伸展并增强稳定性（例如，坐、跪或站立）。用于本体感觉神经肌肉促进疗法中肢体伸展模式及推动动作
关节牵引：关节的手动牵张，手腕和足踝	促进关节运动；提高关节本体感觉（关节感受器）	活动关节时实施缓慢、持续的牵引，以改善活动性，缓解肌肉痉挛，减少疼痛。用于本体感觉神经肌肉促进疗法中肢体屈曲模式及牵拉动作

　　一些通用准则也很重要。促进技术可以是**附加性**的。例如，当应用PNF模式时，同时应用的输入如快速拉伸、阻力和语言提示通常是组合在一起的。这些刺激加在一起可以产生预期的运动反应，而使用单一刺激可能不会产生。这说明了中枢神经系统的**空间总和**特性。**重复刺激**（例如，重复的快速伸展）也可能由于中枢神经系统内的**时间总和**而产生所需的运动反应，而单个刺激则不会。例如，拉伸最初用于肌肉拉长（PNF模式）以启动运动，并在中间范围内反复重复，以确保弱化的肌肉能够进入缩短的范围。每个患者对刺激或抑制的反应都是不同的，这取决于许多不同的因素，包括中枢神经系统的完整程度、觉醒水平和相关运动神经元的活动水平。例如，一个抑郁、缺乏活动或服用中枢神经抑制剂的患者可能需要更多的刺激才能达到预期的反应。对于高活动性的患者刺激通常是禁忌的，但抑制或放松技术是有益的。

需要调整强度、持续时间和频率以满足每个患者的需要。不恰当地应用这些技术可能会导致无法预测的反应。例如，对于痉挛的肌肉施加拉伸可能会增加痉挛，并对自主运动产生负面影响。

神经发育疗法

　　神经发育疗法是20世纪40年代末和50年代初由英国医师Karel Bobath博士及其妻子Berta Bobath（物理治疗师）开发的一种方法[32]。他们早期的工作涉及脑瘫和脑卒中患者。治疗的重点是抑制痉挛和反射模式，促进正常的姿势控制和运动。这种方法的理论基础（自上而下控制的层次理论）已经被最新的神经系统研究所推翻。

　　目前，神经发育疗法已经用新的运动控制理论（系统理论和中枢神经系统控制的分布模型）做了重新调整。许多不同的因素被认为是导致神经功能障碍患者运动功能丧失的原因，包括各种感觉和运动缺陷（虚弱、关节活动范围受限、张力和协调性受损）。重点是利用反馈和前馈机制来维持和改善姿势控制。姿势控制被认为是所有技能学习的基础。儿童的正常发育和所有患者的正常功能性活动模式都需要姿势控制。患者通过一系列越来越具有挑战性的姿势和活动来学会控制姿势和动作[33]。

神经发育疗法使用**治疗性接触技术**来影响运动反应的质量。接触方法要与患者使用感觉信息和适应运动的能力相匹配。包括神经肌肉的促进、抑制，或者是两者的结合。手法接触（manual contacts）使用触觉、本体感觉和前庭觉输入来指导、调节和组织运动。**关键点的控制**订义为用来抑制或促进运动的最佳身体部位。重点是指导患者实现更高效的姿势控制和运动模式，限制异常

运动（例如，异常的强制性协同作用）。治疗师要为纠正运动控制提供适当的反馈，并指导患者注意运动任务中有意义的方面。所选择的活动在功能上是相关的，并在难度和环境方面有所不同。避免代偿性动作（使用受累较少的肢体部分）。治疗师还要知道患者何时能够实现无须治疗师的帮助独立控制姿势和运动。加强对患者、家属和护工的教育可以提高治疗效果[33]。现今神经发育疗法以认证培训课程的形式教授[34]，基本原理见专栏2.8。对Bobath方法在脑卒中康复中的有效性的研究并没有发现该方法优于其他方法，然而，研究方法上的缺点仍然存在，这就强调了进一步开展高质量试验研究的必要性[35,36]。

专栏 2.8　神经发育疗法的基本原理 [a]

- 神经发育疗法是改善功能的干预措施，基于对感觉运动功能的持续分析和精心计划。运动控制、运动学习和运动发育的原理对制订训练计划起着引导作用。
- 干预措施侧重于患者的优势及能力方面，同时也处理损伤、活动受限和参与受限。对阴性体征（虚弱、姿势控制障碍和运动不足）和阳性体征（痉挛、反射活跃）的治疗同样重要。
- 治疗计划是治疗师与患者、家庭和跨学科团队合作制订的。
- 治疗的重点是感觉输入和运动输出之间的关系。
- 治疗性处理是主要的神经发育疗法干预策略。提供促进性和（或）抑制性输入以影响运动反应的质量。

- 训练的重点是特定的任务目标和功能性技能。治疗师要根据需要调整任务和（或）环境以增强功能。
- 患者积极参与是治疗的目标和期望。
- 治疗师的主要职责是准确分析运动问题并制订有效的解决方案。
- 在治疗环境中坚持运动学习原则，包括语言强化、重复、促进对于错误的认知（试错练习）、有利于学习的环境、激励患者及家属参与并确保他们的积极性。
- 直接指导患者、家属、护理人员如何在家庭和社区环境中进行功能活动是神经发育疗法的重要组成部分。

注：[a] 改编自 Howle[34].

感觉刺激技术

感觉刺激技术（如触觉、视觉、听觉、嗅觉输入）可用于改善：①警觉性、注意力和觉醒；②感觉辨别；③运动的启动。在特定任务的练习中，治疗师可以提示患者成功完成任务至关重要的固有感觉信息。例如，在练习坐到站时，患者可以赤足踩在软垫（瑜伽垫）上，以增加对足底触觉输入的敏感性。治疗师鼓励患者注意相关的感觉提示，并安排合适的环境，以免在练习中分散患者的注意力。此外，还可以提供口头和视觉反馈，以加强感官意识与运动表现。

不同的患者存在不同的感觉障碍。例如，对刺激和环境的感觉敏感度降低可能在低意识和低觉醒程度的颅脑损伤者中很明显。以高度结构化和一致方式进行的多感觉刺激对一些患者是有益的。一次只进行一种感官刺激，使患者有足够的时间对刺激做出反应。在刺激过程中，需要密切监测患者的行为变化（如出汗、肌张力增加或下降、转头、眼动、皱眉或发声）或生命体征变化（如心率、血压或呼吸频率的变化）。Lombardi等[37]发表的综述表明，没有可靠的证据支持或排除感觉刺激方案对脑损伤患者的有效性。

某些患者会出现对感觉刺激的敏感性增加（例如，具有触觉防御或高度觉醒的患者）。对这些患者感觉刺激技术是禁忌使用的。过度刺激会适得其反，包括全身觉醒和"战斗或逃跑"反应。相反，舒缓的声音、温和持续的触碰、缓慢的摇摆以及通过包裹（例如用毯子）提供的温暖，可能会降低患者的觉醒水平，帮助患者（例如，颅脑损伤患者、高度觉醒患者、焦虑患者）平静下来。每一个腹痛孩子的父母都知道这些用来安抚哭闹婴儿的技巧。

感觉再训练

有感觉障碍的患者可以进行感觉再训练（例如脑卒中患者）[37-42]。干预措施包括感觉再教育、触觉运动觉指导、重复感觉练习和脱敏。患者可反复接受需要感官识别（在手或手臂上画的数字、字母）、辨别（例如，检测放在手上物体的尺寸、重量、形状、温度和质地）的训练任务，或者用铅笔绘图。这些任务主要是徒手完成的，对受累较重的手进行高强度的练习。可以先在受累较小的一侧手施加刺激，以提供正确的参考（刺激应该是什么感觉）。多样化的任务可以帮助患者保持注意力和积极性。任务的修改、难度进阶取决于患者表现。训练者提供随机的口头反馈。结局测量指标包括感觉功能测试（例如，轻触觉、温度觉、两点分辨觉、持续压觉、实体觉、运动觉）和上肢功能测试［例如，Wolf 运动功能测试[43]、活动日志[44]（motor activity log，MAL）］。在对文献的系统回顾中，Doyle 等[40]发现，没有足够的证据支持任何针对上肢感觉障碍的干预措施的有效性。Borstad 等[42]利用功能磁共振成像进行研究，初步证明了感觉训练后神经结构发生神经重组。有限的初步证据支持使用镜像疗法可改善轻触觉、压觉和温度觉、痛觉，热刺激可促进感觉恢复，间歇气动加压干预可以提高轻触觉和运动觉[40]。但还需要进一步的研究。为了保持感觉再训练计划的积极效果，必须持续进行与功能相关的任务练习。

生物反馈

对于严重运动无力的患者，利用视觉或声音信号监测肌肉活动的肌电图生物反馈（EMG-BFB）可以帮助患者恢复神经肌肉控制[45,46]。常用表面肌电图电极进行肌电信号记录。肌力下降（轻微、差或中等）或感觉反馈系统不足的患者最能从中受益。Cochrane 数据库总结中提供的证据表明，EMG-BFB 在与标准物理治疗技术结合使用时具有良好的效果[46]。治疗师必须仔细安排，合理地将 EMG-BFB 与基于活动的、以任务为导向的训练结合在一起。逐步减少外部反馈，以促进内部反馈机制的使用，促进主动的运动控制。使用站立平板的姿势生物反馈训练将在第 9 章讨论。

神经肌肉电刺激

神经肌肉电刺激是一种用于刺激收缩非常弱的肌肉的有效方式。电极直接放在被刺激的肌肉上。收缩是由运动神经元去极化引起的，较大的运动单位和较多的 II 型纤维首先被激活。运动单位将持续激活，直到刺激停止。神经肌肉电刺激已被用于肌肉再训练、改善关节活动范围、刺激较弱的拮抗肌以降低主动肌痉挛程度、减轻水肿、改善失用性萎缩等方面。研究证明，脑卒中患者用神经肌肉电刺激可以减轻屈肌张力以及手部异常姿势，改善功能性抓握，降低肩关节半脱位的严重程度[47,48]。在 Cochrane 数据库的总结中，研究人员指出，电刺激是一种改善脑卒中后运动控制和功能恢复的潜在疗法。然而，由于方法学问题，该综述被认为是没有说服力的[49]。

功能性电刺激使用微处理器以程序性协同顺序募集肌肉以改善功能运动。腓神经的功能性电刺激已被证明可有效协助踝背屈（减少足下垂）并改善脑卒中后的步行能力[50-52]。

代偿性干预策略

代偿性干预策略主要是利用较少累及（健全）的身体部分进行功能活动来实现早期功能恢复。例如，让左侧偏瘫患者使用右上肢穿衣服；指导完全性 T1 水平脊髓损伤患者使用上肢、头部或上部躯干带动身体翻身。替代原则是这种方法的核心。患者对功能性任务的总体处理方式发生了变化。这种方法的第二个核心原则是调整（适应）任务和环境，以促进技能的重新学习，实现省力运动和最佳运动表现。例如，单侧忽略的患者可以通过鞋的颜色标识（左足的红色鞋带、右足的黄色鞋带）来帮助穿鞋。加长轮椅刹车的长度，并用颜色标识，可以便于患者识别。

当功能恢复受到限制，患者有严重损伤和功能障碍，很少或没有希望进一步恢复时，使用代偿可能是唯一可行的方法。例如，完全性脊髓损伤以及伴有严重感觉运动障碍和广泛并发症（如严重的心脏和呼吸系统损害）的脑卒中恢复期患者。这些患者通过积极活动和参与康复来重新学习运动技能的能力受到严重限制。专栏2.9介绍了代偿性干预的基本原则和策略。

专栏2.9 代偿性干预[a]

- 患者意识到运动障碍。
- 考虑、简化并采用完成一项任务的替代方法。
- 嘱患者使用健全的身体部分来代偿失去功能的身体部分。
- 患者练习并重新学习这项任务；反复练习会让患者适应并习惯新模式。
- 患者在将要生活的环境中练习功能性技能。
- 教给患者省力的技巧，确保能够完成所有日常任务。
- 患者所处的环境应适合促进技能的实践与学习，便于运动并获得最佳的表现。
- 根据患者的需要使用辅助设备。

注：[a] 改编自 O'Sullivan SB[1].

红旗征：使用代偿性干预策略时应注意几个重要的预防措施。只专注于用未累及的部分完成日常任务可能会抑制恢复。例如，脑卒中患者可能无法学会练习受累的肢体。此外，专注于学习技能的一部分而不练习整体，可能会产生技能分裂。技能分裂是指患者很难将技能应用到其他环境（适应性差）。

预期目标和预期结果

治疗师的职责是明确患者的优势和局限性，让患者充分参与，共同制订康复计划。康复计划的制订要包括满足患者个性化需求的目标和结果。治疗师还需要确定训练的难度水平、强度、频率和持续时间。关于改善运动功能的预期目标和预期结果的举例见专栏2.10[53]。

总结

物理治疗和康复能有效促进运动功能恢复。

在对脑卒中后功能恢复研究的回顾中，Cochrane数据库的研究人员指出，就康复方法来说，没有任何一种方法可以被称作是最有效的，当治疗师综合运用不同治疗方法时，会更有效[54]。随着患者恢复，他们的功能性活动能力和需求发生改变。治疗师必须适应患者不断变化的状态，并认识到预期目标和预期结果可能会随着最有效的干预措施而改变。以提高功能性技能和运动学习为重点的干预措施是康复的主要内容。而为了促进行为改变和神经重组，这些干预措施必须具备足够的强度。技能在"真实世界"环境中的适应性也是治疗的重点。为此，进行功能性活动必须对患者有意义。治疗师必须与患者一起选择那些最有可能成功的活动。干预措施的选择还必须考虑到许多其他因素，包括患者的年龄、总体健康状况、合并症的数量、社会支持水平、可获得的护理情况、住院时间、可进行的物理治疗次数的成本－效益分析以及潜在的出院安置情况等。

专栏 2.10 运动功能障碍患者预期目标和预期结果的举例ᵃ

病理或病理生理学的影响下降。

- 病情复发的风险降低。
- 继发性损伤的风险降低。
- 治疗强度降低。

功能受损的影响下降。

- 警觉性、注意力和记忆力改善。
- 关节的完整性和活动性提高。
- 对感觉的认知和辨别能力提高。
- 运动功能得以改善（运动控制和运动学习）。
- 肌肉性能（肌力、爆发力和耐力）得到提高。
- 姿势控制和平衡得到改善。
- 步态和步行能力得到改善。
- 耐力增强。

执行动作、任务或参与活动能力提高。

- 基本日常生活活动（BADL）和工具性日常生活活动（IADL）的独立性提高。
- 功能性运动技能得到改善。

- 完成任务所需的监护水平降低。
- 对所处体位和活动的耐受程度增加。
- 应对各种任务和环境的灵活性提高。
- 决策能力提高。
- 患者、家属和护理人员的安全得到提升。

与急性或慢性疾病相关的残疾减少。

- 活动参与度提高（家庭、社区、休闲）。

承担或恢复自我照顾、家庭管理和工作（上班/上学/娱乐）的能力得到提高。

健康状况得到改善。

- 幸福感增强。
- 洞察力、自信和自我形象都得到提升。
- 健康、身心健康得到改善。

患者可以得到满足感，可接受探视，可使用各类工具和服务。患者、家属和护理人员对诊断、预后、预期目标/预期结果和干预措施的认知程度得到提高。

注：ᵃ 改编自 Guide to Physical Therapist Practice[53].

参考文献

1. O'Sullivan, S. Strategies to improve motor function. In O'Sullivan, S, Schmitz, T, and Fulk, G (eds): Physical Rehabilitation, ed 6. Philadelphia, FA Davis, 2014, 393–443.
2. Fraser, C, et al. Driving plasticity in human adult motor cortex is associated with improved motor function after brain injury. Neuron, 2002; 34:831.
3. Kleim, J, Jones, T, and Schallert, T. Motor enrichment and the induction of plasticity before and after brain injury. Neurochem Res, 2003; 28:1757.
4. Nudo, RJ, Plautz, E, and Frost, S. Role of adaptive plasticity in recovery of function after damage to the motor cortex. Muscle Nerve, 2001; 24:1000.
5. French, B, et al. Repetitive task training for improving functional ability after stroke. Cochrane Database of Systematic Reviews 2007, Issue 4. Art. No.: CD006073. DOI: 10.1002/14651858.CD006073.
6. Ploughman, M. A review of brain neuroplasticity and implications for the physiotherapeutic management of stroke. Physiother Can, 2002; Summer:164.
7. Liepert, J, et al. Training-induced changes of motor cortex representations in stroke patients. Acta Neurol Scand, 2000; 101:321.
8. Taub, E, et al. Technique to improve chronic motor deficit after stroke. Arch Phys Med Rehabil, 1993; 74:347.
9. Wolf, S, et al. Effect of constraint-induced movement therapy on upper extremity function 3 to 9 months after stroke: the EXCITE randomized trial. JAMA 2006; 296:2095.
10. Wolf, S, et al. The EXCITE Trial: retention of improved upper extremity function among stroke survivors receiving CI movement therapy. Lancet Neurol, 2008; 7:33.
11. Sirtori, V, et al. Constraint-induced movement therapy for upper extremities in stroke patients. Cochrane Database of Systematic Reviews 2009, Issue 4. Art. No.: CD004433. DOI: 10.1002/14651858 CD004433.pub2.
12. Hakkennes, S, and Keating, J. Constraint-induced movement therapy following stroke: a systematic review of randomized controlled trials. Aus J Physiother, 2005; 51:221.
13. Dahl, A, et al. Short-and long-term outcome of constraint-induced movement therapy after stroke: a randomized controlled feasibility trial. Clinical Rehab, 2008; 22:436.
14. Page, S, et al. Efficacy of modified constraint-induced movement therapy in chronic stroke: a single-blinded randomized controlled trial. Arch Phys Med Rehabil, 2004; 85:14.
15. Taub, E, et al. A placebo-controlled trial of constraint-induced movement therapy for upper extremity after stroke. Stroke, 2006; 37:1045.
16. Sawaki, L, et al. Constraint-induced movement therapy results in increased motor map area in subjects 3 to 9 months after stroke. Neurorehabil Neural Repair, 2008; 33:505.
17. Richards, C, et al. Task-specific physical therapy for optimization of gait recovery in acute stroke patients. Arch Phys Med Rehabil, 1993; 74:612.
18. Visitin, M, et al. A new approach to retrain gait in stroke patients through body weight support and treadmill stimulation. Stroke, 1998; 29:1122.
19. Behrman, A, et al. Locomotor training progression and outcomes after incomplete spinal cord injury. Phys Ther, 2005; 85:1356.
20. Moseley, A, et al. Treadmill training and body weight support for walking after stroke. Cochrane Database of Systematic Reviews 2005, Issue 4. Art. No.: CD002840. DOI: 10.1002/14651858. CD002840.pub2.
21. Barbeau, H, Nadeau, S, and Garneau, C. Physical determinants, emerging concepts, and training approaches in gait of individuals with spinal cord injury. J Neurotrauma, 2006; 23:571.
22. Sullivan, K, et al. Effects of task-specific locomotor and strength training in adults who were ambulatory after stroke: results of the STEPS Randomized Clinical Trial. Phys Ther, 2007; 87:1580.
23. Duncan, P, et al. Body-weight-supported treadmill rehabilitation after stroke. N Engl J Med, 2011; 364:2026.

24. Ada, L. Randomized trial of treadmill walking with body weight support to establish walking in subacute stroke—the MOBILISE Trial. Stroke, 2010; 41:1247.

25. Franceschini, M, et al. Walking after stroke: what does treadmill training with body weight support add to overground gait training in patients early after stroke?: a single-blind, randomized controlled trial Stroke, 2009; 40:3079.

26. Kleim, JA, and Jones, TA. Principles of experience-dependent neural plasticity: implications for rehabilitation after brain damage. J Speech Lang Hear Res, 2008; 51:S225–S239.

27. Schmidt, R, and Lee, T. Motor Control and Learning, ed 5. Champaign, IL, Human Kinetics, 2011.

28. Astrand, Per-Olof, et al. Textbook of Work Physiology—Physiologica Bases of Exercise, ed 4. Champaign, IL, Human Kinetics, 2003.

29. Magill, R. Motor Learning and Control, ed 9. New York, McGraw-Hill, 2010.

30. Fitts, P, and Posner, M. Human Performance. Belmont, CA, Brooks/Cole, 1967.

31. Voss, D, et al. Proprioceptive Neuromuscular Facilitation: Patterns and Techniques, ed 3. Philadelphia, Harper & Row, 1985.

32. Adler, S, Beckers, D, and Buck, M. PNF in Practice, ed 3. New York, Springer-Verlag, 2008.

33. Bobath, B. The treatment of neuromuscular disorders by improving patterns of coordination. Physiotherapy, 1969; 55:1.

34. Howle, J. Neuro-Developmental Treatment Approach. Laguna Beach, CA, Neuro-Developmental Treatment Association, 2002.

35. Pollock, A, et al. Physiotherapy treatment approaches for stroke. Cochrane Corner. Stroke, 2008; 39:519.

36. Kollen, G, et al. The effectiveness of the Bobath concept in stroke rehabilitation. What is the evidence? Stroke, 2009; 40:e89.

37. Lombardi, F, et al. Sensory stimulation for brain injured individuals in coma or vegetative state. Cochrane Database Systematic Reviews 2002, Issue 2. Art. No.: CD001427. DOI: 10.1002/14651858.CD001427.

38. Celnik, P, et al. Somatosensory stimulation enhances the effects of training functional hand tasks in patients with chronic stroke. Arch Phys Med Rehabil, 2007; 88:1369.

39. Lynch, E, et al. Sensory retraining of the lower limb after acute stroke: a randomized controlled pilot trial. Arch Phys Med Rehabil, 2007; 88:1101.

40. Doyle, S, et al. Interventions for sensory impairment in the upper limb after stroke. Cochrane Database of Systematic Reviews 2010, Issue 6. Art. No.: CD006331. DOI: 10.1002/14651858.CD006331.pub2.

41. Schabrun, SM, and Hillier, S. Evidence for the retraining of sensation after stroke: a systematic review. Clin Rehabil, 2009; 23:27–39.

42. Borstad, A, et al. Sensorimotor training and neural reorganization after stroke: a case series. JNPT 2013; 37:27.

43. Wolf, S, et al. Assessing Wolf Motor Function Test as outcome measure for research in patients after stroke. Stroke, 2001; 32:1635.

44. Uswatte, G, et al. The Motor Activity Log-28: assessing daily use of the hemiparetic arm after stroke. Neurology, 2006; 76:1189.

45. Hiraoka, K. Rehabilitation efforts to improve upper extremity function in post-stroke patients: a meta-analysis. J Phys Ther Sci, 2001; 13:5.

46. Woodford, HJ. EMG biofeedback for the recovery of motor function after stroke. Cochrane Database of Systematic Reviews 2007, Issue 2. Art. No.: CD004585. DOI: 10.1002/14651858.CD004585.pub2.

47. Kowalczewski, J, et al. Upper-extremity functional electric stimulation-assisted exercises on a workstation in the sub-acute phase of stroke recovery. Arch Phys Med Rehabil, 2007; 88:833.

48. Meilink, A, Hemmen, B, and Ham, S. Impact of EMG-triggered neuromuscular stimulation of the wrist and finger extensors of the paretic hand after stroke: a systematic review of the literature. Clin Rehabil, 2008; 22:291.

49. Pomeroy, V, et al. Electrostimulation for promoting recovery of movement or functional ability after stroke. Cochrane Database of Systematic Reviews 2006, Issue 2. Art. No.: CD003241. DOI: 10.1002/14651858.CD003241.pub2.

50. Yan, T, Hui-Chan, C, and Li, L. Functional electrical stimulation improves motor recovery of the lower extremity and walking ability of subjects with first acute stroke: a randomized placebo-controlled trial. Stroke, 2005; 36:80.

51. Roche, A, Laighin, G, and Coote, S. Surface-applied functional electrical stimulation for orthotic and therapeutic treatment of drop-foot after stroke—a systematic review. Phys Ther Rev, 2009; 14:63.

52. Embrey, D, et al. Functional electrical stimulation to dorsiflexors and plantar flexors during gait to improve walking in adults with chronic hemiplegia. Arch Phys Med Rehabil, 2010; 91:687.

53. American Physical Therapy Association. Guide to Physical Therapist Practice, Version 3.0., Alexandria, VA, 2014. Retrieved September 9, 2014, from http://guidetoptpractice.apta.org.

54. Pollock, A, et al. Physical rehabilitation approaches for recovery of function, balance, and walking after stroke. Cochrane Database of Systematic Reviews 2014, Issue 4. Art. No.: CD001920. DOI: 10.1002/14651858.CD001920.pub3.

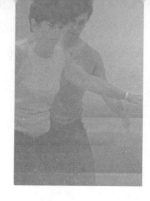

第3章
本体感觉神经肌肉促进疗法

SUSAN B. O'SULLIVAN, PT, EdD

历史和概述

应用**本体感觉神经肌肉促进疗法（PNF）**可以使患者的运动功能得到明显提高，其理念、原则及手法是由神经生理学家及医师 Herman Kabat 博士和物理治疗师 Maggic Knott 在 20 世纪 40 年代及 50 年代初期首先提出并发展起来的。他们早期致力于开发一种实用的手法以帮助神经损伤患者形成有效的运动模式，尤其是多发性硬化和脊髓灰质炎患者。该方法随后也应用于肌肉骨骼系统损伤的患者。1952 年，物理治疗师 Dorothy Voss 加入了这个团队。他们一起改善了 PNF 的训练方法，提高了其功能性。Maggic Knott 和 Dorothy Voss 在 1956 年出版了第一本关于 PNF 的书《本体感觉神经肌肉促进疗法》（*Proprioceptive Neuromuscular Facilitation*），随后第 2 版和第 3 版分别在 1968 年和 1985 年面世 [1]。Adler、Beckers 和 Buck 最近出版了《PNF 实践应用》（*PNF in Pratice*）一书 [2]。

Kabat 和 Knott 在较早的时候就建立了研究生培训机构，并将其命名为 Kaiser–Kabat 学院。其中一所位于加利福尼亚州瓦列霍的 Kaiser Permanente 学院，至今仍然存在。它提供为期 3 个月、6 个月、9 个月的住院医师培训项目。参与者接受课堂和实验室指导的同时，也可以得到个性化指导和许多监护下治疗患者的机会 [3]。同时也可以获得许多附加的全球采用的 PNF 研究生课程。1985 年，国际 PNF 指导小组成立，并于 1990 年成立了国际 PNF 协会（IPNFA）。其成员由指导者、对 PNF 感兴趣的人员，以及对 PNF 教学、实践和研究的连续性和标准感兴趣的人员组成。在他们的网站（www.ipnfa.org）上可以找到各种各样的课程和不同等级的指导 [4]。

PNF 的主要组成部分如下。

● 强调功能性结果。
● 促进和提高肌肉协同活动的手法。
● 应用发育性姿势及转换以促进和提高肌肉协同活动。
● 使用协同运动模式。
● 包含了运动学习原则，以提高技能性运动表现。

协同作用是中枢神经系统中用于稳定动作变量的一个重要的组织元素 [5]。通过练习，协同功能可以得到提高。在 PNF 中，协同模式本质上是旋转和对角线运动，而不是平面直线运动。这是一个反映正常运动的重要概念，总体目标是促进躯干的近端稳定性，以实现四肢远端控制的灵活性，并改善模式内和模式间肌肉的随意控制和协调。单侧或双侧的四肢模式着重于躯干，并通过与功能性活动和姿势（如屈膝仰卧、翻身、坐位、手膝位、跪位、改良四足立位、站立位、爬楼梯）相结合来改变难度。手法，尤其是加强本体感觉的手法，被用于促进和提高运动功能，并与运动学习原则（例如，练习、重复、反馈）一起，促进新运动技能的获得、保留及转化。

原则

PNF 的内在原则用于优化患者的活动能力（专栏 3.1）。总体目标为改善运动控制、力量和耐力，进而改善功能。治疗师通过有效地使用手法接触、口头指令、体位调整和身体力学以及运动的视觉指导使患者参与其中。运动的协调和节律通过阻力、牵伸、扩散和强化、牵引或挤压得到提高。每个患者的个体化需求决定了这些功能性元素的恰当使用和时序。治疗师必须认识到如何和何时应用这些要素，以及何时收回这些要素，以帮助患者向独立运动的方向发展。对于运动弱化和失调，在同一运动中应用几个要素（如阻力、牵伸、动态口头指令）的效果是叠加的，并具有累积效应。应用PNF的禁忌证与大多其他训练方法相同，如严重疼痛、关节不稳定或骨折以及不稳定的医学状况。

专栏3.1 PNF原则

患者体位：确保患者处于最佳力学对线以达到最佳的功能表现，这包括使患者尽可能接近中线，并根据需要对身体各部分提供支持。

肌肉处于最佳功能范围以允许最大的收缩反应（长度 – 张力关系）。最大的肌张力产生在中间范围，收缩力减弱（主动运动不充分）发生在短缩范围。适当的牵伸可以增加肌梭的收缩能力，而肌梭缩短时其收缩能力降低。

注：改变患者体位（如仰卧位、坐位、站立位）是为了强调模式的某一部分，改变（增加或减少）对姿势稳定性的要求。

适应证：增强肌肉收缩，最大限度地保持姿势稳定。

治疗师体位：治疗师的位置与所需的运动方向直接一致（骨盆、肩和下肢朝向运动方向），以优化阻力的应用。有效的体位也减少了治疗师的手臂和手的工作，允许阻力来自治疗师自己的体重。在四肢模式中，治疗师通过姿势和角度的改变去进行肢体移动，可以提供持续的最佳阻力。

适应证：提高治疗师对患者活动的控制，有效利用体重和体位减轻治疗师疲劳，保护治疗师。

手法接触：精确的手法接触（手的定位）可以将力量施加到活动肌肉上以引导运动，促进收缩强度，并提供与运动方向相反的阻力。感觉输入允许患者预测即将到来的运动需求，并提供适当的前馈调整。蚓状肌抓握用于提供舒适安全的抓握，并使旋转的阻力最佳化。治疗师手的正确位置为掌指关节屈曲，手指和拇指远端相对抓握。

适应证：引导运动方向（初始学习过程中），提高肌肉收缩能力及协同模式；在稳定活动中增强动作或姿势的运动感知。

口头指令：口头指令必须清晰、简洁，并能很好地适应患者的运动和活动需求。过多或冗长的提示会适得其反，阻碍运动学习。

• **预备性口头指令**：让患者准备好运动（做什么）。需要很好地结合示范和（或）运动引导，以确保患者了解运动背后的思想（运动学习的认知阶段）。

• **活动性口头指令**：在运动中指导患者，帮助患者学习如何运动和何时运动（运动学习的联系阶段）。

动态活动性口头指令常被用于增强肌肉反应的强度和协同作用成分间的协调（如"抬起来，从面部横跨过去，现在屈肘"）。轻柔的活动性口头指令用于目标需要放松的时候（如"慢慢地前后移动"）。时间是关键。患者的动作必须与治疗师的口头指令、阻力和手法接触密切配合。

• **矫正性口头指令**：提供增强反馈以帮助患者纠正动作。

适应证：指导初始动作，改善运动学习，增强肌肉收缩力量和协同作用。

运动模式：正常的功能运动由四肢肌肉和躯干肌肉的协同运动模式组成。运动模式是由运动皮层产生的，来自基底节和小脑的输入信息可用于修正运动模式的程序和时序，使运动更加协调。协同运动模式是PNF模式的基础。

时序：正常的（恰当的）时序是指肌肉活动的顺序，以确保运动平稳、协调。功能活动要求近端稳定，远端活动；因此，躯干稳定是基本要求，收缩的顺序应由近端到远端。在四肢模式中，正常的时序是由远端到近端。远端部分（手关节、腕关节或踝关节）开始运动，紧接着旋转，然后是近端部分。旋转在整个模式中平稳进行。

适当阻力：适当的阻力（最佳阻力）有助于肌肉收缩[6,7]。核内肌和梭外肌纤维同时收缩，运动单位募集增强，收缩强度增加。阻力是手动施加到收缩的肌肉并通过重力作用于所有类型的收缩［等张（向心和离心）收缩和等长收缩］。轻的阻力用于促进弱化的肌群，一般结合轻度牵伸应用。适当的阻力是指施加阻力时肌肉收缩平稳协调。应根据患者的个性化需求和具体活动目标应用不同的阻力。阻力也被用来通过交互抑制促进拮抗肌放松。要特别注意患者是否有屏气（常见于等长收缩）、过度疲劳和不必要的兴奋扩散。

适应证：促进弱化肌群收缩，强化动作和方向的运动感知，增强力量，改善运动控制和运动学习。

续栏

挤压：挤压（在一侧肢体或脊柱关节加压）应用于伸展模式或稳定活动中可促进肌肉反应。这种手法通常用于在关节面上施加压力，或利用重力或体重使患者在立位姿势下（如坐、站立、在球上弹跳）负重而产生躯体上的压力。挤压应在整个模式或活动中保持，并与适当的阻力和用于指导躯体稳定的口头指令（如"保持住、保持住"）结合。当应用挤压时，确保所有关节（包括脊柱）在适当力学对线下是十分重要的。

适应证：提高抗重力肌群收缩，使肌群稳定，在承重姿势下提高稳定性控制的功能活动。

牵引：在运动弧中施加牵引力常被用于促进肌肉反应。我们强调牵引力应贯穿整个运动模式，并始终与恰当阻力和动态性口头指令（如"拉起来"）相结合。

适应证：肌无力，如开链运动时核心稳定性降低，肌肉功能在运动模式中无法发挥作用。

视觉输入：患者将视觉作为反馈的来源，引导运动，增强反应。要求患者观察正在发生的动作。在肢体模式中，这包括指示患者转头，视觉追随远端节段（如手），直到完成动作。镜子可以用来提供视觉输入，协助躯干保持正确的力学对线，并协助头部、躯干及四肢的运动。

适应证：增强肌肉收缩，运动控制，运动学习。

扩散和强化：扩散和强化是较强的运动单位的神经元兴奋向可能弱化或被抑制的运动单位溢出（Sherrington 扩散规律）的现象[8]。肌肉反应从强壮的肌肉向虚弱肌肉的传播或扩散可以发生在任何方向和身体的任何部分：同侧，对侧，从四肢到躯干，或从躯干到四肢。更具体地说，它可以发生于从相位肌到相位肌，从张力肌到张力肌，从相位肌到张力肌。时间总和（刺激随着时间而增加所致）和空间总和（刺激作用于身体的各个部分所致）可以促进肌群间兴奋性的传播和运动单位的输出。适当的阻力是扩散发生的主要机制。

适应证：增强收缩力和肌群协同性活动。

快速牵拉：肌肉拉长的位置（延长范围）和牵张反射用于启动动态运动以及通过提高运动单位促进现有收缩能力。模式中所有协同肌群都被拉长，从而促使初始牵拉效果达到最优化。自主活动的口头指令必须与牵拉保持同步以增强自主反应。应用于收缩肌群的阻力使牵拉效应最大化。

注：改编自 Voss et al[1]、Adler et al[2]、Johnson 和 Saliba Johnson[7].

 技术

PNF 的核心是一组用于促进和提高运动而设计的治疗技术。这些技术将在专栏 3.2 中呈现。

运动模式的应用原则

PNF 的应用原则应该体现在治疗师与患者的每次手法互动中。一旦一个运动或稳定的姿势被确定为治疗目标，治疗师应该选择合适的运动模式来执行。模式的执行应始终遵循以下原则。

专栏 3.2 PNF 技术

节律性启动

总体目标：促进新运动的学习，改善肌肉内和肌肉间协调，促进放松和独立运动。

运动训练分为以下 4 个阶段。

1. 指示患者放松（"放松，让我帮你活动"）。治疗师在可接受范围内帮助患者被动活动，应用口头指令建立合适的速度和节律。

2. 随后运动过渡到辅助活动（"现在，我帮助你一起活动"）。

3. 然后要求患者独立活动（"现在，你自己活动"）。

4. 抗阻运动（"现在，向上推"）。在阻力阶段应用合适的阻力用于强调运动[4]。不同阶段的转换应该是顺畅连续的。典型的节律性启动主要为单向运动，但也可以在 2 个方向上应用，以加强相互的运动。

适应证：不能放松，高张力（如痉挛和僵硬），运动启动困难，运动不协调，运动计划或运动学习障碍（如失用或运用障碍），沟通障碍（如失语症）。

长期保持

总体目标：基于扩散的临床应用，Johnson 和 Saliba Johnson[7] 根据长期保持原则和扩散原则描述并定义了两种神经肌肉治疗技术：相位摇动（或相位扩散）和张力扩散。在描述这些扩散手法之前，定义术语"源节段"和"目标节段"非常重要。

"源节段" 是一个强大的或有效的节段，施加于此处的阻力可以增加其他区域的神经肌肉输出。

"目标节段" 是肌肉反应弱化的节段，从身体其他部分的扩散获益。

续栏

临床笔记： 确定合适的"源节段"、患者体位、合适的阻力都可以直接影响扩散的质量和效力。需要重点注意的是，如果没有适当的促通，扩散可能会导致张力升高和异常运动反应。

相位摇动： 通过相位肌的应用包括持续的相位肌长期保持促使张力（稳定）肌激活实现扩散。这种长期保持常常引起相位肌的强直或等长震颤，从而引起抗阻肌肉的"震颤"。这是由于张力或核心稳定性的缺乏，导致不能产生稳定的收缩或远端活动的动态稳定。当观察到这种现象时，治疗师应继续对优势的相位肌施加阻力直到扩散促进了张力肌或稳定肌的激活。一旦扩散产生了核心稳定，强直（或被观察到的震颤）结束，患者能够有效地稳定。例如，对双侧下肢屈曲或外展（源）施加长时间的阻力，最终会导致原动肌向躯干稳定肌（目标节段）扩散时和动态核心稳定激活时的疲劳。考虑到长期保持的性质和挑战，扩散手法更常用于骨科患者中。

张力扩散： 张力扩散是指一个节段的张力（稳定）肌群向另一个节段的张力（稳定）肌群的扩散（如从骨盆或髋关节张力稳定肌扩散到躯干张力稳定肌）。为了促进等长（稳定）收缩，对"源节段"的初始阻力必须缓慢施加，并以低负荷作用以促通张力纤维。当治疗师感知到"源节段"建立起肌肉反应时，慢慢增加阻力，从而允许远端扩散并增加目标节段的运动输出。这种技术通过直接促进目标节段的张力稳定肌肉，从而提高动态稳定性。

拮抗肌反转
描述： 有2种技术允许主动肌收缩，随后在不停顿或不放松的情况下拮抗肌收缩，包括动态反转和稳定性反转。
动态反转（等张反转）
总体目标： 改善肌肉内和肌肉间的协调（拮抗剂的平稳反转、运动速度）、力量、活动范围和耐力。
技术要点： 第一原动肌等张向心收缩，然后拮抗肌对抗阻力。首先，治疗师对抗一种模式的收缩（例如，屈曲－内收－外旋，"现在，向上推，越过你身体的正中线"）。在预期的运动范围末端，会发出一个反向的预备指令，治疗师会换手来对抗相反的模式。然后指示患者向相反的方向移动（例如，伸展－外展－内旋运动指令，"现在，向下并朝向我推"）。这个技术可以结合或不结合各个方向末端范围的维持。如果有必要，可以重复执行反转操作。如果存在不平衡，先选择较强的模式，然后逐步进展到较弱的模式。这种调整可以从特定的范围开始，再进展到全关节活动范围。开始时要求患者在关节活动范围终末保持稳定，为转变做准备（动态反转，维持），"现在，向上推，越过你身体的正中

线，保持"。当患者学会在模式之间平稳过渡时，就无须再维持进展了。开始时可以应用牵伸启动运动反应。
适应证： 力量、活动范围、协调能力受损；原动肌与拮抗肌不能轻易反转运动方向；疲劳。
稳定反转（等长反转）
总体目标： 促进抗阻节段的等长收缩（张力稳定）；提高稳定性、力量、肌内及肌间协调性、耐力及活动范围。
技术要点： 第一原动肌稳定保持（"保持这个姿势，不要被我移动，保持"），随后拮抗肌抗阻（"现在保持这个姿势，不要被我推动"），交替等长收缩。将较低的阻力缓慢应用于特定的身体部分或两个独立的身体节段。治疗师施加阻力（结合牵引或挤压）直到双手感觉到强有力的等长稳定维持，表明患者能够稳定并维持这个姿势。

一旦达到稳定收缩，治疗师的一只手逐渐增加阻力，目的是慢慢地取代阻力（控制收缩）来解放另一只手。在这个转变的过程中，口头指令要持续进行，"保持住，保持在这里"。随着一只手逐渐接管，另一只手就被解放了。在治疗师的手改变位置到相反模式之前，应确保给予患者一个预备指令。这个过程重复进行，治疗师的手从身体一个部分移动到身体的相反部分，如果存在不平衡，则先选择较强的模式，之后到较弱的模式。
适应证： 力量、稳定性、平衡及协调受损。
节律性稳定
总体目标： 提高稳定性（拮抗肌协同收缩）、力量、耐力、关节活动范围、肌内及肌间协调性；促进放松，减少疼痛。
技术要点： 应用拮抗肌模式的等长收缩，着重于肌群的协同收缩。躯干的节律性稳定技术将阻力施加于一个部分（例如，在肩前侧，治疗师右手向后推）的同时，另外的阻力作用于其他部分（例如，在骨盆后侧，治疗师左手向前拉）。治疗师缓慢施加阻力；不产生运动。口头指令包括"维持住，别让我动你，保持住，保持住"。随后治疗师转手，在相反方向施加阻力，使每只手保持在躯干的同一部分（例如，治疗师的右手放在肩关节前侧抗阻维持，同时左手放在骨盆后侧并抗阻维持）。口头指令包括"现在，不要让我把你移动到另一边，保持住，保持住"。也可以变换指令为"不要让我扭动你的身体，保持住，保持住"。躯干上部屈肌和旋转肌与躯干下部伸肌和旋转肌同时抗阻。
适应证： 力量和协调性受损，关节活动范围受限，稳定控制和平衡受损。
反复牵拉（反复收缩）
总体目标： 增强运动启动和运动学习，提高原动肌力量

和耐力，提高肌内和肌间协调性，改善关节活动范围，减少疲劳。

技术要点：对原动肌进行重复的等张收缩。由快速牵拉开始，逐渐增加阻力。牵拉可以从非常弱化的肌肉活动范围的起始处（延长范围）开始或在整个范围内弱化的点进行。治疗师给出一个准备性指令（"现在"），同时给予模式中需要做功的肌肉一个快速牵拉。紧接着提供运动指令（"向上推并越过去"）。当治疗师注意到在模式中收缩变弱时可以重复使用这个技术（"再一次，向上推并越过去"）。在下一次重复牵拉之前，必须允许有充足的机会进行主观努力/肌肉反应。

适应证：肌力受损，运动启动困难，疲劳，主动关节活动范围受限。

禁忌证：关节不稳、疼痛或肌肉损伤等。

等张组合

总体目标：提高运动学习能力，改善肌内及肌间协调性，增强肌力，改善关节活动范围，提高稳定性，改善离心控制和耐力，提高运动功能。

技术要点：综合运用原动肌的向心、等长、离心收缩完成等张组合而不丧失张力 [6,7]。肢体在运动范围内先抗阻活动（向心性收缩），随后稳定性收缩（保持在该位置），然后进行离心性或延长性收缩，缓慢回到起始处；在各个收缩类型中肌肉不放松。口头指令可以在运动的各个阶段使用（"向上推""现在，保持住""现在，慢慢让我的力量大过你"或"慢慢把它变长"）。该技术通常应用于抗重力活动和姿势设定中（如，桥式运动和坐站转移）。

在翻身过程中，等张组合最初可以从等长保持（侧卧位）开始，然后肌肉离心延长，紧接着向心缩短，在关节活动范围增加过程中顺序重复。

适应证：姿势肌群弱化，在运动转化过程中不能离心控制体重（例如，坐到站，站到坐，动态姿势控制较差）。

强调时序（TE）

总体目标：应用阻力改变正常时序，以增强局部收缩，强调模式中的特定成分。例如，适当的阻力可以用于引起有力的收缩，并允许在一个协同模式中从强壮肌肉到弱化肌肉发生扩散和强化。当弱化肌肉被允许运动时，强壮的肌肉也可以持续抗阻等长收缩（"锁定"）。

适应证：肌肉弱化，协调差，或二者兼有。

收缩－放松

总体目标：通过肌群的促进、抑制、加强和放松来改善关节活动范围。

技术要点：此促进牵伸技术通常在关节活动范围受限的位置进行。在这种模式中，患者主动应用原动肌收缩活动肢体到受限位置（"抬起你的脚，把你的腿伸出来，抬起来"）。随后治疗师要求活动范围受限的肌肉（拮抗肌）强力收缩（"现在，把你的腿收回来，保持"），收缩持续 5~8 秒，通过自发抑制效应使肌肉放松。随后继续在主动肌模式的新范围内进行自发放松和主动运动（"放松，现在转腿，抬起来"）。这个动作通过交互抑制的附加抑制效应放松肌肉。重复数次直到活动范围不再增加。然后在新的活动范围内进行主动运动（如主动肌的重复收缩）以维持或增强效果。

适应证：关节活动范围受限。

禁忌证：近期损伤伴随炎症和肿胀，近期手术。

保持－放松

总体目标：通过肌群的促进、抑制、增强和放松扩大关节活动范围。

技术要点：此促进牵伸技术应在舒适的体位和不引起疼痛的情况下进行。在该模式中，患者主动活动肢体到无痛关节活动范围末端（主动肌收缩）。受限肌肉（拮抗肌）抗阻进行强力的等长收缩（自发抑制），然后肌肉自发放松，被动活动肢体到新的活动范围。治疗师口头指导患者，"保持，别让我移动你"。随后要求，"放松，现在，让我把你的腿抬起来，向外移动。"

适应证：被动关节活动范围受限，尤其是伴随疼痛时。

禁忌证：近期损伤伴随炎症和肿胀，近期手术。

重复（保持－放松－主动运动）

总体目标：提高肌内及肌间协调，提高主动肌在受限范围内的控制能力，促进运动学习。

技术要点：将患者置于活动范围受限的末端，告知患者"保持住，别让我移动你"。进行抗阻等长收缩，随后自主放松，并被动活动至新增的范围（"放松，现在让我帮你动"）。治疗师随后指导患者在这个范围内进行等张收缩："现在，推回来"，并再次回到活动范围的末端。应用牵张和牵引阻力以促进等张收缩。每次重复时都尽量扩大关节活动范围。

适应证：明显的肌无力，无法在受限范围内维持收缩。

> **临床笔记**：等张组合可能是教授新模式更有效的方法。它与重复技术相似，但与重复技术中被动活动至新的范围不同，等张组合中患者通过离心收缩到达新的活动范围。这有利于提高运动觉或本体感觉。

抗阻提高步态

总体目标：提高步行时下部躯干或骨盆的协调性和时序性。

技术要点：在步行过程中应用牵伸、挤压和适当阻力以促通下部躯干或骨盆的活动；阻力是轻柔的，不扰乱患者的惯性、协调和速度。也可以使用弹力带完成。口头指令包括"我数到3时把右脚向前迈步，1、2、3、迈步"。

适应证：步行时躯干的下半部分或骨盆周围肌肉激活顺序紊乱和控制障碍，耐力下降。

节律性旋转

总体目标：促进肌肉放松，提高因张力过高而受限的肌肉活动范围。

技术要点：通过肢体或身体节段的缓慢、重复旋转实现放松。旋转可以是被动的，也可以是主动的，口头指令

包括，"放松，让我来移动你，回去再回来，回去再回来"（被动运动）或者"放松，将你的腿转向外侧，再转向内侧"（主动运动）。持续进行旋转直到肌肉紧张得到放松。在新获得的范围内缓慢运动，逐渐进展。

适应证：高张力状态（痉挛、僵硬）伴有主动或被动关节活动范围受限肌肉的放松。

注：改编自 Voss et al[1]、Adler et al[2]、Johnson 和 Saliba Johnson[7].

● 将患者置于合适的体位。

● 治疗师采取恰当的、符合身体力学的体位。

● 被动地将身体部位或节段摆放在更易被促通的力学对线上。

● 使用正确的手法接触。

● 确定干预是被动运动或抗阻运动。

● 如果希望进行抗阻运动，需确定患者运动时是在中段还是在延长部分给予阻力。

● 如果应用牵拉刺激，确保患者相应的身体节段被适当拉长。

● 如果应用牵拉刺激，将快速牵拉与适当的口头指令和阻力相结合，确保在练习开始和整个动作中强调牵引力。

● 如果选择在中间位置开始施加阻力，则从缓慢建立等长阻力开始，然后在进行过程中选择向心或离心阻力。

● 始终观察患者整体状态来调整治疗师施加阻力的效果，确保合适的扩散和强化。

● 始终确保在促进四肢模式之前，躯干和相邻关节保持稳定状态 [6,7]。

运动模式

正常活动发生在肌肉协同运动的功能性模式中。本体感觉神经肌肉促进模式是螺旋对角线模式，并结合了 3 个平面的运动：屈或伸，外展或内收，横向旋转。这与应用于正常活动和运动中的模式十分相似。可以通过改变中间关节（例如，肘或膝）活动或改变患者体位（例如，仰卧、坐位、立位）来进行模式转变。模式可以是单侧的也可以是双侧的；双侧模式可以是对称的、非对称的或相互作用的。PNF 运动模式的运动成分和主要协同肌肉组成见表 3.1、3.2 和 3.3。

表 3.1　4 个 PNF 上肢运动模式中的运动成分和主要协同肌肉组成 [a]

关节 / 身体节段	运动成分	主要协同肌肉组成
	运动模式：上肢屈曲、内收、外旋	
肩胛骨	向前上提	前锯肌、肩胛提肌、菱形肌
肩关节	屈曲、内收、外旋	胸大肌（锁骨部）、三角肌（前束）、喙肱肌、肱二头肌（长头）
肘关节	• 伸直[b] • 屈曲 • 伸展	• 肱三头肌、肘肌 • 肱二头肌、肱肌 • 肱三头肌、肘肌
前臂	旋后	旋后肌、肱桡肌
腕关节	屈曲并桡偏	桡侧腕屈肌

续表

关节 / 身体节段	运动成分	主要协同肌肉组成
手指	屈曲、桡侧内收	指浅屈肌、指深屈肌、蚓状肌、骨间肌
拇指	内收、对掌	拇长屈肌、拇短屈肌、拇内收肌、拇对掌肌
运动模式：上肢伸展、外展、内旋		
肩胛骨	向后下压、下旋、内收（肩胛下角）	菱形肌
肩关节	伸展、外展、内旋	大圆肌、背阔肌、三角肌（中束）、肱三头肌（长头）、大圆肌、肩胛下肌
肘关节	• 伸直[b] • 屈曲 • 伸展	• 肱三头肌、肘肌 • 肱二头肌、肱肌 • 肱三头肌、肘肌
前臂	旋前	旋前肌（圆肌和方肌）、肱桡肌
腕关节	伸展并尺偏	尺侧腕伸肌
手指	伸展、尺侧外展	指长伸肌、蚓状肌、骨间肌
拇指	外展、伸展	拇展肌（短肌）、拇伸肌
运动模式：上肢屈曲、外展、外旋		
肩胛骨	向后上提	斜方肌（上部、中部）、肩胛提肌、前锯肌
肩关节	屈曲、外展、外旋	三角肌（前束）、肱二头肌（长头）、喙肱肌、冈上肌、冈下肌、小圆肌
肘关节	• 伸直[b] • 屈曲 • 伸展	• 肱三头肌、肘肌 • 肱二头肌、肱肌 • 肱三头肌、肘肌
前臂	旋后	肱二头肌、肱桡肌、旋后肌
腕关节	伸展并桡偏	桡侧腕长伸肌、腕短伸肌
手指	伸展并桡偏	指长伸肌、骨间肌
拇指	伸展、外展	拇长伸肌、拇短伸肌、拇长展肌
运动模式：上肢伸展、内收、内旋		
肩胛骨	向前下压、下旋、外展（内侧角）	前锯肌、胸小肌、菱形肌
肩关节	伸展、内收、内旋	胸大肌（锁骨部）、大圆肌，肩胛下肌
肘关节	• 伸直[b] • 屈曲 • 伸展	• 肱三头肌、肘肌 • 肱二头肌、肱肌 • 肱三头肌、肘肌
前臂	旋前	旋前圆肌、旋前方肌、肱桡肌
腕关节	屈曲并尺偏	尺侧腕屈肌
手指	伸展、内收、尺偏	指浅屈肌、指深屈肌、蚓状肌、骨间肌
拇指	屈曲、内收、对掌	拇长屈肌、拇短屈肌、拇收肌、拇对掌肌

注：[a] 改编自 Voss et al[1]、Adler et al[2]；[b] 伸直，保持肘部伸展（即直臂模式）。

表 3.2　4 个 PNF 下肢运动模式中的运动成分和主要协同肌肉组成 [a]

关节 / 身体节段	运动成分	主要协同肌肉组成
运动模式：下肢屈曲、内收、外旋		
髋关节	屈曲、内收、外旋	腰大肌、髂肌、闭孔外肌、耻骨肌、股薄肌、长收肌、短收肌、缝匠肌、股直肌
膝关节	膝伸直	股四头肌
	膝屈曲	腘绳肌、股薄肌、腓肠肌
	膝伸展	股四头肌，尤其是股内侧肌
踝或足	背屈、内翻	胫骨前肌
足趾	伸展、内侧偏	趾伸肌、跗伸肌
运动模式：下肢伸展、外展、内旋		
髋关节	伸展、外展、内旋	臀中肌、臀小肌、臀大肌、股二头肌
膝关节	膝伸直	股四头肌
	膝屈曲	腘绳肌、股薄肌、腓肠肌
	膝伸展	股四头肌，尤其是股内侧肌
踝或足	跖屈、外翻	腓肠肌、比目鱼肌、腓骨长短肌
足趾	屈曲、外侧偏	趾屈肌、跗屈肌
运动模式：下肢屈曲、外展、内旋		
髋关节	屈曲、外展、内旋	阔筋膜张肌、股直肌、臀中肌、臀小肌
膝关节	膝伸直	股四头肌
	膝屈曲	腘绳肌、股薄肌、腓肠肌
	膝伸展	股四头肌，尤其是股内侧肌
踝或足	背屈、外翻	腓骨短肌、第三腓骨肌
足趾	伸展、外侧偏	趾伸肌、跗伸肌
运动模式：下肢伸展、内收、外旋		
髋关节	伸展、内收、外旋	臀大肌、梨状肌、闭孔内肌、股方肌、大收肌
膝关节	膝伸直	股四头肌
	膝屈曲	腘绳肌、股薄肌、腓肠肌
	膝伸展	股四头肌，尤其是股内侧肌
踝或足	跖屈、内翻	腓肠肌、比目鱼肌、胫骨后肌
足趾	屈曲、内侧偏	趾屈肌、跗屈肌

注：[a] 改编自 Voss et al[1]、Adler et al[2].

关节/身体节段	运动成分	主要协同肌肉组成
表3.3 头颈部和躯干 PNF 运动模式中的运动成分和主要协同肌肉组成 [a]		
		头颈部屈曲伴右侧旋转
颈椎	屈曲	头长肌、颈长肌、头前直肌、颈阔肌、胸锁乳突肌、前斜角肌
	旋转	对侧：斜角肌、胸锁乳突肌（使头向对侧旋转）、上斜方肌 同侧：头前直肌、头长肌、颈长肌、头下斜肌
	侧屈	颈长肌、头外侧直肌、斜角肌、胸锁乳突肌（使头向同侧肩部倾斜）
		头颈部伸展伴随向左旋转
	伸展	头后直肌、头上斜肌、髂肋肌、头最长肌、上斜方肌
	旋转	对侧：多裂肌、回旋肌、头半棘肌、上斜方肌 同侧：头下斜肌、颈夹肌和头夹肌
	侧屈	颈髂肋肌、头最长肌、头上斜肌、颈夹肌、头夹肌、上斜方肌
		向左侧下砍
上肢	双侧不对称的上肢模式	右上肢（引导臂）同伸展－外展－内旋模式，左上肢同伸展－内收－内旋模式
躯干	向左侧屈曲、左侧屈、左回旋	左侧腹外斜肌、右侧腹内斜肌、腹直肌
		向右侧上抬
上肢	双侧不对称的上肢模式	左上肢（引导臂）同屈曲－外展－外旋模式，右上肢同屈曲－内收－外旋模式
躯干	右侧伸展、右侧屈、右回旋	所有颈部以及上部躯干长伸肌、短伸肌、左侧多裂肌和回旋肌
		双侧对称的屈曲－外展－外旋伴随躯干伸展
上肢	双侧对称上肢模式	双侧对称模式，同双上肢屈曲－外展－外旋模式
躯干	伸展	所有颈部以及躯干上部长、短伸肌
		双侧下肢屈曲伴随向左侧旋转
	双侧不对称的下肢模式	左侧屈曲－外展－外旋伴随膝关节屈曲，右侧屈曲－内收－外旋伴随膝关节屈曲
躯干		右侧腹外斜肌、左侧腹内斜肌、腹直肌
		双侧下肢伸展伴随向右侧旋转
	双侧不对称的下肢模式	左侧伸展－内收－内旋伴随膝关节伸展，右侧伸展－外展－内旋伴随膝关节伸展
躯干		所有躯干下部长伸肌、短伸肌，右侧腰方肌，左侧多裂肌和回旋肌

注：[a] 改编自 Voss et al[1]、Adler et al[2].

肩胛模式

肩胛骨的运动模式影响着颈、胸椎以及上肢的功能。肩胛骨的运动和稳定性都是必要的。运动主要在两条对角线上产生：前上 – 后下，后上 – 前下。一般来说，侧卧位是比较常用的姿势，尽管也可以使用一些其他的体位（例如，坐位、立位）。肩胛骨的运动模式有助于完成很多功能性活动（例如，翻身、够取、穿衣）。（更多关于肩胛骨模式的讨论见第4章）。

肩胛骨向前上提 – 向后下压

体位：患者位于侧卧位（额状面）并且头位于中立位；治疗师位于患者身后，与患者的动作保持一致（见图4.16）。

向前上提

起始位：肩胛骨和盂肱关节复合体处于向后下压的位置上。

动作：肩胛骨和盂肱关节复合体向上向前朝着鼻的方向运动，伴随肩胛下角旋转远离脊柱。

口头指令："向前向上拉你的肩，拉起来。"

手法接触：一只手置于盂肱关节的前/上部，另一只手放在第一只手上，给予向下向后的阻力。

向后下压

起始位：肩胛骨和盂肱关节复合体处于向前上提的位置上。

动作：肩胛骨和盂肱关节复合体朝向后向下的方向运动，伴随肩胛下角旋转朝脊柱移动。

口头指令："把你的肩向后向下朝我的方向推。"

手法接触：手的基底面（手掌）以蚓状抓握的方式放置在肩胛骨内侧缘以便控制住肩胛骨的下内侧缘，另一只手放在第一只手上。给予向上向前的阻力。

肩胛骨向后上提 – 向前下压

体位：患者位于侧卧位；治疗师位于患者头部后上方以便更好地完成动作（见图4.16）。

向后上提

起始位：肩胛骨和盂肱关节复合体处于向前

向下压，朝向对侧髋部的位置上。

动作：肩胛骨和盂肱关节复合体向后向上运动。

口头指令："用你的肩向后推。"

手法接触：一只手放在肩峰上/后方和肩胛骨内侧缘，另一只手放在第一只手上。在运动弧后半程施加向下向前的阻力。

向前下压

起始位：肩胛骨和盂肱关节复合体位于向上向后的位置上。

动作：肩胛骨和盂肱关节朝着对侧的髋关节向下向前运动。

口头指令："将你的肩朝肚脐的方向拉。"

手法接触：一只手置于肩胛骨外侧缘，另一只手置于胸大肌外侧缘和喙突下缘。给予向上向后的阻力。

上肢模式

上肢模式是以在身体近端关节（肩部）产生的运动来命名的。运动在两条对角线上产生。

● 对角线1：包括互相拮抗的运动模式，屈曲 – 内收 – 外旋和伸展 – 外展 – 内旋。

● 对角线2：包括相互拮抗的运动模式，屈曲 – 外展 – 外旋和伸展 – 内收 – 内旋。

中间的关节（肘关节）可以维持伸直状态，也可以屈曲或者伸展。见表3.1协同运动成分。近端手和远端手是指治疗师的手在患者身上放置的位置（手法接触）。治疗师的远端手握住患者的手（掌侧或背侧）；近端手握住患者的上臂以着重活动肩关节，或者握住前臂以着重活动远端关节。

临床笔记：肘伸直是指在整个动作过程中肘关节始终保持伸直。肘关节伸展或屈曲则表示由屈曲到伸展或者由伸展到屈曲的动态过程。

上肢屈曲 – 内收 – 外旋伴随肘关节伸直

起始位：仰卧位，上肢伸长（肩关节伸展、外展、内旋，肘关节伸展，前臂旋前，腕手伸展）。

动作：腕手屈曲的同时手掌闭合；前臂旋后，肩关节外旋、屈曲、内收；上肢跟随手部尺侧的引导，向上移动并越过面部；肘关节保持伸直。

眼睛看着手，头随之转动，这样可以避免上肢和鼻子接触（图3.1）。

口头指令："握紧我的手，将手心翻过来，抬胳膊，越过你的脸，胳膊肘伸直，上举。"

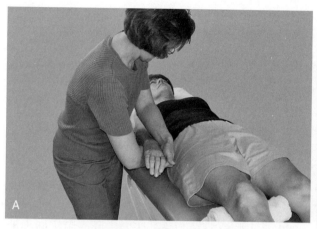 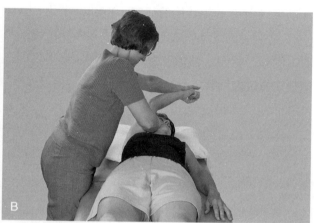

图3.1 仰卧位，上肢屈曲－内收－外旋伴随肘关节伸直 A.起始位：上肢处于伸长位（肩关节伸展、外展、内旋，肘关节伸展，前臂旋前，腕手伸展）。B.治疗师的远端手放置在患者的手掌处；近端手从下方握住患者上臂前内侧面。治疗师对肩关节的屈肌群、内收肌群、外旋肌群（近端手）以及腕手屈肌群（远端手）进行初始牵伸并施加阻力。在向终末位活动的整个范围中阻力持续存在。肘关节在整个过程中保持伸直（姿势不变）

手法接触：治疗师的远端手抓住手的掌侧，四指（本书中"四指"特指除拇指以外的手指）在尺侧，拇指在桡侧（蚓状抓握），允许手腕偏向桡侧；治疗师的近端手握住患者上臂的前内侧面，提供与运动方向相反的阻力。

上肢屈曲－内收－外旋伴随肘关节屈曲

起始位：仰卧位，上肢伸长（与肘关节伸直模式相同）。

动作：腕手屈曲，手部攥拳；前臂旋后，肩关节外旋、屈曲、内收；随着手臂逐渐向上推，肩关节和肘关节同时屈曲；随后患者握着的拳头接近对侧耳朵，上肢向上移动并越过面部（图3.2）。

口头指令："握紧我的手，将手心翻过来，抬胳膊，越过你的脸，胳膊肘伸直，上举。"

手法接触：同肘关节伸直模式。

上肢屈曲－内收－外旋伴随肘关节伸展

起始位：仰卧位，上肢伸长（肩关节伸展、外展、内旋，肘关节屈曲，前臂旋前，腕手

伸展）。

动作：腕手屈曲，手部攥拳；前臂旋后，肩关节外旋、屈曲、内收。随着肩关节屈曲，肘关节逐渐伸展（图3.3）。

口头指令："握紧我的手，将手心翻过来，抬胳膊，越过你的脸，胳膊肘伸直，上举。"

手法接触：同肘关节伸直模式。

上肢伸展－外展－内旋伴随肘关节伸直

起始位：仰卧位，上肢伸长（肩关节屈曲、内收、外旋，肘关节伸直，前臂旋后，腕手屈曲）。

动作：腕手伸展，手部张开；前臂旋前，肩关节内旋，伸展并且外展；在手部尺侧的引导下，肢体向下向外推；肘关节保持伸直（图3.4）。

口头指令："张开你的手，将手心翻过来，向外向下推你的胳膊。肘关节保持伸直。推。"

手法接触：治疗师的远端手抓住患者手的背侧，四指在尺侧，拇指在桡侧（蚓状抓握）；治疗

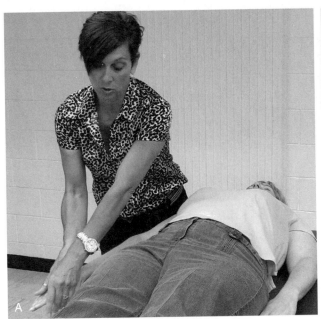
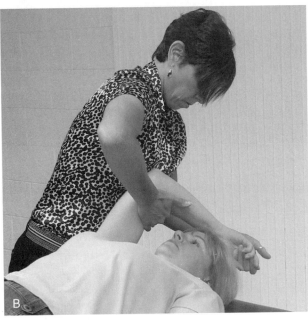

图3.2 仰卧位，上肢屈曲－内收－外旋伴随肘关节屈曲 A.起始位：上肢处于伸长位，同直臂模式。B.治疗师的手法接触也与直臂模式相同。治疗师给予手－腕－前臂－肩的初始牵伸和阻力也与直臂模式相同，同时在远端动作（手、腕、前臂）和旋转动作产生之后对屈肘肌群施加阻力。在向终末位活动的整个范围中阻力持续存在。当握着的手贴近头的边缘和对侧的耳朵时，肘关节是充分屈曲的

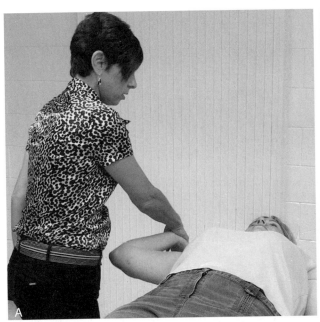
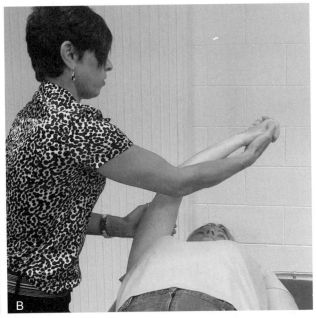

图3.3 仰卧位，上肢屈曲－内收－外旋伴随肘关节伸展 A.起始位：上肢处于伸长位，手－腕－前臂－肩的位置和直臂模式相同；肘关节充分屈曲。B.治疗师的手法接触也与直臂模式相同。治疗师给予手－腕－前臂－肩的初始牵伸和阻力与直臂模式相同，同时在远端动作（手、腕、前臂）和旋转动作产生之后对伸肘肌群施加阻力。在向终末位活动的整个范围中阻力持续存在。肘关节是充分伸展的

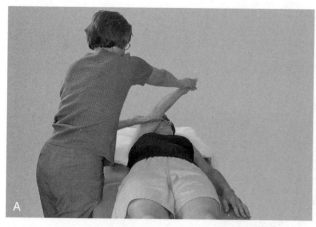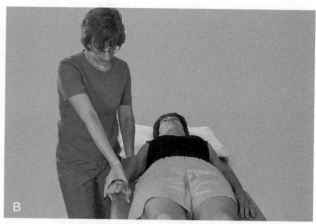

图3.4 仰卧位，上肢伸展 – 外展 – 内旋伴随肘关节伸直 A.起始位：上肢处于伸长位（肩关节屈曲、内收、外旋，肘关节伸直，前臂旋后，腕手屈曲）。B.治疗师的远端手握住患者手的尺侧和背侧面；近端手从上肢的后外侧面施加压力。治疗师对肩关节的伸肌群、外展肌群、内旋肌群（近端手）以及腕手伸肌群（远端手）进行牵伸并施加阻力。在向终末位活动的整个范围中阻力持续存在。肘关节在整个动作中始终保持伸直（姿势不变）

师的近端手握住患者上肢的后外侧面，提供与运动方向相反的阻力。

上肢伸展 – 外展 – 内旋伴随肘关节屈曲

　　起始位：仰卧位，上肢伸长（同肘关节伸直模式）。

　　动作：腕手伸展，手部张开；前臂旋前，肩

关节内旋、伸展、外展。随着肩关节伸展，肘关节逐渐屈曲（图 3.5）。

　　口头指令："张开你的手，将手心翻过来，向下向外推你的胳膊，肘关节保持弯曲。推。"

　　手法接触：同肘关节伸直模式。

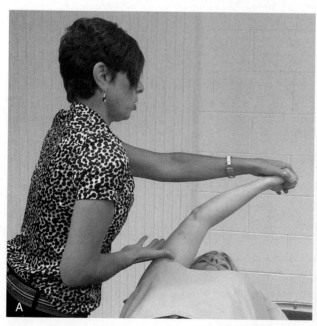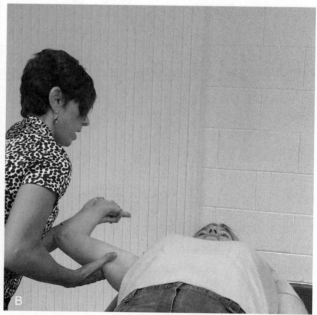

图3.5 仰卧位，上肢伸展 – 外展 – 内旋伴随肘关节屈曲 A.起始位：上肢处于伸长位，与直臂模式相同。B.治疗师的手法接触也与直臂模式相同。治疗师给予手 – 腕 – 前臂 – 肩的牵伸和阻力也与直臂模式相同，同时在远端动作和旋转动作产生之后对屈肘肌群施加阻力。在向终末位活动的整个范围中阻力持续存在。肘关节充分屈曲

上肢伸展－外展－内旋伴随肘关节伸展

　　起始位：仰卧位，上肢伸长（肩关节屈曲、内收、外旋，肘关节屈曲，前臂旋后，腕手屈曲）。

　　动作：腕手伸展，手部张开；前臂旋前，肩关节内旋、伸展、外展。随着肩关节的伸展，肘关节也随之伸展（图3.6）。

　　口头指令："张开你的手，将手心翻过来，向下向外推你的胳膊。肘关节保持伸直。推。"

　　手法接触：同肘关节伸直模式。

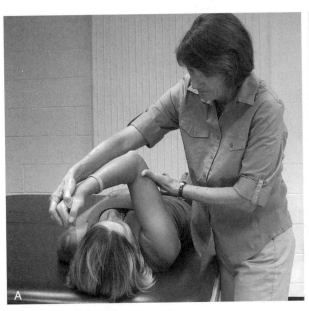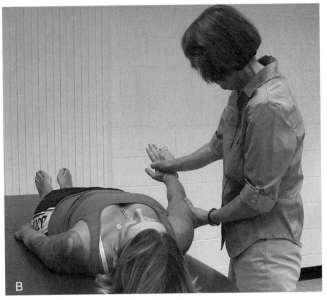

图3.6　仰卧位，上肢伸展－外展－内旋伴随肘关节伸展　A.起始位：上肢处于伸长位，肩－腕－手的位置与直臂模式相同；肘关节充分屈曲。B.治疗师远端手的位置同直臂模式；近端手用C形抓握给予阻力。治疗师给予肩、肘、手的牵伸和阻力同直臂模式，但要在远端动作和旋转动作产生之后对伸肘肌群施加阻力。在向终末位活动的整个范围中阻力持续存在。肘关节充分伸展

　　临床笔记：屈曲－内收－外旋模式可以作为重点模式（将手抬起并越过面部）来记忆。运用这种模式可以提升进食活动和梳洗活动能力。伸展－外展－内旋模式（肘关节伸直以及肘关节伸展）也是十分重要的模式。运用这种模式可以提升上肢伸展的负重能力（例如，坐位下的减压、转移或者使用助行器）。

上肢屈曲－外展－外旋伴随肘关节伸直

　　起始位：仰卧位，上肢伸长（腕手屈曲伴尺偏，前臂旋前，肘关节伸直，肩关节伸展、内收、内旋，手放在对侧髋部）。

　　动作：腕手伸展，手部张开；前臂旋后，肩关节外旋、屈曲、外展；上肢在手的桡侧的引导下向上向外移动；肘关节保持伸直（图3.7）。

　　口头指令："张开你的手，将手心翻过来，胳膊向上向外朝着我的方向抬。肘关节保持伸直。"

　　手法接触：治疗师的远端手握住患者手的背侧以及桡侧面。近端手从下方握住上臂的前外侧面，提供与运动方向相反的阻力。

上肢屈曲－外展－外旋伴随肘关节屈曲

　　起始位：仰卧位，上肢伸长（同肘关节伸直模式）。

　　动作：腕手伸展，手部张开；前臂旋后，肩关节外旋、屈曲、外展，随着肩关节屈曲，肘关节逐渐屈曲；张开的手接近头顶（图3.8）。

　　口头指令："张开你的手，将手心翻过来，胳膊向上向外朝着我的方向抬。肘关节保持弯曲。"

　　手法接触：治疗师的远端手握住患者手的背侧以及桡侧面（同直臂模式）；近端手从下方

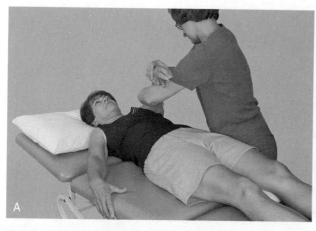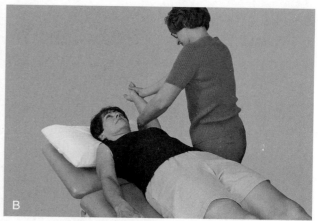

图 3.7　仰卧位，上肢屈曲 – 外展 – 外旋伴随肘关节伸直　A. 起始位：上肢处于伸长位（肩关节伸展、内收、内旋，肘关节伸直，前臂旋前，腕手屈曲）。B. 治疗师的远端手握住患者手的桡侧和背侧面；近端手从患者上臂的前外侧面施加压力。治疗师对肩关节的屈肌群、外展肌群、外旋肌群（近端手）以及腕手伸肌群（远端手）进行初始牵伸并施加阻力。在向终末位活动的整个范围中阻力持续存在。肘关节在整个动作中始终保持伸直（姿势不变）

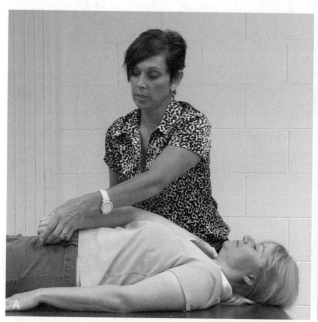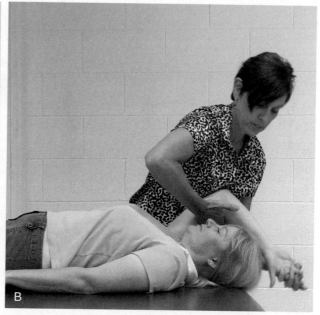

图 3.8　仰卧位，上肢屈曲 – 外展 – 外旋伴随肘关节屈曲　A. 起始位：上肢位置与直臂模式完全相同。B. 治疗师远端手的位置也与直臂模式相同；近端手从下方握住肱骨部分。治疗师给予手 – 腕 – 前臂 – 肩的牵伸和阻力同直臂模式，同时在远端动作和旋转动作发生之后对屈肘肌群施加阻力。在向终末位活动的整个范围中阻力持续存在。肘关节充分屈曲，前臂触碰到患者的头部

握住上臂的前外侧面，提供与运动方向相反的阻力。

上肢屈曲 – 外展 – 外旋伴随肘关节伸展

　　起始位：仰卧位，上肢伸长（腕手屈曲伴尺偏，前臂旋前，肘关节在胸前屈曲，肩关节伸展、内收、内旋）。

　　动作：腕手伸展，手部张开；前臂旋后，肩

关节外旋、屈曲、外展。随着肩关节屈曲，肘关节逐渐伸展（图 3.9）。

　　口头指令："张开你的手，将手心翻过来，向上向外朝着我的方向来推。肘关节保持伸直。"

　　手法接触：治疗师的远端手握住背侧以及桡侧（同直臂模式）；近端手从下面握住上臂的前外侧面，提供与运动方向相反的阻力。

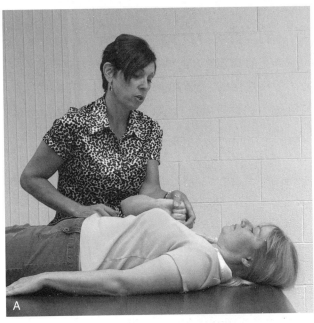
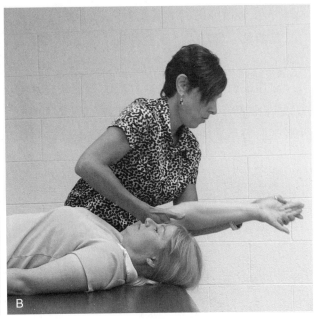

图 3.9　仰卧位，上肢屈曲 – 外展 – 外旋伴随肘关节伸展　A. 起始位：上肢处于伸长位，肩 – 腕 – 手的位置和直臂模式相同；肘关节充分屈曲。B. 治疗师远端手的位置和直臂模式相同；近端手从内侧包绕住肱骨。治疗师给予手 – 腕 – 前臂 – 肩的牵伸和阻力与直臂模式相同，同时在远端动作和旋转动作产生之后对肘伸肌群施加阻力。在向终末位活动的整个范围中阻力持续存在。肘关节充分伸展

上肢伸展 – 内收 – 内旋伴随肘关节伸直

　　起始位：仰卧位，上肢伸长（腕手伸展，前臂旋后，肘关节伸直，肩关节屈曲、外展、外旋）。

　　动作：腕手屈曲，手部合拢，肩关节内旋、内收、伸展，向身体对侧的髋部拉动上肢。肘关

节保持伸直（图 3.10）。

　　口头指令："握紧我的手，将手心翻过来，向下向对侧髋部拉你的上肢。肘关节保持伸直。拉。"

　　手法接触：治疗师的远端手握住手掌的一侧；近端手握住患者上臂的后内侧面，提供与运动方向相反的阻力。

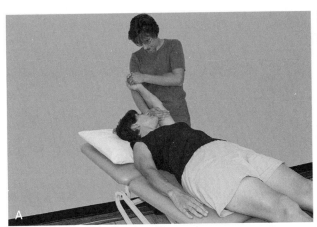
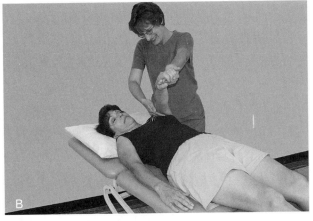

图 3.10　仰卧位，上肢伸展 – 内收 – 内旋伴随肘关节伸直　A. 起始位：上肢处于伸长位（肩关节屈曲、外展、外旋，前臂旋后，腕手伸展）。B. 治疗师的远端手放置在患者手的掌侧；近端手从患者上肢的后内侧面施加压力。治疗师对肩关节的伸肌群、内收肌群、内旋肌群（近端手）以及腕手屈肌群（远端手）进行初始牵伸并施加阻力。在向终末位活动的整个范围中阻力持续存在。肘关节在整个动作中始终保持伸展（姿势不变）

上肢伸展 – 内收 – 内旋伴随肘关节屈曲

起始位：仰卧位，上肢伸长（同肘关节伸直模式）。

动作：腕手屈曲，手部合拢；在手部桡侧的引导下，肩关节内旋、内收、伸展；随着肩关节伸展，肘关节屈曲，带动合拢的手向下并跨越胸部（图 3.11）。

口头指令："握紧我的手，将手心翻过来，上肢向下向胸部的方向靠拢。肘关节保持弯曲。"

手法接触：治疗师的远端手握住手掌的一侧；近端手握住患者上臂的后内侧面，提供与运动方向相反的阻力。

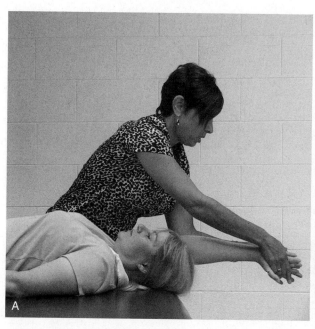
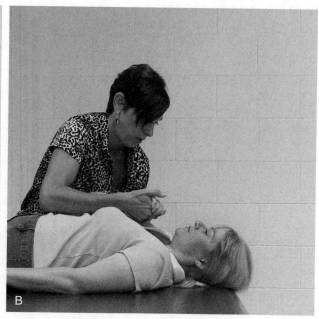

图 3.11　仰卧位，上肢伸展 – 内收 – 内旋伴随肘关节屈曲　A. 起始位：上肢处于伸长位，与直臂模式相同；手法接触也与直臂模式相同。B. 治疗师对肩关节的伸肌群、内收肌群、内旋肌群、前臂旋前肌群以及腕手屈肌群进行初始牵伸并施加阻力，同时在远端动作和旋转动作发生之后对屈肘肌群施加阻力。在向终末位活动的整个范围中阻力持续存在。肘关节充分屈曲，攥拳的手放在胸前

上肢伸展 – 内收 – 内旋伴随肘关节伸展

起始位：仰卧位，上肢伸长（腕手伸展，前臂旋后，肘关节屈曲，肩关节屈曲、外展、外旋）。

动作：腕手屈曲，手部合拢，肩关节内旋，然后内收、伸展，肘关节随之伸展，带动合拢的手向下并穿过身体到对侧髋部（图 3.12）。

口头指令："握紧我的手，将手心翻过来，向下推，穿过身体到对侧髋部。肘关节保持伸直。"

手法接触：治疗师的远端手握住患者手掌的一侧；近端手握住患者上臂的后内侧面，提供与运动方向相反的阻力。

临床笔记：屈曲 – 外展 – 外旋模式可以作为"击剑者的姿势"来记忆。这种模式可以用来缓解肩关节前部或者胸部肌肉的紧张，也可以增强肩袖肌群的力量。

骨盆模式

有关骨盆的模式与下肢和脊柱的功能密切相关。骨盆的运动和稳定性都是必要的。运动发生在 2 条对角线上：前上 – 后下，后上 – 前下。一

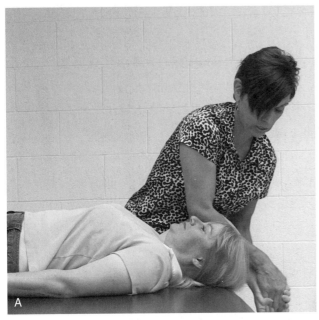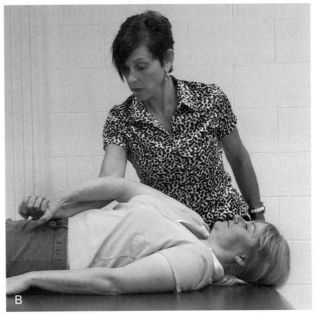

图 3.12 仰卧位，上肢伸展 – 内收 – 内旋伴随肘关节伸展 A. 起始位：上肢处于伸长位，肩 – 腕 – 手的位置与直臂模式相同；肘关节充分屈曲；手法接触也和直臂模式相同。B. 治疗师对肩关节的伸肌群、内收肌群、内旋肌群、前臂旋前肌群以及腕手屈肌群进行初始牵伸并施加阻力，同时在远端动作和旋转动作产生之后对伸肘肌群施加阻力。在向终末位活动的整个范围中阻力持续存在。肘关节充分伸展

般来说，尽管也可以使用一些其他的姿势，例如立位，但侧卧位是比较常用的姿势。骨盆的模式有助于很多功能性活动（例如，翻滚）的完成。骨盆下降模式有助于提升下肢负重和行走的能力。骨盆上提模式对行走（摆动相）、迈步、上下楼梯以及抬腿有帮助。（更多关于骨盆模式的讨论见第 4 章和第 10 章）

向前上提 – 向后下压

体位：患者位于侧卧位，在关节活动范围允许的前提下，双下肢屈曲 60°～90°；腰椎处于中立位，避免产生横向剪切力。治疗师站（或跪）在患者身后大腿或膝关节水平的位置上，面朝患者肩的下方，以便与动作保持一致（图 4.16）。

向前上提

起始位：骨盆处于向后下压的位置上。

动作：骨盆向前上提；躯干有轻微的短缩（侧屈）。躯干不应有旋转。

口头指令："向前向上提你的骨盆，提。"

手法接触：一只手放在髂嵴上，另一只手放在第一只手上。

向后下压

起始位：骨盆向上（上提）向前（前伸）。

动作：骨盆向下向后运动。

口头指令："向后向下坐我的手。"

手法接触：一只手的掌根用蚓状抓握的方式置于坐骨结节上；另一只手放在第一只手上。

向前下压 – 向后上提

体位：患者位于侧卧位，在关节活动范围允许的前提下，下方的下肢屈曲 90°，上方的下肢髋关节屈曲约 20° 且膝关节保持伸直位。治疗师站在患者身后（靠近肩），与动作保持一致。

向后上提

起始位：骨盆向下（下压）向前（前伸）。

动作：骨盆向上向后提。开始时可以以较小阻力维持在被缩短的关节活动范围内，逐渐结合等张训练的应用以缓慢增加运动范围。

口头指令："骨盆向上向后推。推。"

手法接触：一只手的掌根放在髂嵴上，另一只手放在第一只手上。

临床笔记：不论进行哪种骨盆模式的训练，治疗师都应该确保骨盆和腰椎之间能够产生合适的耦合运动，还应注意，脊柱上任何形式的旋转和伸展都是不允许的。

下肢模式

下肢模式是根据近端关节（髋关节）产生的运动，或者两条对角线之一的运动来命名的。对角线 1 包括髋关节屈曲 – 内收 – 外旋和伸展 – 外展 – 内旋两种相互拮抗的模式。对角线 2 包括屈曲 – 外展 – 内旋和伸展 – 内收 – 外旋两种相互拮抗的模式。中间的关节（膝关节）可以维持在伸直位（膝关节伸直模式），也可以完成屈曲或伸展的动作。详见表 3.2 协同肌肉组成。

近端手和远端手放置在收缩的肌肉上施加阻力，并与运动方向保持一致。治疗师的远端手抓住患者的足部（掌侧或背侧）；近端手握住患者的大腿（前内侧面或后外侧面）以便强调髋的活动，或者放在小腿上以强调远端关节的运动。

临床笔记：膝关节伸直代表膝关节在整个运动过程中始终保持伸直；膝关节伸展或屈曲则表示从屈曲到伸展或从伸展到屈曲的动态过程。

下肢的屈曲 – 内收 – 外旋和伸展 – 外展 – 内旋模式的旋转活动与上肢对角线 1 模式相同，然而下肢的屈曲 – 外展 – 内旋和伸展 – 内收 – 外旋模式的旋转活动与上肢对角线 2 模式正好相反。

下肢屈曲 – 内收 – 外旋伴随膝关节伸直

起始位：仰卧位，下肢伸长（髋关节伸展、外展、内旋，膝关节伸直，踝关节跖屈外翻）。

动作：足趾伸展，踝关节背屈内翻，膝关节保持伸直；髋关节外旋，并抬起向身体对侧运动，完成髋关节内收、屈曲（图 3.13）。

口头指令："抬起脚，足跟向内转，膝关节伸

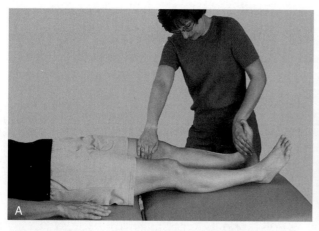
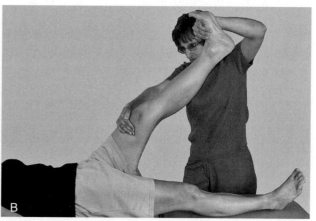

图 3.13 仰卧位，下肢屈曲 – 内收 – 外旋伴随膝关节伸直 A. 起始位：下肢处于伸长位（髋关节伸展、外展、内旋，膝关节伸直，踝关节跖屈外翻）。B. 治疗师的远端手握住患者足背内侧面；近端手在患者大腿前内侧面，靠近膝关节的位置给予压力。治疗师对髋关节的屈曲肌群、内收肌群、外旋肌群（近端手）以及踝关节的背屈肌群、内翻肌群进行初始牵伸并施加阻力。在向终末位活动的整个范围中阻力持续存在。膝关节在整个过程中保持伸直（姿势不变）。

直，向身体对侧用力。"

手法接触：治疗师的远端手在足背内侧面提供阻力，让足趾伸展。近端手握住大腿的前内侧面，接近膝关节的位置。

下肢屈曲 – 内收 – 外旋伴随膝关节屈曲

起始位：仰卧位，下肢伸长（同膝关节伸直模式）。

动作：足趾伸展，踝关节背屈内翻，膝关节

屈曲；髋关节屈曲、内收、外旋（图 3.14）。

口头指令："脚向上向内侧抬，膝关节弯曲，向对侧用力。"

手法接触：同膝关节伸直模式。

下肢屈曲 – 内收 – 外旋伴随膝关节伸展

起始位：仰卧位，下肢伸长（髋关节伸展、外展、内旋，膝关节屈曲，踝关节跖屈外翻）。膝关节屈曲 90° 置于床边。

动作：足趾伸展，踝关节背屈内翻，膝关节伸展；髋关节屈曲、内收、外旋（图 3.15）。

口头指令："抬起你的脚，把脚踢出来，向对侧用力，伸直膝关节。"

手法接触：同膝关节伸直模式。

临床笔记：当在坐位下进行下肢屈曲 – 内收 – 外旋伴随膝关节伸展模式训练时，治疗师可以通过中间关节动作来强调模式中膝关节伸展部分和股四头肌（尤其是股内侧肌）（图 3.16）。口头指令："抬起你的脚，足跟向内，把脚踢出来，向对侧用力跨过另外一条腿。"

下肢伸展 – 外展 – 内旋伴随膝关节伸直

起始位：仰卧位，下肢伸长（髋关节屈曲、内收、外旋，膝关节伸直，踝关节背屈内翻）。

动作：踝关节跖屈外翻；髋关节内旋、伸展、外展，将足向下向外推。膝关节保持伸直（图 3.17）。

口头指令："脚向下踩，足跟向外转，向下向外朝我的方向踩。膝关节保持伸直。"

手法接触：治疗师远端手在足底外侧面和足趾提供阻力。近端手在大腿的后外侧面也就是靠近腘窝的位置提供压力。

下肢伸展 – 外展 – 内旋伴随膝关节屈曲

起始位：仰卧位，下肢伸长（和膝关节伸直模式相同）。

动作：踝关节跖屈外翻；髋关节内旋、伸展、外展，下肢向外向下运动。髋关节开始移动后，膝关节开始弯曲，最后，在床边屈曲至 90°（图 3.18）。

口头指令："将脚向下踩，旋转，然后将你的髋关节向下向外朝我的方向移动。弯曲你的膝

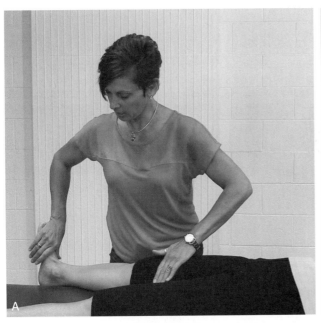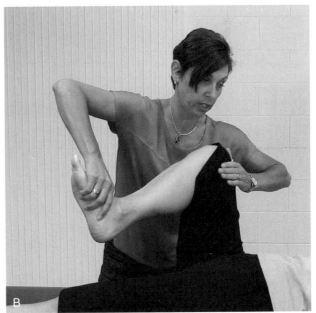

图 3.14　仰卧位，下肢屈曲 – 内收 – 外旋伴随膝关节屈曲　A. 起始位：下肢位置与膝关节伸直模式相同；治疗师手法接触也与膝关节伸直模式相同。B. 治疗师对髋关节的屈曲肌群、内收肌群、外旋肌群（近端手）以及踝关节的背屈肌群、内翻肌群（远端手）进行初始牵伸并施加阻力，同时在远端动作和旋转动作（足踝）产生之后对屈膝肌群施加阻力。在向终末位活动的整个范围中阻力持续存在。膝关节充分屈曲

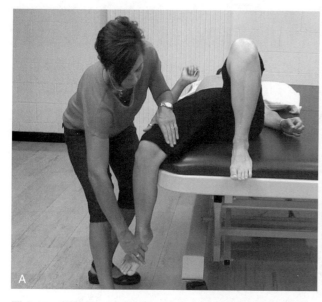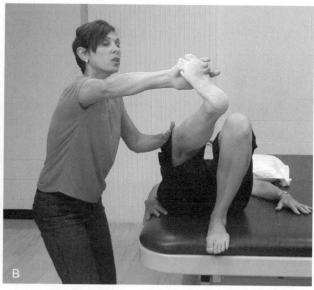

图 3.15 仰卧位，下肢屈曲 – 内收 – 外旋伴随膝关节伸展 A.起始位：髋 – 足 – 踝的位置和膝关节伸直模式相同；膝关节充分屈曲置于治疗床边缘。B.治疗师的手法接触和膝关节伸直模式相同。治疗师对髋关节的屈曲肌群、内收肌群、外旋肌群（近端手）以及踝关节的背屈肌群、内翻肌群（远端手）进行初始牵伸并施加阻力，同时在远端动作和旋转动作（足踝）产生之后对屈膝肌群施加阻力。在向终末位活动的整个范围中阻力持续存在。膝关节充分伸展。对侧的膝关节屈曲，足平放在治疗床上以稳定腰椎

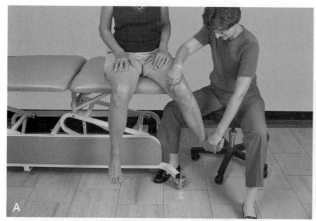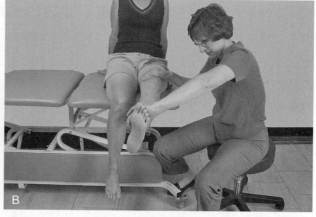

图 3.16 坐位，下肢屈曲 – 内收 – 外旋伴随膝关节伸展 A.起始位：下肢处于和仰卧位时相同的伸长位，膝关节完全屈曲。B.治疗师远端手抓住患者足背内侧面。近端手在患者大腿前内侧提供压力。治疗师对髋关节的屈曲肌群、内收肌群（近端手）、膝关节的伸展肌群以及踝关节的背屈肌群、内翻肌群（远端手）进行牵伸并施加阻力。在下肢向终末位活动的整个范围中阻力持续存在。膝关节充分伸展

关节。"

手法接触：与膝关节伸直模式相同。

下肢伸展 – 外展 – 内旋伴随膝关节伸展

起始位：仰卧位，下肢伸长（髋关节屈曲、内收、外旋，膝关节屈曲，踝关节背屈内翻）。膝关节屈曲 90°放置在对侧下肢上，足跟置于另一侧膝关节上。

动作：踝关节跖屈外翻；髋关节内旋、伸展、外展，下肢向下向外移动。当髋关节开始运动后，膝关节伸展，同时伴随着髋、膝关节充分伸展（图 3.19）。

口头指令："把你的脚向下踩。现在将你的髋关节向外向下朝我的方向移动。伸直你的膝关节。"

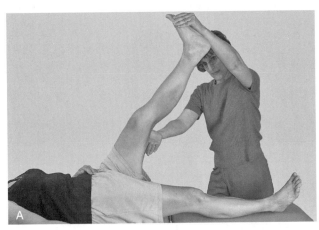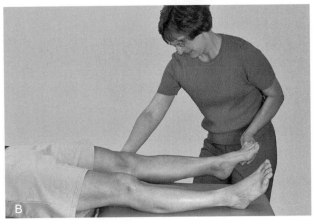

图3.17 仰卧位，下肢伸展－外展－内旋伴随膝关节伸直 A.起始位：下肢处于伸长位（髋关节屈曲、内收、外旋，膝关节屈曲，踝关节背屈内翻）。B.治疗师远端手抓住患者足底外侧面；近端手在患者大腿后外侧提供压力。治疗师对髋关节的伸展肌群、外展肌群和内旋肌群（近端手）以及踝关节的跖屈肌群、外翻肌群（远端手）进行牵伸并施加阻力。在下肢向终末位活动的整个范围中阻力持续存在。膝关节在整个模式中始终保持伸展（姿势不变）

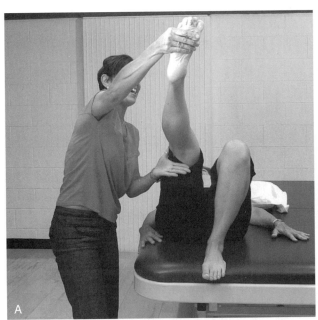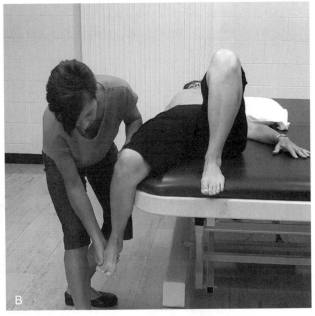

图3.18 仰卧位，下肢伸展－外展－内旋伴随膝关节屈曲 A.起始位：下肢处于和膝关节伸直模式相同的伸长位；手法接触和膝关节伸直模式相同。B.治疗师对髋关节的伸展肌群、外展肌群和内旋肌群（近端手）以及踝关节的跖屈肌群、外翻肌群（远端手）施加阻力并进行牵伸，同时在远端动作和旋转动作产生之后对屈膝肌群施加阻力。在下肢向终末位活动的整个范围中阻力持续存在。膝关节在床边充分屈曲

手法接触： 与膝关节伸直模式相同。

临床笔记： 当在坐位下进行下肢伸展－外展－内旋伴随膝关节屈曲模式训练时时，治疗师能通过中间关节动作来强调模式中膝关节

屈曲部分和腘绳肌（尤其是股后肌群的内侧束）（图3.20）。伸展－外展－内旋模式（膝关节伸直和膝关节伸展）可以用于提高膝关节伸展时髋关节伸展－外展的控制，这在步行支撑相和稳定性控制中是十分重要的。

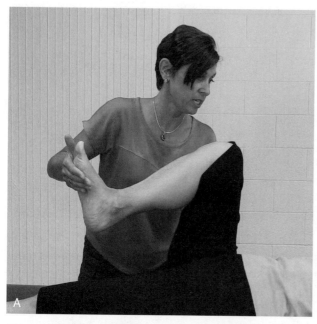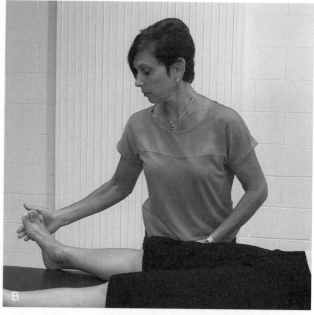

图 3.19　仰卧位，下肢伸展 – 外展 – 内旋伴随膝关节伸展　A. 起始位：髋 – 踝 – 足处于和膝关节伸直模式相同的拉长位。B. 治疗师对髋关节的伸展肌群、外展肌群和内旋肌群（近端手）以及踝关节的跖屈肌群、外翻肌群（远端手）进行牵伸并施加阻力，同时在远端开始发生旋转和动作之后对伸膝肌群施加阻力。在下肢向终末位活动的整个范围中阻力持续存在。膝关节充分伸展

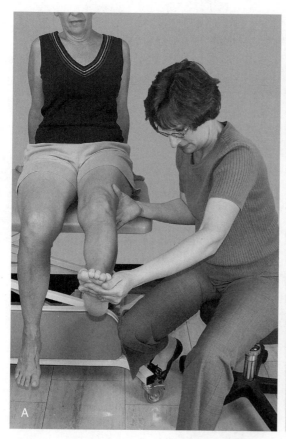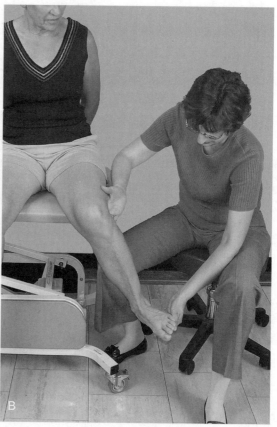

图 3.20　坐位，下肢伸展 – 外展 – 内旋伴随膝关节屈曲　A. 起始位：下肢处于伸长位（足 – 踝 – 膝关节）。B. 治疗师远端手抓住患者足底外侧面。近端手在患者大腿后外侧面提供压力。治疗师对髋关节的外展肌群、内旋肌群（近端手）、膝关节的屈曲肌群以及踝关节的跖屈肌群、外翻肌群（远端手）进行牵伸并施加阻力。在下肢向终末位活动的整个范围中阻力持续存在。膝关节充分屈曲

下肢屈曲 – 外展 – 内旋伴随膝关节伸直

　　起始位：仰卧位，下肢伸长（髋关节伸展、内收、外旋，膝关节伸直，踝关节跖屈内翻）。

　　动作：踝关节背屈外翻；髋关节内旋、屈曲、外展，将下肢向外上抬，膝关节保持伸直（图3.21）。

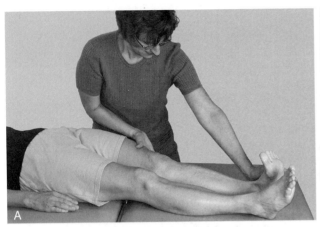 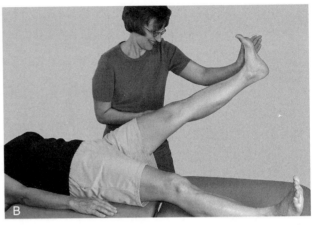

图3.21　仰卧位，下肢屈曲 – 外展 – 内旋伴随膝关节伸直　A.起始位：下肢处于伸长位（髋关节伸展、内收、外旋，膝关节伸直，踝关节跖屈内翻）。B.治疗师远端手抓住患者足背外侧面；近端手在大腿前外侧提供压力。治疗师对髋关节的屈曲肌群、外展肌群和内旋肌群（近端手）以及踝关节的背屈肌群、外翻肌群（远端手）进行牵伸并施加阻力。在下肢向终末位活动的整个范围中阻力持续存在。膝关节保持伸展（姿势不变）

　　口头指令："把你的脚抬起来，现在抬起你的腿，向外朝着我的方向移动，抬起来。"

　　手法接触：治疗师远端手在足背外侧面提供压力，靠近足趾线，避免限制足趾伸展运动，近端手在大腿前外侧面，邻近膝关节处施加阻力。

下肢屈曲 – 外展 – 内旋伴随膝关节屈曲

　　起始位：仰卧位，下肢伸长（与膝关节伸直

模式相同）。

　　动作：踝关节背屈外翻；膝关节在髋关节内旋、屈曲和外展时屈曲（图3.22）。

　　口头指令："把你的脚抬起来，屈膝，然后抬起来朝我的方向移动。"

　　手法接触：与膝关节伸直模式相同，抗阻屈膝是强调膝关节运动的关键。

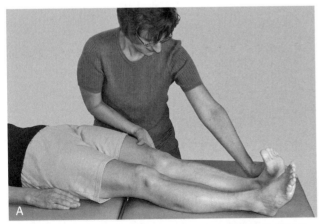 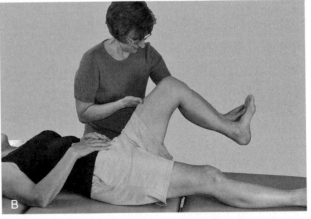

图3.22　仰卧位，下肢屈曲 – 外展 – 内旋伴随膝关节屈曲　A.起始位：下肢处于伸长位，与膝关节伸直模式相同。B.治疗师远端手抓住患者足背外侧面；近端手在患者大腿前外侧面提供压力。治疗师对髋关节的屈曲肌群、外展肌群和内旋肌群（近端手）以及踝关节的背屈肌群、外翻肌群（远端手）进行牵伸并施加阻力，同时在远端动作和旋转动作产生之后对屈膝肌群施加阻力。在下肢向终末位活动的整个过程中阻力持续存在。膝关节充分屈曲

下肢屈曲 – 外展 – 内旋伴随膝关节伸展

起始位：仰卧位，下肢伸长（髋关节伸展、内收、外旋，膝关节在床尾屈曲）。

动作：踝关节背屈外翻；膝关节在髋关节内旋、屈曲和外展时伸展，将腿抬高并向外移（图 3.23）。

口头指令："把你的脚抬起来外移，伸直膝关节，然后抬起来向外朝我的方向移动。"

手法接触：与膝关节伸直模式相同。

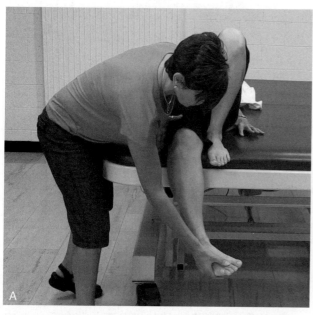
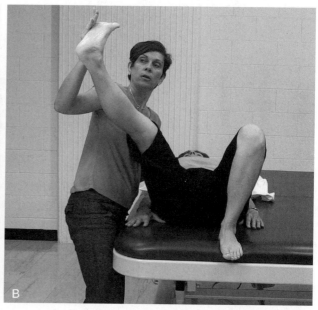

图 3.23　仰卧位，下肢屈曲 – 外展 – 内旋伴随膝关节伸展　A.起始位：髋 – 踝 – 足的位置与膝关节伸直模式相同；膝关节屈曲。B.治疗师远端手抓住患者足底内侧面；近端手在大腿后内侧面施加压力。治疗师对髋关节的伸展肌群、内收肌群、外旋肌群(近端手)、膝关节的伸展肌群以及踝关节的跖屈肌群、内翻肌群（远端手）进行牵伸并施加阻力，同时在远端动作和旋转动作产生后对伸膝肌群施加阻力。在下肢向终末位活动的整个范围中阻力持续存在。膝关节充分伸展

临床笔记：当在坐位下进行下肢屈曲 – 外展 – 内旋伴随膝关节伸展模式训练时，应通过中间关节动作来强调模式中膝关节伸展部分和股四头肌（尤其是股外侧肌）（图 3.24）。如果需要强调背屈外翻，坐位也是最理想的体位（一个最常见问题就是许多患者都伴有踝部力弱，如脑卒中患者），伴随远端旋转运动，手可以向小腿背外侧移动。口头指令："把你的脚抬起来向外移，伸直你的膝关节，然后抬起来向外移。"

下肢伸展 – 内收 – 外旋伴随膝关节伸直

起始位：仰卧位，下肢伸长（髋关节屈曲、外展、内旋，膝关节伸直，踝关节背屈外翻）。

动作：足趾屈曲，踝关节跖屈内翻，强调膝关节伸直，髋关节伸展、内收和外旋（图 3.25）。

口头指令："把你的脚和足趾放平，向下向内转动你的髋关节，膝关节保持伸直。"

手法接触：远端手抓住足底，手指在内后侧施加阻力，靠近足趾（这对于足趾的屈曲运动是很重要的）。近端手在腘窝上方、大腿后内侧施加压力。

下肢伸展 – 内收 – 外旋伴随膝关节屈曲

起始位：仰卧位，下肢被动伸长（与膝关节伸直模式相同）。患者尽量靠近床尾确保膝关节可完全屈曲。

动作：足趾屈曲，踝关节跖屈内翻，当髋关节伸展、内收、外旋时，膝关节可在床尾屈曲（图 3.26）。

口头指令："把你的脚和足趾向下踩，髋关节向内向下，屈膝。"

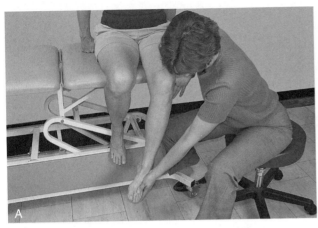
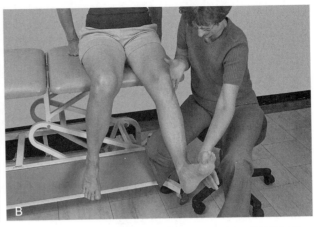

图 3.24　坐位，下肢屈曲 - 外展 - 内旋伴随膝关节伸展　A. 起始位：髋 - 踝 - 足的位置与膝关节伸直模式相同；膝关节屈曲。B. 治疗师远端手抓住患者足背外侧面；近端手在患者大腿前外侧面提供压力。治疗师对髋关节的外展肌群、内旋肌群（近端手）、膝关节的伸展肌群以及踝关节的背屈肌群、外翻肌群（远端手）进行牵伸并施加阻力。在下肢向终末位活动的整个范围中阻力持续存在。膝关节充分伸展

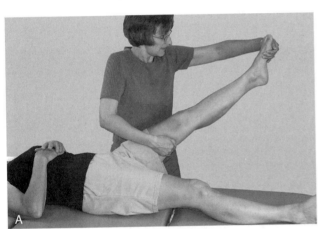
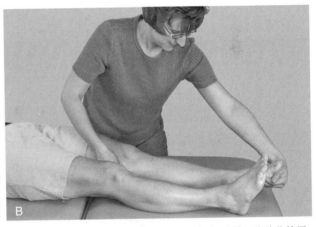

图 3.25　仰卧位，下肢伸展 - 内收 - 外旋伴随膝关节伸直　A. 起始位：下肢处于伸长位（髋关节屈曲、外展、内旋、膝关节伸展，踝关节背屈外翻）。B. 治疗师远端手抓住患者足底内侧面；近端手在患者大腿后内侧面提供压力。治疗师对髋关节的伸展肌群、内收肌群、外旋肌群（近端手）以及踝关节的跖屈肌群、内翻肌群（远端手）进行牵伸并施加阻力。在下肢向终末位活动的整个范围中阻力持续存在。在整个运动模式中，膝关节保持伸展（姿势不变）

手法接触：与膝关节伸直模式相同。

下肢伸展 - 内收 - 外旋伴随膝关节伸展

起始位：仰卧位，下肢伸长（髋关节屈曲、外展、内旋，膝关节屈曲，踝关节背屈外翻）。

动作：足趾屈曲，踝关节跖屈内翻。当髋关节伸展、内收、外旋时，膝关节保持伸展（图 3.27）。

口头指令："把你的脚和足趾向下踩，向下向内移，伸直你的膝关节。"

手法接触：与膝关节伸直模式相同。

头颈模式

头颈模式融合了屈伸、旋转以及左右侧屈。

协同肌组成见表 3.3。

屈曲伴随左旋，伸展伴随右旋

起始位：该模式通常在坐位下进行；也可以在其他体位下执行，比如，仰卧位下头探出床边缘，并在治疗师手中保持静止不动。治疗师位于患者后方。

动作：患者头部转向左侧，颈屈曲伴旋转；下巴收起靠近左锁骨（图 3.28）。在伸展右旋的运动模式中（对抗性的模式），头转向右侧，颈伸展右旋，下巴抬起远离锁骨（图 3.29）。

口头指令："把下巴收起来，把你的头转向左侧，向下直到碰到胸部。现在将头转向右侧然后

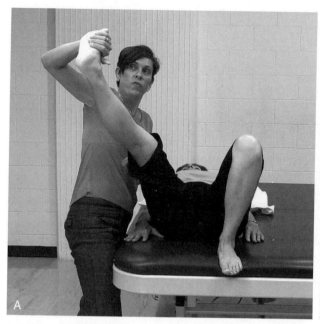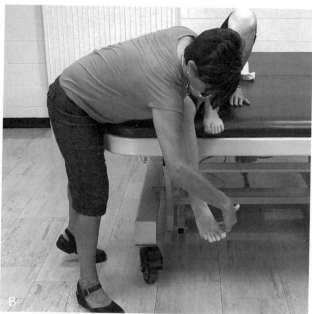

图 3.26　仰卧位，下肢伸展 – 内收 – 外旋伴随膝关节屈曲　A. 起始位：与膝关节伸直模式相同，下肢伸长。B. 手法接触和膝关节伸直模式相同。治疗师对髋关节的伸展肌群、内收肌群、外旋肌群（近端手）以及踝关节的跖肌群屈、内翻肌群（远端手）进行牵伸并施加阻力，同时在远端动作和旋转动作产生后对屈膝肌群施加阻力。在下肢向终末位活动的整个范围中阻力持续存在。膝关节充分屈曲

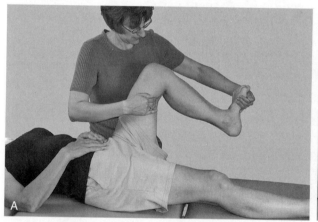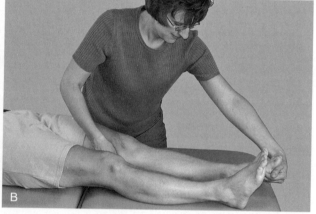

图 3.27　仰卧位，下肢伸展 – 内收 – 外旋伴随膝关节伸展　A. 起始位：髋 – 踝 – 足的位置与膝关节伸直模式相同；膝关节屈曲。B. 手法接触和膝关节伸直模式相同。治疗师对髋关节的伸展肌群、内收肌群和外旋肌群（近端手）以及踝关节的跖屈、内翻肌群（远端手）进行牵伸并施加阻力，同时在远端动作和动作产生后对伸膝肌群施加阻力。在下肢向终末位活动的整个范围中阻力持续存在。膝关节充分伸展

抬起你的下颌远离胸部。"

手法接触：屈曲：治疗师左手握住下颌骨下侧面，在颈屈曲旋转侧方运动时施加阻力；右手放在颅骨后外侧控制旋转。伸展：治疗师右侧手在枕骨后外侧，在颈伸展旋转时施加阻力；左手放在下颌骨上方。阻力是轻微的，使患者可以在没有任何紧张的情况下运动。

临床笔记：屈曲伴随右旋模式和伸展伴随左旋模式在手法接触和口头指令方面是相似的，但在动作上是相反的。

躯干模式

在下砍 / 反向下砍或上抬 / 反向上抬模式中，上肢和躯干协作完成双侧非对称性模式。在推力

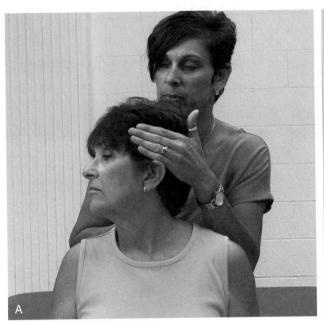
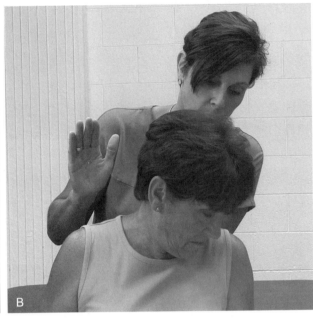

图 3.28　头和颈屈曲伴随左旋　A.起始位：坐位，头处于伸长位（向右侧旋转伸展）。B.头向左旋转，颈屈曲，收下颌，将患者的头屈曲向胸部方向。手法接触在下颌左侧，手指在患者头顶部朝向对角线方向（本例患者因颞下颌关节痛，则可将手放在头部左侧，代替之前的手法接触）。治疗师在头向左旋转及颈左侧弯曲时进行轻微牵伸并施加阻力。在头部向终末位活动的整个范围中阻力持续存在

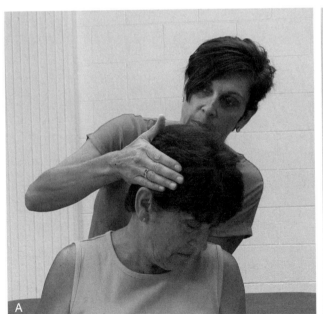
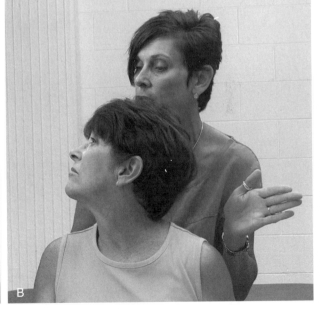

图 3.29　头和颈伸展伴随右旋　A.起始位：坐位，头处于伸长位（向左侧旋转屈曲）。B.头转向右侧，颈伸展，抬下颌。手法接触在头右侧。治疗师在头向右旋转，颈向右伸展时进行轻微牵伸并施加阻力。在头部向终末位活动的整个范围中阻力持续存在

反推力模式或者双侧对称模式中，上肢和躯干协作完成上侧对称性模式。这些模式可以在仰卧位、坐位、跪位或者站立位进行，依据患者躯干控制程度选择。重心越高，支持面越小，姿势控制越困难。阻力的施加应相应调整。下部躯干双侧非对称性模式在仰卧位下进行。协同肌组成见

表 3.3。

下砍（双侧非对称性上肢伸展伴随颈和躯干屈曲及右旋／左旋）

起始位：坐位，右侧引导臂屈曲－内收－外旋伴随肘关节伸直；左侧辅助臂屈曲－外展－外旋伴随肘关节屈曲，手抓住右侧腕关节上方。眼睛跟随自己的手，头转向左侧。

动作：头和躯干屈曲右旋（图 3.30）。右侧引导臂向下向外伸展－外展－内旋伴随肘关节伸直；左侧辅助臂下移延伸，伸展－内收－内旋，肘关节伸展。

口头指令："把你的手臂放下朝着我的方向动；转头并低头看向你的手。向下尽力触摸你的右侧膝关节。"

手法接触：治疗师手法接触和那些单侧上肢引导臂伸展－外展－外旋模式相似。或者，远端手协助握紧腕关节；近端手在患者手臂后外侧提供压力或者放在患者前额部，对抗头颈部的运动。

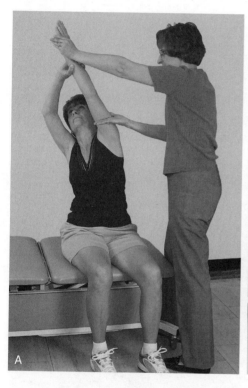
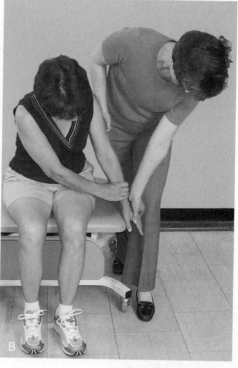

图 3.30 坐位，下砍（双侧非对称性上肢伸展伴随颈和躯干屈曲左旋） A. 起始位：上肢在头顶上方被伸长（左侧上肢引导臂屈曲、内收、外旋放置；右侧辅助手抓住引导臂手腕上部）。B. 治疗师在左侧引导臂向下运动至伸展－外展－内旋模式时，进行轻微牵伸并施加阻力；辅助手始终握住腕关节。头和躯干旋转和屈曲向左侧。在整个活动范围阻力始终存在，以确保躯干能产生屈曲旋转，以及向左侧的重心转移

反向下砍（双侧非对称性上肢屈曲伴随颈和躯干伸展左旋）

起始位：坐位，右侧引导臂伸展－外展－内旋，肘关节伸直放置；左侧辅助臂伸展－内收－内旋，手抓住右侧腕关节上方放置。向下看自己的手，头部旋转。

动作：右侧引导臂上移屈曲－内收－外旋，肘关节伸直；左侧辅助臂上移屈曲－外展－外旋。头和躯干伸展左旋，与下砍方向相反（图 3.31）。

口头指令："握紧我的手，转动并抬起你的手臂越过你的脸，转动并看向你的手。向上够并转动。"

手法接触：治疗师远端手抓住引导臂的手；近端手置于引导臂的前内侧面（与上肢屈曲－内收－外旋位置相似）。

上抬（双侧非对称性上肢屈曲伴随颈和躯干伸展右旋）

起始位：坐位，右侧引导臂伸展－内收－内旋，肘伸直放置；左侧辅助臂伸展－外展，手抓住右侧腕关节下方。头转向左侧，眼睛看着自己的手。

动作：引导臂伸展－外展－外旋，肘伸直运动；辅助臂屈曲－内收－外旋运动。头和躯干伸展右旋（图 3.32）。

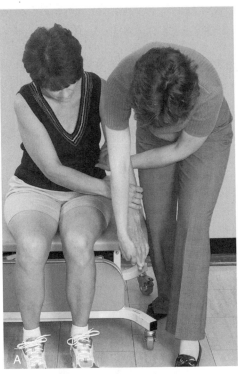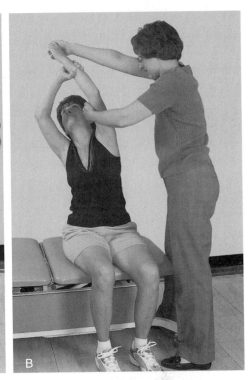

图 3.31 坐位，反向下砍
A.起始位：左侧上肢处于被动伸长体位（左侧的引导臂置于伸展－外展－内旋的位置；右侧的辅助手抓住腕关节上端）。B.治疗师在患者左侧引导臂屈曲－外展－外旋时进行轻微牵拉并施加阻力；辅助手始终握住腕关节。在整个活动范围阻力始终存在，以确保躯干能产生伸展旋转，以及向右侧的重心转移

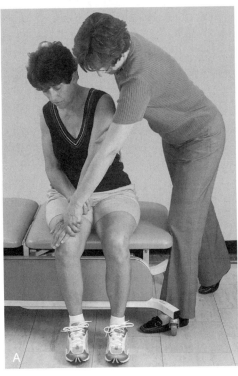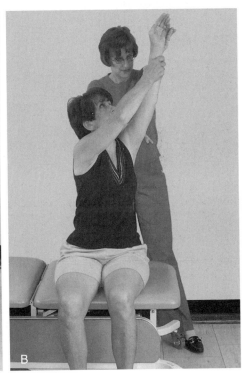

图 3.32 坐位，上抬（双侧非对称性上肢屈曲伴随颈和躯干伸展左旋） A.
起始位：上肢在一个伸长的位置越过身体中线至右侧膝关节外侧（左侧的引导臂屈曲－外展－内旋；右侧的辅助手从下方握住左侧腕关节）。B.患者的左侧引导臂向屈曲－外展－外旋方向运动；辅助手始终握住腕关节。嘱患者打开手，旋转，并将双侧上肢抬起向外移动。治疗师对抗患者的动作，以确保躯干能产生伸展旋转，以及向左侧的重心转移

　　口头指令："抬起你的手臂向外朝我的方向动，转动身体向上看你的手。向四周和上方伸展。"

　　手法接触：远端手抓住右侧手（与上肢伸展－外展－外旋模式施加阻力相似）；近端手在手臂前外侧表面施加压力（C形抓握如图 3.32）。或者，压力也可以施加在头顶部，在头颈部运动时施加阻力。

反向上抬（双侧非对称性上肢伸展伴随颈和躯干屈曲左旋）

起始位：坐位，右侧引导臂屈曲－外展－外旋，肘关节伸直放置；左侧辅助臂屈曲－内收－外旋，手抓住右侧腕关节。头转向右侧，眼睛看着自己的手。

动作：引导臂伸展－内收－内旋，肘关节伸直

运动；辅助臂伸展－外展－内旋运动。头和躯干屈曲左旋，与上抬运动模式方向相反（图3.33）。

口头指令："握紧我的手，旋转身体，向下向对侧拉动你的手臂。低头并旋转。向下向对侧够。"

手法接触：远端手抓住右侧手（与上肢D2E阻力模式相似）；近端手在手臂后内侧面施加阻力。

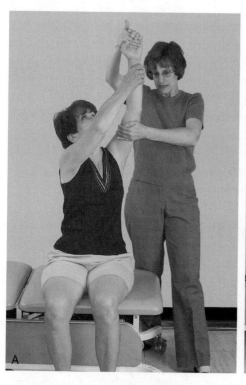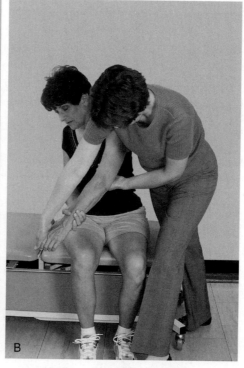

图3.33 坐位，反向上抬
A.起始位：上肢处于被动伸长体位（左侧引导臂屈曲－外展－外旋；右侧的辅助手从下方抓住左侧腕关节）。
B.左侧的引导臂伸展－内收－内旋；辅助臂握住手腕。嘱患者攥紧手，旋转，向下向对侧拉动自己的上肢。治疗师在活动过程中施加阻力，以确保躯干能产生屈曲旋转，以及向右侧的重心转移。值得注意的是，治疗师在扩大支持面时允许使用重心转移，以保持整个模式阻力的施加

临床笔记：助记短语"从上向下砍，从下往上提"，有助于患者记忆辅助手在下砍和上提两种模式下的放置位置。

临床笔记：下砍模式可有效促进从仰卧位翻身到侧卧位，从仰卧位到侧卧肘支撑位，以及到坐起等动作。对于一些患者来说（比如脑卒中患者），运用上抬模式促进上肢肘关节伸展下的屈曲－外展－外旋，能有效促进向受累更多的一侧翻身的动作。由仰卧位到患侧卧位的转移如果使用上抬模式，促进上肢屈曲－外展－外旋，肘关节伸展可有效提高能力。

临床笔记：坐位下，治疗师选择下砍或上抬模式，二者选其一。二者并不是递进的关系，不需要在坐位下同时使用两种模式去改善动态稳定控制。两种模式都可以提高上部躯干旋转时屈曲／伸展、重心转移，以及穿过身体中线时的活动能力，这些对于单侧忽略患者来说都是十分重要的活动（比如脑卒中患者）。这些模式还可以用来促进从跪坐位到跪位以及从跪位到跪坐位的动作。

双侧对称性上肢屈曲－外展－外旋伴随躯干伸展和反向运动

起始位：坐位，双侧上肢伸展、内收，在身前交叉，手握拳（双侧对称伸展－内收－内旋）。

动作：张开手，双侧上肢旋转，向上向外移动至双侧对称性屈曲－外展－外旋。躯干和颈伸展同时向上看（图3.34）。

注意事项：当返回起始位时，上肢应适当抗阻。

口头指令："打开你的手，旋转，抬高向外移。抬头看你的手。现在握紧你的手，向下向内在身体前交叉。"

手法接触：根据患者手臂的长度，手法接触点在前臂或上臂的背外侧面后方施加阻力。在整个反向运动中，上肢在返回起始位时适当抵抗由下向上的阻力。

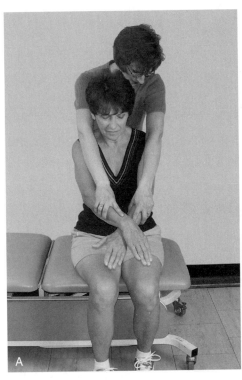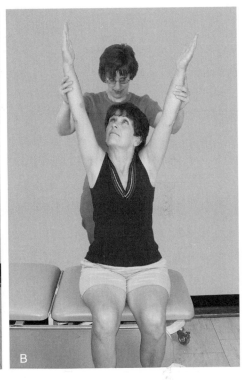

图3.34 坐位，双侧对称性上肢屈曲－外展－外旋
A.起始位：开始时双侧上肢伸展、内收并在身体前交叉。嘱患者张开双手，旋转，向上向外抬起，直至上肢和头之间有大概一掌的距离。治疗师在运动过程中施加阻力，确保患者在上部躯干伸展的同时抬起上肢并外移。B.治疗师站在后方抓住双侧前臂上部或前臂的位置。若想改善呼吸控制，可以嘱患者在屈曲－外展－外旋时深吸气，并在进行相反动作，即伸展－内收－内旋时呼出

临床笔记：双侧对称性上肢屈曲－外展－外旋模式鼓励牵伸胸前部肌群，强化颈前部、躯干肌群以及肩袖肌群来扩张胸腔。因此，这种模式用来改善功能性驼背伴随头和肩前伸是比较理想的（如患者老年化姿势或帕金森病）。若想提高患者的呼吸控制，可以嘱患者在上肢举起时缓慢吸气，向下放回起始位时缓慢呼气。若想改善躯干伸展的控制，在坐位下进行练习是最理想的，在仰卧位或跪位下练习也可以。该模式还可以用来提升跪位和跪坐位之间的转变能力。

推和反向推模式

起始位：坐位，双侧上肢屈曲，内收至体侧（肩关节内收，肘关节屈曲，前臂旋后，腕关节和手指屈曲）。

动作：推：张开手，前臂旋前，上肢抬高至面部水平伴随肘关节伸展，肩关节屈曲90°，手腕交叉。反向推：攥紧手，前臂旋后，肘关节屈曲，上肢向后向下回到体侧（图3.35）。

口头指令："打开你的手，手掌朝下，向上朝我的方向推。现在攥紧你的手，手掌朝上，向后向下放回体侧，屈肘。"

手法接触：治疗师握住前臂下段手背一侧。抓握的方式不随运动方向的改变而改变。

临床笔记：推模式是一种对于面部的保护性模式，同时对于肩关节屈曲、肘关节伸展伴随肩胛骨前伸也有促进作用。有助于促进脑

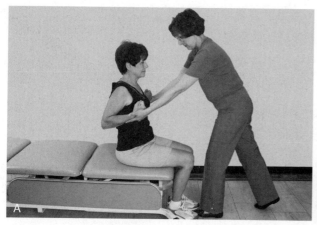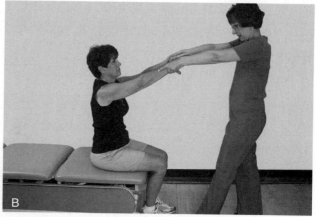

图3.35 坐位，上肢推模式 A.起始位：开始时患者双侧上肢屈曲内收，前臂旋后，手指屈曲，胳膊在体侧夹紧。B.嘱患者张开双手，手掌朝下，向上向前推，双侧肘关节伸展在面部前方交叉双手（推的位置）。治疗师在运动中施加阻力，并将重心向后移以确保患者双侧肘关节充分伸展。在反向推过程中，治疗师在上肢屈曲移动回体侧时施加阻力

卒中患者的协同失调模式（进行反向推模式时应当给予被动辅助，因为该模式很像强制性协同模式）。反向推模式可以提高上部躯干伸展伴随对称性的肩胛骨回缩能力。功能上，它可以提高对称性的直立坐位，这对于坍塌坐位（圆背伴随头肩向前伸）的患者十分重要。

双侧非对称性下肢屈曲伴随下部躯干屈曲左/右侧旋转

起始位：仰卧位（下肢运动方向向左），双侧下肢伸展并置于靠右侧的位置，右侧下肢伸展-外展-内旋，左侧下肢伸展-内收-外旋。

动作：抬起双下肢向左侧运动；膝关节屈曲，踝关节背屈。在图3.36中，为了减轻患者开始动作时的用力程度和下背部的张力，用一个球来支撑下肢并使之处于屈曲位置。

口头指令："足悬空，现在屈膝将脚抬起并转向我。"

手法接触：远端手抓住双足足背外侧面。近端手放在靠近治疗师一侧下肢的前外侧面提供压力。

临床笔记：当不使用球时，近端手臂可放在患者大腿下方，在抬腿时提供必要的辅助。这个动作在开始时很有挑战性。此外，重要的

一点是确保腰椎不要过伸。

双侧非对称性下肢伸展伴随下部躯干伸展旋转

起始位：仰卧位（下肢运动方向向右），下肢屈曲，并置于靠近左侧的位置，右侧下肢屈曲-内收-外旋，左侧下肢屈曲-外展-内旋。

动作：双下肢向下踩，并向右侧移动；膝关节伸展伴踝关节跖屈。

口头指令："脚向下踩；现在，向下，向我的方向踩。"

手法接触：远端手握住双足足底外侧面。近端手在患者大腿下方提供阻力。

评估结果和研究证据

使用标准化的结果测量指标记录患者活动能力的改善以及康复计划的结果是很重要的。评估需要记录关节活动范围、肌力、协调（损伤程度）的变化，以及功能性活动能力的改善。应包括以下工具和方法。

定量的参数：使用测角计[9]测量关节活动范围；使用徒手肌力评定[10, 11]测量肌力。

定性的参数：协调和平衡（控制、速度和稳定性）。

功能性活动能力：使用功能独立性量表[13, 14]和其他功能性评估方法评估功能。

关于PNF的研究证据是有限的。作为一种治疗方法，PNF强调基于患者个性化表现进行技术

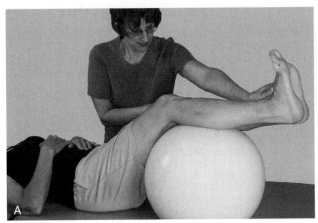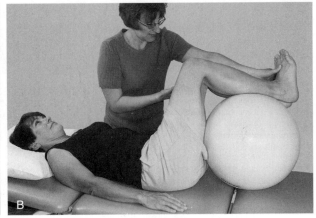

图3.36 仰卧位，双侧非对称性下肢屈曲，在下部躯干屈曲时膝关节屈曲（左侧），足放在球上 A.起始位：治疗师远端手在患者双足足背外侧面提供压力；近端手在患者大腿前外侧施加压力。B.当患者双髋弯曲、双膝抬起、抬足摆动向治疗师时，治疗师对双侧踝背屈肌群（远端手）和双侧大腿（近端手）进行牵伸并施加阻力

应用，而不适合使用规定的干预方案。因此，只有一小部分随机对照试验对PNF进行了研究，所以现有的研究整体质量不一。2006年，Smedes[15]在一篇文献综述中显示出对特定领域的关注，包括PNF牵伸技术、脑卒中、步态、日常生活活动或者运动表现，以及至关重要的功能。其中PNF中的促进牵伸技术（收缩－放松和保持－放松）是迄今为止最大的一组研究，并在此进行了综述。

有研究证据表明，PNF技术比静力性牵伸技术在提高关节活动范围上更有效[16-19]。而另一些研究证明PNF技术与静力性牵伸技术没有可比性，且并不比静力性牵伸更有效[20-23]。Fasen等[24]应用随机对照试验对4种不同腘绳肌牵伸技术进行了比较，研究发现，经过4周的时间，PNF主动牵伸技术相较于被动牵伸技术对改善关节活动范围更有效。8周后，被动牵伸组（直腿抬高）的腘绳肌长度改善最明显。Maddigan等[25]对3种牵伸技术：治疗师辅助下进行PNF牵伸、使用绑带而不进行PNF牵伸和静力性牵伸进行了比较，3种技术在改善关节活动范围上有类似的效果，同时伴随牵伸后运动时间和角速度的减少。Azevedo等[26]发现PNF的收缩－放松技术，无论是对收缩肌肉的拉伸还是对远离目标肌肉的未涉及肌肉的拉伸，都有相似的关节活动范围增加。Youdas等[27]将2种PNF牵伸技术：保持－放松和保持放松－拮抗肌收缩进行比较，在进行保持放松－拮抗肌收缩后，关节活动范围改善更明显。Sheard和Paine[28]研究了引出关节活动范围增大所必需的收缩力，最终得出结论，最合适的收缩力是最大主动等长收缩力的64.3%。

这些研究的局限性包括：①健康人群的对照较多，患者对照使用较少；②功能改善的比较有限；③方法学不一致。研究并未对所使用技术的特异性（通过建立对保持放松和收缩放松技术的描述）以及如何应用（对角线运动或直线运动）进行清楚描述。

总结

本章综述了PNF方法的基本概念以及组成，包括基本原则、治疗手法、活动和协同性运动模式。总的来说，功能性提升是通过使用特定的原则和促通技术来提高肌肉协同活动。有效的学习策略是这一方法的重要组成部分。肢体模式和躯干模式相结合可增强姿势控制，改善功能。

致谢：非常感谢Cristiana K. Collins和Vicky Saliba Johnson在本章最后的准备工作中所做的贡献。

参考文献

1. Voss, D, Ionta, MK, and Myers, BJ. Proprioceptive Neuromuscular Facilitation: Patterns and Techniques, ed 3. Philadelphia, Harper & Row, 1985.
2. Adler, S, Beckers, D, and Buck, M. PNF in Practice, ed 3. New York, Springer-Verlag, 2008.
3. Kaiser Permanente. Post-Graduate PNF Physical Therapy Training Program. Retrieved January 2, 2014, from www.kaiserpermanente.org/facilities/Vallejo/services_overview.html.
4. International PNF Association (IPNFA). PNF from Facilitation to Participation. Retrieved January 2, 2014, from www.ipnfa.org.
5. Latash, M, and Anson, J. Synergies in health and disease: Relations to adaptive changes in motor coordination. Phys Ther, 2006; 86: 1151.
6. Saliba, VL, Johnson, GS, and Wardlaw, C. Proprioceptive neuromuscular facilitation. In Basmajian, JV, and Nyberg, R (eds): Rational Manual Therapies. Baltimore, Williams & Wilkins, 1993, 243.
7. Johnson, G, and Saliba Johnson, V. PNF 1: The Functional Application of Proprioceptive Neuromuscular Facilitation, Course Syllabus, Version 7.9, Steamboat, CO, Institute of Physical Art, 2014.
8. Sherrington, CS. The Integrative Action of the Nervous System. New Haven, Yale University Press, 1906.
9. Norkin, C, and White, J. Measurement of Joint Function, ed 4. Philadelphia, F.A. Davis, 2009.
10. Hislop, JH, and Montgomery, J. Saniels and Worthingham's Muscle Testing: Techniques of Manual Examination, ed 8. Philadelphia, Saunders (Elsevier), 2007.
11. Kendall, F, et al. Muscles: Testing and Function with Posture and Pain, ed 5. Baltimore, Lippincott Williams & Wilkins, 2005.
12. Schmitz, T, and O'Sullivan, S. Examination of coordination and balance. In O'Sullivan, S, Schmitz, T, and Fulk, G (eds): Physical Rehabilitation, ed 6. Philadelphia, F.A. Davis, 2014.
13. Guide for the Uniform Data Set for Medical Rehabilitation (Adult FIM), Version 5.0, Buffalo, NY, State University of New York, 1996.
14. Dodds, T, et al. A validation of the functional independence measurement and its performance among rehabilitation in-patients. Arch Phys Med Rehabil, 1993; 74:531.
15. Smedes, F. Is there support for the PNF-concept? A literature search on electronic databases. www.ipnfa.org/index.php/pnf-literature/open-access?download=3. Retrieved on January 6, 2014.
16. Funk, DC, et al. Impact of prior exercise on hamstring flexibility: a comparison of proprioceptive neuromuscular facilitation and static stretching. J Strength Cond Res, 2003; 3:489–492.
17. Wenos, DL, Konin, JG. Controlled warm-up intensity enhances hip range of motion. J Strength Cond Res, 2004; 3:529.
18. Weng, MC, et al. Effects of different stretching techniques on outcomes of isokinetic exercise in patients with knee osteoarthritis. Kaohsiung J Med Sci, 2009; 6:306.
19. O'Hora, J, et al. Efficacy of static stretching and proprioceptive neuromuscular facilitation stretch on hamstring length after a single session. J Strength Cond Res, 2011; 6:1586.
20. Davis, DS, et al. The effectiveness of 3 stretching techniques on hamstring flexibility using consistent stretching parameters. J Strength Cond Res, 2005; 1:27.
21. Yuktasir, B, and Kaya, F. Investigation into the long-term effects of static and PNF stretching exercise on range of motion and jump performance. J Bodyw Move Ther, 2009; 1:11.
22. Puentedura, EJ, et al. Immediate effects of quantified hamstring stretching: hold-relax proprioceptive neuromuscular facilitation. Phys Ther Sport, 2011; 12:122.
23. Chow, TP, and Ng GY. Active, passive and proprioceptive neuromuscular facilitation stretching are comparable in improving knee flexion range in people with total knee replacement: a randomized controlled trial. Clin Rehab, 2010; 24:911.
24. Fasen, JM, et al. A randomized controlled trial of hamstring stretching: comparison of four techniques. J Strength Cond Res, 2009; 23:660.
25. Maddigan, ME, Peach, AA, and Behm, DG. A comparison of assisted and unassisted proprioceptive neuromuscular facilitation techniques and static stretching. J Strength Condit Res, 2012; 5:1238.
26. Azevedo, DC, et al. Uninvolved versus target muscle contraction during contract-relax proprioceptive neuromuscular facilitation stretching. Phys Ther Sport, 2011; 3:117.
27. Youdas, JW, et al. The efficacy of two modified proprioceptive neuromuscular facilitation stretching techniques in subjects with reduced hamstring muscle length. Physiother Theory Pract, 2010; 4:240.
28. Sheard, PW, and Paine, TJ. Optimal contraction intensity during proprioceptive neuromuscular facilitation for maximal increase of range of motion. J Strength Cond Res, 2010; 24:416.

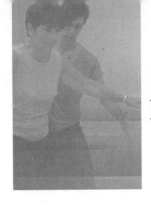

第4章 改善床上移动和早期躯干控制的干预措施

CRISTIANA K. COLLINS, PT, PhD, CFMT, NCS;

VICKY SALIBA JOHNSON, PT, FAAOMPT;

THOMAS J. SCHMITZ, PT, PhD

床上移动是促进独立和生活自理的基本技能。无论是治疗神经损伤还是年老体弱患者，或急性下背痛患者，床上移动能力缺失对患者、患者家庭以及医务人员都是一个挑战。制订干预措施的重点是利用最有效且无痛的技巧来完成床上活动（如翻身、穿衣及向坐位或站立位转移做准备）。本章介绍了床上移动关键部分的检查和评估方法，以及可以提高效率和独立性的活动、技术和训练。

改善床上移动技能控制的干预措施

床上移动技能包括从仰卧位到侧卧位和从侧卧位到仰卧位或俯卧位的翻身，床上移动（桥式运动和滑行），以及从仰卧位或侧卧位到坐位的移动。有效的神经和肌肉骨骼系统是多种翻身策略和模式的基础，其共同特点是不同姿势间的顺畅转换。神经损伤（如脑卒中、脊髓损伤）、肌肉骨骼损伤（如严重急性椎间盘病变、创伤、近期手术）或者全身虚弱（如慢性阻塞性肺病、肾病、慢性疼痛）的患者往往表现出动作转移和抗重力控制方面的功能障碍。

任务分析

任务分析可指导物理治疗康复计划的进展，并要求治疗师围绕着3个关键要素处理问题：①任务；②患者的个人特点；③环境对运动控制策略的影响。任务分析的每个成分都需要治疗师思考并解释。参见专栏2.2。

任务分析也可协助治疗师确定患者无法有效执行运动策略（异常运动）与其潜在损伤之间的相关性。这些信息有助于确定是否需要额外的检查程序和指示以及指导干预策略的选择。进行任务分析关键是了解有效的姿势和动作，以及将任务分解为其组成部分技能的能力。

在观察人体运动时，要注意正常的运动，如正常的步态特征，可以帮助我们了解人们的期望值。在所有的功能性移动技能中，人们都可以观察到，所谓的"正常"在生命周期内会存在很大的差异（如步态特征在"正常"人群中表现出相当大的变化）。因此，作为运动专家，物理治疗师在界定是否正常时应该学会观察并以运动效率为目标。所谓有效的运动，被定义为具有足够的运动能力（关节、软组织、肌肉和神经血管部分的灵活性）、适当的神经肌肉功能（启动收缩的能力、足够的力量和耐力），以及有效的运动控制（当进行任务需求不断变换的功能性活动时，可以产生适当的运动策略以预测并维持平衡的姿势）[1,2]。

自动核心参与[2]，或整个身体的核心或稳定性张力肌的自动激活，提供了执行功能任务时远端活动所必需的动态稳定性。核心自动激活的时序或前馈姿势调整对于有效的自主运动所需的动态稳定性是非常必要的。影响转移活动、静态姿势控制（稳定性）和（或）动态姿势控制（可控移动、静态 – 动态控制）的损害会直接影响患者产生这些策略的能力，导致低效或功能失调的姿势和动作。

临床笔记：传统上，**核心**这个词多用于代指躯干，这两个术语可以互换使用。然而，核心一词有更广泛的应用，可以代指躯干的稳定肌和连接部分（骨盆和肩胛带）的稳定肌。躯干、骨盆和肩胛带都有核心稳定肌，这些核心稳定肌必须在适当的时机与主动肌协同工作，为有效的远端移动提供动态稳定性。

检查和评定

床上移动技能的物理治疗检查，与所有的功能性任务一样，除了从指定的测试和测量（如关节活动范围、徒手肌力评定、感觉检查等）中获得的数据外，还包括对任务的观察和视觉分析，以及在执行过程中对身体各部分的触诊。

物理治疗的评估，或对床上移动能力检查数据的解释，是在运动任务需求的背景下进行的：灵活性、稳定性（静态姿势控制）、运动控制（动态姿势控制）和技巧（一致的、平稳协调的动作）。这一背景也提示需要制订相应的临床决策以解决床上移动能力的不足。旨在重建这些运动任务需求的治疗干预措施是基于以下领域的损伤。

- 运动能力（关节、软组织和神经）以提高灵活性。
- 神经肌肉功能以提高运动的稳定性和移动控制。
- 运动控制以提高任务效率。

例如，帮助患者提高桥式运动技能以改善床上左右移动的能力时，物理治疗师首先评估并治疗任何身体能力上的限制，如髋关节、膝关节或踝关节活动范围的下降，以确保提供所需的移动能力，保持桥式运动的姿势，最终实现快速滑移。一旦达到这个体位后，应进行神经肌肉功能的治疗，以确保患者在此姿势下移动（移动性控制）前能够稳定在现有的位置上（稳定性）。当移动性、稳定性和移动控制能力被改善后，应将重点转移到提高运动控制的策略上，这是高效率完成侧方移动所必需的。

干预措施是根据确定的运动能力、神经肌肉功能和（或）运动控制损伤情况选择的。治疗的主要目的是恢复有效的运动来优化功能。本章对第 3 章中 PNF 的原则进行了讨论（患者和治疗师的体位、手法接触、口头指令、运动模式、时序、适当阻力 [1,2]、挤压、牵引、视觉输入、扩散和强化，以及快速牵伸）。特殊 PNF 技术的描述［节律性启动、等张组合、动态（等张）反转、稳定（等长）反转］见专栏 3.2。

提高床上移动技能的姿势与技术

以下各小节将介绍提高早期躯干控制、床上移动技能和神经肌肉功能的姿势和技术，为坐位、站立位和步行进行准备。在了解运动任务要求和发生过程的基础上，描述了每一种姿势或活动的一般特征和活动要求（例如，屈膝仰卧位、桥式运动、侧卧和翻身）。干预是根据所需的运动控制类型来组织的：移动能力（从一个位置移动到另一个位置的能力）、静态姿势控制（稳定性）、动态姿势控制（可控制的移动、静态 – 动态控制）和技能水平活动（功能）。（参见第 2 章中的讨论部分。）临床应用和患者实例与《物理治疗师指南》中的结果是一致的。

对于治疗而言，为促通正确的运动模式，患者的体位非常关键。开始治疗前，患者应该被摆放在接近中立位，尽量减少组织张力并支撑身体的节段。力学对线和姿势直接影响神经肌肉控制。对于那些中枢神经系统有损伤的患者来说，他们可能受原始反射的影响（专栏 4.1），体位可以用来减少异常的运动反应和偏差。

另一个需要考虑的因素是治疗师应遵从正确的身体力学以防止自己受伤和诱发患者的最佳神经肌肉反应。理想中的患者和身体节段的运动通常是治疗师运动的镜像反映。因此，治疗师的姿势应直接与所需促通的动作相一致（使用动态的和较大的支持面以便于重心转移）。在最佳体位下，治疗师的重心转移将适合并能促通正确的运动方向和幅度，同时也有助于施加阻力。

屈膝仰卧位

一般特征

屈膝仰卧位是指患者取仰卧位，髋膝关节屈曲到大约60°，足部平放并承重。屈膝仰卧位的动作包括桥式运动、滑动和下躯干旋转（lower trunk rotation，LTR）。这种姿势具有较大的支持面和较低的重心，可用于促进躯干和髋部的稳定性、躯干和下肢的动态姿势控制（如下躯干旋转和桥式运动的控制）以及功能性活动（例如，穿衣服和在床面上滑移）。

膝关节从一侧到另一侧的主动运动包括越过中线的动作，是降低高张力（如帕金森病、脑卒中、脊髓损伤患者）和单侧忽视（如左侧偏瘫患者）的重要治疗活动。下躯干旋转应在不伴随上躯干旋转或轴线翻身的情况下进行，如有必要，可通过在外展肩部将此种可能降到最低。臀中肌无力的患者（例如Trendelenburg步态）可以通过在改良的负重姿势下激活髋外展肌，从而从屈膝仰卧位和桥式运动中获益。也可以调整上肢的位置来改变屈膝仰卧位的支持面（例如，将手臂交叉在胸前，或在胸部上方维持双手交握来增加难度）。对于表现出上肢屈肌张力升高的脑卒中恢复期患者，可以使用双手交握同时肩屈曲近90°并伸肘的姿势。

临床笔记：异常的反射活动（见专栏4.1）会影响屈膝仰卧位的维持和设定。在仰卧位，对称性紧张性迷路反射会引起下肢的伸展。阳性支撑反应（在前足跖球部施压）也可引起下肢的伸展；通过增加足跟负重，可以减少前足跖球部的接触，以降低下肢伸肌张力。

在屈膝仰卧位，一些患者一开始可能会很难保持足的位置（例如，足跟向远离臀部的方向滑动）。在这种情况下，应固定足的位置（例如，治疗师给予手法接触）。在有阳性支撑反应的情况下，应注意不要固定足部以免将压力施加在前足跖球部处，因为这可能会导致下肢伸展。正如前面提到的，可能需要采用足跟负重的姿势使跖球部接触最小化来减少异常张力。

专栏4.1 紧张性反射：对功能性翻身的影响

对称性紧张性迷路反射（STLR）：STLR在婴幼儿和颅脑损伤的患者受体位(俯卧或仰卧)影响引起肌张力的异常。俯卧位屈肌张力增加，仰卧位伸肌张力增加。过多的伸肌或屈肌张力阻碍翻身运动。治疗师应考虑以侧卧位为起始位翻身，以消除仰卧位或俯卧位反射的影响。

非对称性紧张性颈反射（ATNR）：ATNR在婴幼儿和脑损伤的患者受颈部左侧旋转或右侧旋转的影响引起肌张力的异常。颈部旋转向一侧导致头面向的一侧（面侧）上肢伸展同时对侧（枕侧）上肢屈曲。伴随头的旋转，伸展的一侧上肢妨碍翻身。应保持正常的头颈部力学对线（中立位），同时阻止患者把头转向翻身的一侧。

对称性紧张性颈反射（STNR）：STNR在婴幼儿和脑损伤的患者受头部或颈部屈曲或伸展的影响引起肌张力的异常。头颈部的屈曲引起上肢屈曲和下肢伸展。头颈部的伸展引起上肢伸展和下肢屈曲。应维持正常的头颈部力学对线（中立位），促进翻身的策略，即避免头颈部屈曲或伸展。

灵活性要求

在屈膝仰卧位，要求颈椎、胸椎和腰椎保持中立位。为了有效地承担或在屈膝仰卧位发挥作用，髋关节、膝关节和踝关节必须有适当的灵活性。动作的完成需要髋膝关节屈曲和轻微的踝关节跖屈。此外，脊柱的灵活性对于有效地保持位置、稳定及功能是非常重要的。治疗师可以使用合适的姿势策略来帮助患者摆放体位。

任务分析

在从仰卧位到屈膝仰卧位期间，治疗师应观察躯干和下肢的有效动作时序。正确的时序要求激活躯干的核心肌肉以保持稳定，同时配合屈髋肌群和腘绳肌活动，通过协同作用使下肢达到屈膝仰卧位。

观察患者的姿势可以让治疗师评估躯干的核心肌肉功能以及髋关节、膝关节和踝关节的控制能力。在姿势设定的过程中观察到的常见不足如下。

● 拉动下肢到屈曲位时脊柱弓起或旋转（表明缺乏近端核心稳定性），腘绳肌活动减弱，髋屈曲激活增加。

● 抬足时伴有小幅度屈膝（提示过度使用髋屈肌，而没有腘绳肌活动的协同支持）。

● 在屈髋屈膝时，不由自主地伸展对侧下肢（表明缺乏近端核心稳定性，并试图用下肢保持稳定）。

干预措施

屈膝仰卧位的设定

为便于完成动作，嘱患者先推动一侧足跟作为支持面（伸膝），同时尝试将对侧足跟滑向臀部。这种策略增加了近端的稳定性，以支持肢体的动态活动。可以在移动侧肢体的足跟处施加对腘绳肌的易化阻力（图4.1）。在腘绳肌反应减弱的情况下，可嘱患者进行踝关节背屈（或在无力的情况下被动置于背屈位）。适当的阻力也可以用来促进背屈。对于单侧髋和（或）膝屈曲受限的患者，可以使用枕头来支撑肢体，同时促通对侧下肢到达此位置。

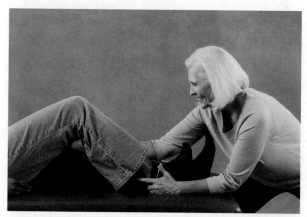

图4.1 在屈膝仰卧位设定的准备期易化（较轻阻力）单侧髋和膝关节屈曲，另一侧足跟放到支撑面上以提高稳定性

屈膝仰卧位的稳定性

稳定（保持）在屈膝仰卧位有助于促进和提高躯干肌群以及髋、膝、踝稳定肌的力量。为了

在屈膝仰卧位维持住，治疗师半跪于患者一侧下肢处进行保护。如果患者最初难以保持姿势，则使用手法接触进行辅助。要求患者尽可能主动保持屈膝仰卧位。患者双膝稳定（双膝不接触），双脚放于治疗垫上，同时保持生物力学对线和重量的对称分布。随着控制能力的提高，足的位置可以向远端移动，减少髋和膝的屈曲角度。随着髋膝关节屈曲逐渐减少，足部每一次的成功再定位都需要进行保持。这一动作有助于膝关节在活动范围内的不同点提高控制能力。

屈膝仰卧位稳定性活动的口头指令包括："保持，保持你的双膝稳定，双足放平，保持稳定。"

躯干和髋部的稳定性控制（保持）是成功执行功能任务的关键。当要求患者保持屈膝仰卧位时，治疗师应仔细观察，以确定躯干和下肢是否保持适当的力学对线和足够的稳定性。代偿策略（例如，腰椎伸展和骨盆旋转，下肢外展或外旋）非常常见，为确保模式正确，应尽量去除代偿。从能够独立保持的姿势开始，循序渐进至直立姿势和技能性活动所需的姿势。躯干稳定性为肢体功能以及个体与环境互动的稳定性提供了基础和支持。

稳定（等长）反转可以用来促进屈膝仰卧位的稳定性。治疗师在对角线上面向患者并半跪在一侧。当治疗师施加适当的阻力（结合牵引和挤压技术，视情况而定）时，要求患者保持屈膝仰卧位（图4.2）。

可以应用口头指令，如"保持住，别让我推动你"，在没有运动意图时提高保持能力。手法接触可以在两侧股骨远端和胫骨近端之间交替进行（图4.3）。治疗师在不同的方向重复缓慢、低阻力、交替的等长收缩，直到患者能够以足够的动态近端稳定性来维持这个位置。当进行3个平面的运动时，应尤其关注旋转，适当的阻力将促使稳定性肌肉产生更强的反应，提供更好的动态稳定性控制。

注释

● 首先将适当的阻力应用于较强的方向（促进

向弱化肌肉的扩散），然后在相反的方向应用。

如有必要可以继续挤压或牵引。

● 更大的挑战可以通过逐渐减少髋和膝的屈曲角度来实现（如从 60° 到 40° 再到 20°）。

● 如前所述，稳定（等长）反转也可用于对角线。治疗师的手法接触和体位根据所需的对角力的不同而变化。例如，膝的对角线阻力可通过手法接触交替施加于一侧膝的远端内侧和对侧膝的远端外侧。然后将手的放置位置反转以在相反的方向进行抵抗。

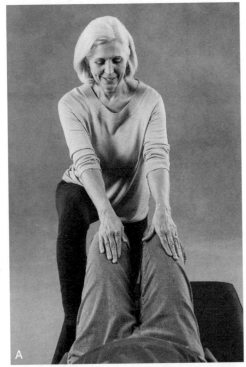

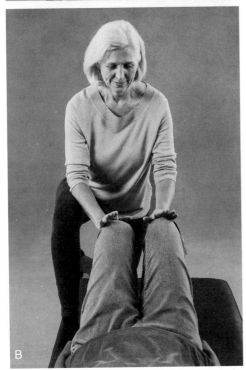

图 4.2 稳定（等长）反转结合牵引和挤压技术常用来促进屈膝仰卧位的稳定

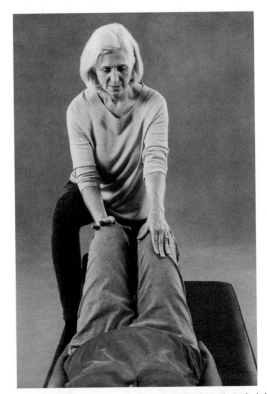

图 4.3 应用稳定（等长）反转以促进屈膝仰卧位稳定性

● 也可以将适当的阻力施加在踝关节或胫骨远端。远端阻力可以通过强化腘绳肌的募集进一步提高稳定性。

● 手法接触应在相反方向阻力的应用中提供平稳的过渡。

● 如果患者通过向一侧推或拉来启动反应，那么应减少阻力，缓慢施加，直到患者的反应稳定，不再推或拉。这种缓慢增加的适当阻力应在不同的方向重复，直到患者能够用较少的努力和恰当的时间来维持这个位置。

● 最初的重点可以放在牵引和挤压上，并向方向性抗阻发展。

● 一旦达到适当的稳定反应就应该增加阻力；

● 如果重心在双足分布不均，可以应用挤压和适当的阻力改善承重。例如，如果证实是左侧负重减少，治疗师应该站在该侧，从足向髋的方向挤压，同时缓慢地对患者躯干的右上部对角线施加适当的阻力。

●单侧保持（改良屈膝仰卧位）可在髋膝关节屈曲的不同角度进行练习（图4.4）。

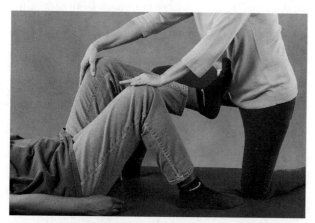

图4.4　通过交替的手法接触进行单侧屈膝仰卧位的保持（稳定性）　要求患者在下肢运动的各个不同角度听到"保持"口令后保持稳定

●施加在上肢的适当阻力可以扩散至躯干以增加稳定性（图4.5）。

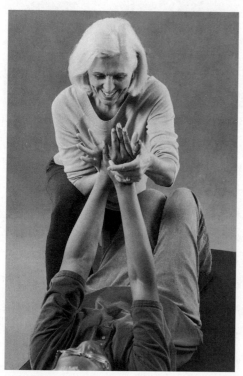

图4.5　在屈膝仰卧位对上肢应用稳定（等长）反转，并通过扩散增强躯干的稳定

●可在患者大腿放置弹力带，以增强髋关节外展肌群收缩的稳定性和本体感觉输入。

●可以在双侧膝关节之间放置一个小型治疗球，以促进髋关节内收肌的收缩。

结果

运动控制目标：稳定性（屈膝仰卧姿势的稳定保护）。

功能性技能的获得：提高屈膝仰卧位静态姿势控制。

适应证：力量减弱，下躯干稳定性降低（如下背部功能不全或躯干控制不对称），髋不能维持稳定（如臀外展肌无力和Trendelenburg步态的患者），无法在足支撑的情况下稳定膝关节于屈曲位。屈膝仰卧位独立静态姿势的控制是步行时下躯干或骨盆稳定的重要前提。

屈膝仰卧位的下躯干旋转

下躯干旋转将运动引入到静态（屈膝仰卧位）预备姿势，将运动控制按需求转变为动态姿势控制（可控的灵活性）。在下躯干旋转中，双膝同时从一侧移动到另一侧，这一运动使躯干伸长并允许节段旋转，运动从髋外展/内收开始，然后是骨盆旋转，最后是各个椎体的旋转。回到中立位时各节段发生反向旋转，随后向相反的方向进行旋转。

在教授这一运动时节律性启动可以和下躯干旋转一起应用（包括躯干的伸长和分节段旋转），以促进对有效运动的控制。患者屈膝仰卧位并将双足平放在治疗垫上。治疗师半跪在患者双足部，在患者的双膝上方施加被动和主动辅助的手法接触。需要强调的是，在骨盆运动开始和进展到脊柱之前，必须先放松髋部，让双下肢落在一边，有效地把髋的运动从骨盆和脊柱运动中分离出来。下躯干旋转从骨盆开始，然后是脊柱的节段旋转。在节律性启动的抗阻阶段，手法接触位置转换到一侧膝内侧（靠近治疗师的一侧）和另一侧下肢的膝外侧（离治疗师远的一侧）对抗双膝的分离。根据情况，治疗师的手必须随着下肢移动以抵抗双膝完全落到治疗垫上的动作。这个动作是重复的，过程中逐渐使用合适的阻力，然后手法接触移动到膝的另一边，以抵抗朝向治疗师的运动。

临床笔记：

● 节律性启动对于因为力弱或异常张力升高所致控制能力下降的患者来说是有用的。对于肌张力增高的患者来说，髋膝关节屈曲范围比正常要小，有必要进行下躯干旋转。随着肌张力的降低，逐渐改变下肢位置使髋和膝更好地屈曲，直到完成屈膝仰卧位。

● 患者可能只是让膝向一侧落下，或骨盆随着腰椎伸展旋转，从而进行不适当的下躯干旋转。应该鼓励进行时序正确和有控制的运动。

● 下躯干旋转在屈膝仰卧位中的另一种应用是将患者的腿放在球上，此时髋关节和膝关节屈曲到大约70°（图4.6），治疗师半跪在对角线位置，手法接触位置在腿部的前侧，使用节律性启动，治疗师缓缓地将球从一侧移动到另一侧，强调躯干的伸展，这种体位消除了足底的触觉输入，从而减少过度活跃的支撑反射可能产生的负面影响。球也使患者轻易地从一侧移动到另一侧，同时也是一种有效促进下肢放松的干预方法（如多发性硬化和脑卒中患者伸肌张力高时）。这种体位也可以有效地减少下背部的应力。

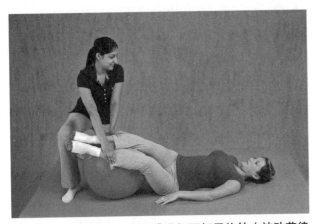

图4.6 屈膝仰卧位，应用球进行下躯干旋转（被动节律性启动） 患者髋膝关节屈曲放在球上，手法接触位置在腿前侧

结果

运动控制目标：运动的启动（灵活性）和放松。

功能性技能的获得：下躯干旋转和运动启动及放松策略的要求。

适应证：高张力（痉挛、僵硬）、无法启动或控制下躯干旋转所致的功能受损。

使用动态（等张）反转可以用来促进动态稳定性和提高下躯干旋转的运动控制。为应用动态反转，患者将双膝并排从一侧向另一侧移动（向左和右移动，远离中线）。根据髋、骨盆和腰椎活动范围的不同，膝可以一直移动到一侧的治疗垫上，然后再移动到另一侧的治疗垫上。另外，运动也可以通过增加关节活动范围来实现。治疗师取半跪位在患者的一侧，应用适当的阻力，强调通过反复运动达到控制，在股骨远端内侧和外侧交替使用手法接触（图4.7）。可以用牵引和挤压促通躯干肌肉，以确保节段性的脊柱控制。

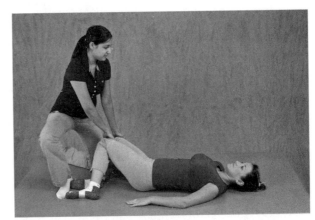

图4.7 下躯干旋转，在屈膝仰卧位使用动态（等张）反转 使用适当的阻力作用于膝运动的方向，如图所示，手法接触作用于股骨远端内侧和外侧，膝关节朝向治疗师方向运动

手法接触需要在运动的方向上应用，允许在相反的运动方向之间平滑过渡。如果需要增加肌肉单元的输出量，在运动范围内任何肌力减弱的位置都可以用等长收缩进行保持。保持是短暂的停顿（患者被指示"保持住"），以促进拮抗肌的运动模式。可以在一个或两个方向上保持。当双膝远离治疗师时，屈膝仰卧位动态（等张）反转

的口头指令是"将你的膝关节拉开，一次旋转一个椎体"，动作转换时的口头指令是"现在，反过来"。当膝关节向治疗师移动时口头指令是"现在向我的方向拉，一次把一个椎体卷回来"。如果在活动末端或肌力减弱的点于动态反转的基础上增加保持（等长收缩），则口头指令为"保持"。

注释

● 一般来说，应首先在较强的运动方向上施加合适的阻力。

● 运动从小范围控制开始（每个方向进行 1/4 范围的运动），然后逐渐增加活动范围（幅度增加）来达到全范围控制（膝关节运动到两侧的治疗垫上）。特别重要的是，在避免如躯干伸展、骨盆旋转或非节段旋转这样的代偿动作的同时，治疗师要适当促进（或引导）下躯干旋转。

● 开始动作是缓慢和可控的，强调牵引和低阻力。

● 动态（等张）反转的成功应用要求注意反转的时序和协调，口头指令与手法接触在运动相反方向间的转换。

● 动态（等张）反转被用来增加力量和扩大关节活动范围，并促进拮抗肌间的正常过渡。

● 目标是实现运动的平稳反转。

结果

运动控制目标：良好的运动控制。

功能性技能的获得：良好的下躯干旋转。下躯干或骨盆运动是站立和步行的重要前提。

适应证：下躯干和髋关节无力、不稳定，协调和时序受损（如共济失调患者），关节活动范围受限。屈膝仰卧位中下躯干旋转是站立和步行中抗重力伸展的重要前提。

见专栏 4.2：学生实践活动：屈膝仰卧位。

专栏 4.2 学生实践活动：屈膝仰卧位

本章的每一节都以一个学生实践活动结束，该活动专门针对该节中的关键治疗技术和活动制订（注意：翻身的部分包括任务分析这一额外的学生实践活动）。这些活动提供了一个和同学分享知识和技能的机会，有助于确认学生对这些干预措施的理解程度。小组的每个学生都要表达自己对所讨论和演示的技术或治疗活动的理解或疑问。讨论一直进行到达成共识为止。

章节大纲：屈膝仰卧位
活动和技术
▲ 屈膝仰卧位：稳定性（保持）
▲ 屈膝仰卧位：使用治疗球促通下躯干旋转
▲ 屈膝仰卧位：使用节律性启动技术促通下躯干旋转
▲ 屈膝仰卧位：使用动态（等张）反转促通下躯干旋转
目的：分享在屈膝仰卧位应用的技术和治疗干预。
设备：治疗垫和大型治疗球。
指导：4～6 名学生为一组，完成章节大纲中的每个项目，每个成员扮演不同的角色（详情如下），并在进行新项目时转换角色。
▲ 1 人扮演治疗师并参与讨论

▲ 1 人扮演患者并参与讨论
▲ 其余成员参与讨论并在演示中提供反馈，小组成员中的一员被指定为"事实调查员"，以便返回大纲确认讨论的要点（如有必要）或成员间无法达成一致的内容
大胆思考、头脑风暴和分享想法应该贯穿整个活动！在接下来的章节都应该进行下列活动。
1. 对活动的讨论，包括患者和治疗师的体位。考虑什么体位可以促进活动（比如先确定一个位置，然后通过手的位置来改变重心）。
2. 对技术的讨论，包括它的描述、适应证、治疗师手的放置（手法接触）和口头指令。
3. 由指定的治疗师和患者演示这项技术的活动和应用。演示期间的讨论应该是持续的（演示不应完全由指定的治疗师和患者负责）。在整个演示过程中，所有小组成员都应该提供意见、建议和支持性反馈。在演示期间，对增加或减少活动挑战性的运动策略展开讨论。
如果团队中有任何成员认为他需要额外练习这项活动和技巧，团队应该给予时间来满足请求。所有提供帮助（意见、建议和支持性反馈）的成员陪同完成练习。

桥式运动

一般特点

在屈膝仰卧位，**桥式运动**包括伸髋和在腰椎中立位下从支持面上抬离骨盆 [初次指导骨盆倾斜（应用促通）需要确定骨盆的中立位]。桥式运动是在床上移动、穿衣、移动到床边，以及准备坐起（位置变化）的一个重要的先决条件。桥式运动也是之后功能活动的重要的先决条件，如坐站转移的控制、步态站立期的控制、爬楼梯。

在屈膝仰卧位，桥式运动需要逐渐增加难度，支持面从大到小，重心由低到高。在此期间，对躯干、髋和踝的控制以及腘绳肌保持膝关节屈曲的能力提出了更高要求。桥式运动主要涉及下躯干、髋、膝和踝周肌肉。当伸髋肌群抬高骨盆时，下躯干或髋周肌群（髋外展肌和内收肌，以及内外旋肌）的功能是稳定髋部和下躯干。腘绳肌保持膝关节屈曲，足处于负重位置，踝和足部肌肉稳定足部。在桥式运动中，由于下肢处于屈曲位，腘绳肌主动活动不足，所以臀大肌是主要的伸髋肌。

红旗征：桥式运动过程中骨盆不应发生旋转。单侧臀大肌无力（例如髋部骨折）或下躯干动态姿势稳定性差的患者（例如脑卒中恢复期或腰背痛患者）无法保持骨盆的高度，较弱的一侧高度较低。治疗师可以在骨盆上应用标尺演示这种旋转。在骨盆控制得到改善之前，需要对屈膝仰卧位和桥式运动的稳定性进行额外的训练，如激活躯干核心稳定肌群、增强臀大肌肌力或通过改变体位增加支持面。

桥式运动中支持面的增加或降低可以改变训练难度。开始时可以通过位置变换增大支持面来降低运动难度，如伸肘、肩外展伴前臂旋前和手平放在治疗垫上同时（或）把双足分开。后期可以通过降低稳定性以增加患者训练难度。如逐渐内收肩关节（上肢靠近躯干），上肢在胸前交叉或双手交叉伴随肩前屈约 90°、肘伸展。治疗

师需要注意的是，此种姿势下躯干的伸展可以由闭链状态下肩后伸利用背阔肌来抬起骨盆进行代偿。此外，下肢靠近一些，足离臀部（减少膝屈曲）远一些，或者引用静态 – 动态活动也可以增加难度。

其他考虑

● 桥式运动允许足和足踝在不受完全直立姿势下体重约束的前提下早期负重。对于躯干和下肢运动控制障碍患者来说，这是一种适合的早期姿势。

● 在桥式运动和等长收缩活动中憋气很常见。这可能会给高血压和心脏功能不全的患者带来一些问题。应密切监测呼吸。进行桥式运动过程中应鼓励有节奏的呼吸。

● 对于高血压控制不良和颅内高压的患者来说，桥式运动中髋比头部位置高是不合适的（如急性脑外伤患者）。

● 在屈膝仰卧位，异常反射活动会影响桥式运动姿势的实施和维持。受对称性紧张性迷路反射的影响可能会引起下肢伸展（见专栏 4.1）。在前足跖球部施压会引起支持反射亢进，通过增加足跟的负重可以减少该反射。

● 桥式运动促进选择性控制（协同肌分离，伸髋的同时进行屈膝），适用于脑卒中恢复期协同运动障碍的患者（髋膝伸展伴髋内收、踝跖屈协同运动）。

灵活性要求

桥式运动姿势需要下颈椎轻微的屈曲以及胸椎和腰椎的中立位，以使组织张力最小，伸髋、屈膝、踝背屈和跖屈都需要灵活性。

任务分析

从屈膝仰卧位到桥式运动的转换在开始时需要双侧髋关节伸展同时骨盆保持在稳定的中立位。在桥式运动前治疗师需要促进并保持骨盆的中立位（图 4.8）。当抬起髋 / 骨盆时，需要骨盆的动态姿势稳定（运动控制），不要出现一侧骨盆的下降和旋转。双下肢均匀负重。注意患者从屈髋位移动至伸髋位时，桥式运动不允许在没有腰椎伸展的状态下伸髋过中线。

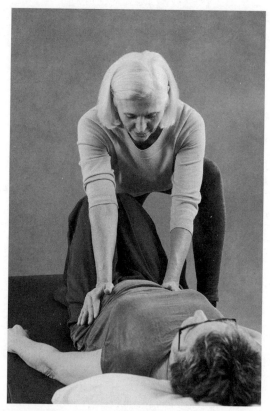

图 4.8　桥式运动前促进骨盆中立位　如果患者在休息位骨盆前倾或后倾，在桥式运动前治疗师应促进骨盆运动至中立位（或者被动将患者骨盆摆放至中立位）。如图，手法接触应略低于双侧髂前上棘，在从屈膝仰卧位至桥式位之前促进或抵抗骨盆移至中立位（如图始于后倾位）

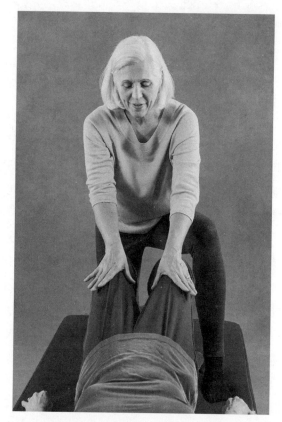

图 4.9　通过向远端牵引股骨远离髋部可以促进髋 / 骨盆抬高（桥式运动），手法接触的位置在大腿远端

干预措施

从屈膝仰卧位至桥式位

桥式运动开始时，患者髋膝关节屈曲 60° 左右，双足放在治疗垫上。如果患者双足不能平放于治疗垫上，可以使用毛巾卷促进全足支撑。对于力弱或本体感觉减弱的患者来说，治疗师通过对大腿远端的手法接触和向下推（挤压）促进髋 / 骨盆的抬高，同时将远端大腿拉向足部（牵引）（图 4.9）。口头指令为"当你的双膝超过双足时，夹紧臀部并抬起来。"患者把髋 / 骨盆从治疗垫上抬起来（向心收缩）直到髋伸展（0° 或者略低），骨盆水平，腰椎保持中立位。返回时，患者慢慢地控制使髋 / 骨盆降低（离心收缩）并回到治疗垫上。此时运动的良好控制是重点（应避免因体

重和重力而直接跌落到治疗垫上）。拍打（快速牵拉）臀大肌可以引起肌肉收缩。牵引和挤压可以根据促通的需求转换。

一旦患者可以在没有帮助下进行桥式运动，可以使用适当的阻力增强神经肌肉反应并促进运动学习。手法接触点（蚓状肌抓握）在骨盆上方（稍内或稍外侧），取决于治疗师所处的位置。例如，如果治疗师位于患者的右侧面对患者，则右手触摸左侧髂骨上内侧，左手位于右侧髂骨上外侧（图 4.10）。通过定位到患者的侧面，相对于矢状面呈狭窄的对角线，治疗师能够有效地对躯干提出更高的要求，并对髋进行更为动态的挑战。治疗师可以对一侧的伸髋肌群和髋内收肌群以及对侧的伸髋肌群和髋外展肌群进行抗阻。适当的抗阻可以促通单侧重心转移。口头指令为"夹紧臀部并且把骨盆抬起来"，适当时可以提高难度，"抬起来靠向我这边"。

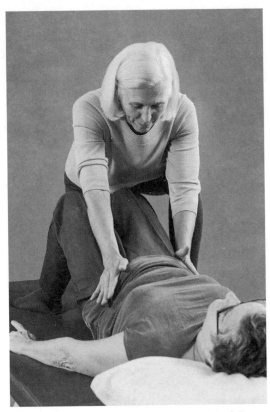

图 4.10 应用合适的阻力引导屈膝仰卧位至桥式位

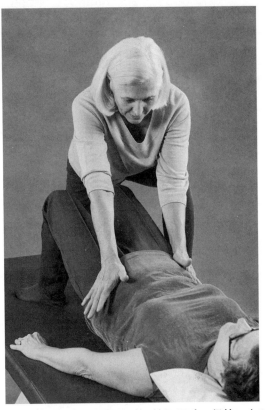

图 4.11 等张组合，桥式运动，抗阻运动，保持 在双侧骨盆前方进行手法接触过程中不要交替应用技术。如图所示，在患者骨盆向心收缩抬高的过程中施加合适的阻力，然后保持姿势（等长收缩）。未显示部分，患者通过离心收缩或抵抗合适的阻力缓慢地回到起始位

等张组合[1,2]利用向心收缩、等张收缩及离心收缩的适当阻力而不丧失张力。在持续适当的阻力下，患者首先移动至骨盆向上抬起末端（向心收缩），然后在末端位置保持稳定（等长收缩）。当达到稳定时，指示患者缓慢地移回起始位（离心收缩）。对离心控制差的患者而言，这是站坐转移的一项重要前提。等张组合在应用于桥式运动时，患者开始处于屈膝仰卧位。治疗师半跪于一侧，双手放置在骨盆前（髂前上棘上方）并沿着对角线方向，应用该技术的过程中手的位置不变。伸髋肌群全程抗阻。当患者从治疗垫上抬起骨盆，直到髋关节接近伸展时，对向心收缩施加适当的阻力，确保腰椎保持中立位（图 4.11）。（在试图克服阻力时，患者可能会进行腰椎伸展；这是一种低效的策略，应该避免以防止背部损伤。）当到达伸髋末端时，应继续施加适当的阻力，以促进患者保持姿势时的等长收缩。然后患者离心收缩抵抗适当的阻力，慢慢地将骨盆降回原来的起始位。口头指令为"抬起来保持住，现在慢慢地放下"。

结果

运动控制目标：良好的运动控制。

功能性技能目标：获得伸髋肌群和外展肌群的力量和控制。

适应证：伸髋肌群和髋外展肌群力量弱。桥式运动对于坐站转移、站坐转移、步行和下楼梯是一个重要的前提。

在桥式运动时提高稳定性（静态姿势控制）

稳定（等长）反转可用来促进桥式运动的稳定性，在桥式运动中应用稳定反转，治疗师半跪于患者的一侧下肢旁。当治疗师在骨盆各点进行合适抗阻时嘱患者保持桥式运动，口头指令为"保持住，不要让我移动你"。治疗师交替在等张组合的位置用手法接触提供阻力，即前侧（图4.11）、后侧、内侧、外侧或对侧骨盆的前后侧（图 4.12）。当固定患者一侧的治疗垫时，适当的

阻力可以在双侧大腿远端（图4.13）、足远端、手远端施加，或在前面紧握双手伸向远侧，仿佛要伸到膝关节上。当手法接触向相反的运动模式转换时，提供过渡动作的口头指令。

注释

● 在骨盆外侧施加向内或向外的阻力是促进髋外展和内收肌群功能的有效方法。

● 治疗师手的放置应提供顺畅的转换，在相反方向施加适当的阻力。

●患者在收缩之间不允许放松。

● 弹力带可放置在大腿远端，以促进髋外侧肌肉（臀中肌）收缩，并通过扩散进一步促进动态稳定性。

● 随着患者收缩力量的增加，阻力适当地逐渐增强。

● 如果阻力按对角线方向施加，将促进躯干、骨盆和肩胛带的稳定肌反应。

● 在任何等长收缩时，应鼓励患者正常呼吸。

见专栏4.3：学生实践活动：桥式运动。

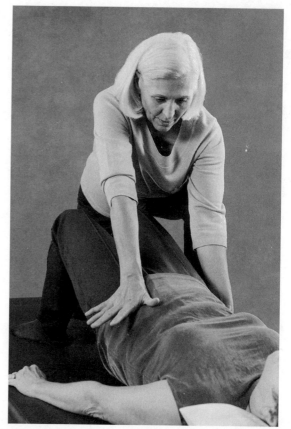

图4.12　在桥式运动中，应用稳定（等长）反转，交替在骨盆前侧和对侧骨盆后侧进行手法接触，使用合适的阻力促进在桥式运动中的稳定性

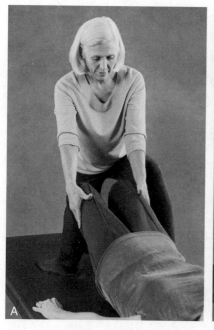 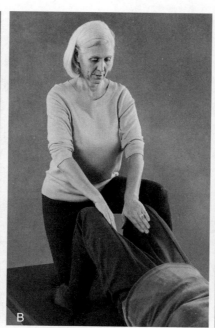 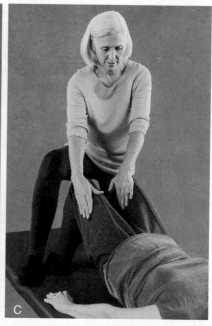

图4.13　应用稳定（等长）反转在大腿远端交替手法接触，促进桥式运动稳定性，图示手法接触点在大腿远端外侧（A）、内侧（B）及内外侧（C）

专栏 4.3　学生实践活动：桥式运动

章节大纲：桥式运动

活动和技术

▲ 桥式运动，使用等张组合来设定姿势

▲ 桥式运动，使用等长反转促进稳定（静态姿势控制）

▲ 滑动，使用节律性启动

▲ 滑动，使用等张组合

▲ 滑动，使用动态（等张）反转

高级桥式运动（见附录 4A）

▲ 桥式运动，单腿抬离

▲ 桥式运动，交替抬腿，踏步

▲ 桥式运动，使用球移动支持面，膝关节伸展

▲ 坐下至改良的桥式运动姿势，使用球进行过渡

目的： 分享在桥式运动中使用的技巧和治疗干预措施。

设备需求： 治疗垫，小号和中号球。

指导： 4～6 名学生为一组，完成章节大纲中的每个项目。每个成员扮演不同的角色（详情如下），并在新的项目中转换角色。

▲ 1 人扮演治疗师并参与讨论

▲ 1 人扮演患者并参与讨论

▲ 其余成员参与讨论并在演示中提供反馈。小组成员中的一员被指定为"事实调查员"，以便返回大纲确认讨论的要点（如有必要）或成员间无法达成一致的内容

大胆思考、头脑风暴和分享想法应该贯穿整个活动！在接下来的章节都应该进行下列活动。

1. 对活动的讨论，包括患者和治疗师的体位。考虑什么位置可以促进活动（比如先确定一个位置，然后通过手的位置来改变重心）。

2. 对技术的讨论，包括它的描述、适应证、治疗师手的放置（手法接触）和口头指令。

3. 由指定的治疗师和患者演示这项技术的活动和应用。演示期间的讨论应该是持续的（演示不应完全由指定的治疗师和患者负责）。在整个演示过程中，所有小组成员都应该提供提议、建议和支持性反馈。在演示期间，对增加或减少活动挑战性的运动策略展开讨论。

如果团队中有任何成员认为他需要额外练习这项活动和技巧，团队应该给予时间来满足请求。所有提供帮助（意见、建议和支持性反馈）的成员也要陪同完成练习。

结果

　　运动控制目标： 下躯干和骨盆的稳定性。

　　功能性技能的获得： 在各个方向稳定下躯干和骨盆的能力。这是在抗重力活动时保持稳定的重要前提。

　　适应证： 下躯干和骨盆稳定性不良；下躯干、髋和踝周肌群弱化；对侧躯干肌群协调受损。

滑行

一般特点

　　从桥式位滑行（也被称为桥式运动和定位）包括主动的骨盆侧移和整个身体的重新定位。

　　这一功能性活动对床上姿势的改变很重要。滑行通过增加躯干、髋部、足部和踝关节以及上半身肌肉的力量和控制，促进多个关节处协同肌的协同运动，建立动态姿势控制（控制移动功能）的运动控制要求。

灵活性及稳定性要求

　　除了桥式运动所需的灵活性要求外，滑行还要求髋内收、外展、内旋、外旋的灵活性。为了在进行桥式运动时有效地从一侧滑行到另一侧，也需要躯干侧屈肌群具有伸长和缩短的能力。需要通过躯干、骨盆以及下肢的交互抑制，促进伴有张力升高和运动控制较差患者的功能恢复。

任务分析

　　为了完成滑行，患者需采取屈膝仰卧位。抬高髋部（桥式运动）并将骨盆向另一侧侧移，然后到新的位置放下（图 4.14）。每侧下肢随着上身所处的新位置一同进行调整。滑行需要桥式姿势下骨盆主动向内、外侧移的能力以及良好的近端稳定性和控制移动的能力，以适应将重心转移到一侧下肢，然后将另一侧的下肢抬起放到新的位置。同样需要的是上躯干向新的支持面侧弯的能力，并提起胸廓来促使身体上半部分与下部躯干和下肢的力学对线。（注意，桥式运动中的重心转移对于引导骨盆的主动运动及步态所需的下肢外侧控制非常重要）。滑行可以改善床上移动的技巧并且可以为移动至床边，或者转移至坐位做好准备。

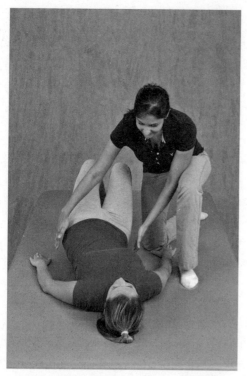

图 4.14　滑行　桥式运动姿势，患者主动将骨盆侧移至一侧。在此图例中，患者转移至左侧。治疗师持保护姿势。未显示的部分：患者之后将骨盆下降至新的位置

📁 **临床笔记**：滑行对于脑卒中患者的早期阶段是很有价值的。移动骨盆向偏瘫侧，可以拉伸及延长该侧的躯干肌群，这种运动抵消了患侧躯干屈肌缩短后可能会出现的常见问题。患者可以在肩前屈伸肘位时将双手交叉握起，此姿势可以有效抵消掉脑卒中引发的常见的上肢屈曲内收姿势。在功能上，桥式运动的滑行可以带来更多床上移动的技能，如从一侧滑行至另一侧以及在坐起前滑行至床边。

干预

节律性启动可用于教导患者维持桥式运动姿势的同时进行重心转移。手法接触通常用来被动引导患者在维持主动桥式运动时骨盆重心侧方转移，治疗师应位于患者要移动至的那一侧。重复重心转移，在训练进程中施加适当阻力可改善患者运动觉及参与主动辅助运动。作为施加适当阻力的技术转换，治疗师转变其身体姿势以便前臂平行于地面，同时与促进或抵抗重心转移的方向相一致（图 4.15）。

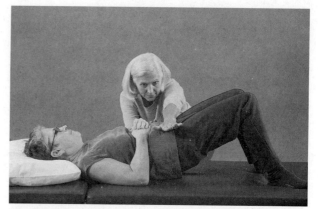

图 4.15　在桥式运动中，应用节律性启动的轻抗阻阶段促进重心侧移，为滑行做准备。注意治疗师的前臂平行于地面并且与促进或抵抗重心转移的方向相一致

等张组合也可用于促进重心侧方转移（一侧至另一侧）。使用向心收缩进行重心侧方转移，在活动范围末端等长收缩，接着通过一个离心收缩返回至起始端。运用等张组合时，请记住这是一种单向抗阻技术，可应用于两侧的重心转移。正如前面节律性启动技术所提到的，治疗师的定位应该与侧移的方向一致。口头指令为"抬起你的骨盆并将你的臀部移向我。保持住。现在将你的骨盆慢慢放下。"

动态（等张）反转可用于促进重心从一侧转移至另一侧，这是床上移动滑行的要素。治疗师的手法接触以及前臂应与抗阻侧移的方向一致，接着在相反方向抗阻。口头指令为"抬起你的骨盆，将你的臀部靠近我，现在让你的臀部远离我。"

结果

运动控制目标：良好的移动能力及桥式运动静/动态控制能力。

功能性技能的获得：在垂直抗重力主动运动时能够稳定髋/骨盆/踝。

适应证：动态稳定性受损（比如站立及步行时需要直立抗重力活动）。

📁 **临床笔记**：对于正在接受积极康复治疗的患者，在床上活动的进展过程中，高级桥式活动可能是不合适的。然而，作为准备活动，他

们对于直立站立、步行和爬楼梯有着重要的意义。这些高级的主动活动详见附录4A。

侧卧

一般特征

仰卧位时支持面较大并且重心较低，使之成为一个非常稳定的姿势，不需要垂直姿势控制。屈曲下肢最远端或上肢最远端将增加支持面；与之相反，伸展肢体将减少支持面。侧卧位下张力性反射活动（STLR 和 ATNR）及相关肌张力减弱（见专栏 4.1）。该姿势可用于增加躯干、肩胛带、骨盆的关节活动范围，促进主动运动的发生，提升躯干稳定性，并激发缺乏直立位（抗重力）控制患者的交互躯干模式（如，运动控制较弱或失调）。

任务分析

当患者于侧卧位时，身体的各个节段应处于中立位，将组织张力最小化并支撑身体各个节段（如，在头和颈部放置枕头，在患者两腿间放置一个枕头，在躯干侧方放置一个折叠起来的小毛巾以避免侧屈）。为增加姿势的稳定性，可屈髋屈膝（70°～90°）创造一个前部的支持面。请注意，为了进行侧卧位的设定，需要考虑各种不同程度的运动受限。

干预

提高静态姿势控制（稳定性）

侧卧，活动开始时，躯干中立位，屈髋屈膝 70°～90°，上肢处于舒适的休息位。稳定（等长）反转利用拮抗肌的稳定保持模式对抗适当的阻力，其重点在于稳定且不移动。当患者对施加的力有反应时，从患者可负担的低负重开始缓慢建立适当的阻力。该技术可用于增加稳定性及力量。躯干动态姿势稳定的目的在于促进深层的躯干核心稳定肌群，因此抗阻运动应该用于躯干稳定肌的交互激活。阻力应施加于肩胛骨和骨盆对角线模式的相反方向（如，肩胛向后下压和骨盆向前上提，两者选其一，交替进行这些对角线运动）。应避免上部及下部躯干旋转抗阻，因为这会促进脊柱浅层肌群的激活。

在侧卧位应用稳定（等长）反转技术时，治疗师的位置与肩胛及骨盆向前上提、向后下压的对角线方向一致（图 4.16）。要求患者在治疗师施加适当阻力时保持姿势，开始时应缓慢施加较低阻力。等长收缩的阻力是逐渐递增的，直至患者的稳定肌完全参与。例如，治疗师在肩胛向后下压的末端施加适当的阻力（"保持在这里"），在骨盆向前上提的同时施加适当阻力（"保持在这里"）。一旦患者完成最大（适当的）等长收缩，治疗师可以将输入转换至上肢或下肢，以抵抗适当的肢体对角线模式。侧卧位稳定反转的口头指令是"保持，不要让我推动你。"此活动应在双侧重复。

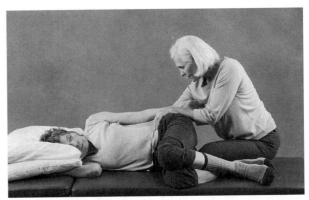

图 4.16 应用稳定（等长）反转提高侧卧位稳定性，从左侧肩胛骨向后下压及左侧骨盆向前上提施加适当的阻力开始

注释

● 首先施加适当阻力于较强壮的肌群，以促进较弱肌群的扩散。

● 随着患者等长收缩力量的增加，阻力逐渐增强。

● 在任何等长收缩时应鼓励患者正常呼吸。憋气会增高胸内压，并会产生 Valsalva 效应。

结果

运动控制目标：稳定性（静态控制）。

功能性技能的获得：使躯干稳定。

适应证：躯干深层稳定肌群弱化；无法稳定躯干。

提高动态姿势控制

交互的躯干及肢体模式组合（如，肩胛骨向

后下压、向前上提对角线及骨盆向前上提、向后下压对角线）是经典的运动模式组合，是作为正常发育过程的一部分发展起来的，并且对于步行及步态至关重要，是所有功能性活动最基础和最重要的部分。对于运动控制受损的患者而言，这项任务通常很难完成，如：躯干控制下降的患者（如脑卒中、多发性硬化、吉兰 - 巴雷综合征、脊髓损伤），躯干张力升高或躯干强直的患者（如帕金森病），疼痛的患者（如下背痛）。对躯干及肢体协调性交互运动的促通（如为远端活动提供动态姿势稳定性）将显著改善床上移动（翻身）能力以及坐位、坐位向前移动及步行能力。

节律性启动可用于指导患者肩胛骨及骨盆协调性交互运动的时序和方向。患者取侧卧位，治疗师位于患者身后与肩胛骨及骨盆对角线方向一致并面向患者头部，手法接触点在肩胛骨及骨盆处。首先患者缓慢进入肩胛骨向后下压和骨盆向前上提的交互组合中，并以适当的时序节点由被动至主动辅助，至适当抗阻然后到独立进行运动。这是一种单向技术，被动地返回至开始范围。同样的技术可以在之后用于肩胛骨向前上提和骨盆向后下压的组合（图 4.17）。这对于因一侧躯干短缩所致的难以保持坐位或立位平衡姿势的患者（如脑卒中）是极为有用的。

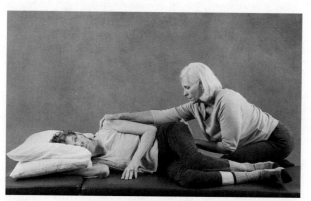

图 4.17　节律性启动促进肩胛骨向前上提和骨盆向后下压的组合运动，手法接触点在左侧坐骨结节和肩峰前上方

对于促进交互组合模式，等张组合是另一种有效的技术。它可以有效促进和改善躯干控制和协调性。另外，通过等长控制来提高本体感觉对于指导末端范围的活动是有效的。例如，患者活动至肩胛骨向后下压和骨盆向前上提的活动末端并在末端等长控制，接着通过一个离心收缩回到起始位。缓慢并循序渐进地施加适当的阻力。可以使用牵引技术促通躯干每个节段的稳定肌。指示患者在适当的阻力范围内移动，然后保持住。一旦达到有效的等长反应，治疗师口头提示患者"保持住，但要慢慢地让我带你回到起始位"，以离心方式进行伸展模式。这同样是单向技术，所以注意力只在一个方向上。同样的技术之后可用于肩胛骨向前上提和骨盆向后下压的组合动作。

临床笔记：对于组合运动模式，通过应用模式中较强的成分以扩散作用促进较弱的成分，可以按时序促通运动。从较强的成分中引出最大收缩并扩散至较弱部分，增加其运动输出。扩散可以有效用于从肢体到躯干，从躯干到肢体，或从一侧肢体到另一侧。当治疗师感觉到一个减弱的部位时，对较强的部分进行重复向心收缩可以引发长期保持，然后可以在较弱的部分通过快速牵伸并适当地抗阻进行促通（扩散技术的临床应用详见专栏 3.2）。

动态（等张）反转使用等张收缩来促进一个方向上的主动向心收缩，接着在反方向上进行主动向心收缩，开始有放松然后没有放松。当应用于躯干交互模式时，这项技术可以促进功能（如，有效步行）所需的交互运动平稳协调的反转。例如，等张运动首先用于对抗肩胛骨向前上提和骨盆向后下压的动作（图 4.18），接着对抗肩胛骨向后下压和骨盆向前上提的动作。重点是实现每一种模式的全部活动范围，这样就可以促进向相反方向的向心收缩。在交互模式组合中，以适当的阻力重复方向反转，直至实现更好的控制和协调性。对于侧卧位下交互模式的动态（等张）反转，建议口头指令为"使你的躯干缩短。现在换一下，使你的躯干变长。"

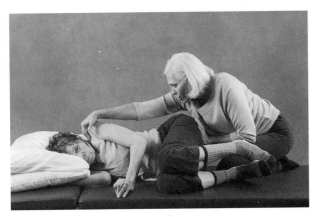

图 4.18 对骨盆及肩胛骨的交互组合应用动态（等张）反转 在左侧肩胛骨向前上提时施加适当阻力，在肩峰前上方进行手法接触，同时施加适当阻力于左侧骨盆后下压方向，并在坐骨结节进行手法接触。未显示的部分：在之后的动作中进行反转并施加适当阻力于左侧肩胛骨后下压方向，并在肩胛骨后、中部给予手法接触以及施加适当阻力于左侧骨盆前上提方向并在髂前上棘进行手法接触

注释

● 躯干交互模式需要脊柱有良好的灵活性。给予合适的阻力可以保持平滑协调的运动反应。

● 在运动和促通的所有阶段，口头指令应该流畅、缓慢、有节奏并注意时序（如，快速牵伸）。

● 动作可以由小范围开始至较大范围再到全范围控制。

● 一开始，动作应缓慢，用逐渐增加的（适当的）阻力来控制；之后进展时可以包括在一个或两个方向上速度的变化。

● 使用任何技术时，等长保持可以施加在缩短范围或在范围内较弱的任意一点。此保持是一个短暂的停顿（嘱患者"保持住"），用于在必要时增加运动单元输出。可以仅在一个方向或双方向保持。

● 等长保持可以应用在每一个交互对角线模式的末端，以便允许治疗师有时间去转换反方向的手法接触。

● 一定要注意口头指令的时机（如"现在，换方向"）。这将指示患者在动作方向上进行改变。

● 在关节活动范围的开始，当肌肉被拉长时（如果需要的话），可以使用一种便利的快速拉伸，以使运动向相反方向进行，或者在肌肉收缩到一个虚弱的点时进行。快速的伸展运动必须立即用口头指令来控制，以达到主动收缩。

● 结合侧卧位躯干交互运动的节律性启动，可以进行模拟手臂摆动和迈步的主动交互肢体运动。

临床笔记：上部及下部躯干的交互模式具有重要的临床意义，特别是对于脑卒中患者。他们典型的模式是单独移动躯干却不伴随肢体的交互动作。处于骨盆回缩位的患者（常见于脑卒中）将得益于躯干交互动作。该模式对于帕金森病患者也同样有效，该类患者在移动时，躯干常常像一个僵硬的整体且不伴随上部及下部躯干节段的交互运动，导致动作限制在一个平面内。交互躯干运动可以有效地使张力回到正常状态，从而引发更多正常的动作模式。

结果

运动控制目标：良好的运动控制。

功能性技能的获得：具备进行骨盆及肩胛骨交互模式的能力。

适应证：无法顺畅、协调地进行交互运动模式。

见专栏 4.4：学生实践活动：侧卧位。

专栏 4.4　学生实践活动：侧卧位

章节大纲：侧卧位

活动和技术

▲侧卧位，使用稳定（等长）反转

▲侧卧位，躯干及肢体交互模式组合(肩胛骨向后下压、向前上提对角线模式以及骨盆向前上提、向后下压对角线模式）

▲侧卧位，节律性启动

▲侧卧位，等张组合

▲侧卧位，动态（等张）反转

目的： 分享应用于侧卧位的治疗干预措施及技巧。

设备需求： 治疗垫。

指导： 4～6名学生为一组，完成章节大纲中的每个项目。每个成员扮演不同的角色（详情如下），并在进行新项目时转换角色。

▲1人扮演治疗师并参与讨论

▲1人扮演患者并参与讨论

▲其余成员参与讨论并在演示过程中提供反馈。小组成员中的一员被指定为"事实调查员"，以便返回大纲确认讨论的要点（如有必要）或成员间无法达成一致的内容

大胆思考、头脑风暴和分享想法应该贯穿整个活动！在接下来的章节都应该进行下列活动。

1. 对活动的讨论，包括患者和治疗师的体位。考虑什么体位可以促进活动（比如先确定一个位置，然后通过手的位置来改变重心）。

2. 对技术的讨论，包括它的描述、适应证、治疗师手的放置（手法接触）和口头指令。

3. 由指定的治疗师和患者演示这项技术的活动和应用。演示期间的讨论应该是持续的（演示不应完全由指定的治疗师和患者负责）。在整个演示过程中，所有小组成员都应该提供意见、建议和支持性反馈，并且在演示期间，对增加或减少活动挑战性的运动策略展开讨论。

翻身

一般特征

在技能发展的顺序中翻身是可获得的早期功能性活动。因此，它是一个非常经典的活动，是进行许多高级功能活动的先决条件，如近端和中间关节的灵活性（如，肩胛骨、肩、骨盆、髋和膝），躯干的动态稳定性，四肢远端及头颈部的灵活性。因此，早期干预的重点是获得初始的灵活性和发展各部分技能，包括高级别功能任务必要的近端动态稳定性及可控的灵活性。使用肢体模式辅助翻身所需要的先决条件是有充分的关节活动范围来定位和使用这种模式移动肢体。适当的肢体位置对于从模式到躯干的有效扩散（反之亦然）也是非常重要的。

仰卧位提供了大的支持面和低的重心。负重是通过大的身体节段来实现的，对于抗重力控制的需求很低。然而，由仰卧位至侧卧位，或翻身的过渡会受到重力的抵制，对于张力增高或核心稳定肌薄弱的患者可能是困难的。在这种情况下，翻身活动将从侧卧位开始，在对抗重力移动之前先要把重点放在仰卧或俯卧位的运动控制上（如，从仰卧或俯卧位翻身至侧卧位）。

任务分析

如前所述，翻身是在正常生长发育过程中发生的一种早期功能性活动。它允许体位改变，同时需要在张力性稳定控制的基础上叠加相位性肌肉活动的协同运动策略（良好的动态姿势稳定及可控的灵活性）。这个策略为在日常生活活动期间的直立和功能性活动奠定了基础。因此，翻身既可以提高床上移动技能，也可以作为高级功能活动的重要组成部分。

当分析翻身的任务时，应考虑以下几点。

● 从仰卧位翻身至侧卧位是首选策略。

● 代偿策略的使用。

● 如何用肢体和头部以及颈部来辅助翻身。

● 整合上身和下身部分，以开始和完成翻身。

● 疼痛的存在，张力升高，或紧张性反射的影响。

见专栏 4.5：学生实践活动：翻身任务分析

专栏 4.5 学生实践活动：翻身任务分析

目的： 分析健康人的翻身动作。

步骤： 2～3人一组，首先小组内每人在治疗垫上从仰卧位至俯卧位，再从俯卧位至仰卧位以正常速度重复几次翻身。然后每个人放慢动作速度再加快动作速度在每个方向翻身。

观察与记录： 使用以下问题指导你的分析，观察和记录不同翻身模式的异同，并在组内进行汇报。

▲动作从哪里开始和结束的？

▲动作是怎样执行的？

　躯干的角色？

　是否使用肢体动作？头和颈部？

　模式是否随着方向的改变而改变？

　模式是否随着速度的改变而改变？

▲组员之间的翻身有何不同？

▲什么病理或损伤类型会影响患者翻身的能力？

▲观察到了什么代偿策略？

▲环境因素是否会约束或削弱翻身动作？

在观察和评估翻身的功能性任务时，重要的是考虑有效翻身模式的组成。有效的翻身是联合头部、颈部和肢体的运动共同完成的，通过骨盆和肩胛带的控制达到集中的躯干屈曲或伸展模式。缺乏有效翻身策略的患者采用的是一种分节段翻身模式，其特征是使用上肢/肩/上部躯干引导活动，而下肢/骨盆/下部躯干活动紧随其后，反之亦然。相比之下，一个有效的翻身模式可以整合身体的各个部分，并与躯干作为一个整体进行运动。上肢/肩/上部躯干和下肢/骨盆/下部躯干协同工作，具有动态稳定性、适当的时序和协调性。有效的头、颈活动通常与适当的躯干模式相结合。比如，为俯卧位翻身进行的大量颈部屈曲以及翻身回仰卧位所进行的颈椎伸展。翻身模式可能随着运动能力、神经肌肉功能、运动控制的水平、肌力与体能水平以及体重而变化。神经损伤及活动受限的患者常表现出难以开始翻身动作及整个活动范围内难以顺畅地移动，可以表现为各种代偿和（或）低效的运动策略。

干预

躯干整体运动模式

躯干整体运动模式（整体屈曲和整体伸长）可用于激活躯干的张力性稳定肌及改善肩胛骨和骨盆的控制及时序，从而达到有效翻身（动态稳定性中可控的灵活性）。整体屈曲是肩胛骨向前下压和骨盆向前上提的组合，发生于躯干缩短和轻微屈曲时（因此，术语为整体屈曲）。相反，整体伸长，是肩胛骨向后上提和骨盆向后下压的组合，应随着腰椎转向中线和伸展躯干发生（在整体伸长时不应出现腰椎伸展）。

📁 **临床笔记：** 尽管整体伸长最早被称为"整体伸展"，但整体伸长这一术语的引用更精准地反映了发生在腰椎的正确动作。

促进整体屈曲和整体伸长

节律性启动、等张组合、动态（等张）反转对于教授整体屈曲或整体伸长的末端范围姿势是有效的，有助于以适当的时序促进动态稳定性及可控的灵活性，改善躯干张力性稳定肌的力量和耐力以及强化肩胛骨和骨盆的肌群。

从仰卧位翻身至侧卧位

从仰卧到侧卧的翻身过程中，重力的作用可能会导致不正常的或代偿性的运动策略，从而影响动态稳定性中可控灵活性的正常时序。在这种情况下，活动可以有效地从侧卧位开始，并逐渐进展到仰卧位。

📁 **临床笔记：** 考虑到躯干整体模式由相反的对角线组合而成的性质，治疗师必须放弃与对角线成一条直线的位置，而是位于患者后方，使前臂与每一种模式保持一致。

等张模式是促进从仰卧位翻身至侧卧位的理想技术。患者最初置于侧卧位，在整体屈曲的末端范围并进行肩胛骨向前下压和骨盆向前上提的动作。在整体屈曲的末端使用等长保持，手法接触点在喙突前缘和髂骨前／上方，以促进肩胛骨向前下压和骨盆向前上提。当治疗师从等长保持进展到离心收缩，伴随远离整体屈曲的伸长接着再向心收缩回到整体屈曲时，手法接触点保持不变。这一顺序持续进行，不断增加关节活动范围直到患者能够控制整体屈曲的全部离心伸长以及向心收缩（图4.19）。

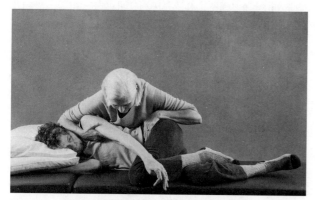

图4.19   等张组合在整体屈曲模式中的应用   患者起始体位为侧卧位，处于整体屈曲的末端。当患者在整体屈曲末端保持等长收缩时，对肩胛骨向前下压和骨盆向前上提动作分别在喙突前缘和髂骨上／前部进行手法接触

通过不断增加关节活动范围进行重复操作的重点在于适当的时序和协调性。继续活动直到患者可以做出一个从仰卧位顺利翻转至侧卧位有效的整体屈曲。从侧卧位至俯卧位，同样的活动和顺序被重复用于整体伸长。随着运动控制、力量和耐力的改善，上部及下肢组合模式被合并，通过适当阻力的更长杠杆臂增加难度（图4.20）。

动态（等张）反转可用于改善整体屈曲和伸长的控制。患者处于侧卧位（整体伸长的起始位），治疗师从活动范围的开始抵抗（促进）向心运动至整体伸长（图4.21），接着进行反向的向心性整体屈曲，在进程中逐渐增加关节活动范围直至从仰卧位至俯卧位完全翻身。

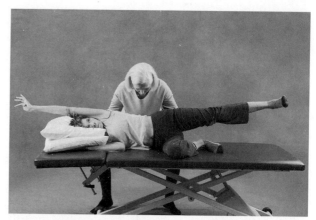

图4.20   整体伸长的末端范围   左侧上肢处于屈曲／外展／外旋并伴有肩胛骨向后上提。适当抗阻和牵张的手法接触点在肱骨的远端／后方／外侧。左侧下肢伸展／外展／内旋并伴有骨盆向后下压。适当抗阻和牵张的手法接触点在股骨的远端／后方／外侧

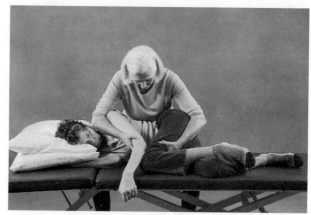

图4.21   整体屈曲（起始位为主动整体伸长的活动范围的起始端）   患者处于侧卧位，左侧上肢伸展／内收／内旋，肩胛骨向前下压，下肢屈曲／内收／外旋，骨盆向前上提。为了运动至整体伸长，手法接触点位于肱骨远端，治疗师的一只手臂抵住上／后肩峰以抵抗肩胛骨向后上提。另一只手放在股骨远端，治疗师的肘窝支撑坐骨结节抵抗骨盆后下压。当患者开始移动时，手法接触点定位在手臂远端／后／外侧，以抵抗并对上肢屈曲／外展／外旋施加牵引力；定位在大腿末远端／后／外侧以抵抗并对下肢伸展／外展／内旋施加牵引力。这些手法接触点确保了治疗师可以通过范围的起始部分抵抗肩胛骨后上提和骨盆后下压，并通过适当的阻力和远端的牵引力来完成整体伸长（图4.20）

从仰卧位翻身至侧卧肘撑位

从仰卧位，患者旋转并抬起头和躯干，移动至侧卧肘撑位。此时患者上肢远端姿势为屈肘90°并准备支撑体重。治疗师可以通过指示患者对侧上肢穿过身体来促进患者抬高并旋转上部躯干（如，如果向左侧则为右侧上肢）。为了促进运动，可以使用手法接触在移动的上肢远端及近端的肩胛骨前

上部施加适当的阻力。如果开始时需要辅助，治疗师可以将手置于患者双侧腋下。患者上面的上肢可置于伸肘位，手放于治疗师肩部（图4.22）。如有需要，可以在躯干下方放置一个小枕头或楔形垫，防止并最小化侧卧位侧屈或塌陷。这些策略有助于指导运动并进一步促进由仰卧位至侧卧位的有效重心转移。

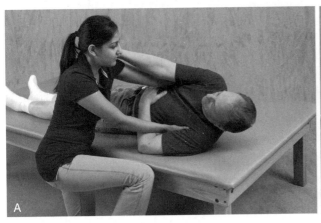 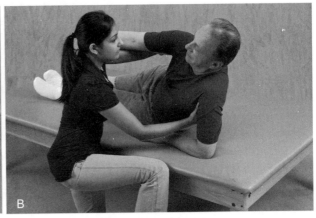

图4.22 治疗师徒手辅助患者至侧卧肘撑位 A. 患者转身并抬起头和上部躯干。注意左侧上肢（靠近治疗垫的一侧）屈肘近90°。B. 患者肘置于肩下方以支撑体重

节律性启动可用于促进由仰卧位至侧卧肘撑位的转移。如果目标是指导患者协调并在适当的时间内进行转移，不必强调此技术的抗阻阶段，应着重于被动、主动辅助、主动阶段。手法接触点可置于肩胛骨近端和上部躯干或在上肢的远端。一旦在这个位置上，可以应用静态（等长）反转促进躯干和负重节段的稳定性（图4.23）。

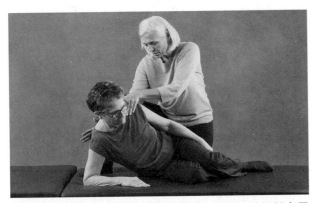

图4.23 在侧卧肘撑位应用稳定反转，并将手法接触点置于右侧肩胛骨后下方及左侧肩胛骨前上方 未显示的部分：手法接触点随后移至其他身体节段（骨盆、没有支撑体重的上肢、头和颈部）以促进躯干及负重节段稳定性

临床笔记：脑卒中恢复期患者坐在椅子上时，身体可能会向受累侧倾斜或坍塌，也可能会出现躯干痉挛。这样会导致肢体灵活性减少、躯干控制减弱和不良坐姿。当促进躯干激活和延伸时，翻身到侧卧肘撑位是促进早期负重的一项重要活动，有助于肘部和肩部的动态稳定，同时促进躯干的激活和延长。

从肘撑侧卧位可以辅助患者到肘撑俯卧位，一个具有大支持面和低重心的非常稳定的姿势（图4.24）。头部和上躯干从支撑面抬起，重心分布至肘部和前臂，稳定性需求放在肩部和肩胛胸廓节段。双上肢均为肘屈曲90°并置于肩部下方；前臂旋前。下半身与支撑面保持接触。如果腰椎缺乏伸展的灵活性，可以在下部躯干放置一个枕头。因心肺问题或因上肢肌肉高张力导致活动受限的患者，可能无法很好地耐受肘撑俯卧位。但是，可以应用改良姿势从中获益（称为改良的肘

部支撑俯卧位）。改良后的姿势是患者取坐位，将肘部置于桌面支撑体重。或者当坐在治疗垫上时将肘部屈曲放置在梯凳上（铺一条软毛巾）或放

在患者旁边或两侧的其他坚硬的表面上，患者一侧或双侧肘部承重。改良肘撑俯卧位还可以采用四足立位姿势在立位下获得。

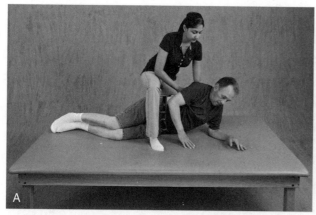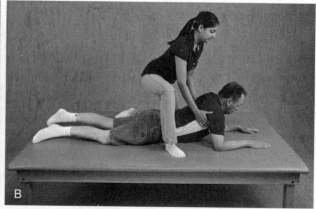

图 4.24　从侧卧肘撑位，可辅助患者至肘支撑俯卧姿势　A. 起始位：治疗师为上部躯干旋转提供支持和辅助。B. 结束姿势：下部躯干旋转至俯卧位并以肘部和前臂负重；稳定性需求位于肩和肩胛胸廓处

翻身：上肢和下肢模式

如前所述，肩胛骨和骨盆在翻身动作中扮演着至关重要的角色，因为它们是四肢和躯干之间的直接连接。如果动态稳定性可以通过躯干获得，那么肢体的参与可以产生更长的杠杆臂使翻身更容易。因此，上肢和（或）下肢运动发生在动态稳定核心上（远端灵活性的动力锚）。以下多种肢体模式和模式组合可用于促进翻身。

● 单侧上肢伸展 / 内收 / 内旋伴随肩胛骨向前下压和躯干屈曲 / 旋转。

● 双侧上肢伸展 / 内收 / 内旋伴随肩胛骨向前下压和伸展 / 外展 / 内旋伴随肩胛骨向后下压和躯干屈曲 / 旋转的组合。当应用较强的（更多功能性的）上肢辅助受累侧上肢至伸展 / 外展 / 内旋模式时，这个组合被称为斜砍。

● 单侧下肢屈曲 / 内收 / 外旋伴随骨盆向前上提及躯干屈曲、旋转。

● 双侧下肢屈曲 / 内收 / 外旋伴随骨盆向前上提和屈曲 / 外展 / 内旋伴随骨盆向后上提和躯干屈曲 / 旋转的组合。

● 上肢伸展 / 内收 / 内旋伴随肩胛骨向前下压及身体同侧的下肢屈曲 / 内收 / 外旋伴随骨盆向前上提及躯干屈曲 / 旋转的组合。

有关 PNF 模式的详细描述见第 3 章：本体感觉神经肌肉促进疗法。

应用等张组合的下肢模式时，患者起始体位为侧卧位，下肢伸展 / 外展 / 内旋。治疗师位于促进对角线模式的位置。之后患者进行向心的屈曲 / 内收 / 外旋然后进行等长维持（图 4.25）。之后患者离心回归至伸展 / 外展 / 内旋起始位。随着患者控制能力的发展，下肢伸展和翻身至仰卧位的关节活动范围缓慢增加。通过移动下肢至屈曲 / 内收 / 外旋位，可以实现从仰卧位到侧卧位的翻身。注意患者的上肢可以在前方或双侧肩屈曲置于头顶。另一种选择是，上肢可以不对称地放置，下面的上肢弯曲在头顶，上面的上肢在躯干的侧面，手置于身旁。

治疗师在上述活动时的位置应与被促进的肢体的对角线方向一致。当通过上肢伸展 / 内收 / 内旋及下肢屈曲 / 内收 / 外旋进行翻身时会出现例外（整体屈曲，参见前文中仰卧位翻身至侧卧位的描述）。这种相反对角线的组合不允许治疗师同时与 2 条对角线保持一致，因此治疗师应位于患者身后。也可以与一条对角线保持一致，当患者通过另一条对角线主动移动时进行促进和抵抗。考虑到涉及的大范围运动和重心转移的要

求，这些活动最好在宽阔的治疗台或治疗垫上完成。

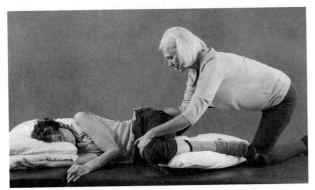

图4.25 应用等张组合促进翻身 患者向心收缩至下肢屈曲/内收/外旋的末端范围，在此处应用等长收缩维持。未显示的部分：患者随后离心返回至下肢屈曲/内收/内旋的起始位。手法接触点置于骨盆及股骨远端

节律性启动可用于指导患者进行所需的运动，促通运动的启动，提高躯干及肢体的力量和协调性。

使用单独的肢体模式（上肢或下肢）应用节律性启动从侧卧位翻身时，治疗师可以使用远端（上肢或下肢）及近端（肩胛骨或骨盆）手法接触进行适当的抵抗。如果使用上肢及下肢模式组合，手法接触也可以位于肢体的近端或远端。

近端及远端手法接触的组合也可用于促进模式内缺失的部分。手法接触将随着适当阻力的施加和通过关节活动范围的改变而改变。患者可能从仰卧位开始向侧卧位及俯卧位（更高的挑战）移动或从侧卧位向俯卧位移动并在随后过程中从仰卧位开始。促进翻身的肢体运动从被动开始并进阶为主动辅助，之后适当地抗阻。目标是躯干的动态稳定，然后在适当的时机控制肢体的灵活性。在关节活动范围逐渐增加的过程中重复这个顺序。如有需要，可以使用快速拉伸来促进在所需方向上的运动。

注释

● 缓慢的侧卧位被动翻身或摇摆（有节奏地旋转）运动提供了缓慢的前庭觉输入，促进放松，

对于痉挛或僵硬的患者有益。当与躯干反向旋转配合使用时，节律性旋转特别有效。

● 动作开始于小范围控制（如，向前转1/4至向后转1/4），通过增加关节活动范围至全范围控制（从完全仰卧位到完全俯卧位并回来）。

● 最初的动作是缓慢的，并加以控制，重点是对适当的阻力进行仔细地分级。进阶是在维持控制时增加运动速度。

● 可以在受限范围或在范围内薄弱的任意一点进行等长保持，以提高运动单元的输出。保持是指当患者被指示"保持住"时一个突然的瞬间停止。

● 指示患者转头并用眼睛追随着手。让患者观察动作会促进视觉的使用以改善运动控制并促进头和颈部的参与，同时进一步使躯干参与到翻身的整个动作过程中。

● 节律性启动是初始运动学习中使用PNF肢体模式学习翻身的理想方法。当患者获得一些控制能力后，进行一个从主动辅助到主动抗阻运动的过程，最终达到独立的运动。

● 对于无法启动翻身（失用症）的脑卒中患者及认知与运动学习受损的患者（如颅脑损伤），节律性启动也是一项有价值的技术。最初的被动和主动辅助运动有助于教授患者想要的动作。口头指令应该是顺畅、缓慢、有节律的，并在运动的适当时机给予。

● 将时序作为重点，可以通过使用扩散作用使模式中较强的部分促进较弱的部分。

● 使用PNF上部及下肢模式和等张组合对于由侧卧位转移至仰卧位时促进肌力增强及运动控制是有效的。

临床笔记：颈部屈曲及伸展模式伴随旋转也可用于促进翻身。从侧卧（或仰卧）位，颈部屈曲及旋转可用于促进翻身至俯卧位。这些模式也都在第3章：本体感觉神经肌肉促进疗法里描述过。

结果

运动控制目标：灵活性进阶为可控制的灵活性。

功能性技能的获得：能够独立从仰卧位翻身至俯卧位并返回。

适应证：翻身在改善床上移动能力，为床上独立的体位改变做准备（如减压）方面具有功能性的意义，也是下肢穿衣及独立从仰卧位到坐位转移的先决条件（部分技能）。另外，翻身可以促进躯干控制及功能性活动模式的发展（如，肢体和躯干动作的协调性），对于有明显神经系统缺损（如脑卒中或高位脊髓损伤）或肌肉骨骼损伤（车祸或外伤）的患者，翻身也是垫上活动常见的起始动作。虽然活动通常是在治疗垫上开始的，但也必须掌握在床上的翻身，就像患者将要在家里使用的床上一样。

见专栏 4.6：学生实践活动：翻身。

专栏 4.6　学生实践活动：翻身

章节大纲：翻身

活动和技术

▲侧卧位的整体屈曲和整体伸长模式，包括肩胛骨向后下压、向前上提对角线模式以及骨盆向前上提、向后下压对角线模式

• 侧卧位整体屈曲和整体伸长，使用节律性启动

• 侧卧位整体屈曲和整体伸长，使用等张组合

• 侧卧位整体屈曲和整体伸长，使用动态（等张）反转

• 从仰卧位至侧卧位翻身，使用等张组合

目的：分享促进翻身策略的知识及相关应用技巧。

设备需要：治疗垫。

指导：4～6名学生为一组，完成章节大纲中的每个项目。每个成员扮演不同的角色（详情如下），并在进行新项目时转换角色。

▲1人扮演治疗师并参与讨论

▲1人扮演患者并参与讨论

▲其余成员参与讨论并在演示过程中提供反馈，小组成员中的一员被指定为"事实调查员"，以便返回大纲确认讨论的要点（如有必要）或成员间无法达成一致的内容。

大胆思考、头脑风暴和分享想法应该贯穿整个活动！在接下来的章节都应该进行下列活动。

1. 对活动的讨论，包括患者和治疗师的体位。考虑什么位置可以促进活动（比如先确定一个位置，然后通过手的位置来改变重心）。

2. 对技术的讨论，包括它的描述、适应证、治疗师手的放置（手法接触）和口头指令。

3. 由指定的治疗师和患者演示这项技术的活动和应用。示期间的讨论应该是持续的（演示不应完全由指定的治疗师和患者负责）。在整个演示过程中，所有小组成员都应该提供提议、建议和支持性反馈。在演示期间，对增加或减少活动挑战性的运动策略展开讨论。

如果团队中有任何成员认为他需要额外练习这项活动和技巧，团队应该给予时间来满足请求。所有提供帮助（意见、建议和支持性反馈）的成员也要陪同完成练习。

代偿运动和策略

接下来概述的策略用于在患者没有主动运动的情况下实现功能性床上移动。这些策略常用于完全性脊髓损伤或真正虚弱的患者，他们为完成功能独立需要代偿性策略。治疗的目标为功能，必须认识到这些患者是无法获得良好的动态稳定和可控制的灵活性的。在这些情况中，患者翻身时可以通过提前摆放肢体的位置来辅助（如，一侧足踝交叉至另一侧），并使用代偿动作及策略，即使用惯性（通过肢体活动产生）来促进动作并帮助推进身体。促进翻身的代偿性干预措施可以从仰卧位或侧卧位开始，并从小范围至大范围过渡（关节活动范围增加），最后达到全关节活动范围。例如，从侧卧位（也许在开始时需要枕头作为支撑）翻身，先翻过去1/4，翻回来，逐渐增加至翻过去1/2，直至从侧卧位到仰卧位，或是到俯卧位的全范围移动。

● 可以通过头和颈部运动引发惯性，通过抬起对侧

上肢或下肢（或同时）并在翻身动作的方向越过身体中线［如，向右侧翻身时，左侧上肢和（或）下肢抬起并穿过身体中线到右侧］。

● 预先定位肢体（在开始动作前）也可以促进翻身。

　　● 上肢。

　　　● 从侧卧位或仰卧位，下面的上肢（最接近于翻身方向的一侧）可以屈曲超过头顶以避免压在身体下面而受限。

　　　● 如果肩关节活动范围受限，则肩关节可以内收，手放在髋部下面靠近身体。

　　● 下肢。

　　　● 预先定位下肢（在下面描述）于足/踝交叉位或将髋部放置在枕头上以引出1/4的旋转是有用的起始策略。随着患者的进步，枕头可以被撤走，不用再交叉下肢。

　　　● 从仰卧位，患者可以交叉足部，伸展下肢（如四肢瘫患者）。当一侧足与另一侧足交叉，上面的那一侧足应放置在要翻身的方向。如翻向右侧，则左侧足交叉到右侧（图4.26）。

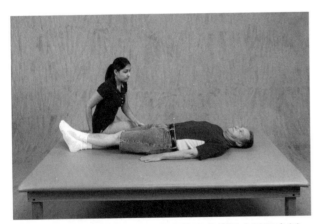

图4.26　患者取仰卧位，膝伸展并且左侧足交叉至右侧，为向右侧翻身做准备

　　　● 仰卧位，与翻身方向相反的下肢（如向左侧翻身则右侧下肢）可置于屈髋屈膝近60°，足平放于支撑面以推动翻身，将身体推至侧卧位之后进一步到俯卧位（如偏瘫患者）。这被称为改良的屈膝仰卧位，因为仅有一侧下肢屈曲。这种下肢定位也可用于从侧卧位翻身（图4.27）。

　　　● 从俯卧位到仰卧位翻身，肩外展并肘屈

曲，手打开或握拳放在治疗垫上可用于帮助推动身体至侧卧位。

● 治疗师的位置及动作不应该阻碍或限制患者的运动。当患者需要帮助时治疗师位于患者后方或前方以辅助运动。有沟通障碍（如失语症）的患者或严重依赖视觉或口头指令的患者能从看到前方的治疗师中获益。

● 更好地使用惯性将改善功能，并可减少完成翻身时需要的努力。

● 治疗师应提供指导和口头指令，使患者的注意力集中在关键的任务要素上，提高对任务需求的整体认识。

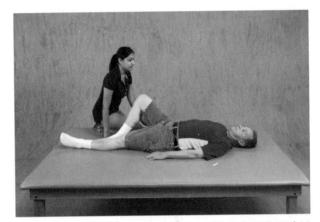

图4.27　患者取改良屈膝仰卧位，右侧下肢屈髋屈膝近60°，为向左侧翻身做准备

 临床笔记：

　　● 在躯干或肢体力量缺乏的情况下，发展代偿性策略来获得翻身的功能性目标对于患者而言是非常重要的。然而，从治疗的角度来看，物理治疗师应专注于指导和促进近端动态稳定，以便在翻身过程中尽可能有效地移动远端。比如，尽管采用改良的屈膝仰卧位（代偿策略）翻身可以允许患者完成任务，但它不会促进稳定躯干的积极参与而使肢体发挥作用。指导患者通过抬起头部或使上肢伸展/内收，或使下肢屈曲/内收来使躯干尽可能多的参与，以此启动翻身并提高近端动态稳定性和远端灵活性，这对于许多功能性活动是至关重要的。

● 正常姿势反应有助于翻身，伴有对称性或非对称性紧张反射亢进加上张力过高的患者在翻身时有困难。导致幼儿翻身的正常姿势反射包括身体对身体的翻正反应和颈部翻正反应；这些通常整合在健康成人的姿势反应中。另外，对于有慢性阻塞性肺病或充血性心力衰竭等心肺疾病的患者，或最近接受过躯干手术的患者，仰卧或俯卧可能是困难的或禁忌的。

● 脑卒中恢复期患者需要练习双侧翻身：转到受影响较大的一侧，再转到受影响较小的一侧（更具有难度的活动）。通过让患者双手交握来保持肩部向前、双侧肘伸展及肩屈曲（握手姿势），受累侧上肢可以得到有效支撑。也可以通过将受累侧手移到另一侧的肩上，并将未受累的手放在受累侧肱骨后方，在翻身时支撑受累侧肩。这种姿势定位允许患者使用非受累侧上肢启动翻身，在受累侧肩关节安全并中立的位置完成侧卧位或俯卧位翻身。

总结

本章探讨了改善床上移动和早期躯干控制的干预措施。在运动任务要求的背景下（移动性、稳定性以及可控制的灵活性），应用活动和技术以提高仰卧屈膝位、桥式运动、侧卧位及翻身的控制。每一种姿势和活动都代表了床上移动的关键性先决技能，包括体位改变、滑行、穿衣、个人卫生以及从仰卧位至坐位的转移。所提出的干预措施旨在解决最重要的目标，即为患者提供最有效、最实用和无痛的床上移动策略。

参考文献

1. Saliba Johnson, VL, Johnson, GS, and Wardlaw, C. Proprioceptive neuromuscular facilitation. In Basmajian, JV, and Nyberg, R (eds): Rational Manual Therapies. Baltimore, Williams & Wilkins, 1993, 243.
2. Johnson, G, and Saliba Johnson, V. PNF 1: The Functional Application of Proprioceptive Neuromuscular Facilitation, Course Syllabus, Version 7.9. Steamboat, CO, Institute of Physical Art, 2014.
3. American Physical Therapy Association. Guide to Physical Therapist Practice, Version 3.0. Alexandria, VA, American Physical Therapy Association, 2014. Retrieved March 4, 2015, from http://guidetoptpractice.apta.org.

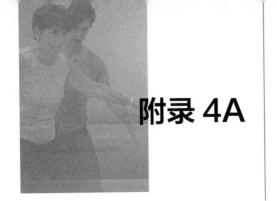

附录 4A | 高级桥式运动

附录 4A 介绍了高级桥式运动用于进一步促进直立抗重力活动（如站立、步行和爬楼梯）所需的动态姿势稳定性。

桥式运动，单腿抬起

静－动态活动包括桥式运动中的单侧下肢支撑。患者在用对侧下肢（静态肢体）维持桥式运动姿势的同时，从治疗垫上抬起一侧下肢（动态肢体）。动态肢体可稳定于部分屈髋伸膝的姿势（图 4A.1），或通过增加活动进一步提高挑战性（如选择从部分屈髋伸膝到接近全范围屈髋）。可以通过移除上肢在治疗垫上的支撑，如使肩屈曲、伸肘并将双手交握，进一步增加挑战性。

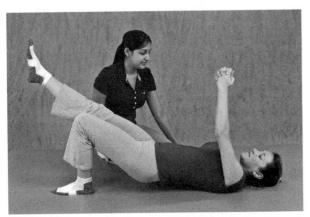

图 4A.1　桥式运动，静－动态单腿抬起　通过肩屈曲和伸肘并双手交握可能会增加挑战性

桥式运动，交替腿抬起，踏步

此活动在双下肢间交替变换静态和动态因素。从桥式运动到踏步（屈髋屈膝）需要使用屈髋屈膝将一侧下肢从治疗垫上抬起，然后回到起始位（静态），对侧下肢立即以相同模式抬起（动态）并回到起始位（静态）。不稳定的患者，会在动态、不负重的肢体一侧出现骨盆下降。可以在骨盆上放置一根棍子或标尺，以提供视觉反馈，帮助保持骨盆水平。

可以应用触觉（如轻拍）或口头指令促进桥式运动中的静－动态运动。起初，可能需要增加姿势的稳定性来解放一侧下肢。这可以通过对上肢的定位以增加支持面来实现。随着控制的进展，可通过减少上肢支持增加难度，也可以通过改变运动速度和范围来增加难度。患者可以逐步建立踏步，然后在原地"跑步"或由一侧到另一侧"跑步"。后者为桥式运动姿势造成了相当大的挑战，只有那些表现出有效的运动控制策略，具有足够的动态稳定性和可控制的灵活性的患者才能进行。

桥式运动，伸膝状态下使用球来移动支持面

患者取屈膝仰卧位，将中等大小的球放置于腿下方。在球面上维持腿部的位置，之后抬高骨盆并伸髋伸膝（图 4A.2）。由于支持面没有被固定，因此这个活动明显增加了骨盆抬高的姿势挑战性。患者必须在球面上稳定住腿部并需要额外维持球的位置来抬高骨盆。

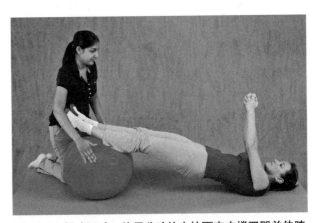

图 4A.2　桥式运动，使用移动的支持面来支撑双腿并伸膝

将球放置在腿部最远端的下方（接近足部），动作会变得更加困难。伸膝情况下的稳定中，腘绳肌参与更多。应鼓励患者在初始时使用放在治疗垫上的上肢来增加姿势稳定性，之后减少上肢放在治疗垫上的时间以提高控制能力。这个动作的进阶是用一个小型治疗球来移动支持面并在屈膝位支撑足部进行桥式运动（图4A.3）。

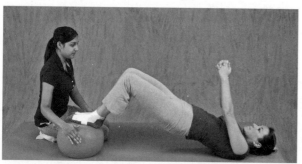

图 4A.3　桥式运动，使用一个小型治疗球移动支持面来支撑足部并屈膝

坐位下的改良桥式运动，使用球进行动作的转变

这种高级的稳定性活动对姿势控制提出了相当大的挑战。它包括从坐在球上的运动过渡至改良桥式运动（球面支撑上部躯干）的动作转换。患者由坐在一个大小合适的球上开始，应屈髋屈膝90°，当患者髋部逐渐伸展时，为保持屈膝状态，双足进行"步行"的动作来远离球。球将沿着躯干的中心向前滚动直至头和肩部落在球上（图4A.4）。患者保持髋部和骨盆水平的伸展位。起初，可能需要指尖或手触地支持；随着控制的提高，逐渐移除手。另外，可以通过肘部"锁定"抵住球来提供额外的稳定性（肘屈曲，肩伸展、内收抵住球）。进阶动作是双上肢合拢并交叉于胸前，肩屈曲近90°，肘部伸直，双手交握。

改良桥式运动，使用球的静-动态活动

改良桥式运动的静-动态活动对姿势控制提出了更高的挑战，应该在后期康复中应用（图4A.5）。这些挑战包括在静态肢体稳定身体时抬起一侧下肢（动态肢体可以做屈髋伸膝的动作）并

维持桥式运动姿势。之后可进行交替的下肢抬起（踏步）。在球面上维持单腿桥式运动姿势时的一个附加动作是用动态肢体的足部（或跗指）书写字母。

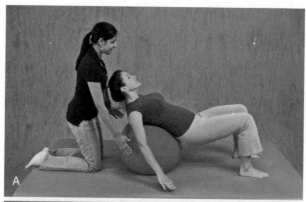
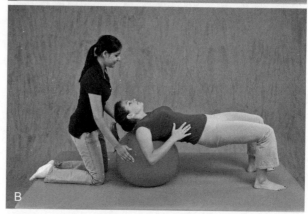

图 4A.4　坐位下改良桥式运动，使用球来转换动作　从坐在球面上开始（未显示），患者双足进行"走路"的动作来远离球，直至头和肩部落在球上。在动作变换的开始时可能需要上肢的支撑。如有必要，可能需要通过（A）患者手及指尖触地作为支撑来完成，以及（B）"锁定"肘部抵住球来增加稳定性

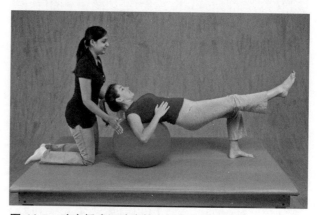

图 4A.5　改良桥式运动姿势中的静-动态活动

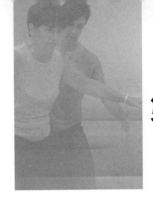

第5章 改善坐姿和坐位平衡技能的干预措施

SUSAN B. O'SULLIVAN, PT, EdD;

EDWARD W. BEZKOR, PT, DPT, OCS, MTC

本章重点介绍改善坐姿和坐位平衡技能的干预措施。首先需要对患者的整体状况，包括影响坐位控制能力的损伤和活动受限情况进行仔细的评估和检查，包括肌肉骨骼力学对线、关节活动范围和肌肉功能（肌力、爆发力和耐力）的检查。对运动功能（运动控制和运动学习）评定的重点是明确静态和动态控制所需的负重状态、姿势控制和神经肌肉协同作用。同时，还需要了解感觉信息（躯体感觉、视觉和前庭觉）在坐位平衡控制和中枢神经系统整合机制中的作用。最终的目的是使患者能够在坐位和各种环境（如诊所、家庭和社区）中安全地进行功能性活动（如日常生活活动）。

坐位的生物力学

了解维持坐位的基本需求很重要。坐位是一种相对稳定的姿势，具有中等高度重心和适度的支持面，包括臀部、大腿和与支持面接触的双足。骨盆是坐位的基础，对整个中轴骨的姿势调整具有重要的作用。骨盆保持中立位对坐位来说是最适宜的，其特征在于：①髂前上棘（ASIS）水平或略低于髂后上棘（PSIS）（矢状面）；②2个ASIS（冠状面）保持水平。双侧坐骨结节应均等承重，腰椎自然前凸，伴脊柱其他区域伸展。头部和躯干垂直，保持在骨盆上方的中线方向，头部处于"下颌微收"的位置。在主动直立坐位中，重力线靠近头部和脊柱的旋转轴。在放松的端坐位中，重力线位于旋转轴的稍前方，而在倾斜或无力的坐姿时，重力线位于旋转轴前方

（图5.1）[1]。

躯干肌主动维持直立位的姿势控制和核心稳定，包括躯干伸肌（竖脊肌）和屈肌（腹肌）的共同收缩。与放松直立坐位或坍塌坐位相比，主动直立坐位时竖脊肌的活动最大[1, 2]。下肢肌是躯干和骨盆的重要支撑。踝背屈肌（胫骨前肌）和髋屈肌（髂腰肌）在躯干向后移位时被激活，而小腿肌肉（比目鱼肌）、膝周肌肉（股外侧肌、股二头肌）和髋伸肌（臀大肌）则防止躯干向前移动。当坐在一个较高的座椅上双足离地时，躯干及髋周肌群控制姿势的稳定，与足接触地面时相比，此时的**稳定极限（limit of stability，LOS）**要小得多。

常见的坐位障碍

虽然不能概括全部，但坐位障碍的原因可大致分为骨盆和脊柱排列的改变、负重能力下降和伸肌无力。正常力学对线的改变会导致身体其他部位的一系列改变。当骨盆后倾时，腰椎曲度减小，ASIS高于PSIS，骨盆严重后倾时，患者明显向后坐位，仅靠骶骨承重（骶坐位），同时伴有胸椎屈曲增加（驼背）以及头部前伸（向前）（图5.2）。为保持双眼视物水平，患者上颈椎略伸展代偿。随着时间的推移，这种姿势会导致肌肉和韧带的自适应缩短，并增加韧带和关节的被动张力。习惯性后倾体位会产生屈曲力矩，导致腰椎间盘前缘压迫增加，后侧纤维环过度拉伸，增加髓核突出的风险，也会增加胸椎和颈椎伸肌的压力，导致颈部和背部疼痛[2]。骨盆后倾常见于核心（躯干）肌群无力、骨盆和髋关节活动受限或腘绳肌痉挛的患者。

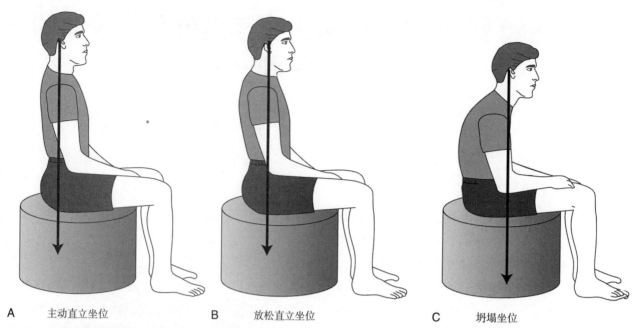

A　主动直立坐位　　　B　放松直立坐位　　　C　坍塌坐位

图5.1　正常矢状面姿势力学对线　A.在最佳力学对线状态下，重力线通过头部、颈部和躯干的旋转轴附近。B.在放松直立坐位时，重力线变化很小，仍然保持接近旋转轴。C.坍塌坐位时，重力线位于脊柱和臀部的前方

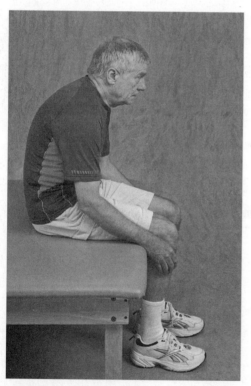

图5.2　坐位异常力学对线(坍塌坐位)　患者表现为头前伸、驼背、腰椎变平、骨盆后倾

当 ASIS 低于 PSIS 时，骨盆前倾，腰椎前凸明显。这种情况通常见于全身肌肉尤其是腹肌无力的患者。当一侧 ASIS 比另一侧更向前时，骨盆发生前旋，脊柱旋转，可能导致脊柱侧弯。此时坐骨结节的负重通常不均等。这种姿势可能是由于肌力不均衡、肌张力不对称或髋关节活动的变化造成的。

当一侧 ASIS 高于另一侧（骨盆倾斜）时，骨盆侧倾。这种姿势会在坐骨结节上产生不均匀的负重，并可能导致脊柱出现代偿性的 C 形弯曲或 S 形弯曲。此种情况常见于肌力不均衡或肌张力不对称的患者（如脑卒中患者）或髋关节活动受限的患者。专栏 5.1 总结了常见的坐位障碍。

专栏 5.1　常见的坐位障碍

骨盆姿势障碍
- 骨盆过度后倾可致腰椎曲线变平或反张（坍塌或骶坐位），同时胸椎屈曲增加（脊柱后凸），头部前伸（头向前）。
- 骨盆过度前倾可致腰椎前凸增加，髋外展外旋增加。

头 / 上躯干力学对线不良
- 伸肌无力的患者典型表现为**头前伸位**，圆背（**脊柱后凸**），腰椎曲线变平。

坐位承重障碍
- 患者可能表现为力学对线不对称，一侧负重增加（如脑卒中患者）。

改善坐位控制的治疗策略

患者坐在稳定的支撑面上，髋膝关节屈曲90°，双足分开，与髋同宽。首先从患者几乎可以掌握的活动开始，通过改变难度级别来获得进步。可以在坐位活动中通过以下方式逐渐增加挑战。

- 改变支持面。
- 改变支撑面。
- 改变感觉输入。
- 加入上肢或下肢的运动。
- 增加预期和反应性平衡控制的难度

改变姿势稳定需求和难度等级的策略见专栏5.2。

> **专栏5.2** 不同的姿势稳定要求和难度等级
>
> **支持面**
>
> 可以通过改变支持面来提高姿势控制的难度。进阶方式如下。
> - 长坐位至端坐位。
> - 双侧上肢支撑至单侧上肢支撑，再到无支撑。
> - 双手放在大腿上过渡至双臂交叉于胸前。
> - 双足平踩于地面过渡至不接触地面（例如，坐在高的座位上）。
>
> **支撑面**
>
> 可以通过改变支撑面来提高姿势控制的难度。进阶方式如下。
> - 从坚硬的表面（如治疗床）到柔软、柔顺的表面（如泡沫或圆盘）或低的带有软垫的座椅（如软垫椅）。
> - 坐在固定的支撑面上到坐在活动面上（例如，充气圆盘、平衡板或治疗球）。
> - 坐位，从双足平放在静止平面上到双足放在活动平面上（例如，一个小型治疗球或滚轴）。
>
> **感觉输入**
>
> 可以通过改变感觉输入来提高姿势控制的难度。进阶方式如下。
> - 睁眼到闭眼。
> - 患者眼睛注视其头部正前方的静止目标到头部进行转动（如由上到下，由一侧到另一侧）。
> - 可以通过使用镜子帮助患者感知垂直和姿势对称性以增加视觉支持。通过垂直线提高感知（例如，在衬衫前面画或贴上垂直线，并将其与贴在镜子上的垂直线相匹配）。
> - 坐在有靠背支撑的椅子上，或者背靠墙坐，可以最大限度地提高躯干本体感觉和对躯干的支持，而坐在没有靠背支撑的治疗垫或球上则更加困难。
> - 侧身靠墙坐提供关于侧方力学对线的反馈（例如，脑卒中和Pusher综合征患者健侧肩靠墙坐）到没有墙壁接触。
> - 通过让患者赤足或穿软底鞋来达到足部本体感觉输入的最大化；双足保持接触在支撑面上；逐渐进阶到一只足接触（交叉腿），再到无接触。

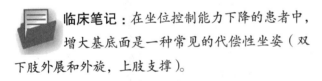

临床笔记：在坐位控制能力下降的患者中，增大基底面是一种常见的代偿性坐姿（双下肢外展和外旋，上肢支撑）。

运动学习策略

治疗师应指导患者进行正确的坐姿，并演示理想的坐姿，以提供**精准参考**。重点是将患者的注意力集中在关键的任务要素上（例如，骨盆中立位、躯干伸展）来提高对正确坐姿和空间位置的整体感知。开始练习时要求患者将全部注意力集中在任务及其关键要素上，可以应用**增强反馈**（如敲打、轻微的阻力和口头指令）将注意力集中在**关键错误**上，这些错误纠正后患者的表现会得到显著提高，任务的其他要素也会相继改善。可以使用触觉提示提醒患者注意缺失的要素。

例如，轻敲颈后和（或）躯干可以促进伸肌的参与。视觉提示则可以通过让患者直接对着镜子坐。将一条胶带垂直贴在患者平整的衬衫上，有助于患者识别垂直位置。增强反馈还应重点关注改善坐姿的积极方面，进行强化并提高患者的积极性。一旦坐姿得以改善后，增强反馈应当减弱或取消 [3, 4]。

可以通过使用适当的口头指令来**集中注意力**和提高运动学习能力。内部提示集中在特定的身体动作上，例如"头的位置在臀部正上方"[5, 6]。研究表明，当使用外部提示时，运动效率、主动性和持久力更高。外部提示关注运动的总体目标和结果。比如"保持头的位置在臀部正上方，躯干挺直，骨盆中立位"。专栏5.3中给出了建议的口头指令和指导。

专栏 5.3   建议的口头提示

内部提示
- "坐直。抬起头，下巴收拢，肩在臀部正上方。"
- "收紧腹部和背部肌肉，抬起头，挺直背部。"
- "将体重移到左（或右）臀部。"

外部提示
- 保持晃动板稳定，均匀承重。"
- "坐直。把注意力集中在你面前的时钟（或其他物体）上。"
- "尽可能保持坐位平衡垫（或球）稳定。"
- "尽可能将球稳定保持在正前方。"
- "想象你是一个木偶，头顶上有一根绳子，把你的身体拉直。"

通过反复练习，认知监控的水平随着运动技能的学习而降低。随着自主学习水平的提高，姿势反馈基本上是自动的，常规姿势的控制也不需要意识参与。这种控制水平可以通过**双重任务**来测试，即在保持坐位的同时执行其他任务（运动或认知）的能力 [7]。患者在保持坐位的同时完成其他运动任务（如将水罐中的水倒进玻璃杯中）或认知任务（如计算 100 持续减 7）。将测试过程中出现的所有姿势控制下降的情况记录下来。

🚫 **红旗征**：对于视觉 - 知觉空间障碍的患者（如脑卒中或颅脑损伤患者出现垂直定向障碍或空间位置障碍），禁止使用镜子来改善姿势力学对线。

📃 **临床笔记**：坐姿不稳的患者在第一次坐时可能表现出焦虑和害怕摔倒。对于治疗师来说，向患者展示控制摔倒的能力是很重要的，这样可以提高患者的信心。可能需要 2 名治疗师来帮助严重受累的患者（例如，颅脑损伤患者早期坐位）。这种情况下，患者在治疗床上保持端坐位，一名治疗师坐在患者前面，另一名治疗师坐在患者后面。位于患者前方的治疗师可以将其双膝锁定在患者双膝外侧，并牢牢固定（图 5.3）。这个动作通过扩大支撑面来帮助患者。位于患者后方的治疗师可以坐在治

疗球上。治疗球用来支撑患者腰椎，保持直立的姿势。患者的手臂可以靠在治疗师的双膝上获得支撑（图 5.4）。

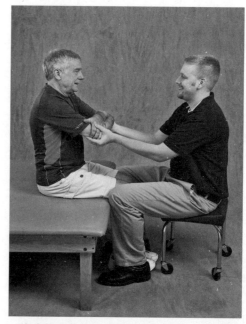

图 5.3   治疗师坐在前方的早期坐位稳定   治疗师通过在患者膝关节外侧锁住双膝来从前方稳定患者。治疗师把患者的手臂架起并稳定住。与图 5.2 相比，请注意直立姿势的改善

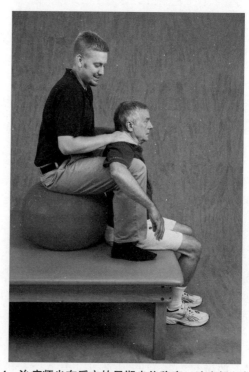

图 5.4   治疗师坐在后方的早期坐位稳定   治疗师坐在治疗球上，从后面稳定患者。治疗球用来支撑患者腰椎。患者的上肢可以放在治疗师的双膝上，也可以将患者双手紧握直接放在前面

改善静态坐位控制的干预措施

静态姿势控制（稳定性）是维持直立坐位的必要条件。评估稳定性控制的重要因素包括保持正确的垂直坐位力学对线的能力和保持长时间坐姿的能力。例如，在失去控制并向一侧倒之前，患者只能坐 30 秒，说明其坐位稳定性较差，而在保持躯干稳定的情况下，患者可以坐 5 分钟或更长时间，表明其坐位稳定性较好。在稳定性控制中通常还需要评估的其他因素包括：姿势的摆动（应该是最小的）、保持力学对线在中立位的能力、无上肢支撑的坐位能力、不需要通过抓住床沿维持坐位的能力或通过用力屈膝将足勾在治疗垫边缘的能力。

要求患者坐位时头和躯干垂直，骨盆中立位，双侧髋膝关节屈曲 90°，双足平放在地面上。保持姿势对称，双侧臀部和足均匀负重。开始练习时患者的一侧或双侧上肢可根据需要进行支撑，外展并伸展肩关节，肘关节及腕关节伸展，手掌张开放在床的侧面（图 5.5A）。

临床笔记：上肢负重位是缓解脑卒中或颅脑损伤患者上肢屈曲内收痉挛的有效体位。开始时可以应用缓慢被动活动并轻柔旋转（如**节律性旋转**）将痉挛的上肢置于负重位。刺激（轻拍或击打）肱三头肌可以帮助患者保持肘伸展。手指伸展，拇指外展（图 5.5B）。拍打手背也可以帮助患者将手张开。

临床笔记：肩关节不稳定的患者（如肩关节松弛、半脱位的脑卒中患者）也可以通过上肢负重和加压受益。本体感觉器的负荷增加了肩关节周围肌肉的稳定。治疗师可以通过轻轻地向下压迫（挤压）肩顶部，同时需要稳定肘部来增加额外的刺激。

临床笔记：因上肢麻痹导致肘关节不稳定的患者（如 C6 完全性脊髓损伤导致四肢瘫肱三头肌无功能的患者）可通过肩胛带肌肉协助维持上肢伸展的姿势。患者先将肩关节后伸至完全伸展，然后肩关节外旋前臂旋后。当上肢在此位置负重时，患者收缩前三角肌使肩关节屈曲（闭链运动），从而伸展肘部。接着快速地将肩部压低，以保持肘部伸展。这项技术使上肢在伸展外旋位上稳定。治疗师必须记住，在负重过程中，患者的指间关节必须保持屈曲（指间弯曲），以保护肌腱。

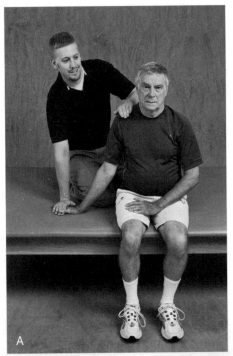

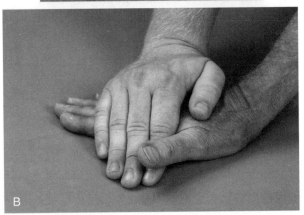

图 5.5　单侧上肢支撑下坐位　A. 患者右肩外展外旋，肘部伸展，手腕和手指伸展。治疗师辅助摆放肩和手的位置。对于出现上肢屈曲内收痉挛的患者，这是一个有用的体位。B. 手的位置特写。手指伸展，拇指外展

改变上肢和下肢支撑

改变支持面并变化支撑力的大小可以被用来挑战稳定性控制的能力。患者可以从双侧上肢支撑坐位（手放平或握拳）到单侧上肢支撑，最后没有上肢支撑。开始练习时双足和下肢都可以与支撑面接触，然后到一侧下肢与另一侧下肢交叉（只有一只脚与支撑面接触），再到坐在高的台子上（升高的座椅），双足离地，只有大腿和臀部与支撑面接触。

改变支持面：长坐位，端坐位，侧坐位

对于坐位控制受限的患者来说，长坐位是训练早期坐位控制的重要体位（如脊髓损伤和躯干肌功能受限的患者）。开始时患者手放在身后最大限度地扩大支持面（肩、肘和手腕伸展，手掌根部承重）。随着控制的增强，双手慢慢向前移动，最后放在髋部两侧，通过改变手的位置来增加稳定性。坐位转换为端坐位时，膝关节屈曲，双足与支撑面接触。患者双膝需要有一定的活动范围（90°～110°）才可以在坐位时保持骨盆中立。腘绳肌紧张时双膝关节活动范围缩小导致骨盆后倾，骶骨坐位，会过度拉伸下背部肌肉（图 5.6）。

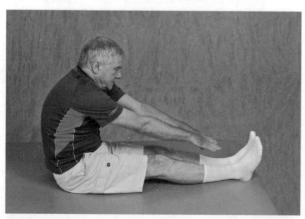

图 5.6　长坐位　患者长坐位，双膝关节伸展。患者腘绳肌紧张，导致骨盆后倾、骶骨坐位

在侧坐位姿势中，患者坐在一侧的臀部上，双下肢屈曲并折叠至另一侧。这种姿势会拉长负重侧躯干肌的长度，这对于躯干肌痉挛的患者（如脑卒中）来说是一种有用的方式。当受累较重侧的上肢负重时，也会拉伸肘部、手腕和手指屈肌（图

5.7）。双上肢也可以保持双手交叉在身体的前方举起（双手紧握，肘关节伸展，肩关节屈曲）。

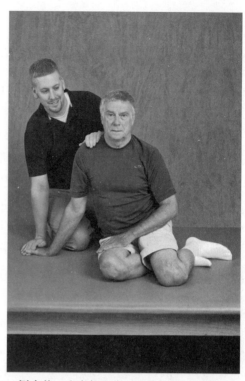

图 5.7　侧坐位　患者侧坐位，屈膝并蜷起在一侧。右臀部和右上肢伸展、承受更多的重量。这个姿势会牵伸躯干侧屈肌、肘部、手腕和手指屈肌。这种牵伸对出现上述肌肉痉挛及短缩的脑卒中患者是有益的

通过施加阻力来提高稳定性

对头部和躯干施加轻微的阻力可以促进和激活肌肉功能以维持姿势。一般来说，伸肌比屈肌更易表现为无力。随着控制力的增加，阻力可逐渐减弱，患者逐渐进入主动保持姿势的状态。

临床笔记：轻微的挤压（关节压力）可以刺激姿势稳定；治疗师将双手放在肩上并轻轻地向下施压。脊柱畸形或不能直立（如骨质疏松和脊柱后凸患者）和急性疼痛（如椎间盘退变或关节炎）患者禁用挤压手法。治疗师也可以让患者坐在球上，轻轻地上下晃动，通过激活脊柱关节本体感觉器来激活伸肌并促进稳定性。

也可以应用 PNF 的稳定反转技术。患者保持坐位，治疗师先向一个方向施加阻力，然后向相

反方向施加阻力。当施加内/外侧阻力时，治疗师手放置在患者肩胛骨腋缘，将躯干向远离自己的一侧推（图5.8），然后将躯干朝向自己的方向拉动。在前/后方向施加阻力时，治疗师将躯干向后推，然后向前拉。手法接触点可以变换，先在躯干的一侧，然后在另一侧。阻力逐渐增大，从较小阻力开始逐渐增加到中等阻力。开始时允许有少量运动，逐渐进阶到保持稳定。口头指令包括"推我的手，不要让我移动你"。在将手移向抵抗相反方向的肌肉之前，治疗师给出一个过渡口令（"现在不要让我把你拉到另一个方向"），使患者有机会做出适当的预期姿势调整。治疗师的位置应根据需要调整。

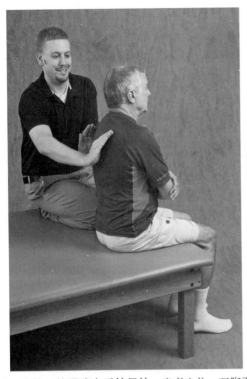

图5.8　坐位，使用稳定反转保持　患者坐位，双脚平放在地面上，上肢交叉放在胸前。治疗师在侧方施加阻力，而患者只允许小范围运动，并逐渐保持稳定。治疗师左手放在肩胛骨腋缘，右手放在对侧肩胛骨内缘。然后手向反方向施加阻力

也可采用PNF的**节律性稳定**技术。患者保持坐位，治疗师对上躯干施加旋转阻力。治疗师一只手放在躯干后方的一侧（肩胛骨腋下缘）向前推，另一只手放在对侧，也就是躯干前方，再向后拉（图5.9）。然后治疗师的手反向运动（每只手保持在躯干的同一侧）。不允许被动移动。节律性稳定技术的口头指令包括"别让我移动你。现在别让我把你带到另一个方向去。"

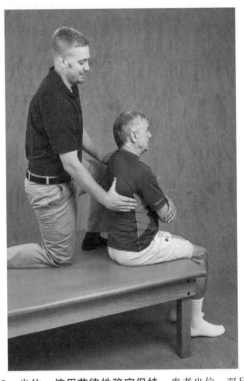

图5.9　坐位，使用节律性稳定保持　患者坐位，双足平放在地面上，上肢交叉放在胸部。治疗师施加阻力，左手在上躯干前方向后推，右手放在肩胛骨下部往前推。患者抵抗阻力并保持稳定

📇 **临床笔记**：促进稳定的干预措施是很多功能性活动（如穿衣、梳洗、如厕和进食）以及之后的转移训练的重要前提。

结果

运动控制目标：提高坐位稳定性（静态控制）和姿势调整。

功能性技能的获得：在一定时间内（如3分钟、5分钟），独立保持坐姿，尽量减少晃动，保持平衡。

✳ **改善动态坐位控制的干预措施**

坐位下，动态姿势控制（可控制的灵活性）

对于在保持姿势稳定的同时变化姿势（如重心移动、转身）或移动肢体（如够取、举起）是必要的。这些变动会干扰重心，需要持续的预期姿势调整来保持直立坐位的平衡。开始时患者的注意力要直接地集中在为了成功完成姿势调整和移动而必备的关键任务要素上（如"将重心转移到左侧臀部，用手抓住球"）。随着练习的增加，姿势调整会变得更加无意识。

坐位，主动重心转移

鼓励患者将重心从一侧移到另一侧，从前到后，并呈对角线地旋转躯干。稳定极限的再训练是首要目标之一。鼓励患者在保持平衡的情况下尽可能向任意方向移动，然后回到中线位置。开始时重心移动范围较小，随着练习的进展可以逐渐增加（即在更大的范围内移动）。

临床笔记：共济失调患者（如小脑病变）表现为过多的运动并难以保持稳定（维持稳定性）。在治疗过程中，重心移动的范围开始时很大，治疗期间范围会越来越小（在更小的范围内移动）。稳定性是练习的最终目标。

临床笔记：上肢屈肌张力过高的患者（如脑卒中或颅脑损伤）可能通过肘关节伸展、手张开负重下的重心前后转移而获益。这种摇动可以促进手部（腕和手指屈肌）和肘部（肘屈肌）痉挛肌肉的放松，这可能是通过缓慢前庭刺激的放松效果和牵拉伸长机制实现的（图5.10）。

可以使用大型治疗球来改善重心转移。患者坐位，肩关节屈曲，肘关节伸展，双手放在前面的大型治疗球上。或者在患者前方的桌面上放一个较小的球。指导患者将球缓慢地前后、左右移动。治疗师开始时站在球的另一侧，协助控制运动范围和速度。这项练习有很多好处。球可以为患者受累侧上肢（如脑卒中康复期患者）提供支撑并抑制不良摆位。还可以减少重心前移时患者

可能出现的焦虑，因为此时患者不会感到有向前摔倒的危险。使用球可以很容易地辅助移动。向前和向后的移动可用于增加患者的肩关节活动范围，以减少患者因肩关节被动活动范围紧张和受限产生的焦虑（图5.11）。

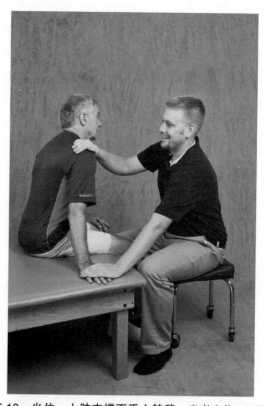

图5.10 坐位，上肢支撑下重心转移 患者坐位，双足平放在地面上，右上肢伸展并负重。治疗师按着患者的手，以防止手指屈曲，右手则放在患者肩上施加挤压。重心转移有助于患者右上肢的放松

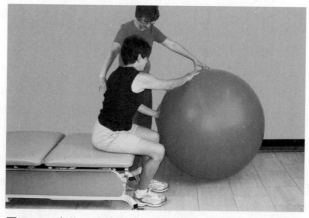

图5.11 坐位，手放在球上重心转移 患者坐位，双足平放在地面上，双手放在一个大型治疗球上。治疗师指导患者把球滚到左边。当患者把球移到一边时，上躯干旋转。然后向另一侧重复该活动

上躯干旋转对许多患者来说是一种有难度的动作（如帕金森病患者在大多数旋转活动中会遇到困难）。练习时，患者手臂伸直，双手放在前面的大型治疗球上，指导患者将球移到一侧，然后移到另一侧。另一种方法是，指导患者伸出双臂，双手紧握在一起，然后将双手移到一侧，再移到另一侧。"将你的身体和手转向一边，并与时钟（或任何目标）对齐，现在转向另一边。"治疗师控制患者姿势并指导患者保持躯干直立，臀部（双侧坐骨结节）和大腿与支撑面接触。

临床笔记：在重心转移时采用一些干预措施对于更高级的坐位平衡活动、减压和转移非常重要。

主动抗阻重心转移

可以使用 PNF 的动态反转技术。当患者向前、后移动（前后转移）或从一侧移动到另一侧（左右转移）时，应用手法增加阻力。治疗师交替放置手，先放在上躯干前面来阻止上半身向前拉，然后放在上躯干的后面以抵抗向后移动。为了抵抗左右转移，手放在上躯干腋下侧面，另一只手位于躯干另一侧的肩胛骨边缘（图 5.12）。避免直接抵抗肩关节外侧（肱骨）是很重要的。通过适时的口头指令（"向远处推"或"拉回来"）和过渡提示（"现在"）转换方向，可以实现拮抗肌的平稳反转。快速牵伸可用于反向运动的启动。可以从部分范围进阶到全范围控制（在更大范围内移动）。也可以在对角线和对角线/旋转方向上抵抗移动。如果患者表现出向一侧移动困难（如脑卒中患者），可以在一个或两个方向增加保持。保持是指短暂的停顿（保持 1 秒），然后促进拮抗肌收缩。

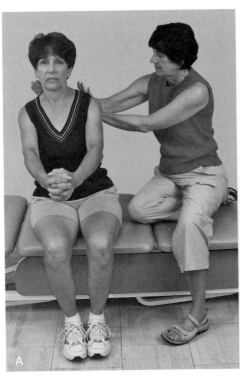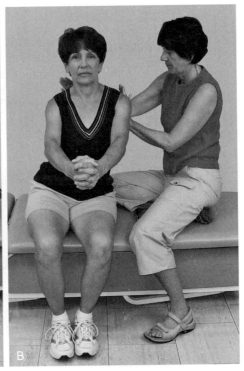

图 5.12 坐位，重心转移，动态反转 患者练习轻微抗阻下重心左右转移。上肢在前面保持稳定，肩屈曲，肘伸展，双手紧握在一起。治疗师施加轻微的牵伸和抵抗力来增加活动。患者远离治疗师(图中未显示)，然后(A)推回并靠近治疗师。结束位置（B）提示患者重心转移到左侧

随意运动与任务导向训练

上肢或下肢的主动运动可以促进动态姿势控制和预期平衡。肢体运动可以单独或联合进行（如双侧对称、双侧不对称或双侧相反）。治疗师可以提供一个目标（如"伸出手来摸我的手"或"把球扔到篮子里"）。抓取运动可以从放置在手臂长度范围内的物体开始，然后延伸到超过手臂长度的物体，此时需要重心转移。提高技能难度

的策略包括增加抓取距离、改变速度、减少或改变坐位支持面、增加物体的重量和大小、涉及多个肢体以及增加时间限制。如果患者未能做出恰当的姿势控制，或随着疲劳的增加开始失去控制，则在继续进行活动之前，应指导患者减慢速度或减少肢体活动的范围或休息。强调以任务为导向的训练有利于技能在现实生活和环境变化中得以实现（如将水罐中的水倒入玻璃杯、折叠衣物）。应鼓励患者在设定的治疗时间之外进行运动练习。对许多患者来说，使用活动日记记录户外活动是一个有用的方法。

通过坐位下随意（单侧、双侧或相互）的手臂和腿部活动，可以改善躯干控制，促进轴向旋转，提高脊柱的柔韧性[8]，是促进步行所需功能性活动的有用的预备性干预措施[9,10]。例如，患者坐在静止的表面（治疗床）上，双足平放在地板上，主动或对抗阻力下交替的抬高手臂或腿。通过改变运动的速度和范围、支撑面的稳定性、闭眼来改变视觉输入或在繁忙的环境中可以使干预变得更具挑战性。专栏 5.4 中给出了坐位下随意肢体运动的示例，并在图 5.13 ~ 5.16 中进行了说明。

专栏 5.4 坐位下随意肢体运动举例

上肢活动
- 一侧或两侧上肢向前（肩屈曲）或向侧方（肩外展）举，伸手去拿放在柜子或桌面上的东西。
- 将一侧或两侧上肢举过头顶，伸手去拿放在高架子上的物体。
- 将锥形物体放到患者可及范围内或稍超出患者可及范围的不同位置，让患者叠加（图 5.13）。

- 俯身从地板或小高脚凳上拿起一个物体(如杯子、书)(图 5.14)。
- 使用双手来完成一个任务［如向玻璃杯里倒水、在桌面上叠衣服、举起一个托盘（图 5.15）］。
- 球类活动：把球传给治疗师，然后接受回传；投球和接球；弹球。
- 投掷和接住一个小型治疗球或小围巾。

下肢活动
- 将一侧膝关节向前伸至最大范围，然后屈曲。
- 原地踏步，交替抬起一侧膝关节。
- 足趾离地或足跟离地，左右对称或相互交替。
- 保持一只脚离地，做出足趾画圈的动作，或者用脚书写字母表中的字母。
- 交替将一侧肢体交叉至另一侧肢体上（图 5.16）。

四肢活动
- 墨西哥帽子舞：双侧下肢膝关节交替伸展和屈曲的同时，双上肢肘关节交替屈曲和伸展。

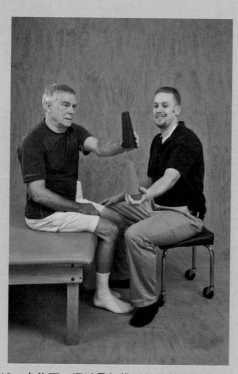

图 5.13 坐位下，通过叠加锥形物体够取物品 患者通过上肢的够取、抓握和放松来练习上半身的旋转。治疗师通过改变叠加目标锥形物体的位置来改变移动和重心转移的程度。对于不对称性坐姿的患者（如脑卒中），可以鼓励他们转移到受累更重的那一侧

续栏

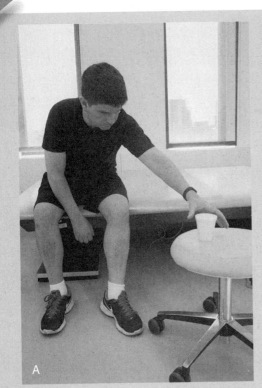

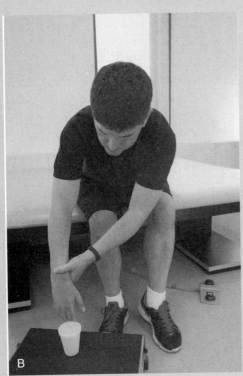

图 5.14　坐位下，向一侧够取物品　脑卒中右侧偏瘫患者练习俯身拿起放在小高脚凳上的杯子，首先用受累较轻的手（A），然后辅助受累侧手（B）

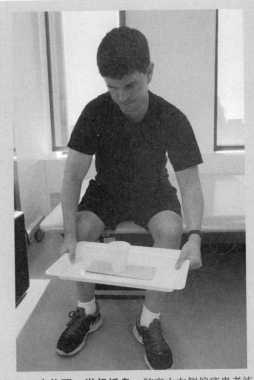

图 5.15　坐位下，举起托盘　脑卒中右侧偏瘫患者练习举起一个托盘，并且保持杯中的水不洒出

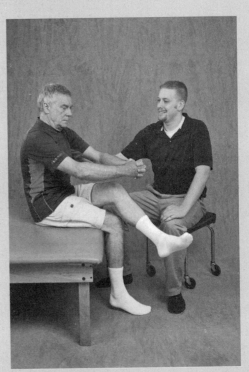

图 5.16　坐位下，下肢动态移动　患者练习交叉和不交叉地把左腿移向右腿。这个动作需要将重心从动态肢体的一侧转移到静态肢体的一侧。上肢在身体前方保持稳定，肩部屈曲，肘部伸展，双手交叉在一起。这可以促进下部躯干和骨盆的动态调整，防止躯干侧倾

临床笔记：涉及手臂和腿部交替训练的序列和运动控制对那些具有协调障碍的患者（如小脑共济失调）是有利的。

肢体抗阻运动

对肢体运动施加阻力可以强化和提高对肢体的控制（如颅脑损伤后无力的患者），还可以有效地引导患者的注意力从躯干的动作转移到肢体运动的控制上。这有助于提高在坐位姿势时所需的自主控制能力。施加于四肢的阻力可以是较轻重量的砂袋、弹力带、滑轮或徒手施加阻力。治疗师通常从单侧运动开始，然后发展到联合运动（双侧和交替运动）。抗阻运动时，阻力的大小取决于躯干的稳定和保持直立坐位姿势的能力，而不是上肢的肌力。如果没有稳定性，就不适合施加阻力，应提倡主动运动。

当缺乏动态控制或需要一侧肢体负重和支撑时，最开始一般会使用单侧 PNF 模式。随着控制能力的改善，患者发展成更具有挑战性的双侧模式。坐位下可以有效地挑战躯干控制的模式包括下砍／反向下砍（图 3.30 和 3.31）和上抬／反向上抬（图 3.32 和 3.33）。两个模式都包括躯干的运动（伸展伴旋转或屈曲伴旋转）和双上肢的不对称运动。此外，也包含重心从一侧（臀部）向另一侧的转移。两者都强调运用结合手臂的运动来加强躯干运动的控制和活动范围。有关上述模式和技术的描述，请参见第 3 章。

临床笔记：如果脑卒中患者表现出同侧偏盲、单侧忽略并难以跨越身体中线，下砍模式是有用的。受累较小一侧的上抬模式对于将偏瘫上肢脱离屈曲协同运动是有用的。

另一种 PNF 模式常用于改善坐位下的动态姿势控制，即伴随着上部躯干伸展的双侧对称性上肢屈曲－外展－外旋（图 3.34）。这种姿势还有另一优势，就是可以扩张胸部，增强躯干全范围伸展。

临床笔记：上肢双侧对称性屈曲／外展／外旋模式对功能性脊柱后凸、圆肩患者（如帕金森病患者）是一种有益的活动。在屈曲／外展／外旋时告诉患者"缓慢吸气"，在双侧对称性伸展／内收／内旋时告诉患者"缓慢呼气"，可以改善呼吸。

推／反向推模式也可以用来提高坐位下的动态稳定性（图 3.35），上肢一起向上越过面部，双手张开，前臂旋前，肘部伸展，肩屈曲超过 90°。这是面部的一种保护模式，并通过肩胛的前伸来促进肩部屈曲和肘部伸展。在回缩或反向推时，双手合拢，前臂旋后，肘屈曲，肩部伸展，将手臂向后和两侧拉。在反向推（后撤模式）时保持可以有效地促进对称性的肩胛内收、躯干伸展和躯干直立。

结果

运动控制目标：改善动态姿势控制能力（可控的灵活性）。

功能性技能的获得：获得坐位下适当的功能性技能，在够取和进行日常生活活动（如洗澡、梳洗和穿衣）时允许独立。

改善滑行的干预措施

滑行是一种能让身体在坐位下前后移动的能力。成功滑行的关键是重心向稳定（静止）侧转移。在骨盆向前（或向后）移动之前，这样做可以减轻运动侧的重量。上肢应与支撑面分离，不用于推离或辅助运动。滑行是床上活动和坐站转移独立（站起来之前向前滑行到座位边缘）的一项重要准备活动。

端坐位下的滑行

患者双足平放在地板上，坐在治疗台边缘，通过臀部的移动来练习向前或向后（"臀部行走"）。治疗师开始时可以口头指令动作（如"将你的重心移到右侧，现在将你的左侧骨盆和大腿向前滑行"）。治疗师可以辅助抬起并支撑运动侧大腿提供辅助，以减少摩擦的影响。也可以在运动侧膝前部（胫骨上部手法接触，不触碰髌骨）或髋后部给予轻微阻力以加强向后的移动。指导患者双手合十，双肘伸直，上肢前伸并保持（图 5.17），这有助于限制上部躯干的左右移动，并将运动与下躯干和骨盆分离。可以指导患者："双手放在前面；在你滑行的时候不要让他们左右移动"。

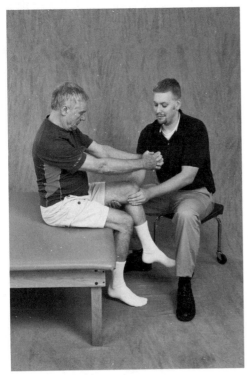

图 5.17　端坐位下的滑行　患者端坐位，双手合十，呈前伸姿势（肘部伸直，肩部屈曲）。患者练习重心向一侧转移的同时将另一侧肢体向前移动。治疗师指导患者的运动，并对运动侧肢体提供减重支持和适当阻力，以帮助肢体向前运动。然后患者重心转移到对侧，将另一侧肢体向前移动，滑行至治疗台的边缘

长坐位下的滑行

　　长坐位滑行常用于可能需要扩展支持面以维持姿势稳定的患者（如脊髓损伤患者）。为预防长坐位时出现骶骨坐位和下背部肌肉过度拉伸，腘绳肌应该具有足够的活动范围（如 90°～100° 的直腿抬高）。当患者处于长坐位时，治疗师站在患者的下肢旁，通过将双足从治疗床上抬起减少摩擦效应来辅助运动。嘱患者向前移动一侧及另

一侧骨盆。之后的反方向移动也是如此。"我希望你把重心移到一侧，另一侧骨盆向前移动。"与端坐位滑行相同，患者的双手可以交握在前面，也可以在身体两侧以便在移动时帮助平衡。

从高的台面滑离至单侧站立

　　患者坐在较高的治疗台上，双足离开地面，并要求患者向前挪到床的边缘（图 5.18A）。然后患者旋转运动侧骨盆向前，同时同侧髋膝关节伸展，足踩在地板上，另一侧骨盆坐于床面（半坐在床上）（图 5.18 B）。这个动作能够促进单侧负重，对在站立时缺乏对称性负重的患者有益（如脑卒中恢复期患者，大部分体重在健侧）。练习时患者应用受累更重的一侧负重。治疗台的适当高度对于促进正确的姿势非常重要，因此这个动作需要可调节高度的治疗台。

✳ 改善坐位平衡控制的干预措施

　　平衡被定义为在控制身体姿势和在环境中的身体定位时，在支持面上保持重心的能力。平衡控制是通过多个不同的身体系统协同工作来实现的。这些系统包括感觉系统（视觉、本体感觉和前庭觉输入以及中枢神经系统的感觉整合）、肌肉骨骼系统（肌肉协同作用）、神经肌肉系统（姿势张力、自动化姿势协同以及预期、反应和适应性机制）和认知/感知系统（内部表征、感官信息的解读、运动计划）。**反应性平衡控制**是指在受到意外干扰时基于反馈调整维持或恢复平衡的能力。意外的扰动包括手法干扰（重心的干扰）和支撑面的变化（支持面的干扰），如平台的扰动。**姿势固定反应**使身体对外力（如扰动或轻推）保持稳定。**倾斜反应**可以在支持面上重新定位重心，以应对支撑面的变化（如坐在平衡板上）。**预期平衡控制**允许中枢神经系统在主动运动之前对神经系统进行修改（预设）。中枢神经系统的中枢设定或整体准备状态受到基于先前指令、先前经验和平衡经验基础上的前馈调节的影响。例如，当患者接球时，如果指令中包括球是充气的或是加重的

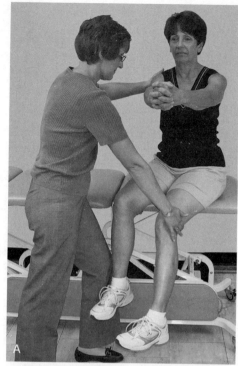

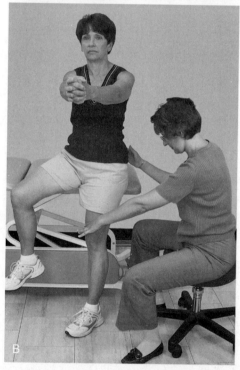

图 5.18 坐位下，从高的台面滑离至单侧站立 A.患者坐位，双手合十，上肢前伸（肘部伸直，肩部前屈），练习将重心转移至一侧的同时另一侧肢体向前移动。治疗师指导患者运动，并对运动侧肢体提供部分减重支持和阻力，以帮助肢体向前运动。然后患者将重心转移到对侧，将另一侧肢体向前移动，滑行至治疗台边缘。B.患者将左下肢移动到负重（支撑站立）状态，同时另一侧髋部放在台面上。给予股四头肌轻微的压力以促进膝伸展。为了确保合适的站立高度，需要可调节高度的治疗台

（例如，1.36kg），那么患者会产生截然不同的反应。**自适应平衡控制**是指相对于不断变化的任务和环境要求，适应或调整姿势反应的能力。先前的经验（学习）会影响一个人的适应性和策略选择[7]。当平衡控制的各个方面在自主活动、失稳、纠正动作以及预防跌倒的反应过程中都能发挥作用时，就能实现最佳功能。

干预措施的选择是在对有助于平衡控制的系统和损伤的功能结果（如功能表现和跌倒史）进行详细检查的基础上制订的。对大多数患者来说，平衡训练是一个多方面的运动计划，通常开始于坐位，然后通过其他直立姿势（如跪位和站立位）增加重心和减少支持面来增加挑战性。病情较严重的患者（如颅脑损伤或脊髓损伤患者）可能会花费相当长的时间恢复坐位平衡。对于其他病情较轻的患者，坐位平衡训练可能只是平衡训练计划的一小部分，而站立平衡训练则是重点。接下来的部分会提供一些坐位下的建议策略和训练动作。

改善反应性平衡控制的干预措施

患者坐在稳定的平面（治疗床）上，双足平放在地板上。治疗师在不同的方向，向前和向后、从一侧到另一侧以及对角线上提供小范围的**手法干扰**。手的接触点应该在躯干上，而不是在肩部或上肢。重要的是要确保适当的姿势反应。例如，向后移动时，躯干和髋部屈肌处于激活状态。向前移位时，躯干和髋部伸肌处于激活状态。如果位移使重心靠近或超过稳定极限，则上肢保护性伸展反应会启动，并且侧向位移比前后位移更容易激活上肢保护性伸展反应。如果患者的反应不适当（即缺乏足够的相反运动或适当时序），开始练习时治疗师可能需要口头指令或手法接触。然后患者逐渐进阶为主动的反应。阻力干扰应与患者的控制水平相适应。使用轻柔的干扰很重要，没有必要使用过度的力量刺激平衡。治疗师可以改变支持面以增加或减少在干扰期间的难度。从可预测的干扰（"不要让我把你往后推倒"和"现在不要让我把你向前推倒"）向没有预先指令的不可预测的干扰逐渐进阶。在前一种情况下，预期

控制机制和反应控制机制都被激活，而在后一种情况下，主要使用反应控制机制。

> 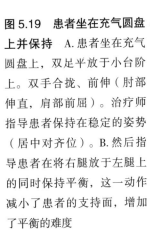 **临床笔记**：了解患者的能力并预测患者的反应能力非常重要。超过患者的能力范围可能会引起焦虑和害怕跌倒。姿势固定可能是对这种情况的反应，常见于小脑共济失调患者。同样重要的是要调整反应，根据患者能力的改善情况增加适合的难度。

使用可移动和复杂的平面提高平衡控制能力

平衡板或充气圆盘

在可移动平面（平衡板、充气圆盘或治疗球）上的运动可用于改善患者的支持面和姿势机制。平衡板的构造允许不同的运动。运动的类型和数量是由板的设计决定的。底部为曲线的（双向）板能够允许在两个方向上运动；圆底板允许在各个方向上运动。曲线的度数或圆底大小决定了在任何方向上的运动量。随着曲线度数增加或圆底的增大，运动会相应增加。板的类型选择取决于患者的能力和允许的运动类型和范围。

充气圆盘是患者坐着时放置在其下方的一种圆顶状治疗垫。它允许在各个方向上进行有限的运动（图5.19A）。可以通过改变充气量的水平（硬盘比软盘可提供更大的挑战）或改变支持面来改变难度级别（图5.19B）。

当患者坐在平衡板或充气圆盘上时，双足应平放于地板上。身高较矮的患者可能需要一个台阶或凳子。开始时让患者在居中对齐坐位保持平衡，然后患者可以进行主动的重心转移，将平衡板倾斜或在充气圆盘上向不同方向移动。这些由患者主动做出的挑战可以探索其稳定极限，并有助于改善预期和反应性平衡控制。

计算机平台 / 反馈训练

计算机平台系统可以为患者提供有关压力测量中心的反馈。患者坐在平台上，练习保持身体

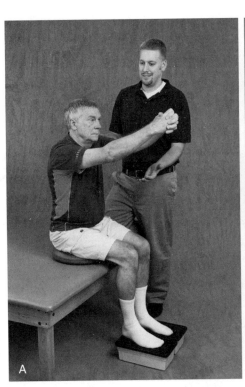 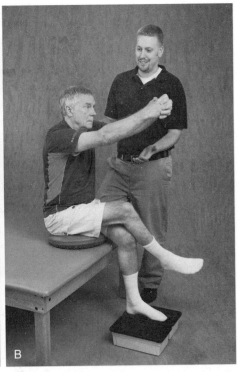

图5.19 患者坐在充气圆盘上并保持 A.患者坐在充气圆盘上，双足平放于小台阶上。双手合拢、前伸（肘部伸直，肩部前屈）。治疗师指导患者保持在稳定的姿势（居中对齐位）。B.然后指导患者在将右腿放于左腿上的同时保持平衡，这一动作减小了患者的支持面，增加了平衡的难度

稳定（居中对齐），并向各个方向移动身体（集中于稳定极限）。显示器可以提供压力中心变化的视觉反馈。设备类似于改善站立平衡的计算机设备。

球类活动

治疗球可以用来促进平衡反应。坐在球上训练可以通过内在反馈机制（视觉、本体感觉和前庭觉输入）促进姿势控制，并挑战反应性和自适应性姿势控制。球的使用也增加了康复计划的新颖性，可以很容易加入小组课程里。患者刚开始可能有不安感，因此应给予相应的保护措施。治疗师可以坐在患者的正后方，用自己的身体保护患者的身体（图 5.20），也可以从患者前方提供稳定支持。如果患者具有强烈的不安全感，开始时球可以放在地板的圆环内，防止它向任何方向移动。一个充气不足的球放在柔软的地板治疗垫上比一个完全充气的球放在瓷砖地板上更不容易滚动。开始时治疗师可以提供手法提示、手法辅助或口头指令引导患者正确运动或使患者稳定。随着控制能力的改善，治疗师逐渐减少辅助，以提高患者的主动控制能力。

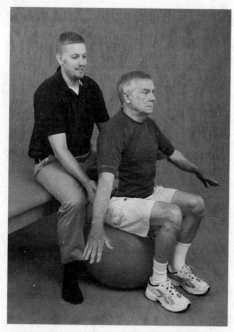

图 5.20　坐在球上，保持　开始时，患者坐在治疗球上，治疗师可以坐在治疗床上（为了最大程度的安全）或另一个球上从后面保护和支撑患者。治疗师双手保持在患者臀部附近，但不接触患者或球。指导患者在球上保持稳定。患者双上肢在较低的保护性位置向两侧伸出，髋膝关节屈曲 90°，双足分开

选择大小合适的球对于确保正确的坐姿是很重要的。当患者坐在球上时，髋膝应屈曲 90°（90—90 原则），膝与足对齐。双足应平放在地板上，与髋同宽。需根据患者的身高选择合适大小的球，指导原则见专栏 5.5。

专栏 5.5　球的尺寸选择建议

患者身高	建议球大小
< 152cm	45cm
152 ~ 170cm	55cm
> 170 ~ 190cm	65cm
> 190cm	75cm

临床笔记：坐位时髋关节屈曲受限的患者（如刚接受全髋关节置换术的患者）可以选择较大的球来减少髋关节屈曲的角度。超重或肥胖的患者可能需要较大的球以提供更大的表面积。

静态球类活动

开始时，要求患者保持中立坐位（足趾和膝向前，双足与髋同宽，膝与双足对齐，骨盆中立位）。告诉患者："坐直，保持稳定；不要让球滚向任何方向。"坐到球的一侧会导致不稳定和从球上脱离。以柔和的弹跳形式进行的挤压动作可以用来辅助直立姿势。刚开始时，手可以放在膝上（最稳定的位置）。随着控制能力的改善，告诉患者举起上肢（例如，肩部前屈、肘部伸直、双手紧握向前的姿势）（图 5.21A）。也可以让患者将手臂向两侧伸出，肩部外展，肘部伸直（图 5.21B）。这能够使上肢在球上辅助平衡。也可以告诉患者专注于一个视觉目标，这可以增强稳定反应。

动态球类活动

只有在患者达到静态控制后才能尝试动态球类活动。如前所述，增加躯干和肢体的运动需要预期的平衡控制以及反应性控制。正如在专栏 5.6 中提到，并在图 5.22 ~ 5.32 中描述的一样。

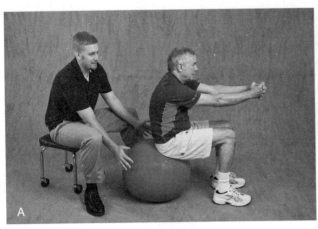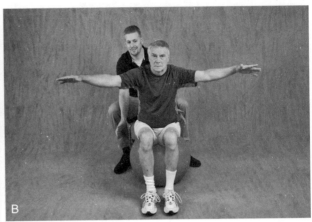

图 5.21　坐在球上，保持　A.患者坐在球上，身体保持稳定，双手紧握伸向前方（肘部伸直，肩部屈曲）。B.为了增加平衡控制，可将肩部外展至两侧，肘部伸直

专栏 5.6　动态球类活动

骨盆和躯干活动

- 骨盆前 / 后转移。患者通过骨盆前倾和后倾来前后滚动球，短暂保持，然后恢复至骨盆中立位（图 5.22）。
- 骨盆侧方转移。患者将球从一侧滚到另一侧（图 5.23），骨盆侧方移动，短暂保持，然后回到中立位。
- 骨盆时钟运动。患者通过骨盆的运动使球旋转一圈，先顺时针，然后逆时针。

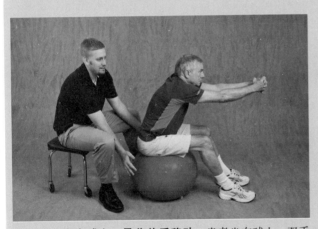

图 5.22　坐在球上，骨盆前后移动　患者坐在球上，双手合十前伸（肘部伸直，肩部屈曲）。头部、上部躯干和上肢保持稳定。治疗师指导患者通过骨盆运动（前后倾）前后滚动球

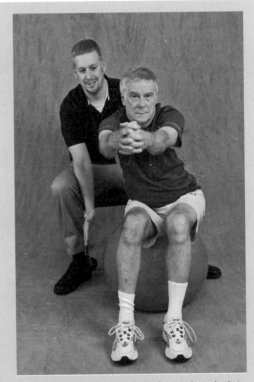

图 5.23　坐在球上，骨盆侧方移动　患者坐在球上，双手合十向前（肘部伸直，肩部弯曲）。头部、上部躯干和上肢保持稳定。治疗师指导患者通过骨盆侧倾将球从一侧滚到另一侧

续栏

• 躯干侧向旋转。患者将双上肢向两侧伸展，尽可能向左旋转（扭转），回到中线，然后向右扭转。可以结合头/颈部旋转（"向四周看"）。也可以手持小型治疗球进行躯干旋转（图5.24）；旋转也可以呈对角线进行。

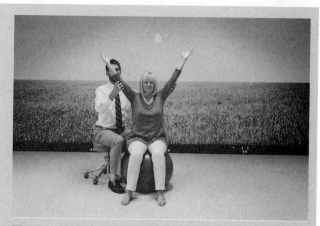

图5.25　坐在球上，肘部伸直，双上肢对称举过头顶　这种模式可以牵伸胸肌，扩张胸部，并促进上部躯干的对称性伸展

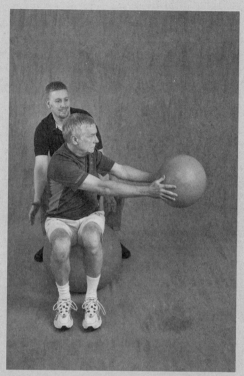

图5.24　坐在球上，头、躯干旋转　患者手持小型治疗球，练习头、躯干向左旋转，保持坐位平衡。然后患者转至另一侧，在新的方向上尽可能地移动球

上肢活动

• 上肢举起。患者将一侧上肢向前举至水平位置或头顶，然后返回；对侧肢体重复此动作。
• 上肢双侧对称上举。患者伸肘做越过头顶的动作（图5.25），可牵伸胸肌，扩张胸部，促进上部躯干伸展。
• 抛球和接球。患者向目标抛球和接球（图5.26A和B）。双足可平放在地板上，也可平放在充气圆盘上以增加难度（图5.27）。

下肢活动

• 上抬膝关节。患者将一侧下肢抬起至髋关节屈曲位，短暂支持，然后恢复至中立位；对侧肢体重复该动作。
• 原地踏步（交替上抬膝关节）。患者在原地有节奏地踏步，开始较慢，然后逐渐加快。
• 对侧上/下肢上抬原地踏步。患者抬起右上肢和左膝，然后放下，左上肢和右膝重复（图5.28）。

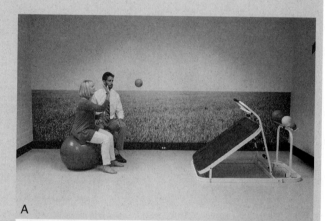

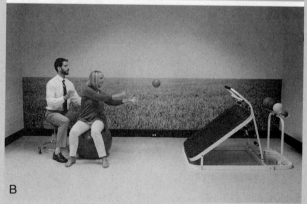

图5.26　坐在球上，扔球和接球　A.患者练习扔球和接球，同时保持坐姿稳定。B.治疗师改变扔球方向，让患者转到一侧，扔、接球

• 膝关节伸展。患者伸直膝关节，将足向前伸3次然后回来（图5.29），这个动作可进阶为膝关节和对侧肘关节同时伸展（图5.30）。

续栏

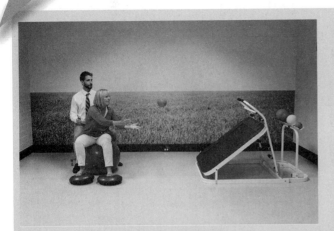

图 5.27　坐在球上，在保持坐姿稳定的同时，抛、接球　双足置于充气圆盘上，可增加对动态平衡的挑战

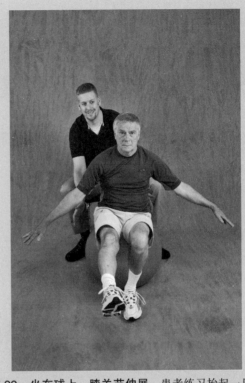

图 5.29　坐在球上，膝关节伸展　患者练习抬起一只脚，伸展膝关节，同时保持稳定地坐在球上。双侧上肢以保护性的姿势向两侧伸出。这个动作可以通过用运动侧脚写字母或数字来增加难度

- 膝关节伸展的同时踝关节运动（用运动侧脚画圈或在空中书写字母）。
- 向一侧迈步。患者将下肢移到一侧呈髋关节外展和膝关节伸展位（图 5.31），短暂维持，然后返回原位。这个动作可以进阶到髋关节外展，膝关节屈曲，下移至单膝跪位，同时半坐在球上（改良半跪位）。
- 足跟离地和足趾离地。患者在保持足趾接触地面的同时，将双足跟抬离地面，然后在保持足跟接触地面的同时，将两侧足趾抬起。可以进阶为交替抬起。
- 踢球。将一个小型治疗球滚向患者，患者将小型治疗球踢回给治疗师。

四肢活动

- 开合跳。患者将双侧上肢举过头顶，拍手，然后将手放回起始位（沿着球的两侧）。这个动作结合了在球上弹跳和交替的膝屈伸（图 5.32）。

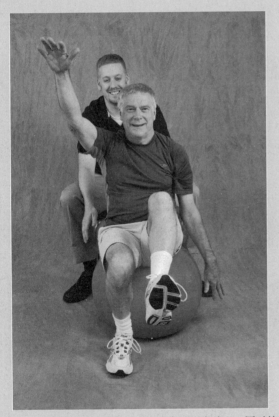

图 5.28　坐在球上，踏步　患者稳定地坐在球上，同时练习踏步（髋膝交替屈曲）。这些运动结合交替的上肢运动（肩关节屈伸）。这是一种四肢运动模式，坐在球上时需要相当大的动态稳定性

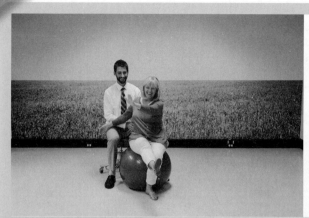 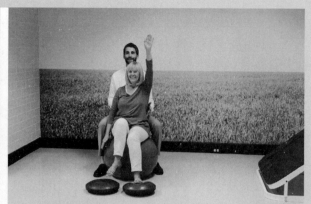

图 5.30　坐在球上，下肢和对侧上肢抬起　A.患者练习单膝伸展的同时对侧上肢伸展，足接触地板。B.或髋部屈曲，对侧上肢举起，双足置于充气圆盘上

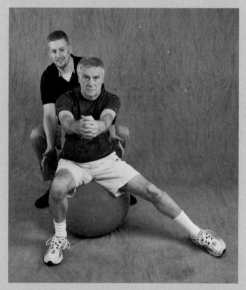

图 5.31　坐在球上，侧方迈步　患者稳定地坐在球上，同时练习侧方迈步，一侧下肢髋关节外展、膝关节伸展，双手紧握，上肢保持向前伸的姿势（肘关节伸展、肩关节前屈）

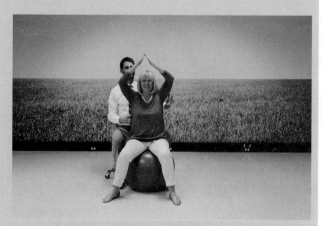

图 5.32　坐在球上，开合跳　患者练习开合跳，双上肢举过头顶并拍手，同时双下肢交替进行髋外展 / 内收

临床笔记：骨盆运动训练时积极稳定上躯干是很重要的，可以通过倾斜上部躯干来防止产生运动。让患者保持双上肢稳定（如双手握在一起或举第 2 个球），告诉患者："保持上半身稳定，让你的手在你前面的目标上向前伸直。"

临床笔记：应密切监测和调整球类活动，以确保患者的安全。治疗师应该注意并使用适当的保护技巧。对于一些患者（如颅脑损伤和小脑共济失调患者），可能需要使用安全带或吊带。这些预防措施能够使平衡障碍较重的患者在没有人工辅助的情况下练习。

红旗征：对于前庭功能不全的患者，在进行治疗球活动时可能会感到头晕、恶心或焦虑。应仔细监测这些患者在活动时的变化，并将难度降低到可承受的水平。对于一些病情严重的患者来说，球类活动可能是禁止的。

改善适应性平衡控制

适应性平衡控制可以通过调整或改变任务以及环境需求来改善。如专栏 5.7 中所介绍。

> **专栏 5.7**　改善适应性平衡控制的策略
>
> - **调整支撑面和躯体感觉输入**：改变支撑面，从坐在治疗床上到坐在高密度泡沫垫上，再到坐在充气圆盘上，再到坐在治疗球上；把脚从有摩擦力的治疗垫上（瑜伽垫）移动到瓷砖地板，再到充气圆盘，再到双脚放在小型治疗球上。
> - **调整视觉输入**：从睁眼到闭眼。
> - **调整支持面**：从双足分开到双足并拢，再到将一条腿交叉放在可移动的支撑面上（充气圆盘或球上）；由双上肢支撑到双上肢无支撑（如双上肢保持在前方，向两侧展开，或抱在胸前）。
> - **调整肢体动作**：从单侧肢体动作到双侧肢体动作，再到组合的肢体动作（如四肢活动）；改变运动的方向和范围；增加 / 改变阻力的大小。
> - **调整活动**：增加速度、范围、重复的次数。
> - **调节活动节奏**：使用节奏计时设备（例如，节拍器或带有特定音乐节拍的个人听力设备）。
> - **使用双重任务**：增加一个其他的运动或认知任务（例如，坐着的时候拿着一个盛有一杯水的托盘，或者计算 100 连续减 3）。
> - **调整环境**：从封闭的环境（如给一些颅脑损伤患者准备安静的房间）到开放的环境（繁忙的治疗区域或健身房），再到模拟的家庭环境。

结果

运动控制目标：改善坐位平衡控制能力。

功能性技能的获得：在坐位下表现出适当的功能性平衡能力，可以在日常生活中获得独立性。

✳ 坐位综合性医疗训练

综合医学结合了古代的智慧和现代最佳的医学实践，提供以患者为中心的医疗服务，它考虑到人整体的健康，包括心理、精神、躯体，并强调保健和预防医学。综合医学被综合医学学术健康中心联盟（The Consortium of Academic Health Centers）定义为"在医学实践中重申医患关系的重要性，关注于人类整体，以证据为依据，并利用所有合适的治疗方法、卫生保健专业人员和学科来实现最佳的健康和愈合 [11]。"身心锻炼的临床益处有很多文献记载 [12-14]。太极拳和瑜伽就是可以在康复环境中进行的、富有趣味性的综合锻炼的例子。这些锻炼可以按照治疗师和患者 1：1 的比例来进行，也可以分组进行。个体化的治疗方案允许根据患者的特殊需求给予手法提示和口头指令，并对有跌倒风险的患者进行严密保护。小组练习提供了社会化和支持的机会。

坐式太极拳

太极拳是一种古老的，以缓慢、专注的动作和姿势为表现的中国武术，可以强化身体的意识、灵活性、力量和平衡。最新的研究表明，这种锻炼方式对有运动障碍的患者的功能和心理具有较为深远的影响。太极拳可以改善平衡、增强功能灵活性和行走耐力 [15-17]。

太极拳也有很好的心理调节作用，包括减轻疼痛和压力 [18,19]。众所周知，慢性疾病会给患者、家属和护理人员带来负担 [20]。为了改善患者的依从性以及让患者在完成固定的锻炼项目后能继续坚持锻炼，该项目鼓励患者以及家属、朋友和护理人员共同参与，改善患者和支持者的健康状况。一项太极"伙伴"计划为帕金森病患者和他们的支持者（通常是家庭成员或朋友）开设了联合课程，据患者和其支持者反映，他们的身体、心理和社会生活都有所改善 [12]。附录 5A 提供了一种适合由于关节疼痛、虚弱或平衡问题而不能进行站立练习的患者的练习方式。这套训练强调坐位下的重心转移、平衡、柔韧性和力量训练。该训练可以作为独立治疗课程或家庭锻炼计划，或作为小组治疗的一部分，以促进患者社会化。

坐式瑜伽

瑜伽是起源于印度的一种集躯体、思维和精

神为一体的练习方法。瑜伽有许多不同的风格，大多数结合一系列的身体姿势（称为体式）和呼吸控制（称为调息），强调对称性、灵活性、力量、平衡和呼吸意识。练习瑜伽的好处已经在各种情况的患者身上被证明[21-26]。附录5B：帕金森病晚期坐式瑜伽，是一种坐式瑜伽练习示例，旨在改善患者的姿势、灵活性和核心稳定性。该训练可以作为独立治疗课程或家庭锻炼计划，或作为小组治疗的一部分，以促进患者融入社会。

✳ 坐位能力评测结果指标

使用标准化的测量方法来记录患者的坐位能力和康复计划的结果是很重要的。一些测量是针对特定的残疾类型的，例如**急性脑卒中患者运动能力量表**[27]和**脑卒中患者姿势评估**[28,29]，其余的

则是通用量表。**功能独立性量表**[30, 31]是康复治疗中最常用的评测方法之一。在评估使用何种仪器时，重要的是要了解所测量的参数，这些参数如下。

- 描述性参数：患者的依赖性或独立性水平（患者需要的辅助程度）；困难度、疲劳感或疼痛；每天不同时间段的波动；药物水平；环境影响。

- 定量参数：患者能够保持坐位姿势稳定的时间，以及在坐位下完成活动所需的时间（如躯干或肢体运动）。

- 定性参数：保持姿势的稳定性；调整支持面的稳定性；通过手的支撑来保持姿势；重心转移和肢体运动的适应性；运动的全面协调性；接受挑战和保持姿势的能力。

表5.1为坐位能力评测的标准指标。

表 5.1 坐位能力评测的标准指标	
评测方法	**具体条目**
Berg 平衡测试（BBT）[32-35]	坐位到站立位
	无支持的坐位
躯干控制测试[36]	坐在床边
	双足离地
	仰卧位到坐位
Duke 移动技能[37]	无支持坐位
	坐着伸手拿东西
	从椅子上站起
	从床到椅子
躯干损伤程度[38]	静止性坐位
	侧倾
	骨盆侧倾
	躯干旋转

评测方法	具体条目
脑卒中患者姿势评估 [28,29]	无支持坐位，足离地
	仰卧位至坐位
	坐位至仰卧位
	坐位至站立位
	站立位至坐位
急性脑卒中患者运动能力量表 [27]	仰卧位至坐位
	无支持坐位
	坐位至立位
Fugl-Meyer 平衡评估量表 [39-41]	无支持坐位
Rivermead 转移指数 [42,43]	仰卧位至坐位
	无支持坐位
	坐位至立位
运动评定量表 [44]	支撑坐位下的上肢活动
改良功能性够取 [45]	坐位下向前伸的距离
以表现为导向的动态平衡评估量表 [46]	支撑坐位下的上肢活动
	坐位下向前伸的距离
坐位下功能测试（FIST）[47]	静止性坐位
	向前够取
	从地板上捡起物品
	健侧上肢向侧方够取
	患侧上肢向侧方够取
	健侧上肢从后面捡起物品
	闭眼下坐位
	向前推
	向后推
	向前滑动
	向侧方推
	患侧上肢从后方捡起物品
	足离开地板
	向后方滑动（5cm）
	向侧方滑动（5cm）
	摇头示意"不"

续表

评测方法	具体条目
功能独立性量表 [30,31]	洗澡
	穿衣
	如厕
	转移：床椅、轮椅、厕所、马桶、浴室
Barthel 指数 [48,49]	洗澡
	穿衣
	转移至厕所
	床椅转移

学生实践活动

专栏 5.8 学生实践活动的重点在于坐位下的任

务分析。专栏 5.9 学生实践活动的重点在于改善坐位和坐位平衡控制的能力和策略。专栏 5.10 学生实践活动展现了选定的临床问题和患者资料，要求学生实践有关干预措施的临床决策。

专栏 5.8　学生实践活动

坐位下任务分析

目的： 为坐位任务分析技能的培养提供实践机会。

设备要求： 可调节高度的平台或治疗床，一个半圆形的平衡板。

指导： 2 ~ 3 名学生为一组。首先让组里的每个人坐在治疗垫上，先端坐位（膝关节屈曲，足平放在地板上），然后改变为长坐位（膝关节伸展）。然后让每个人在 2 种姿势中练习重心向稳定极限转移。最后，让每个人坐在放在硬地面上的半圆形平衡板上，练习坐在板的中心（不要倾斜）；然后减小支持面后坐在平衡板上（一条腿交叉在另一条腿上；坐在较高的位置上，双足不接触地面）。

观察和记录： 以下列问题为指导，观察和记录各组所观察到的不同坐姿下的变化和相似之处。

▲人的正常坐姿是怎样的？

▲端坐位和长坐位之间有什么不同？

▲在重心转移的过程中到达稳定极限时，每个方向的位移是否对称？

▲当坐在平衡板上时，这个人在板上保持中心力学对线的能力有多少（没有触地支撑）？双上肢的位置在哪里？当一条腿交叉放在另一条腿上时，有什么变化？当坐在较高的座位上，双足都离开地面时又有什么变化？

▲什么样的病理 / 损伤会影响患者的坐位能力？

▲什么样的代偿策略可能是必要的？

▲哪种环境因素会限制或影响坐位？需要做哪些调整？

专栏 5.9　学生实践活动

改善坐位和坐位平衡控制的技巧和策略

▲坐位，保持

- 稳定反转
- 节律性稳定

▲坐位，重心转移，锥形物体叠加

▲坐位，重心转移，动态反转

▲坐位，应用 PNF 上肢运动模式，使用动态反转

- 下砍和反向下砍
- 上抬和反向上抬
- 双侧对称性推和撤回
- 双侧对称性屈曲 / 外展 / 外旋，节律性启动

▲坐位，手法干扰

▲坐位，球类运动

- 移动骨盆（前后、侧向、全范围钟点式运动）

续栏

- 举起上肢（单侧、双侧对称、双侧不对称，交替进行）
- 抬起下肢（髋关节屈曲，膝关节伸展，踝关节画圈或侧向移动，提踵，足趾离地）
- 头和躯干旋转（横向旋转，对角线旋转）
- 原地踏步（对侧上肢和下肢上抬）
- 开合跳（跳跃时上肢上举过头）
- 接球和投球（充气的球，加重的球）；打气球
- 踢球

▲双重任务活动：坐在球上的同时倒1杯水；计算100连续减7

▲辅助下完成端坐位或长坐位滑行

▲从高的台面上滑下到可调整的站立位

目的： 提供改善坐位和坐位平衡控制技巧的练习机会。

设备需求： 平台垫、治疗床、治疗球、锥形物体、气球、水杯、玻璃杯。

指导： 4~6名学生为一组，完成章节大纲中的每个项目。每个成员扮演不同的角色（如下所述），并在进行新项目时转换角色。

▲1人扮演治疗师并参与讨论

▲1人扮演患者并参与讨论

▲其余成员参与讨论并在演示过程中提供反馈。小组中的一员被指定为"事实调查员"，以便返回大纲确认讨论的要点（如有必要）或讨论成员间无法达成一致的内容

大胆思考、头脑风暴和分享想法应该贯穿整个活动！在接下来的章节都应该进行下列活动。

1. 对活动的讨论，包括患者和治疗师的体位。考虑什么体位可以促进活动（比如先确定一个位置，然后通过手的位置来改变重心）。

2. 对技术的讨论，包括它的描述、适应证、治疗师手的放置（手法接触）和口头指令。

3. 由指定的治疗师和患者演示这项技术的活动和应用。演示期间的讨论应该是持续的（演示不应完全由指定的治疗师和患者负责）。在整个演示过程中，所有小组成员都应该提供提议、建议和支持性反馈。在演示期间，对增加或减少活动挑战性的运动策略展开讨论。

如果团队中有任何成员认为他需要额外练习这项活动和技巧，团队应该给予时间来满足请求。所有提供帮助（意见、建议和支持性反馈）的成员也要陪同完成练习。

专栏 5.10 学生实践活动

选择适当的干预措施改善坐位控制能力

目的： 根据选定的临床问题和患者资料，通过选择合适的治疗干预措施来改善坐位控制能力，练习临床决策技能。下面列出了几个案例在物理治疗检查中有意义的发现。

案例1：车祸后双侧经股骨截肢的患者

关节活动范围： 双下肢髋关节伸展0°~5°

徒手肌力评定： 臀大肌3+/5，臀中肌3+/5，腹肌3/5

姿势评估： 骨盆前倾伴腰椎过度前凸

平衡评估： 改良功能性够取测试=17.78cm

功能： 患者在坐位时表现为多平面不稳。穿戴假肢进行步态训练的进展受到力量、关节活动范围、姿势和平衡障碍的影响。

干预措施：

1.

2.

3.

说明： 根据临床资料，选择和列出3个适合该患者治疗的干预措施。所选择的干预措施应该在前3次治疗期间使用。

案例2：右侧脑卒中患者

关节活动范围： 左侧肩关节外旋0°~5°，外展0°~50°；左侧髋关节外旋0°~5°，外展0°~15°

徒手肌力评定： 左侧肩关节外旋3/5，外展3/5；左侧臀大肌3/5

姿势评估： 左肩关节半脱位，伴屈肌痉挛；左髋关节内旋，处于痉挛状态

平衡评估： 坐位下功能测试=向前够取2/4，把物品从地板上拿起来0/4，患侧上肢向侧方伸展1/4

功能： 侧向不稳定，进食时向左侧倾斜

干预措施：

1.

2.

3.

案例3：患者为现役军人，全身70%以上的面积被简易爆炸装置造成Ⅱ度和Ⅲ度烧伤，目前通过气管插管补充氧气

关节活动范围： 双上肢、双下肢、躯干存在明显的关节活动范围受限

徒手肌力评定： 比目鱼肌3+/5，股二头肌3+/5，臀大肌3+/5

姿势评估： 脊柱前屈

平衡评估： Berg平衡测试=坐位转移至站立位0/4，双足

续栏

着地 0/4，无支持下坐位	徒手肌力评定：竖脊肌肌力 2/5
功能：肋间胸廓扩张减少，潮气量下降，分泌物清除率低	**姿势评估**：功能性驼背，骶骨位坐姿
干预措施	**平衡评估**：Barthel 指数 = 进食 5/10，修饰 0/5，穿衣 5/10
1.	**功能**：躯干旋转角度减少，头部躯干分离活动缺乏；坐在床边穿袜子和鞋子需适量辅助；不能自己系安全带
2.	**干预措施**：
3.	1.
案例 4：帕金森病患者	2.
关节活动范围：双上肢屈曲 0°～110°，外旋 0°～20°，双下肢直腿抬高 0°～70°，髋关节内旋 0°～10°，外旋 0°～20°	3.

总结

本章阐述了坐位和坐位平衡控制下的要求。讨论了改善静态和动态平衡控制以及反应性、预期性和适应性平衡技能的干预措施。在通过各种锻炼和活动逐步挑战控制能力时，确保患者安全是提高功能性表现的关键。

合理的临床决策将有助于选择最适当的活动和技术来改善患者的坐姿和坐位平衡技能。本章介绍的很多干预措施可以为制订改善功能的家庭锻炼计划提供基础。尽管所描述的一些干预措施明确需要物理治疗师的技巧性干预，但许多干预措施可以在修改或调整后作为家庭锻炼计划应用于患者（自我管理策略）、家庭成员或其他参与护理的人员。

参考文献

1. Levangie, P, and Norkin, C. Joint Structure & Function, ed 5. Philadelphia, F.A. Davis, 2011.
2. Neumann, D. Kinesiology of the Musculoskeletal System, ed 2. St. Louis, Mosby Elsevier Science, 2009.
3. Schmidt, R, and Lee, T. Motor Control and Learning: A Behavioral Emphasis, ed 5. Champaign, IL, Human Kinetics, 2011.
4. Magill, R. Motor Learning and Control: Concepts and Applications, ed 9. New York, McGraw-Hill, 2011.
5. Wulf, G. Attentional focus and motor learning: a review of 15 years. Int Rev Sport Exer Psychol, 2013; 6:77.
6. Sturmberg, C, et al. Attentional focus of feedback and instructions in treatment of musculoskeletal dysfunction: a systematic review. Manual Ther, 2013; 18:458.
7. Shumway-Cook, A, and Woollacott, M. Motor Control—Translating Research Into Clinical Practice, ed 4. Baltimore, Lippincott Williams & Wilkins, 2012.
8. Schenkman, M, et al. Exercise to improve spinal flexibility and function for people with Parkinson's disease: a randomized, controlled trial. J Am Geriatr Soc, 1998; 46:1207–1216.
9. Hass, C, et al. Concurrent improvements in cardiorespiratory and muscle fitness in response to total body recumbent stepping in humans. Eur J Appl Physiol, 2001; 85:157–163.
10. Page, S, et al. Resistance-based, reciprocal upper and lower limb locomotor training in chronic stroke: a randomized, controlled crossover study. Clin Rehabil, 2008; 22:610–617.
11. The Consortium of Academic Health Centers for Integrative Medicine. About us. Retrieved on July 6, 2014, www.imconsortium.org/about/home.html.
12. Klein, P, and Rivers, L. Tai chi for individuals with Parkinson's disease and their support partners: program evaluation. J Neurol Phys Ther, 2006; 30:22–27.
13. Raub, J. Psychophysiologic effects of hatha yoga on musculoskeletal and cardiopulmonary function: a literature review. J Altern Complement Med, 2002; 8:797–812.
14. Wang, C, Collet, J, and Lau, J. The effect of tai chi on health outcomes in patients with chronic conditions: a systematic review. Arch Internal Med, 2004; 164:493–501.
15. Hackney, M, and Earhart, G. Tai chi improves balance and mobility in people with Parkinson's disease. Gait Posture, 2008; 28:456–460.
16. Hackney, M, et al. Effects of tango on functional mobility in Parkinson's disease: a preliminary study. J Neurol Phys Ther, 2007; 31:173–179.
17. Li, F, et al. Tai chi-based exercise for older adults with Parkinson's disease: a pilot-program evaluation. J Aging Phys Act, 2007; 15:139–151.
18. Esch, T, et al. Mind/body techniques for physiological and psychological stress reduction: stress management via tai chi training—a pilot study. Med Sci Monit, 2007; 13:CR488–CR497.
19. Ghaffari, B, and Kluger, B. Mechanisms for alternative treatments in Parkinson's disease: acupuncture, tai chi, and other treatments. Curr Neurol Neurosci Rep, 2014; 14:451.
20. Hodgson, J, Garcia, K, and Tyndall, L. Parkinson's disease and the couple relationship: a qualitative analysis. Fam Syst Health, 2004; 22:101.
21. Ebnezar, J, et al. Effect of an integrated approach of yoga therapy on quality of life in osteoarthritis of the knee joint: a randomized control study. Int J Yoga, 2011; 4:55–63.
22. Ebnezar, J, et al. Effect of integrated yoga therapy on pain, morning stiffness and anxiety in osteoarthritis of the knee joint: a randomized control study. Int J Yoga, 2012; 5:28–36.
23. Ebnezar, J, et al. Effects of an integrated approach of hatha yoga therapy on functional disability, pain, and flexibility in osteoarthritis of the knee joint: a randomized controlled study. J Altern Complement Med, 2012; 18:463–472.
24. Garfinkel, M, et al. Yoga-based intervention for carpal tunnel syndrome: a randomized trial. JAMA, 1998; 280:1601–1603.
25. Evans, S, et al. Impact of iyengar yoga on quality of life in young women with rheumatoid arthritis. Clin J Pain, 2013; 29:988–997.
26. Tekur, P, et al. Effect of short-term intensive yoga program on pain, functional disability and spinal flexibility in chronic low back pain: a randomized control study. J Altern Complement Med, 2008; 14:637–644.

27. Simondson, J, Goldie, P, and Greenwood, K. The mobility scale for acute stroke patients: concurrent validity. Clin Rehabil, 2003; 17:558–564.

28. Benaim, C, et al. Validation of a standardized assessment of postural control in stroke patients: the Postural Assessment Scale for Stroke Patients (PASS). Stroke, 1999; 30:1862.

29. Pyoria, O, et al. Validity of the postural control and balance for stroke test. Physiother Res Int, 2007; 12:162.

30. Guide for the Uniform Data Set for Medical Rehabilitation (Adult FIM), Version 4.0, Buffalo, NY, State University of New York, 1993.

31. Dodds, T, et al. A validation of the Functional Independence Measurement and its performance among rehabilitation in-patients. Arch Phys Med Rehabil, 1993; 74:531.

32. Berg, K, et al. Measuring balance in the elderly: preliminary development of an instrument. Physiother Can, 1989; 41:304.

33. Berg, K, et al. Measuring balance in the elderly: validation of an instrument. Can J Public Health, 1992; 83:S7.

34. Berg, K, Wood-Dauphinee, S, and Williams, J. The balance scale: reliability assessment with elderly residents and patients with an acute stroke. Scand J Rehabil Med, 1999; 27:27.

35. Blum, L, and Korner-Bitensky, N. Usefulness of the Berg Balance Scale in stroke rehabilitation: a systematic review. Phys Ther, 2008; 88:559–566.

36. Hsieh, C, et al. Trunk control as an early predictor of comprehensive activities of daily living function in stroke patients. Stroke, 2002; 33:2626–2630.

37. Duncan, P. Duke Mobility Skills profile. Durham, NC, Center for Human Aging, Duke University; 1989.

38. Verheyden, G, Nieuwboer, A, Mertin, J. The Trunk Impairment Scale: a new tool to measure motor impairment of the trunk after stroke. Clin Rehabil, 2004; 18:326–334.

39. Fugl-Meyer, A, et al. The post-stroke hemiplegic patient: a method for evaluation and performance. Scand J Rehabil Med, 1975; 7:13.

40. Fugl-Meyer, A. Post-stroke hemiplegia assessment of physical properties. Scand J Rehabil Med, 1980; 63:85.

41. Gladstone, D, Danells, C, and Black, S. The Fugl-Myer assessment of motor recovery after stroke: a critical review of its measurement properties. Neurorehabil Neural Repair, 2002; 16:232.

42. Collen, F, et al. The Rivermead Mobility Index: a further development of the Rivermead Motor Assessment. Int Disabil Stud, 1991; 13:50–54.

43. Duncan, P, Jorgensen, H, and Wade, D. Outcome measures in acute stroke trials: a systematic review and some recommendations to improve practice. Stroke, 2000; 31:1429–1438.

44. Carr, J, et al. Investigation of a new motor assessment scale for stroke patients. Phys Ther, 1985; 65:175–180.

45. Tsang, Y, and Mak, M. Sit-and-reach test can predict mobility of patients recovering from acute stroke. Arch Phy Med Rehabil, 2004; 85:94–98.

46. Tinetti, M. Performance-oriented assessment of mobility problems in elderly patients. J Am Geriatr Soc, 1986; 34:119.

47. Gorman, S, et al. Development and validation of the Function in Sitting Test in adults with acute stroke. J Neurol Phys Ther, 2010; 34:150–160.

48. Granger, C, et al. Stroke rehabilitation analysis of repeated Barthel Index measures. Arch Phys Med Rehabil, 1979; 60:14.

49. Mahoney, F, and Barthel, D. Functional evaluation: The Barthel Index. Maryland State Med J, 1965; 14:61.

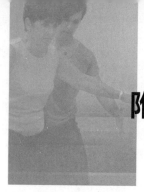

附录 5A

坐式太极拳

起势

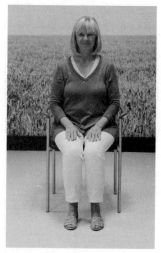

端坐在椅子上，放松坐直（身体在椅子前缘），双足并拢

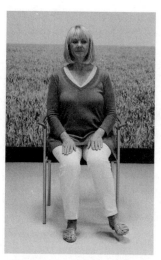

重心向右移，左腿向外侧迈步

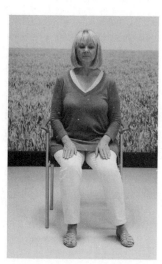

坐位时保持双足与肩同宽

手臂上抬

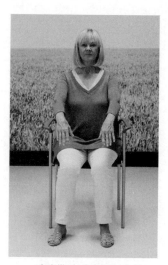

手臂带动手腕缓慢上抬

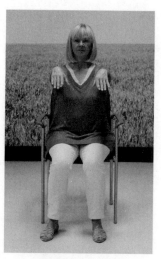

双手举至与肩同高

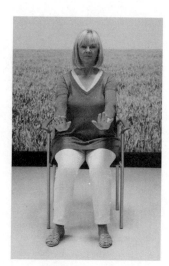

双手缓慢放下，停在大腿上

续

抱球

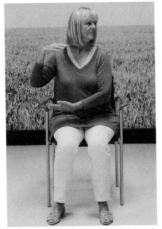 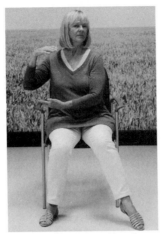 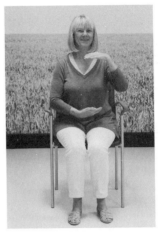

右侧抱球，躯干轻微向右转，眼睛向左看 　　足尖点地向左侧迈步 　　足向右收回，左侧抱球

对侧重复抱球动作

野马分鬃

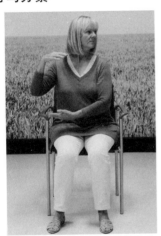 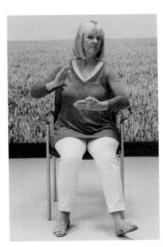 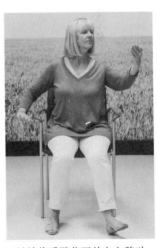

右侧抱球，躯干轻微向右转，眼睛向左看 　　右侧抱球，躯干轻微向右转，眼睛向左看，足跟点地向左侧迈步。双手交叉而过，仿佛分开一匹马的鬃毛 　　继续将手臂分开并向左移动

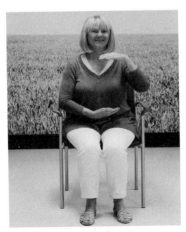

足向右收回，左侧抱球

对侧重复野马分鬃

续

单鞭

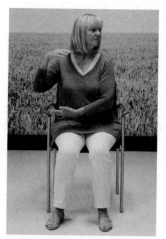

右侧抱球，躯干轻微向右转，眼睛向左看

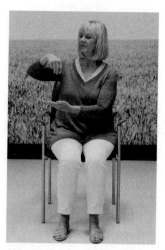

右手放松地向下放，同时五指指尖并拢

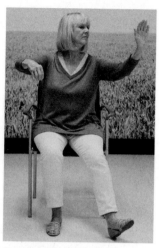

将重心从足跟转移到足掌上，同时将右臂向外侧伸展。向左侧迈一步，将左手（掌心向内）扫过面部的同时向外旋转并向远处伸展左臂

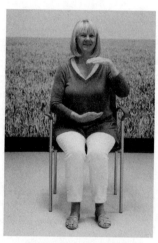

足向右收回，左侧抱球

对侧重复单鞭动作

续

收势

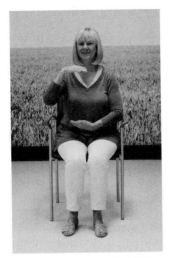

右侧抱球，双足与肩同宽

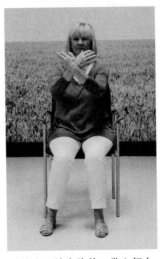

手腕交叉放在胸前，掌心朝内

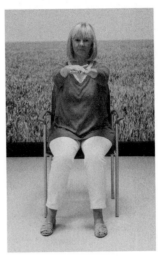

交叉的手腕分开并伸直肘

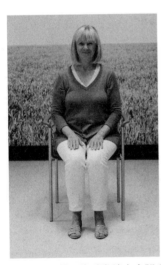

手臂缓慢往下放，将手掌放在大腿上。

收回足，放松，在椅子上坐直

注：由 Edward W Bezkor DPT, OCS, MTC 开发，改编自 Li, F. Transforming traditional Tai Ji Quan techniques into integrative movement therapy—tai ji quan: moving for better balance. J Sport Health Sci, 2014;3（1）：9–15.

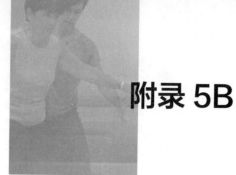

附录 5B

帕金森病晚期坐式瑜伽

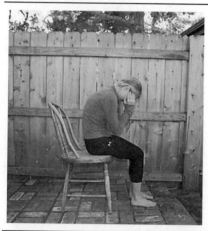

椅上猫式（Marjaryasana）

1. 开始在高椅子上坐着（身体在椅子前缘），双手各放在头的一侧。
2. 呼气时，将脊柱屈曲靠近椅背的同时双肘并拢，肩和头向前伸。保持 5 秒。

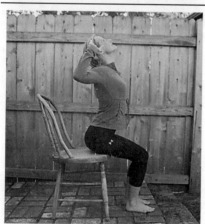

椅上牛式（Bitilasana）

吸气时，后背伸展并仰望天空，使胸部扩张，并打开双肘。保持 5 秒。

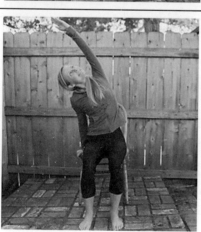

椅上门式（Parighasana）

1. 开始坐在高椅子上，将右手放在椅子上，同时左臂掌心朝内向空中上举。
2. 深吸气。
3. 呼气时，身体向右侧屈并抬头看左手。保持 5 秒。
4. 另一侧重复该动作。

续

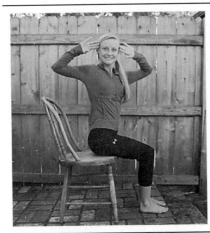

椅式脊柱扭转（Ardha Matsyendrasana）

1. 开始坐在高椅子上，双手放在头的两侧。
2. 深吸气。
3. 呼气时躯干向一侧旋转，保持 5 秒。
4. 另一侧重复该动作。

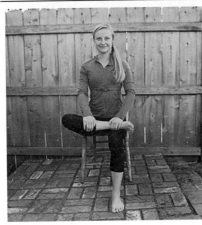

椅上鸽式（Eka Pada Rajakapotasana）

1. 开始时双腿交叉坐在高椅子上，将右踝放在左膝上。
2. 呼气时骨盆相对于髋关节向前倾，使脊柱伸长，保持 5 秒。
3. 另一侧重复该动作。

注：由 Edward W Bezkor DPT, OCS, MTC 开发，改编自 Yoga asanas by Yogi Swatmarama, compiler of the Hatha Yoga Pradipika in 15th century CE." Reference： HathaYoga Pradipika.Yoga PublicationsTrust, 2000, ISBN 978-81-85787-38-1.

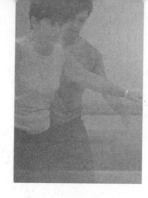

第6章 改善躯干和髋关节控制的干预措施：跪位训练和半跪位训练技巧

THOMAS J. SCHMITZ, PT, PhD

本章重点介绍使用跪位改善躯干和髋关节控制的干预措施。跪位在不需要控制膝关节和踝关节的情况下提供了改善躯干中部和髋关节控制的方法。这些直立的、抗重力的姿势是站立的重要先决条件。例如，跪位对于发展初始直立姿势控制和促进站立所需的髋关节伸展和外展稳定控制尤其有用。通过消除直立的需求，患者的焦虑和对跌倒的恐惧通常会减少。跪位训练还为从地面站起的独立转移提供了重要的准备技能。

本章所述的姿势是**跪位**（图6.1A）和**半跪位**（图6.1B）。在跪位时，双髋伸直，双侧负重主要在膝和胫骨上段，腿和足静止在支撑面上。这就创造了一个比站立位时更宽的支持面，但没有半跪位那么宽。半跪位时，一侧髋关节保持伸展，膝和大腿承重；对侧的髋关节和膝关节屈曲至大约90°，负重发生在置于支撑面上的足部。跪位时，重心的高度是中等的。

临床笔记：严重小脑功能障碍和共济失调的患者（如颅脑损伤或小脑变性患者）可从这些更稳定的体位训练中受益。对于这些患者，跪位和半跪位在为直立站立准备中起到重要的过渡作用。

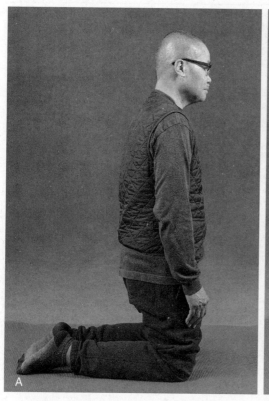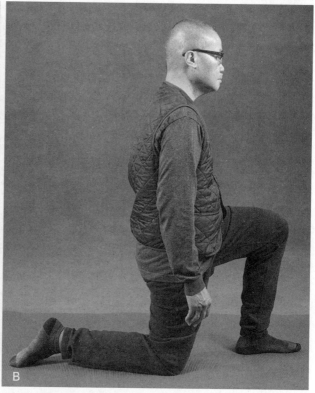

图6.1 A. 跪位：双侧髋关节伸展，双膝和腿负重；支持面较窄。B. 半跪位：一侧髋关节伸展，膝和腿负重，对侧髋膝关节屈曲约90°，轻微外展；足向前，平放在支撑面上。这种姿势的支持面较宽，且前后肢体之间成一定角度

跪位

跪位时，重心高度中等，高于仰卧位或俯卧位，低于站立位。支持面受腿部和足部相对长度的影响，并且大部分定位在重心的后部。因此，这种姿势的后部比前部更稳定。由于在前移的过程中躯干相对不稳定，躯干和髋部的伸肌必须代偿重心向任何位置的前移。一个重要的安全问题是：如果患者没有能力进行代偿（例如，躯干和髋部伸肌无力），身体前移可能导致向前跌倒。

跪位涉及头部、躯干和髋部肌肉的直立姿势控制。头部和躯干在中线上保持垂直，同时维持正常的腰椎、胸椎曲度。骨盆双侧保持水平。跪位时身体通过髋、膝和腿来负重。双髋伸直，膝关节弯曲至90°左右。这种姿势代表了一个高级的下肢模式（桥式运动起始位），即正常步态所需的髋关节伸展和膝关节屈曲（即支撑末期）。

一般特征

● 与站立位相比，跪位重心较低，使跪位成为安全的姿势。可促进早期躯干直立和髋部控制，如果患者在无意中失去控制，由于离治疗垫的距离近，在治疗师的接触性保护下，即使跌倒也不容易受伤。

● 与站立位相比，跪位的自由度有所降低。在跪位时，不需要控制膝关节或踝足关节来保持躯干直立和髋部控制。

● 长时间的跪位对双侧股四头肌有很强的抑制作用（髌腱受压后的抑制），因此，这是一种可以有效降低下肢伸肌痉挛患者张力的干预措施。

● 由于姿势固有的抑制作用，对于下肢伸肌痉挛和剪刀步态模式的患者来说，跪位训练可能是在站立和步行训练前的一项重要干预措施。

 临床笔记：

● 患者异常的屈肌协同作用强烈（如卒中患者）则会使患者难以维持髋关节的伸展，这样患者便倾向于募集屈髋屈膝肌群。这种情况下，治疗师可以用手法引导（主动辅助）来帮助髋关节伸展。

● 跪位时患者尽量踝背屈，可在足背下放置一个小枕头或毛巾卷，以减轻足趾的压力。

● 踝关节跖屈活动范围受限的患者可以把踝关节放在治疗台的边缘。

● 持续维持姿势感到膝关节不适或疼痛的患者可跪在一个更加有弹性的表面上，比如说在双膝下放置折叠的毛巾或一个高密度海绵垫。另外，可在治疗中加几次短时间的休息来避免或减少不适感。

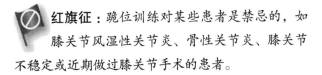 **红旗征：** 跪位训练对某些患者是禁忌的，如膝关节风湿性关节炎、骨性关节炎、膝关节不稳定或近期做过膝关节手术的患者。

先决条件

在进行跪位训练之前，治疗师必须考虑几个采用这一姿势的重要前提条件。髋关节伸展活动范围是必需的，如果活动范围受限（如屈髋肌挛缩），会损害患者完成伸髋所需的能力。躯干和伸髋肌必须有足够的力量以保持头和躯干的直立和髋关节的伸展。考虑到姿势固有的前移相对不稳定性，这一点尤其重要。虽然跪位为促进姿势和平衡控制提供了重要机会，但是早期的直立姿势维持需要充分的稳定性（静态姿势控制）。

跪位下促进躯干中部和髋关节控制的干预措施

跪位：辅助位

患者足跟坐位，将双手放在前面的球上，可以在辅助下（治疗师提供辅助）有效完成到跪位的转换（图6.2A）。治疗师在患者身后，在患者直立跪起时应用挤压技术帮助患者髋关节伸展（图6.2B）。或者，患者和治疗师面对面，都采取足跟坐位，治疗师的手放在患者腋下的后上躯干和对侧的髋关节或骨盆后上方，帮助患者躯干直立，并将髋部移向伸展位。患者的手可以放在治疗师的肩上，这有助于引导上部躯干向所希望的方向移动。口头指令为"抬臀，让臀部向前上方移动，移至跪位。"

跪位：保持

早期干预通常侧重于稳定性（静态姿势控制）。回想一下，静态姿势控制是指在身体静止的情况下，保持重心在支持面上稳定（不动）的能力。患者跪位时，主动地维持姿势。开始时直接关注姿势力学对线。头和躯干直立（垂直），对称而正常的胸腰椎曲线（中线方向）；骨盆水平。双髋伸直，膝关节屈曲至 90° 左右。双膝以舒适的跪位基底宽度（即双膝间的距离）对称负重。腿和足向后支撑在治疗垫的表面上，踝关节跖屈。

治疗师可以半跪位面对患者，增加患者跪位的稳定性。如果一开始维持姿势有困难，手法接触可被用作保护或协助的手段。手的有效接触点包括穿过腋下至后上躯干和对侧的髋关节或骨盆后方。治疗师的双手也可以呈持杯状扶在骨盆侧面，患者的手放在治疗师肩上。如果治疗师手法接触放置在患者骨盆处从后方保护，患者的手可以放在前面的一个球上（图 6.2B）。随着控制能力改善，手法接触可以移除。患者可由双手放置在治疗师肩（或球）上减至单手，再减少到视需要而定的接触地面的支持。为了提供触地支持，治疗师继续半跪在患者面前，肘部弯曲，前臂旋前，双手张开，以便在姿势稳定的情况下提供所需的支持（面前的球也可用于触地支持）。口头指令用来鼓励保持姿势，促进直立姿势对齐，平衡重量分布（"保持住；头和躯干保持直立，重量均匀地分布在膝关节上"）。

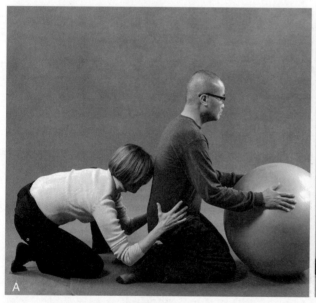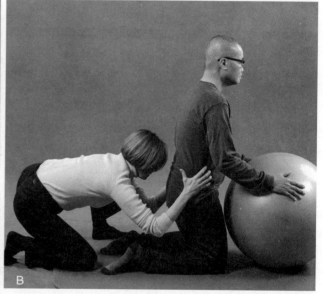

图 6.2 **辅助从足跟坐位到跪位：患者保持足跟坐位，双手支撑在前面的球上** A. 治疗师协助从背后进行运动过渡。B. 应用挤压技术（稳定）进行姿势设定

临床笔记：开始时，在维持跪位的过程中，肌力弱和关节不稳定的患者可利用上肢支撑。如前文所述，治疗师可以通过使用治疗球或小支撑台垂直放置在患者面前，用前臂或手（肩部屈曲、肘部伸展）负重支撑来完成。患者的手可以放在前面的一个大型治疗球上支撑（表 6.1 中的图 1），或者放在两侧的支撑物上，治疗垫旁边的墙壁或墙梯也可以有效地用于这一目的。

应用阻力提高稳定性

PNF 技术的稳定（等长）反转可用于提高稳定性。静止跪位下，在相对的一组肌肉上施加阻力。患者保持跪位，对主动肌和拮抗肌在小范围的等张收缩时施加阻力（图 6.3）。只允许出现非常有限的运动，并逐渐进展到保持稳定。手法接触点在这一技术的应用过程中可以不断变化。手法的输入应始终是阻力与挤压力或阻力与牵引力的结合。为提高稳定性，以挤压力或牵引力为主要输入时阻力较小。阻力通常最先施加在较强的运动方向（主动肌）上，直到患者达到最大限度。一旦患者主动肌可以完全抗阻，治疗师一只手继续对抗主动肌，而另一只手开始对拮抗肌施加阻力。当拮抗肌开始参与后，另一只手也一起对抗拮抗肌。目标是持续保持姿势[1]。口头指令可用来指导对抗的方向（"稳住，别让我把你往后推，保持住"）和改变方向时的过渡（"现在不要让我拉你向前"）。

表 6.1 提高跪位姿势和平衡控制的球类活动

A. 静态姿势保持

在运动时维持重心在支持面上，注意姿势的力学对线和体重的均匀分布。手放在身体前方的球上（起始位），双膝处于对称的位置（图1）。

B. 重心转移

为进行跪位下内 / 外侧重心转移，患者可以主动将骨盆从一侧转至另一侧。通过将球向前滚动（图2）和向后滚动，可以完成重心前/后转移。进行对角线方向的重心移动时，膝关节呈跨步姿势。从较小的范围到较大的范围（增加关节活动范围）逐渐进阶，直至最后到达全关节活动范围。

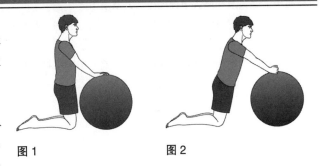

图1　　　　　图2

C. 稳定的动态控制

这项活动需要保持跪位并减少肢体支持。从释放单侧上肢（图3）或下肢开始，逐渐进阶到同时释放一侧上肢和另一侧下肢（图4）。

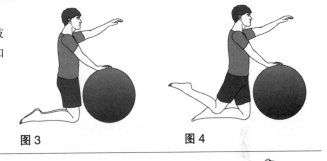

图3　　　　　图4

D. 躯干伸展

从跪位开始，躯干向前屈曲，双手背在头后俯身靠在球上（图5），然后伸展躯干（图6）。如果开始时这项运动太难，可以从手放在球上开始，慢慢到双上肢交叉置于胸部，最后再将双手放在头后。

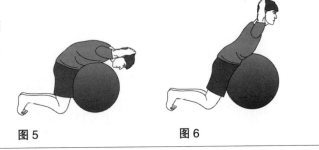

图5　　　　　图6

E. 髋关节和膝关节伸展

从跪位开始，躯干向前屈曲，前臂放在球上（图7），随着髋关节和膝关节伸展，球轻微向前滚动（图8）。开始时，双足和双肘相距很大（支持面较大），然后逐渐靠近（支持面较小）。

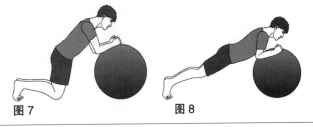

图7　　　　　图8

续表

F. 躯干、髋关节和膝关节伸展（手放在球上）

从跪位开始，躯干前屈于球上，双手放在球两侧（图9）。
肘关节随着躯干、髋关节和膝关节的伸展而伸展（图
10）。足和手从相距较远（支持面较大）到逐渐靠近（支
持面较小），以减少上肢的支持（见下文）。

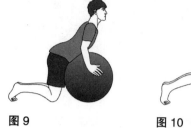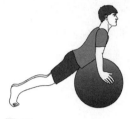

图 9　　　　　　图 10

G. 躯干、髋关节和膝关节伸展（放开双手）

从跪位开始，躯干前屈于球上，肩关节前屈，肘关节伸展（图
11）。躯干、髋关节和膝关节伸展（图12）。双上肢也
可以交叉放于胸前或双手放在头后，或者用双手握一根
负重棒。双足最初是分开的，然后逐渐靠近。

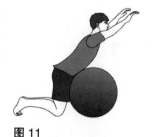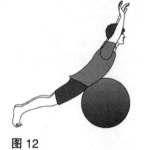

图 11　　　　　　图 12

H. 向前滚球

这项运动起始于跪位，肩关节前屈，肘关节伸展，双手握
拳放在前面的球上（图13）。当球向前移动时，肩进一
步前屈，髋部伸展（图14），重点在于躯干和骨盆的力
学对线和控制。当球远离身体时，关节活动范围逐渐增大。

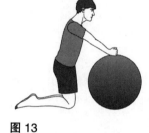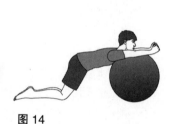

图 13　　　　　　图 14

I. 跪在球上

从墙边或墙角开始，开始时双上肢支撑，然后发展为单侧上肢支撑（图15），直至上肢不参与（图16）。上肢主动运动（单
侧到双侧，多方向，如拍气球），然后开始进行上肢抗阻运动［如单侧（图17）到双侧上肢负重（图18）］。可以
用一根横跨双肩长棍完成躯干旋转（图19）。

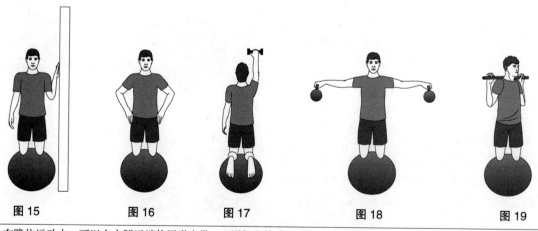

图 15　　　　图 16　　　　图 17　　　　图 18　　　　图 19

注：在跪位运动中，可以在大腿远端使用弹力带，以增加本体感觉反馈，促进髋外侧肌肉（臀中肌）收缩。

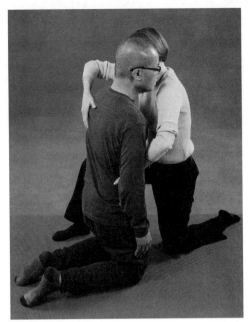

图 6.3 跪位的稳定（等长）反转 治疗师的手放置在骨盆后/下方施加挤压力，同时在肩胛骨后方向下施加牵引力和阻力，手法接触点在肩胛骨的后/下/内侧缘。注意后部的支持面相对较大。未显示的内容：手法接触点可以重新调整于以下位置。①肩胛骨前方，并向下施加牵引力和阻力；②上肢，应用任何一种对角线模式抗阻；③头颈部，以促进整个躯干和负重四肢的稳定性。注意，牵引力和挤压力是通过手法接触输入的主要向量，由于前部支持面较小，所以阻力相对较轻

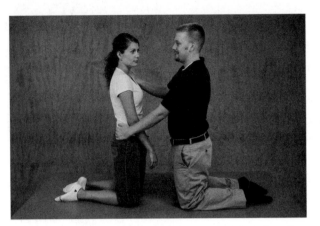

图 6.4 在跪位中运用节律性稳定 手法接触点位于前上部躯干或肩部以抵抗上部躯干屈肌和旋转肌；另一只手位于骨盆后，以抵抗躯干下部伸肌和旋转肌。未显示的内容：然后将手法接触点反转，使得一只手位于后上部躯干或肩部以抵抗上部躯干伸肌，另一只手位于对侧骨盆前以抵抗下部躯干屈肌

也可应用 PNF 中的节律性稳定技术。患者保持跪位不移动（等长收缩），同时在相对的肌群上施加阻力［如上躯干屈肌和下躯干伸肌（图 6.4）或上躯干伸肌和下躯干屈肌；躯干旋转肌也被激活］。在对双侧使用手法接触时，随着患者对外力的反应，阻力逐渐增强。虽然没有发生运动，但施加的阻力就像向相反方向扭转上、下躯干一样。当阻力的方向改变时，肌肉不放松。目的是使拮抗肌协同收缩。口头指令为"不要让我推动你，稳住，别让我把你推向另一边。"

结果

运动控制目标：稳定性（静态姿势控制）。

功能性技能的获得：患者能够在直立跪位下保持稳定。

注释

● 在初期的跪位活动中，姿势不稳定的患者将受益于将手放在治疗师肩上或其他支撑面［如治疗球（表 6.1 中的图 1）、小支撑台］所提供的额外支持。

● 可在大腿远端使用弹力带，以增加本体感觉输入，促进髋外侧肌肉（臀中肌）收缩。

● 在肩峰或骨盆顶部近端施加轻柔阻力，以增加稳定反应。

● 可以将一侧膝关节略前于另一侧，并呈对角线方向施加阻力。

● 跪位是改良式站立位和站立位中保持身体直立的重要预备活动。

跪位：重心转移

动态姿势控制（可控的灵活性）允许在一个姿势内移动。由于重心在支持面上移动，跪位的重心转移涉及持续的体位调整。在骨盆（近端）移动的同时固定膝关节（远端）。对关节本体感觉器的挤压和刺激可以进一步增强关节稳定性（协同收缩）。由于在移动时必须稳定跪姿，所以重心转移可以改善动态平衡。随着练习的不断进步，持续的体位调整变得更加自动化。

可以应用主动够取练习促进各个方向或不稳定方向的重心转移（如患有偏瘫的患者）。治疗师可以提供一个目标（"伸出手，摸我的手"）或使用功能性任务（如堆叠杯子或折叠毛巾）来提高够取功

能。患者也可以将手放在前面的大型治疗球上，练习前后或对角移动球（表6.1中的图2），这对于需要改善肩关节屈曲活动范围的患者非常有帮助。

应用阻力促进重心转移

PNF技术的动态（等张）反转可以在重心转移过程中提供阻力。治疗师在患者正前方或对角线处跪或半跪。手法接触点位于骨盆上，可以多次重复辅助（引导）动作以确保患者了解所要做的运动。在重心转移期间使用相对轻的阻力。或者，手法接触点放于骨盆/对侧上部躯干或双侧上部躯干上。

对于内/外侧的重心转移，当患者远离治疗师（位于对角线前方）时，对距治疗师较远的骨盆侧施加阻力。在不放松的情况下，当患者转向治疗师时，反转运动方向并在对侧骨盆施加阻力。口头指令可用来识别患者的运动方向，并提醒患者接触方向的变化（"拉开我；现在，推我回去"）。动态（等张）反转可用于增加力量和主动关节活动范围，并促进拮抗肌群之间的正常转换。目标是运动的平稳反转。

在对角线上进行重心转移时，患者在跪位下迈步（一侧膝关节在另一侧膝关节前一个步长的距离）。当患者将前膝关节斜向前移动然后对侧膝关节斜向后移动时，对骨盆施加阻力（图6.5）。口头指令为"向后移动，远离我；现在向前移动，靠近我。"

对于缺乏骨盆旋转控制的患者，可以将对角线运动与旋转相结合。患者在跪位下迈步，当重心在对角线上向前转移到前膝时，同时将骨盆向前旋转，骨盆便会受到阻力。然后，在骨盆向后旋转的同时将重心沿对角线向后移至后膝上。口头指令为"向前移动，旋转；向后移动，旋转。"

部分患者在骨盆向前（或向后）旋转时，上部躯干同时出现向前（或向后）移动，从而产生同侧躯干共同运动模式。这种情况下可以让患者双上肢交叉并支撑在治疗师的肩上，以促进骨盆的分离运动（图6.6）。指示患者保持双肘伸直，在重心移动期间仅向前和向后移动骨盆。治疗师对交叉的肩部支撑可以将上部躯干"锁定"并促进骨盆分离运动。也可以通过靠近治疗床的墙壁为上肢提供支持。

注释

● 跪位的重心转移和骨盆旋转是正常步态所需的重心转移和骨盆运动的重要准备技能。

● 移动从小范围控制开始，并通过增加关节活动范围至全范围来进行。

● 如果存在肌力不平衡，则首先在较强的运动方向上施加阻力。

● 开始时动作要缓慢且受控，要强调阻力分级，谨慎地施加。

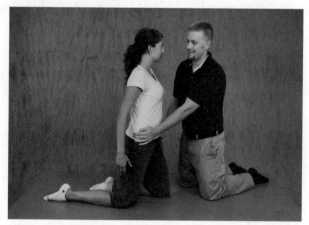

图 6.5 动态（等张）反转，跪位下对角线移动 在迈步姿势中，患者在前膝（图示）和后膝的对角线上交替转移重心。可以在患者主动进行各方向向心收缩时持续施加阻力

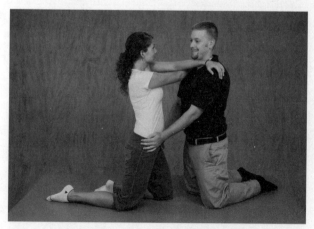

图 6.6 动态（等张）反转，骨盆旋转并对角线移位 患者斜向前移动重心到前膝上，同时对侧骨盆向前旋转，然后斜向后将重心转移到后膝，同时对侧骨盆向后旋转。本例中患者上肢交叉，双手支撑于治疗师肩上，肘部伸展，以防止上部躯干移动（与骨盆运动分离）

结果

运动控制目标：动态姿势控制。

功能性技能的获得：患者能够在跪位中独立进行重心转移。

运动的转换：足跟坐位或侧坐位与跪位

足跟坐位或侧坐位与跪位之间的转换对于离心控制较差且难以缓慢坐下或缓慢下楼的患者来说是一项重要的准备活动。与坐位和站立之间的转移一样，躯干向前屈曲（即指示患者向前倾）对于确保成功地转移至直立跪位是很重要的。治疗师应该鼓励患者缓慢地控制身体降低，而不是"扑通坠下"或瘫倒。

应用阻力促进运动转移

运动转移是指由双侧足跟坐位（臀部与足跟接触）坐起，向上至跪位，然后回到起始位。

PNF 中的等张组合 [2,3] 可用于提供运动转移过程中的阻力。患者处于足跟坐位，双手放在前面的球上。治疗师斜对着患者，手法接触点位于骨盆上（图 6.7A）。或者治疗师也可以沿对角线坐在患者前面，患者双手紧握，手臂向前伸。应用该技术的过程中，手法接触的位置不变。

开始时患者躯干向前屈曲，向上移动到跪位（向心阶段），双髋伸展以实现完全直立伸展（图 6.7B），然后患者抵抗阻力保持跪位（保持阶段）。当达到稳定时，运动反转，患者躯干向前屈曲（向前移动重心）并有控制地下降（离心阶段），髋膝关节屈曲，直到臀部与足跟接触。口头指令可以在运动的每个阶段使用（"往上""现在保持""现在，慢慢向下"）。

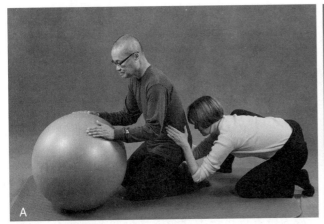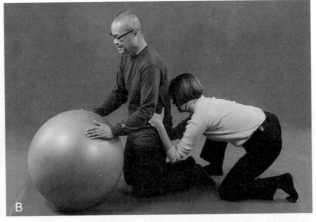

图 6.7 PNF 的等张组合技术用于双侧足跟坐位和跪位之间的运动转移 A. 从足跟坐位开始，随着患者向跪位移动，对向心运动施加阻力。B. 一旦处于跪位，患者保持住并持续抵抗阻力。 未显示的内容：当患者从跪位返回足跟坐位时，对离心运动施加阻力

临床笔记：对于需要更缓慢地达到足跟坐位的患者，或者那些很难从完全的足跟坐位立起的患者，可以在双足之间放置一个小型治疗球，让患者坐在上面（图 6.8）。这将减少所需的运动范围（与全范围的足跟坐位相比）。

PNF 的等张组合技术 [2,3] 还可用于从侧坐位到跪位和运动反转期间提供阻力。患者侧坐位，肩部屈曲，双肘伸展，双手紧握在一起并支撑在治疗师的肩上（图 6.9）。治疗师在患者面前，手法接触点位于骨盆前部（手部放置不变）。患者首先从侧坐位向上转移到跪位（向心阶段），然后在跪位保持（保持阶段）。当达到稳定时，患者躯干屈曲并向一侧旋转，控制双髋下降到侧坐位（离心阶段），一侧躯干伸长。患者必须稍微旋转头部和上部躯干，以使上肢在治疗师的肩上保持。口头指令可以在每个运动阶段使用："重心向上。""现在，保持。""现在，慢慢地向下移。"

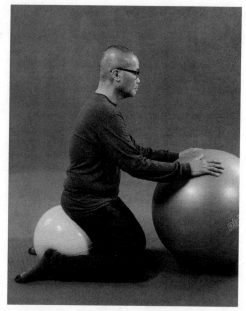

图6.8   足跟坐位，坐于球上   放置在患者双足之间的小型治疗球可以用来提供一个渐进的足跟坐位姿势

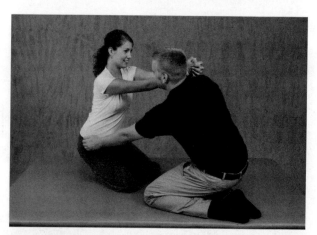

图6.9   PNF的等张组合技术应用于侧坐位和跪位之间的运动转换   开始时患者处于侧坐位。未显示的内容：患者首先转为跪位（向心阶段），然后保持（保持阶段），在跪位时施加持续阻力。当获得稳定后，在持续抗阻的同时患者缓慢有控制地回到侧坐位（离心阶段）

红旗征：髋部伸肌较弱及下部躯干或髋部柔韧性较低的患者可能无法向下或向上移动到完全侧坐位。在这种情况下，可以指导患者仅在可动范围内移动，或坐在治疗垫上，或在侧面放置较硬材质的枕垫，以减小侧方移动范围，并为患者提供坐着的平台。

临床笔记：对于下部躯干或骨盆活动范围下降的患者（如腰背功能障碍亚急性期，脑卒中后痉挛或躯干外侧屈肌短缩的患者），从跪位到侧坐位转移是一种有用的治疗方法。对于脑卒中患者，双手紧握在一起，在患侧进行侧方伸展可延长躯干侧屈肌，并可减轻躯干的痉挛。

注释

●可以多次重复辅助（引导）运动以确保患者了解所做的运动。

●阻力在活动范围的不同部分是可变的。当患者从足跟坐位或侧坐位向跪位转移时，在重力影响最大的早期和中期范围内阻力最小。当患者进入缩短范围以强调髋部伸肌时，在向跪位过渡的最后阶段阻力逐渐增强。在反向运动时，最初的阻力最大，在患者逐渐向下移动到足跟坐位或侧坐位的过程中，中间和末端范围内阻力最小，而此时重力的影响最大。

●如果跪位髋关节全范围伸展遇到困难，治疗师可以用口头指令指导患者或对髋前部施加阻力。

采用动态（等张）反转技术，双侧对称的PNF上肢运动模式可以实现足跟坐位和跪位之间的运动转换。患者足跟坐位，头位于正中线，躯干中立位。治疗师站在患者正后方，以下肢的姿势为患者提供一个动态的支持面（图6.10A），手法接触点在手臂远端。首先，患者上肢呈伸展/内收/内旋模式，肩内收、内旋，伸肘，前臂旋前，双手合拢交叉（图6.10A）。然后，应用动态（等张）反转和上肢屈曲/外展/外旋模式，在双手张开、肩部转向屈曲/外展/外旋、前臂旋后、手腕和手指伸展的同时，患者向跪位转换，转换过程中治疗师施加持续的阻力（图6.10B）。口头指令为"张开你的双手，转身，举起手臂向我伸出来，起身呈跪位。"然后患者回到足跟坐位，手臂向下移呈伸展/内收/内旋位。口头指令为"握紧拳头，转身，向下拉，穿过你的身体，向下坐在足跟上。"当患者直立呈跪位时上部躯干伸肌募集，

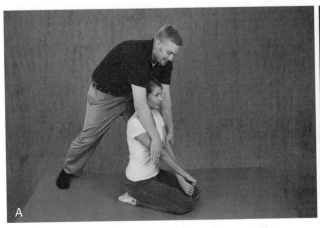
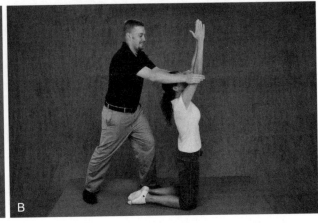

图 6.10　应用动态（等张）反转技术实现双侧足跟坐位和跪位之间的运动转换　A.起始位：足跟坐位，上肢呈伸展 / 内收 / 内旋模式。B.终末位：跪位，上肢呈屈曲 / 外展 / 外旋模式

当患者向下移动到足跟坐位时上部躯干屈肌募集。

PNF 的上抬（屈曲 / 外展 / 外旋）、反向上抬（伸展 / 内收 / 内旋）模式和动态（等张）反转技术也可用于促进足跟坐位与跪位之间的转换。患者处于足跟坐位，治疗师站在患者一侧，以下肢的姿势为患者提供一个动态的支持面。开始时，患者的引导侧上肢处于反向上抬（伸展 / 内收 / 内旋）模式，跨过身体（肩部内收内旋，前臂旋前，手闭合）。辅助侧上肢的手抓握在引导侧上肢手腕下方（图 6.11A）。治疗师的手法接触点位于引导侧上肢，手放松抓握（而不是紧握），以允许旋转运动。采用这种上抬模式，患者在从足跟坐位到跪位转换时，头和躯干伸展旋转，将引导侧上肢

带到屈曲 / 外展 / 外旋位，前臂旋后，手张开（图 6.11B）。口头指令为"举起你的手臂，向我伸出来，当你跪起来时，转身抬头看你的手。"在相反的模式下，对向心运动的阻力是持续的，同时使用口头指令（"反过来"）来指导上抬和反向上抬之间的转化。

伴随着颈部的屈曲和躯干的旋转（抬起的相反方向），当患者开始足跟坐位时，引导侧上肢向下移进入伸展 / 内收 / 内旋模式。口头指令为"握紧你的手，转身，向下拉你的手臂，穿过你的身体，坐在足跟上。"

这种运动转化的重点是募集上躯干旋转肌、伸肌（向跪位转换时）和屈肌（向足跟坐位转换

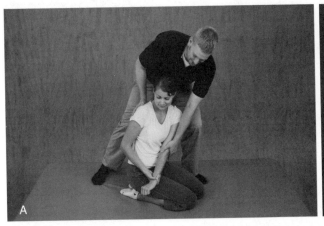
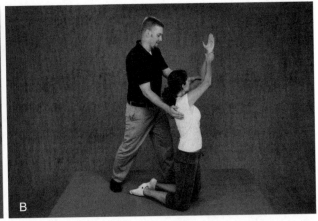

图 6.11　应用动态（等张）反转技术进行双侧足跟坐位和跪位之间的运动转换，用 PNF 反向上抬和上抬模式　A.反向上抬模式：引导侧上肢呈伸展 / 内收 / 内旋模式，同时患者从足跟坐位向跪位转换。B.上抬模式：患者移向跪位的同时引导侧上肢向屈曲 / 外展 / 外旋模式转化

时）。它还包括跨越中线，使之成为对单侧忽略患者（如脑卒中患者）有用的运动。这些运动也是完成直立姿势（从地面站起）时重要的引导技巧，下砍和反向下砍模式也可运用。

临床笔记：当体位转换与上肢 PNF 双侧对称屈曲 / 外展 / 外旋模式或上抬模式相结合时，需要仔细对阻力进行分级，因为肌力在整个关节活动范围中并不连续。阻力不应限制患者完成到跪位运动转换的能力。为了指导患者进行所需的运动，在应用阻力之前，可以将上肢被动运动或引导（主动 - 辅助）至相应模式。开始时，运动应该缓慢且可控，重点在于将阻力分级。对于虚弱的患者来说，比较合适的是以主动抗重力运动（没有手动阻力）开始。治疗师随后可以开始施加轻微阻力，患者接近完全跪位时增加阻力。

结果

　　运动控制目标：动态姿势控制。

　　功能性技能的获得：患者能够独立完成跪位。

跪位迈步和跪位步行

　　跪位迈步需要将重量转移到一侧膝（支撑侧），同时对侧髋关节抬高和骨盆向前旋转，以促进运动侧（摆动侧）膝关节前移。运动的反转是指患者使用相同的运动侧下肢向后迈步。口头指令包括"把你的重心移到你的右侧膝关节上，现在左膝向前一步"和"现在把重心向后移到你的右侧膝关节上，然后后退一步。"为了促进骨盆旋转，当运动侧膝关节前后迈步时可以施加轻微的牵伸和阻力，也可以练习侧方迈步。

　　在跪位步行时，患者用膝负重以小步前移或后移。治疗师跪在前面，和患者一起移动。如果患者最初姿势不稳定，可以将手放在治疗师的肩上（以获得轻度支持），慢慢进展到无上肢支持。当患者练习重心转移和骨盆旋转与前后跪行相结合时，双手可以在骨盆上提供接触提示。可以施加轻微的牵伸和阻力以促进骨盆旋转，正如挤压

促进稳定反应一样。

　　一种推进方式是抗阻跪位步行（抗阻推进）。双手在骨盆上施加适当的阻力 [2,3] 并促进运动。阻力、牵引力和挤压力可以用来促进承重、骨盆旋转、下部躯干运动、稳定性（支撑侧膝）和前移（或后移）。当患者向前跪行时，治疗师随着患者的移动向后跪行（图 6.12），另一种推进方法是患者的手放在前面的球上，而治疗师在患者身后，对骨盆施加阻力（图 6.13A），也可以对足踝施加阻力（图 6.13B），也可以练习向后跪行的推进方法。应用的关键因素是谨慎地分阶段施加阻力。一般来说，跪位步行的阻力相对较小（易化），以鼓励骨盆运动的适当时序，同时不干扰运动的动力、协调性和速度。在抗阻运动和跪行的整个过程中，都可以通过适当的口头指令来提醒患者："从你的右（或左）膝开始，向前（或向后）对抗我的阻力，迈步，迈步，迈步……"

注释

　　● 提供口头指令或手法接触提示可以改善动作的时序。

　　● 强调骨盆旋转时的重心转移。

　　● 跪行是双足（直立）行走的一种准备活动。

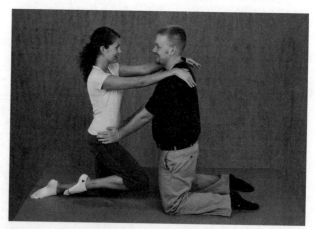

图 6.12　治疗师与患者面对面抗阻跪行（膝行）　把双手放在骨盆上施加适当的阻力可以帮助患者向前跪行，手法接触点在骨盆的前或后方。阻力应适当减小，不影响患者的时间、动力和协调性。当支撑腿负重时，可以通过骨盆顶部向下挤压，以帮助促进身体稳定

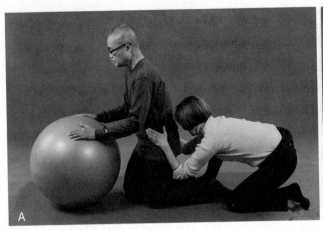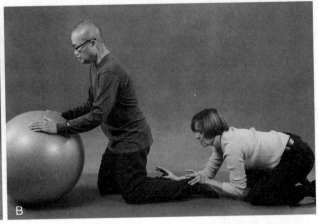

图 6.13 患者的手放在前面的球上，并在（A）骨盆和（B）足踝施加适当的阻力，就可以完成抗阻向前跪行。向前跪行时，患者向前推球

🚩 **红旗征**：在与患者或客户交流时，安全始终是重中之重。虽然干预活动受限在保护垫内，治疗师也提供了相当大的安全保护，但是有些情况下仍需要额外的预防措施。在早期的体位转换（如从足跟坐位到跪位）和向前或向后移动的过程中（如跪行），可能需要使用保护带。带有钩环扣的强化织物保护带相对便宜且容易穿戴。保护带不仅提供了更好的整体安全性，而且当患者第一次进行较高重心和较低支持面的活动时，也增强了患者的信心。

📁 **临床笔记**：跪位行走是一种通常仅限于少数患者的活动。双下肢伸肌痉挛的患者（如颅脑损伤或脑瘫患者）可以受益于跪位行走训练。当患者可以自由地练习躯干和髋部控制所需的要素时，膝关节伸展就会受到抑制。作为步态的热身活动，不完全性截瘫和髋部控制不良的患者（如马尾损伤）也可能受益于跪位行走训练。练习时可以为患者配备合适尺寸的辅助装置（如双侧垫式拐杖）。跪位行走一般不适合老年患者，明显膝关节炎或其他膝关节病变的患者禁用。

结果

运动控制目标：获得技能。

功能性技能的获得：患者能够在跪位通过躯干和肢体的交互模式独立移动。

改善跪位平衡控制的策略

之前提出的一些活动提供了改善跪位平衡控制的初步干预措施。然而，在动态姿势反应方面表现出明显缺陷的患者，可能无法控制跪姿的稳定性和身体各部分附加运动的方向。干预措施的选择是基于对测试和检查获得数据的评估以及对造成平衡障碍的损害的识别。

改善跪位平衡的策略从以下几项活动开始：静态保持（图 6.14A），逐渐进展到重心转移（图 6.14B）和各方向功能性够取活动（动态姿势控制）。**静态姿势控制**（稳定性）是保持直立跪姿的必要条件。**动态姿势控制**是指对跪位下运动的控制（重心转移和够取）。稳定性（表 6.1 中的图 1）、重心转移（表 6.1 中的图 2）、重心转移与够取相结合（表 6.1 中的图 3 和图 4）均可以通过使用治疗球进行改善。

在伴随随意运动的准备性体位调整中需要**预期平衡控制**。挑战预期平衡的活动包括：向各个方向练习姿势摇摆，并逐渐增加轨迹；"向四周看"（转动头部，同时躯干旋转）和上肢够取（"向四周够"）。练习平衡姿势控制时也可以从睁眼到闭眼逐渐进阶。

对重心和支撑面的改变做出调整时需要**反应性平衡控制**。跪位时的反应性平衡可以通过手动干扰患者的重心或干扰患者支持面的活动来挑

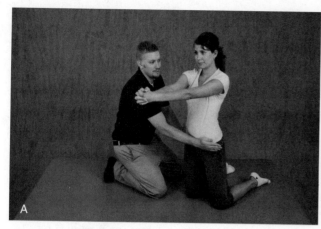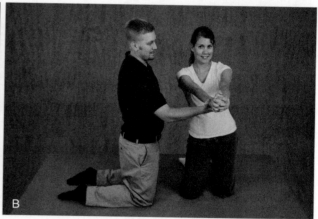

图6.14　A. 跪位，主动保持姿势　此动作可促进静态姿势控制（稳定）。如果需要，可以把手放在患者骨盆上来帮助保持姿势。另外，手法接触可以通过从骨盆顶部挤压来促进稳定。**B. 跪位，内 / 外侧重心移动**　此动作可促进动态姿势控制，因重心转移时必须保持姿势稳定。如果需要，可以先使用手法接触帮助患者在重心转移时上肢保持于相对中立位

战，如跪在一个顺应性好的表面（如 BOSU 平衡球、充气圆盘、高密度泡沫垫）、一个倾斜的表面（如平衡板）或一个治疗球上（表 6.1 中的图 15 ~ 19）。反应性平衡控制允许快速有效地对环境干扰做出响应，这是在从跪位过渡到站立位，保持站立姿势并行走的过程中所必需的。

由治疗师施加的手动干扰包括从支持面上轻微移动重心。扰动要求患者提供一个特定方向的运动响应，将重心重新回到支持面上（平衡状态）。首先，患者跪在一个稳定的治疗垫上。治疗师跪在患者旁边（治疗师与患者的位置会根据扰动的方向而改变），用于保护固定的一侧手的接触要与另一侧施加阻力的手动干扰相互替换。在给患者初期使用扰动或挑战性反应性平衡训练时，可能需要使用保护带。

一个重要的考虑因素是确保患者对稳定权限有一定了解，并对位移方向做出适当的反应。在膝关节向后侧移动时，需要髋部和躯干屈肌活动。向前移动时，髋关节和躯干伸肌活动是必要的。侧向位移要求头部和躯干向相反方向倾斜。旋转位移（扭转和移动躯干）需要躯干运动的组合。如果位移将重心移到稳定权限之外，则将启动上肢的保护性伸展反应。如果患者的反应不充分或缺乏，在开始练习特定方向的运动反应时治疗师可以通过口头指令和（或）手动提示提供指导。

如果运动异常或过度（如过度使用上肢来控制位移，而不是使用躯干核心肌），也需要进行干预。然后，患者逐渐进展到进行主动运动练习。

临床笔记： 干扰应与患者可用的关节活动范围和控制速度相适应。可以使用不同的、不对称的手法接触（轻击或轻推患者离开位置）的轻微干扰，但剧烈扰动（推或猛推）并不合适。它们让患者"严加防范"，破坏了活动的目的，而且对刺激平衡反应无益。治疗师可以通过改变患者的支持面，增加或减少活动的难度（如双膝分开或靠得更近）。

充气圆盘可以用来改变支持面。患者跪在充气圆盘上，双膝舒适地分开，踝关节跖屈，双足支撑在治疗垫或地板上。上肢可以保持肩前屈 90°，肘伸直，双手紧握在一起（图 6.15）。治疗师跪或半跪在患者身旁，处于保护姿势。开始时患者通过维持平衡或居中的跪位来保持姿势（保持圆盘稳定）。然后患者进行主动的重心转移，向不同的方向（如内 / 外侧和前 / 后部）移动，以刺激平衡反应。这些由患者发起的平衡挑战刺激了**前馈**（姿势活动的预期调整）和**反馈驱动**（反应产生的信息）对平衡的调整。可以通过一个更高的充气圆盘来增加难度（如 BOSU 平衡球）。此

时，膝关节是最主要的支撑，双足与支撑面没有接触（减小支持面）。

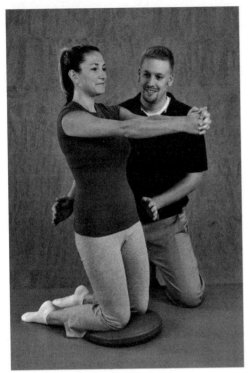

图 6.15 跪在充气圆盘上 最初，患者保持姿势（保持圆盘稳定）。未显示的内容：患者通过主动向不同方向（如前/后部和内/外侧）转移重心进阶

也可以通过治疗球来改变支持面。治疗球可用于跪位，以改善躯干、髋关节、膝关节和上肢的力量和控制（表 6.1 中的图 5 ~ 14），并改善髋

关节和躯干肌肉的平衡和稳定反应（表 6.1 中的图 15 ~ 19）。另一个有用的用以提高力量和躯干肌肉反应的球类活动，是从俯卧位到足跟坐位的运动转换。在这个转换的过程中，治疗师以保护姿势站在患者身旁，如果需要接触保护，手法接触点位于骨盆上。开始时患者以手膝位姿势置于一个大到足以支撑上部躯干的球上，然后用双手向前"行走"，直到球位于大腿下方（图 6.16A），然后患者完全屈曲髋关节和膝关节，使双膝移向胸部，同时球移到腿的下方。患者现在是以一个折叠的姿势足跟坐在球上，上肢伸展并支撑于治疗床或地板上（图 6.16B）。然后返回起始位。治疗师最初可以通过手动稳定和（或）上提骨盆来帮助患者进入蜷起的体位。主动的运动控制是进步的标志。这一活动的进阶是让患者将双膝抬至一侧蜷起（膝向一侧肩呈对角线移动，就像在球上向侧卧位移动一样）。表 6.2 总结了使用跪姿改善躯干中部和髋部控制的干预措施的进阶方法和患者适应证。

结果

运动控制目标：动态姿势控制。

功能性技能的获得：患者在跪位时表现出功能平衡。

适应证：动态姿势反应障碍。

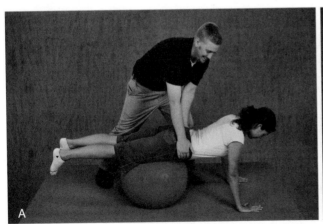
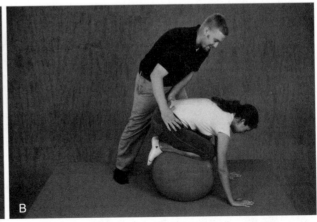

图 6.16 以球上手膝位起始，从俯卧向足跟坐位转换（未显示） A.患者双手向前移动，导致球向大腿移动，双膝和臀部伸展。B.一旦球在大腿下方，患者髋膝关节屈曲，用膝关节把球带到腿下

表 6.2　改善躯干中部和髋部控制的干预措施的进阶方法和患者适应证	
使用跪姿进行干预的进阶	**患者表现**
• 协助体位（身体辅助） • 最初上肢用于支撑 • 逐步减少辅助、上肢支持和口头指令	不能摆出跪姿
• 保持：协助主动运动 • 抗阻保持：稳定（等长）反转，节律性稳定	静态姿势控制减弱（稳定性）
• 重心转移 　− 内 / 外侧 　− 对角线 　− 对角线转移伴骨盆旋转 • 抗阻：动态（等张）反转 • 主动够取	姿势性肌无力和不协调； 不能在相对的姿势肌群之间转换
• 从足跟坐位或侧坐位到膝跪位之间的运动转换 　− 抗阻：等张组合 [2,3] • 使用两侧对称的 PNF 上肢运动模式（伸展 / 内收 / 内旋和屈曲 / 外 展 / 外旋）实现足跟坐位和跪位的运动转换 　− 抗阻：动态反转 • 使用上肢 PNF 上抬（屈曲 / 外展 / 外旋）和反向上抬（伸展 / 内收 / 内旋）模式在足跟坐位和膝跪位之间进行运动转换 　− 抗阻：动态（等张）反转	姿势性肌无力，在运动过程中不能离心控制体重，动态姿势控制薄弱
• 跪位迈步和跪位行走（向前和向后） 　− 轻度牵伸和手动抗阻：促进摆动侧骨盆旋转 　− 挤压：促进支撑膝关节的稳定反应 • 抗阻：跪位行走（向前、向后） 　− 抗阻：轻（促进） 　− 牵伸（骨盆旋转） 　− 挤压（稳定）	骨盆和下部躯干的活动时序、协调性或控制力受损
注意：跪位步行是双足（直立）步行的一项预备活动	
• 主动保持和重心转移 • 所有方向的姿势摇摆，轨迹逐渐增加到稳定极限 • 上肢向各方向够取 • 手动干扰 • 跪在顺应性好的表面（如充气圆盘、高密度泡沫垫） • 跪在倾斜的表面（如平衡板） • 跪在治疗球上（表 6.1 中的图 15 ~ 19）	平衡控制受损

注：改善平衡的干预措施可以从睁眼到闭眼进阶。

 红旗征：一些跪位下的球类活动是非常具有挑战性的，需要大量的躯干灵活性和姿势控制。重要的是要仔细观察患者的反应，并使用适当的安全防范措施和防范策略。

练习和反馈

练习和反馈对运动学习至关重要 [4, 5]。治疗师对练习策略和反馈机制的选择，将直接影响采用跪位改善躯干中部和髋部控制的干预措施的效果。开始时应向患者提供正确的口头或视觉参考。这将把注意力集中在姿势的关键要素上，并增强对姿势和动作正确性的感官反馈。

需要重点考虑的是，练习和反馈的整合具有高度的患者特异性。例如，一个多系统受累的患者，如颅脑损伤，与三踝骨折的患者相比，需要的练习和反馈方法会有明显的不同。在制订反馈计划时，必须考虑多个因素，例如反馈的方式（反馈的类型）、强度（应该使用多少）和计划（何时给出）。其他重要的反馈因素包括患者的运动学习阶段（认知、联系或自主）、动机和注意广度，以及反馈是内在的（由实际运动提供）还是外在的，也称为增强的（由口头提令或手法接触等外部信息提供）。

练习的一个基本要素是确保患者正确地练习所需的跪位和（或）姿势内的动作。错误的练习会导致错误的结果，可能需要在学习所需的姿势或动作之前将其忘掉。练习的其他关键元素包括分布（实践和休息的间隔）、可变性（实践什么任务）、顺序（任务的顺序）和环境的结构（封闭与开放）。参见第 2 章，以讨论加强运动学习的策略。

半跪位

半跪位时的重心与跪位时相同（中等高度），但是支持面较宽，位于后侧肢体和前侧肢体之间的对角线上。支撑侧肢体髋部保持伸展，膝和腿部承受重量；另一侧髋膝关节屈曲约90°，轻微外展，足平放在支撑面上（图 6.1B）。与跪位相比，这种姿势对支撑侧肢体的髋部有更大的承重和稳定性要求。这种姿势也可以用来促进稳定足踝的反应和前侧肢体的运动，以及增加足的本体感觉输入。

一般特征

半跪位比跪位更稳定。因为半跪位涉及头部、躯干和臀部肌肉的直立姿势控制。此时头部和躯干保持垂直于中线，并维持正常腰椎和胸椎曲线。骨盆保持中立位，髋完全伸展至后侧肢体上方。与跪位一样，保持直立姿势也需要静态姿势控制（稳定性）。同时动态姿势控制也是必要的，以控制在此姿势下执行的动作（如重心转移或够取）。为了对重心（干扰）或支持面（倾斜）的变化做出相应的反应，需要进行反应性平衡控制。在伴随随意运动的预备性体位调整中，需要预期平衡控制。

 临床笔记：

● 保持半跪的姿势和重心转移活动为实现早期前足部分负重提供机会；这种姿势还可以有效地调动足部和踝关节的肌肉（如踝关节受伤的患者）。

● 与跪位相同，长时间的压迫对支撑侧股四头肌有抑制作用；但对前侧肢体股四头肌无抑制作用。

● 非对称肢体姿势（单侧下肢和对侧上肢支撑躯干，足放平）可以用来分离（打破）对称的肢体模式。半跪位对脑瘫患者是一种有效的活动。

● 与跪位一样，半跪位在某些患者中可能是禁忌的，比如那些患有风湿性关节炎或膝关节骨关节炎的患者，膝关节不稳定的患者，或者刚刚做完膝关节手术的患者。

改善半跪位时躯干中部和髋部控制的干预措施

半跪位：协助体位

在协助下从跪位到半跪位的运动转换可以有效地完成。这种运动的转换是独立从地面站起的一个重要的预备技能。患者从跪位开始，将一侧下肢上抬至前方，髋膝关节屈曲，足平放在治疗床上；另一侧膝关节保持负重姿势。治疗师半跪在前面，患者的手放在治疗师的肩上（图 6.17）。手位于支撑侧肢体的骨盆和移动侧肢体的大腿后部。治疗师可以将骨盆轻轻向后旋转，帮助重心

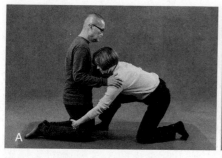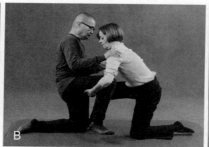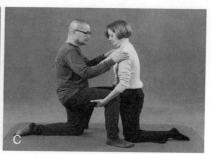

图 6.17　半跪位，从跪位协助转换　A ~ C. 承重侧手法接触点在骨盆上，借助挤压手法协助重心向骨盆另一侧移动。另一手从移动侧下肢的大腿下方给予辅助

转至支撑侧肢体。这可以帮助患者前侧肢体减重并促进其运动至相应体位。将患者的手放在治疗师的肩上（少量支撑），可以降低最初练习时对姿势稳定性的要求。此动作可以进阶至去除上肢支撑。半跪位姿势的练习应该包括双下肢在承重肢和移动肢间交替。口头指令需引导重心转移到承重肢的膝上，并将脚放在支撑面上，带动另一侧膝向前移动［"将重心转移到左（或右）膝上，抬起右（或左）膝，将脚平放在治疗垫上"］。

半跪位：保持

这个活动的重点是促进半跪位的静态姿势控制（稳定性）。患者半跪，主动保持姿势，重心均匀分布于后膝和前侧肢体足部。保持头和躯干直立，身体保持静止（不动），重心稳定在支持面之上。

当患者练习半跪位保持时，治疗师以**反向镜像**的姿势半跪在患者面前（患者和治疗师使用相对的肢体来做站立和向前的动作）。支撑侧手法接触点，穿过腋窝放于后上躯干处，前侧肢体手法接触点在髋/骨盆外侧。另一种选择是，治疗师的双手放在双侧髋/骨盆外侧环绕成杯状，为减少最初练习时对姿势稳定性的要求，患者的手可以放在抬高的前膝上支撑。也可以将两只手放在治疗师的肩上以获得轻微的支撑。随后可以进阶至只使用一只手，按需要触地支持，至最后上肢无支持。与跪位一样，为了提供触地支持，治疗师保持在患者前面，肘部弯曲，前臂平放，双手张开，以便在建立静态姿势控制时提供必要的支撑。口头指令被用来鼓励保持头部和躯干直立的姿势，同时保证重量均匀分布在

后方支撑侧膝和前侧足之间，例如："保持，保持头和躯干直立，重量均匀分布在后方膝关节和前侧的足之间。"

应用阻力提高稳定性

PNF 的稳定（等长）反转技术可以用来提高稳定性。因为半跪位的支持面是在对角线上的，所以阻力只在支持面的方向上使用。在相对静止的半跪姿势下，对相对的肌肉群在对角线上施加阻力。在应用前/后向阻力进行稳定（等长）反转练习时，要求患者保持半跪位。治疗师也半跪着面对患者。手法接触点在骨盆的前后两个相反方向。可以用口头指令指导方向的转变。对骨盆施加阻力，首先就像将骨盆斜向后推到后侧膝关节处一样（图 6.18A），然后方向反转，相当于将骨盆斜向前推到前方肢体处。目标是持续保持。口头指令用来鼓励坚持，指出阻力的方向（"保持，不要让我把你推到后面的膝关节上，保持住"），以及用过渡性暗示指导改变方向（"现在，不要让我把你向前拉到脚以上"）。这项活动可以通过将前侧的脚放在一个充气圆盘上来进阶（图 6.18B）。这增加了对前膝和足踝的控制要求。PNF 的节律性稳定也可以用来促进半跪位稳定。把手放于骨盆后侧，一侧向前拉，另一侧手位于对侧躯干前部，向后推。口头指令为："别让我推动你，保持，保持；现在，别让我把你转到另一边去，保持。"

结果

运动控制目标： 稳定性（静态姿势控制）。

功能性技能的获得： 患者能够独立稳定在半

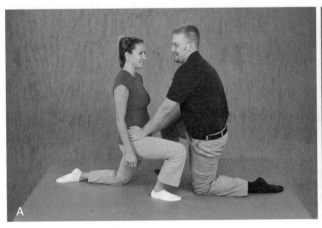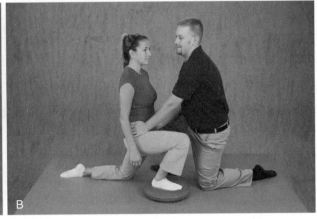

图 6.18　在半跪位中应用稳定（等长）反转　A.要求患者保持此姿势。治疗师手法接触以施加向后的阻力，就像将骨盆斜向后推至后方承重的膝关节一样（阻力适当，足以防止运动）。未显示的内容：然后手的位置反转到骨盆后部，以施加前向的阻力，就像将骨盆向前推至前方放置的肢体一样。B.进阶至将前脚放在充气圆盘上

跪位。

半跪位：斜向重心转移

　　患者主动将重心斜向前转移至前侧肢体，然后向后转移至支撑侧肢体。

　　应用阻力改善对角线转移（重心转移）

　　PNF 的动态（等张）反转技术可以用来促进重心的斜向转移。患者和治疗师半跪位。治疗师斜坐在患者前面（反向镜像位置）。对向心运动施加连续的阻力，此运动具体为：患者的重心斜向前方转移至前侧肢体，然后斜向后方转移至支撑侧肢体，保持不放松的同时，改变骨盆前后侧手法接触点的位置，对前后斜向运动施加阻力。目标是在相对的肌肉群之间实现平稳的转换。口头指令用来指导重心变化的方向，并提醒患者注意方向的变化（"推开我，现在，向我推"）。

半坐／半跪位

　　球上半坐／半跪位可以促进静态－动态控制。患者坐在一个中等大小的球上，髋膝关节屈曲成90°，双足平放在地板上。治疗师跪或半跪在患者身后。患者将重心移向一侧，减轻一侧肢体的重量，以便进行动态运动。患者将部分未负重的肢体转换到半跪位，并将重量转移到膝上。当患者呈半坐／半跪的姿势时，球仍在患者下方（部分支撑）（图6.19）。然后回到起始位，坐在球中心。

静态－动态控制的难度可能通过让患者练习交替的动作而增加，一侧转换到半跪位，再到坐位，再到另一侧半跪位。患者的上肢动作也可以用来增加整体动作的难度，开始时双手放在前侧膝上支撑，然后双臂交叉于胸前，最后肘关节伸展，肩关节屈曲90°，双手紧握在一起（图6.19）。

结果

　　运动控制目标：动态姿势控制。

　　功能性技能的获得：改善半跪位重心转移过程中的静态－动态控制。

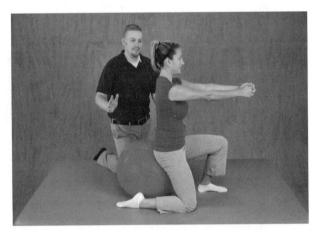

图 6.19　在球上的半坐／半跪姿势　起始位：坐在球上（图片未显示）。患者将重心移到球的一侧，将移动侧肢体的重量移到膝部。肩部屈曲，肘关节伸展，双手紧握。进行运动转换，进展到一侧半跪位，然后坐在球上，随后对侧半跪位

运动转换：半跪位到站立位

　　在从半跪位到站立位进行辅助运动转换时，患者和治疗师面对面半跪位。患者的手放在治疗师的肩上，一开始手法接触点位于支撑侧肢体的骨盆和移动侧肢体的大腿远端。患者将重心向前移动到支撑侧肢体上（图 6.20A），然后弯曲并旋转躯干，将重心斜向前移动至前脚上（图 6.20B）。然后通过伸展髋关节和膝关节向站立位置移动（图 6.20C）。在运动的最后阶段，两侧手法接触点都位于骨盆。

　　治疗师位于患者后方提供保护，患者半跪，双手支撑在抬高的前膝上，通过推离前膝帮助患者上升到站立位（图 6.21）。上肢姿势也可以为肘部伸展，肩前屈 90°，双手紧握在一起。这种姿势有助于将重心向前转移至前侧肢体。这种转换也可以在患者前面的椅子或矮桌子上进行。双手放在前面的椅子或桌子上，然后患者站起来，用双上肢进行负重和推离。进阶是在没有上肢支持的情况下，完成从半跪到站立位的转换。

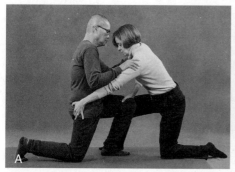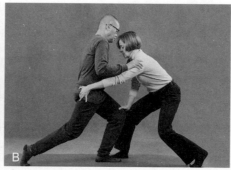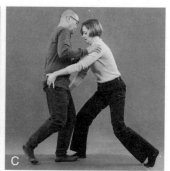

图 6.20　辅助运动转换，半跪位到站立位　A ~ C.注意运动早期手法接触点位于骨盆（支撑侧）和大腿远端（移动侧），当患者接近直立站立时，手法接触点转移到双侧骨盆

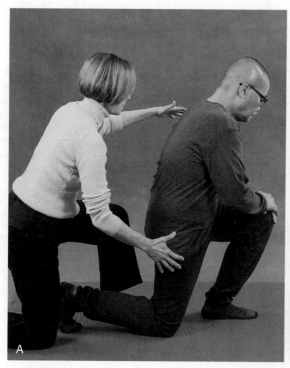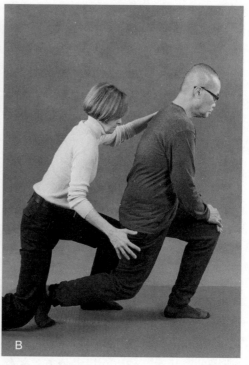

图 6.21　运动转换，半跪位到站立位　治疗师位于患者身后提供保护。A. 患者将重心斜向前移至前脚。B. 患者双手撑着前膝向前推，通过伸展髋关节和膝关节向站立方向移动。未显示内容：然后患者双脚并拢，直立站立

注意：练习从半跪位到站立位的运动转换，通常是患者能控制站立和行走后进行的后期训练。从功能上讲，这种训练对跌倒的患者能重新独立站立非常重要。

结果

运动控制目标：动态姿势控制。

功能性技能的获得：患者能够独立完成从地面站起的运动转换。

学生实践活动

专栏 6.1 学生实践活动，主要分析跪位的治疗干预措施。

专栏 6.2 学生实践活动，内容涉及跪位治疗干预措施的选择和应用。

专栏 6.1　学生实践活动：跪位的治疗干预措施分析

目的：分析利用跪位和半跪位提高患者姿势稳定性和反应性平衡控制的治疗干预措施。

设备需求：治疗垫、大型治疗球、充气圆盘等。

学生组人数：4～6人。

1. 使用治疗床或治疗垫，每组成员应交替跪位和半跪位；每个姿势练习保持至少45秒。接下来，重复同样的动作，在所有方向（内/外侧、前/后部和对角方向）叠加一个轻柔的姿势摇摆。在姿势摇摆时，从小范围的运动开始，逐渐增加范围。小心地保持姿势摇摆的轨迹在稳定极限之内。在变换姿势的时候，把注意力集中在每个姿势所要求的稳定性上。当活动完成后，召集整个团队来比较和对比你个人对每个姿势相对稳定性的看法。

指导性问题

▲哪种姿势最稳定？

▲在每个姿势中，你觉得哪个方向的姿势摆动最稳定，哪个方向最不稳定？

2. 再次交替跪位和半跪位，把注意力集中在姿势的稳定性要求上。在每个姿势中，改变上肢位置如下（每侧上肢位置保持至少20秒）：①侧卧；②交叉胸前；③肩关节外展90°，肘部伸直；④肩前屈90°，肘部伸直，双手紧握。从眼睛睁开到眼睛闭上改变视觉输入。当活动结束时，召集整个团队来比较和对比你改变上肢位置和视觉输入的个人体验和看法。

指导性问题

▲当改变上肢位置时，你对体位稳定性要求的变化有什么了解？

▲在给定的姿势下，哪个上肢位置对稳定性的挑战最大，哪个最小？

▲当从睁开眼睛到闭上眼睛改变视觉输入时，你对姿势稳定性要求的变化有什么了解？

▲这项活动提供了哪些可以应用于临床的见解？

3. 这个活动包括使用手动干扰（轻推）和观察反应性平衡控制。回想一下，由治疗师发起的手动干扰包括从支持面上轻微移动重心。反应性平衡控制允许对站立和行走过程中需要的环境扰动做出快速有效的反应。一个或多个小组成员将承担患者的角色。一名成员将担任提供扰动的治疗师。患者将以双膝跪位开始，膝下有一个充气圆盘。治疗师也会采取跪位。治疗师的手法接触点在保护位置和对躯干施加干扰（手动扰动）的位置之间交替。如果有不止一个人作为研究对象，治疗师应分别（而不是同时）对每个研究对象的躯干进行轻微的前、后、侧方扰动，以便仔细观察运动反应。

指导性问题

▲什么动作可以用来将重心返回到支持面上？这些运动具有方向特定性吗？

▲是否注意到上肢的保护性伸展反应？如果是，这说明重心相对于支持面的位置是什么？

▲向后移位激活了哪些肌群（这个问题需要患者输入）？

▲当向前移动时，哪些肌群被激活？

▲在侧向位移过程中观察到什么代偿反应？

专栏 6.2　学生实践活动：跪位治疗干预措施的选择和应用

目的：根据患者的适应证，分享跪位治疗干预措施选择和应用的知识和技巧。

设备需求：平台或治疗垫、大型治疗球、充气圆盘、平衡板。

学生组人数：4 ~ 6 人。

适应证：

a. 无法保持跪位

b. 姿势性肌无力，无法在运动转换时离心控制重心，动态体位控制较差

c. 平衡控制受损

d. 躯干和髋部伸肌无力

对于每个患者的适应证：

1. 未经讨论，每个小组成员将单独选择并记录自己的干预选择，应考虑到患者适应证。具体如下。

• 选择恰当的姿势或活动，包括患者和治疗师的姿势。

• 如果合适，选择抗阻技术，描述其使用原理、治疗师手法接触的方式，以及向患者提供的动作的说明和（或）口头指令。

• 如何选择干预措施。

2. 所有小组成员聚集在一起分享、对比所选择的干预措施。思考、分享、讨论应该持续到达成共识为止。适用于一个适应证的干预措施可能有多种。为了确认讨论的要点（如果需要）或成员间无法达成一致时，必须返回大纲寻找支持或反驳自己观点的证据。

3. 然后演示所选的干预措施。小组中的每位成员都将对所演示的干预措施提出自己的理解。讨论应继续进行，直到达成一致意见为止。小组成员将扮演不同的角色（如下所述），并在进行新的患者适应证时轮换角色。

• 1 人扮演治疗师并参与讨论。

• 1 人扮演患者并参与讨论。

• 其余成员参与讨论并在演示过程中提供反馈。

4. 演示之后进行讨论。所有小组成员都应该提供关于演示的建议、意见和支持性反馈。特别重要的是讨论如何进行干预。

总结

　　本章探讨了使用跪位和半跪位改善躯干中部和髋关节控制的干预措施。这些姿势提供了一个独特的机会，以加强静态姿势控制（稳定）和动态姿势控制（静态 – 动态控制），而不强调直立姿势的控制。跪位和半跪位是培养站立和运动所需关键技能的重要姿势，包括骨盆旋转、静态和动态直立姿势控制、反应性和预期平衡控制以及躯干和肢体的互动模式。这些姿势的重心和自由度较低（与站立位相比），确保了患者的安全，提高了其作为患者从俯卧位姿势到直立位姿势之间的有效过渡的重要性。

参考文献

1. Adler, S, Beckers, D, and Buck, M. PNF in Practice: An Illustrated Guide, ed 3. New York, Springer, 2008.

2. Saliba, VL, Johnson, GS, and Wardlaw, C. Proprioceptive neuromuscular facilitation. In Basmajian, JV, and Nyberg, R (eds): Rational Manual Therapies. Baltimore, Williams & Wilkins, 1993, 243.

3. Johnson, G, and Saliba Johnson, V. PNF 1: The Functional Application of Proprioceptive Neuromuscular Facilitation, Course Syllabus, Version 7.9, Steamboat, CO, Institute of Physical Art, 2014.

4. Shumway-Cook, A, and Woollacott, M. Motor Control–Translating Research Into Clinical Practice, ed 4. Baltimore, Lippincott Williams & Wilkins, 2012.

5. Schmidt, RA, and Lee, TD. Motor Control and Learning: A Behavioral Emphasis, ed 5. Champaign, IL, Human Kinetics, 2011.

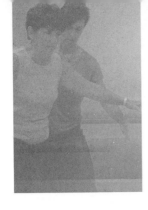

第 7 章
改善转移技能的干预措施

GEORGE D. FULK, PT, PhD；COBY NIRIDER, PT, DPT

从坐位到站立位或转移到另一个表面的能力是许多接受康复治疗的人在受伤或生病后需要重新获得的一项基本技能。能够进行从床到轮椅和从坐位到站立位的转移，使人具备了从一个体位开始移动的能力，并提高与环境互动的能力。虽然存在各种类型的转移方式，但是从坐位转移到站立位或从站立位转移到坐位（图 7.1）的能力极为重要，这为其他类型的转移提供了基础。不能通过下肢承重和站立的人（如，完全性脊髓损伤患者）可以使用坐姿轴向旋转技术从一个平面转移到另一个平面（如轮椅）（图 7.2）。本章探讨了可用于提高这些重要转移技能的各种训练策略。

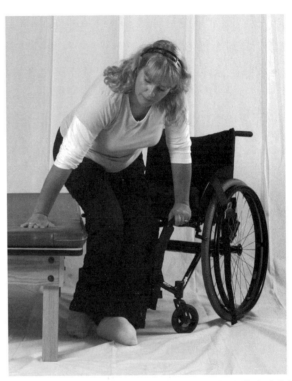

图 7.2　患有 T12 不完全性脊髓损伤的患者从轮椅转移到治疗床上

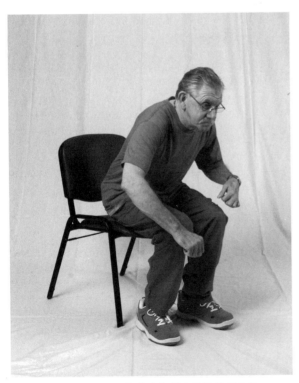

图 7.1　脑卒中患者（左侧偏瘫）从坐位转移至立位

任务分析

使用关键的观察技能进行任务分析是检查患者如何执行任务的基础[1]，也是通过任务导向性干预措施以提高患者转移能力的基础。通过分析患者如何运动并结合潜在身体结构和功能障碍的检查，治疗师可以确定导致运动障碍的因素，并通过收集的信息制订康复计划，旨在加强患者的运动学习，提高患者的运动能力。

生物力学概述

治疗师对坐站转移和站坐转移的正常生物力

学有一个正确的认识是非常重要的。治疗师使用这些信息作为任务分析的一部分，比较患者如何执行任务，并识别可能导致功能受限的障碍因素。从坐位到立位的转移通常分为两个阶段：**伸展前阶段**和**伸展阶段**[2]。伸展前阶段涉及重心的向前或水平转移，伸展阶段涉及重心的垂直转移。

当大腿离开的时候，就是这两个阶段之间的过渡。分解为两个不同阶段是为了更好地进行运动分析。正常来说这种运动是以一种连续的、平稳的方式进行的。

起初，稳定坐姿下大部分的身体重量在大腿和臀部（图7.3A）。在预备伸展阶段，上半身（头部和躯干）在髋关节处向前旋转，下肢在踝关节（背屈）处向前旋转（图7.3B）。躯干和头部向前旋转，引起身体重心水平移动，伸展阶段从膝关节的伸展开始，然后是髋关节和踝关节的伸展[2]，最后大腿从座位上抬起（图7.3C）。在伸展阶段，最大的肌力用于将身体从坐位平面上提起。之后髋关节、膝关节和踝关节依次伸展，使身体直立（图7.3D）。

在伸展前阶段（图7.3B），髂腰肌和胫骨前肌是驱动身体重心向前运动的主要肌肉。当躯干在

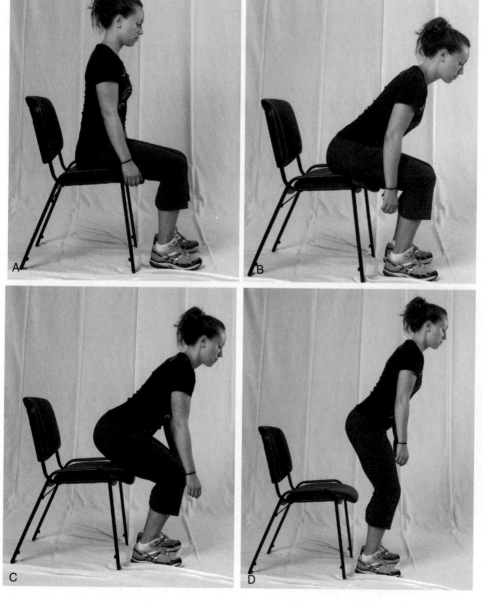

图7.3　A.由坐位转为站立位前的初始坐姿。需要注意的是上部躯干直立，骨盆处于中立位。B.在预备伸展阶段，当躯干在髋关节处向前旋转，下肢在踝关节处向前旋转时，身体重心水平移动。保持躯干伸展和骨盆中立，对于身体重心在双足间水平移动也是非常重要的。C.大腿离开座位表面时开始伸展阶段。D.在伸展阶段，髋关节和膝关节伸展，使身体直立

髋关节向前旋转时，通过躯干伸肌和腹肌等长收缩稳定躯干。在伸展阶段（图 7.3D），髋关节（臀大肌）、膝关节（股直肌、股外侧肌和股内侧肌）和踝关节伸肌（腓肠肌和比目鱼肌）被激活，以使身体直立。

人们通常使用两种基本的策略来进行从坐到站的转移：**动量转移策略**和**零动量策略** [3]。动量转移策略是在躯干和头部向水平方向（髋关节屈曲）移动时，通过髋关节快速向前弯曲来产生向前的动量，从而使重心向足部和足部上方移动。然后躯干伸肌进行离心收缩，阻止水平运动。继而下肢伸肌强烈向心收缩使身体直立。

零动量策略需要躯干向前屈曲，直到重心位于足部支持面上。然后是身体重心垂直上升到站立的姿势。零动量策略比动量转移策略更稳定，但需要更大的肌力来完成。下肢肌力较差的患者如果使用这种方法，需要上肢的辅助。动量转移策略需要较少的肌力，因为当下肢开始伸直时，身体在运动。然而，这需要与稳定性之间进行权衡，因为在过渡时期，人的稳定性较差。

由站到坐的运动（角位移）类似于由坐到站转移期间发生的运动，只是方向相反 [4]。然而，肌肉收缩的时间和类型是不同的。当由站到坐的过渡过程中，身体的重心是向后和向下移动的。髋关节、膝关节和踝关节的屈曲是由伸肌的离心收缩控制的。此外，患者不能直接看到他将要坐的表面。

由坐到站和由站到坐转移的任务分析

运动任务通常可以分为 4 个阶段：初始条件、启动、执行和终止（表 7.1）[1]。应严格检查初始条件，包括患者的姿势和执行运动任务的环境。影响由坐到站转移能力的常见异常姿势如下。

- 不对称负重（图 7.4）。
- 坐位时骨盆后倾导致胸椎后凸增加（图 7.5）。
- 足的放置位置不正确（图 7.6）。

表 7.1 由坐到站、由站到坐转移时常见的困难任务分析		
转移任务的 4 个阶段	**任务分析要素**	**神经障碍患者常见的困难**
初始条件	• 初始姿势 • 环境条件	• 足的起始位太向前（例如，踝关节活动范围减少） • 骨盆后倾的坐姿 • 胸椎后凸增加 • 坐得太靠近椅背 • 座位太低或表面太软
运动启动	• 时机 • 方向	• 启动延迟 • 多次尝试运动启动 • 运动启动过快 • 运动方向无效
运动执行	• 方向 • 速度 • 流畅度 • 重心转移 • 垂直上抬 • 平衡	• 肌力 / 爆发力较差 • 肌肉激活的顺序不是最优的（例如，过早开始伸展） • 重心向前转移不完全 • 通过胸部屈曲代替髋关节屈曲实现重心向前转移 • 过多的重量在健侧 • 速度太慢，无法产生足够的动量来辅助伸展阶段 • 害怕摔倒
运动终止	• 时机 • 稳定性 • 精确度	• 超过或未达到目标时动作终止 • 完成运动转移时稳定性较差

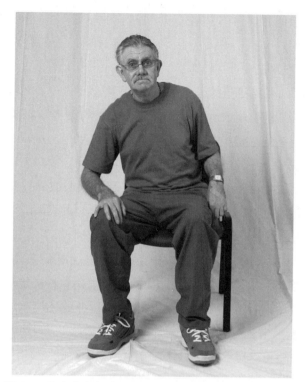

图7.4　脑卒中患者（左侧偏瘫）坐着时，重心主要在健侧（右侧）

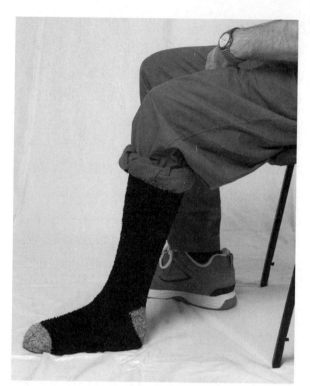

图7.6　患者左足后伸不够。这将使伸展前阶段的身体重心难以水平转移，在伸展时难以有效利用左侧下肢向上产生推力。腓肠肌 – 比目鱼肌复合体挛缩或腘绳肌无力可能是导致足部后伸不足的原因

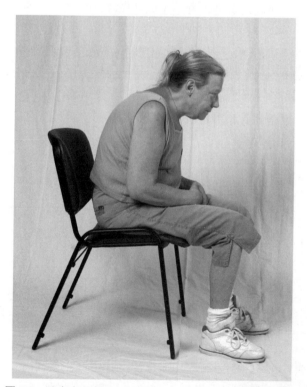

图7.5　脑卒中患者（右侧偏瘫）坐着时胸椎后凸加重，骨盆后倾。这使得在预备伸展阶段身体重心在水平面的转移变得困难。当患者伸展身体试图站起来时，大部分的重心都会过度靠后。这使得患者在尝试站立的时候可能失衡向后摔倒，或者患者需要付出更多的努力和力量才可以站起来

转移的环境也应该被检查。这包括座位表面（坚硬或有坐垫）、座位高度、地面（瓷砖或地毯）、照明条件、座位扶手和有无靠背以及其他环境干扰因素，如噪声。同时还要考虑动作的目标或动作执行的环境。根据患者的总体目标，治疗效果可能有所不同。例如，当要求患者在治疗环境中执行由坐到站转移，而不是在家里的厨房准备做饭时，患者可能会有不同的表现。

在检查**初始条件**后，治疗师应观察患者如何执行转移任务。这包括运动的**启动**、**执行**和**终止**。

● 运动启动。在起始阶段，应注意起始运动的时间（如患者是否需要多次尝试才能开始运动）和方向。由坐到站转移的启动过程中常见的问题包括延迟启动和错误方向的启动。

● 运动执行。运动的速度和方向、身体各部分之间的协调以及平衡和重心转移能力都是影响患者表现的因素，在运动执行阶段应进行严格分析。在运动执行过程中出现的常见问题，可能会导致

转移困难或无法成功转移，包括肌力降低、无法完成重心前移（图7.7）、运动模式中的顺序错误（例如无法停止向前的冲力并转换为垂直方向的运动）、速度慢、重心分布不均匀，以及移动过程中无法保持平衡。

● 运动终止。转移的最后阶段出现的常见问题包括无法在适当的地点和时间停止转移（超过或未达到目标），以及在完成转移后无法保持平衡。在这些情况下，患者可能需要在站起来之前迈一步（如，迈步策略），从而在支持面内部建立重心。

虽然不可能通过健康人准确还原不同类型的功能障碍患者由坐到站和由站到坐转移的影响，但专栏7.1中的学生实践活动会让我们更深入地了解患者可能遇到的一些困难。

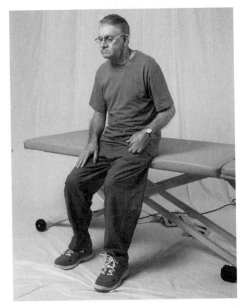

图7.7 脑卒中患者（左侧偏瘫）在伸展前阶段重心前移不充分，通过右手推椅子的方式代偿

专栏7.1 学生实践活动：由坐到站、由站到坐的任务分析

目的： 分析健康人群由坐到站转移情况。

设备要求： 使用无扶手的正常高度椅子、无扶手的低座面椅子、成品（定制）踝足矫形器和一个小型治疗球。

说明： 每组2～3个学生。小组成员将执行不同的练习项目（如下所述），并且在小组开始一个新的练习项目时进行角色轮换。

▲一人扮演主角并参与讨论。

▲其他成员参与活动的任务分析和讨论，并在演示过程中提供支持性反馈。该组的一名成员应被指定为"事实调查员"，以便确认讨论的内容（若需要）或事实与书本内容是否达成一致。

过程／指导性问题

1. 从一张没有扶手的正常高度（座位高度约为44cm）的椅子上由坐到站／由站到坐转移3～5次。

    a. 患者的起始坐姿是怎样的？

    b. 使用了哪种策略？

    c. 何谓正确的时间、方向、流畅度？

    d. 运动过程中和运动结束时是否有适当的姿势稳定性和平衡？

2. 在一张无扶手的低座面椅子（座位高度低于40cm）上进行由坐到站／由站到坐转移3～5次。

    a. 与正常高度的椅子相比，转移策略改变了吗？

    b. 使用的转移模式有什么不同？

    c. 是否需要更多或更少的力量？

3. 在3种不同的起始条件下，从没有扶手的正常高度的椅子上进行坐站转移：大腿与躯干成90°（坐姿笔直），躯干向前弯曲30°，躯干向前弯曲60°

    a. 在3种不同的起始姿势之间，观察用于坐到站转移的运动模式有什么不同？

    b. 哪一个起始姿势站起来需要的力量最少？

    c. 转移结束时，哪个起始姿势最稳定？

4. 一侧足部踩一只部分充气的小型治疗球（小型治疗球直径为15～20cm），从一个正常高度没有扶手的椅子完成坐到站／站到坐转移。

    a. 在这种转移中使用的转移模式与没有踩球有什么不同？

    b. 转移过程中或转移结束时姿势稳定性是否发生改变？

    c. 在转移过程中哪侧下肢提供了更多的力量？

5. 从没有扶手的正常高度的椅子上进行坐到站／站到坐转移，一侧足部放置在膝关节后侧（约15°背屈），另一侧足部位于4个不同的位置：15°背屈（与另一侧足部相同，图7.8A）、踝关节中立位（踝关节正对膝关节下方）、跖屈15°（足部置于膝关节前方，图7.8B）、佩戴定制踝足矫形器（图7.8C）。

    a. 4种情况下的运动模式有何不同？

    b. 哪种情况需要提供最大的力量？

    c. 哪种情况能够产生最大的力量？

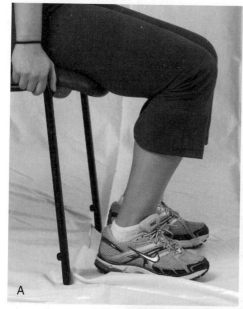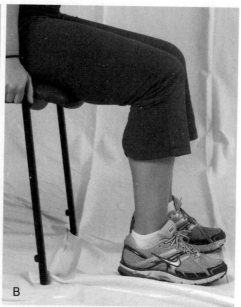

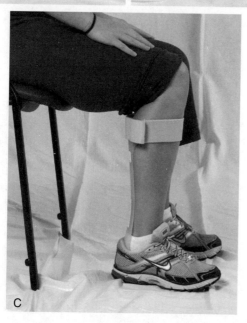

图 7.8　不同踝关节位置由坐到站 / 由站到坐转移　A. 踝关节背屈 15°。B. 踝关节跖屈 15°。C. 佩戴定制踝足矫形器

✳ 由坐到站和由站到坐：干预策略

通过对患者的身体结构、功能的任务分析、检查，以及对患者康复目标的了解，治疗师可以设计出全面有效的干预方案。强化和以任务为导向的康复策略对于依赖于神经系统功能重建以促进运动和功能恢复是必要的 [5,6]。将增强运动学习的策略（见第 2 章）与强化的、以任务为导向的干预措施相结合，能够为康复计划提供良好基础。

由坐到站转移

环境

在运动学习的初始阶段（认知阶段），治疗师应设置转移练习的环境，使患者在减少代偿性运动策略的同时也能够成功完成任务。这通常需要使用一个坚硬的、增加座高的椅子。可升降的治疗床（图 7.9）是初次练习的理想选择。它允许治疗师为患者设计具有挑战性的高度，以便患者在没有过度代偿运动的情况下能够成功完成转移。此外，干预过程应在一个安静、封闭、光线充足的环境中进行。口头指令可以用来提供**结果性反**

馈和**操作性反馈**，但这些提示应该通过几次试验之后逐渐减少，或者经过一定的试验后进行总结。口头指令也可以用来引起患者对任务或整体运动目标的注意。对于某些神经系统疾病患者（如感觉运动皮质受损的患者），如果减少使用口头指令，可能会更有好处。针对此类人群使用的另一种方法是在次要的"运动目标"中隐藏转移任务。比如说鼓励患者通过坐站转移够取面前有一点儿距离的物体（如，够到工作台上的杯子）。

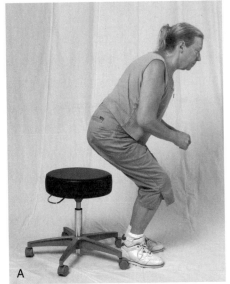

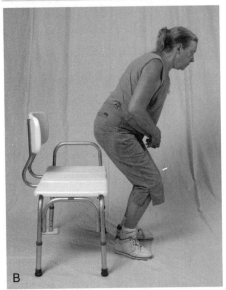

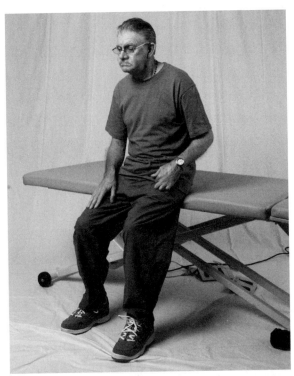

图7.9 可采用升降治疗床来改变高度。当患者有进步时，可以通过降低床面高度来增加难度

在运动学习的后期阶段（联系阶段和自主阶段），患者的执行运动能力逐渐提高，环境设置应该更能够反映现实生活中在家庭和社区遇到的情况，但是难度应该适中，患者通过努力还是可以完成的，可以循序渐进增加挑战性。具体的干预策略可以包括使用各种座椅表面（图7.10）和有更多外部干扰的开放环境。在学习的后期阶段，口头指令应该尽量减少。如果遇到困难，应鼓励患者自己解决问题，以确定问题内容或问题所在。

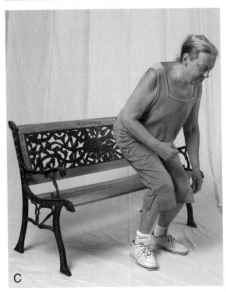

图7.10 A ~ C.使用各种座椅表面练习从坐到站/从站到坐的转移，能更好地模拟患者的家庭和社区环境

临床笔记：刚开始应该使用高度适中（通常高于正常高度）且比较硬的椅子，逐渐过渡到标准的座位高度，然后到各种类型的座位表面（如沙发、床、马桶、凳子）。环境应该从封闭环境过渡到开放环境。

姿势

理想的起始姿势是，在座椅表面边缘呈直立坐姿，重心均匀分布，骨盆处于中立位置，双足位于膝关节后方（踝关节背屈约15°）（图7.11）。踝关节活动范围受限会限制足的放置位置。在这种情况下，可能需要牵伸腓肠肌－比目鱼肌和（或）进行关节松动术以拉伸关节囊。牵伸可以在坐位或立位完成（图7.12）。每次牵伸至少保持30秒，重复5～10次。应该训练患者独立进行这些牵伸运动，这样他们就可以一天练习多次。如果患者腘绳肌没有足够的力量来固定双足，可以实施以任务为导向的强化计划，如在足底放置毛巾可以用来减少摩擦，或者可以使用滑板（图7.13）作为特定任务强化计划的一部分，在地板上贴胶带可以帮助患者确定足的位置。

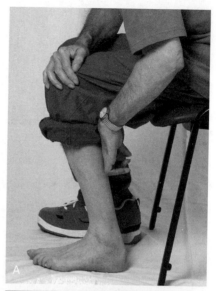

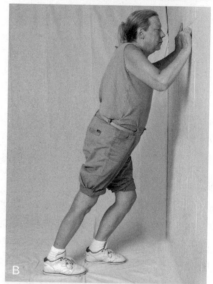

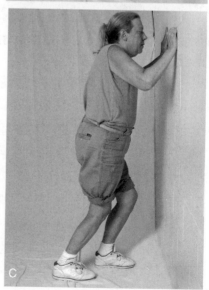

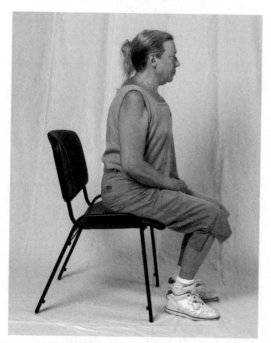

图7.11 将踝关节置于膝关节稍后的位置，这样有利于在伸展前阶段水平移动重心

图7.12 需要牵伸比目鱼肌和腓肠肌 A.坐位下比目鱼肌牵伸。B.站立位伸膝时腓肠肌的牵伸。C.站立位屈膝时比目鱼肌的牵伸

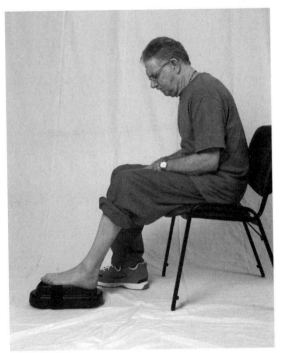

图 7.13 在足底下使用滑板可减少足部与地面之间的摩擦，帮助患者将足放在正确的位置上。患者也可以将其作为家庭锻炼计划的一部分，独立地练习这项活动

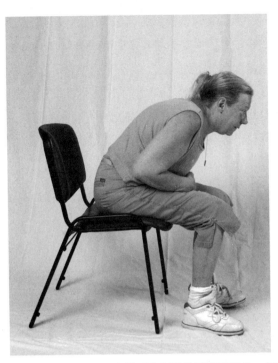

图 7.14 患者通过增加胸椎后凸和骨盆后倾来抬头。如果患者试图从这个位置站起来，很可能会失衡而向后倒在座位上

第 5 章 "改善坐姿和坐位平衡技能的干预措施"，提供了多种用于改善转移时的初始坐姿和平衡能力的方法。如前所述，理想的坐姿为直立、躯干上部伸展、骨盆呈中立位、双足置于膝关节后方（踝关节背屈约 15°）。

动作执行

由坐到站的起始动作是躯干相对于髋关节的屈曲，骨盆后倾（骶坐位）、胸椎后凸增加以及前倾时害怕摔倒的患者，当身体前倾的时候可以通过在屈曲髋关节时增加胸椎后凸来帮助重心前移。这样可以使头部向前，但不利于重心的水平移动（图 7.14）。以这个姿势为起始位，很难完成坐位到站立位的转移，因为身体的大部分重心位于后方，患者只能看到地板。

从坐到站的一个重要训练是将身体向前倾超过足尖（即髋关节屈曲伴躯干伸展）。让患者双臂交叉于胸前，同时引导其髋部前屈，这有助于保持躯干的伸展，并使躯干屈曲最小化（图 7.15）。或者，患者的手臂可以支撑在一个可活动的小桌板上，这个小桌板可以向前或向后滑动引导患者（图

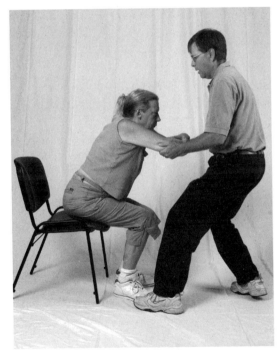

图 7.15 当患者的上肢在前方交叉时，治疗师在伸展前阶段引导患者向前平移，而患者保持躯干上部伸展，同时躯干下部相对于髋关节向前屈曲

7.16），也可以支撑在一个大的健身球上（图 7.17）。在实施这些干预措施时，应注意保护肩关节的稳定

性，特别是对脑卒中发生肩关节半脱位的患者。如有必要，可从下方手动支撑关节（图7.18）。

治疗师不应该拖拽患者的肩关节，应先稳定患者的足部，这样小腿才能相对于足部向前屈曲。随着训练的进步，治疗师的协助应逐渐减少，最终不提供帮助。

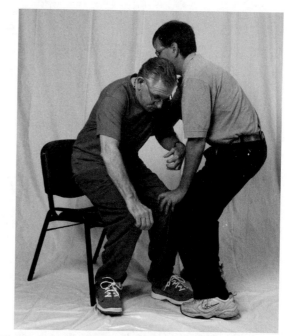

图7.18　脑卒中患者（左侧偏瘫）左侧肩关节半脱位，治疗师辅助站立时，不应该拖拽患者的肩关节

 红旗征：治疗师应谨慎处理肩关节，防止关节损伤。

如上所述，在训练的初始阶段，可提升座椅平面（例如，可升降床）；这对功能较差的患者效果很好。较高的平面可增加患侧肢体负重，大幅度地减少健侧肢体的代偿。对于功能较差需要辅助的患者，治疗师可以通过对患者膝关节施加向后向下的力（图7.19）来稳定患者的足部。另一只手控制骨盆或躯干，可以引导患者躯干向前移动，治疗师提供辅助的位置不应阻碍小腿的屈曲（图7.20）。

治疗师应为患者提供一个视觉目标，以便患者在站起来时能够集中注意力。视觉目标应在前方和眼睛水平高度（站立时）。当重心向前移动时，视觉目标可以帮助患者保持躯干伸展，有利于患者感受姿势力学对线和身体垂直方向，不鼓励患者俯视双足。

其他增加下肢负荷的策略如下。

● 将受累较轻侧下肢略置于受累较重侧下肢前面。

● 将受累较轻侧下肢放在一个小物体上（图7.21）。

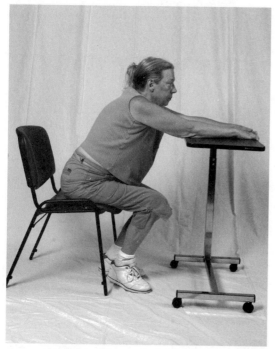

图7.16　小桌板可以帮助练习当躯干下部在髋部向前旋转时保持躯干上部伸展，为伸展前阶段重心的水平移动做准备

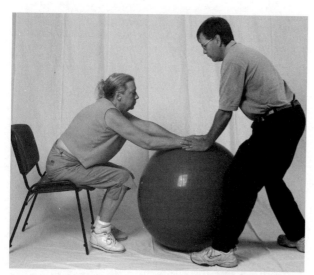

图7.17　治疗球能帮助患者学习如何在伸展前阶段通过躯干下部在髋部向前旋转时保持躯干上部伸展，来有效地完成重心的水平移动

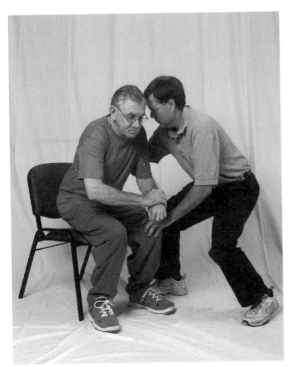

图 7.19 治疗师可以通过一只手对患者膝关节施加向后向下的力来帮助膝关节伸展同时稳定足部，另一只手用于引导躯干向前

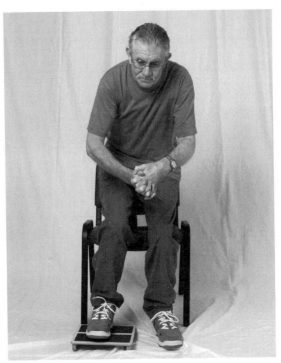

图 7.21 将一个小的台面（例如，一个物体或台阶）置于受累较轻侧足下方，帮助患者把更多的重量放在受累较重侧下肢。这有利于加强受累较重侧肢体功能，减少对受累较轻侧的依赖，从而提供基本的站立力量

● 在从坐位到站立位的过渡期间，受累较重侧执行取物任务（"取物和站立"）。

注释

● 对于虚弱的患者最初可以通过较高的座位促进双侧对称负重。

● 为受累较重侧下肢膝关节提供手动辅助有助于膝关节伸展。

● 治疗师在协助 / 监护患者时，站立位置不应阻止患者重心前移。

● 设定可视化目标可以促进躯干伸展。

重复练习与强化

充分利用机会去做一些功能性任务练习对于提高患者的运动学习能力和生活技能是非常重要的。对于转移能力来说也是如此。坐到站转移的重复练习（每天 11 ~ 14 次）已被证明可以提高在无上肢辅助的情况下独立转移的能力，并且可以提高脑卒中住院康复患者的生活质量和身体活动能力 [7]。所有提高从坐到站转移能力的干预策略的关键部分都应重复练习。

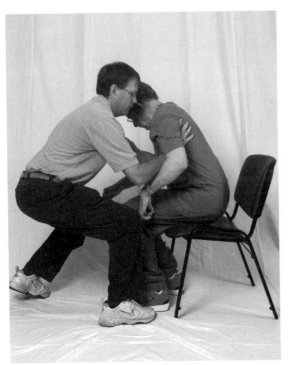

图 7.20 治疗师在帮助患者站立时，不应该贴近患者身体，这会限制患者躯干和小腿向前屈曲。本图显示的为治疗师辅助患者进行由坐到站转移的恰当位置

● 使用足底压力测试系统提供有关下肢负重的视觉反馈。

脑卒中患者进行力量训练可增强受累较重侧下肢的力量，使患者自我感受到功能的提高[8]。下肢力量训练可以通过以任务为导向的运动和循序渐进的抗阻训练来实现。一般来说，强化练习应该每周进行 2 ~ 3 次，患者应该以 10RM（**译者注**：RM 为 Repetition Maxium 的简称，为计量单位，表示连续完成次数的最大量）的负荷进行 2 ~ 3 组，每组重复 8 ~ 12 次。

红旗征：在任何站立训练中，出现跌倒风险的患者都应受到严密监护，患者可能需要站在墙壁、栏杆或其他物体旁边以帮助维持平衡，轻触式支撑（如指尖支撑）更佳。

以任务为导向的站立强化训练包括靠墙半蹲、上台阶和下台阶（图 7.22）以及小幅度弓步（图 7.23）。渐进式抗阻训练可以通过足踝负重、带滑轮的负重或等速器械来完成，可以包括压腿（单侧或双侧）、深蹲、膝关节屈曲和伸展，以及站立位踝负重下的髋伸展和外展。

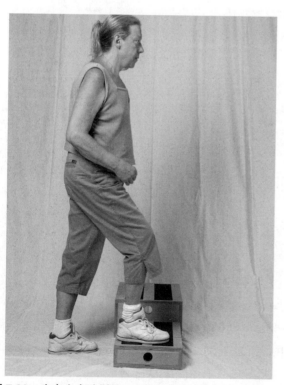

图 7.22　患者上台阶训练　台阶的高度随着患者下肢肌力的增加而增加。该训练能直接改善患者上楼梯和跨越路缘的能力

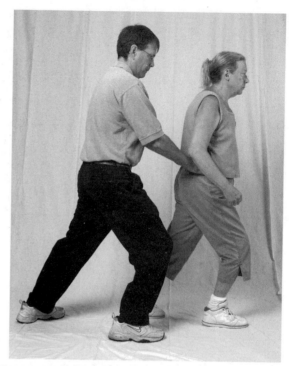

图 7.23　患者弓步训练　弓步步长和髋关节、膝关节屈曲角度可以随着患者肌力的增加而增加。该训练能直接改善患者上楼梯和跨越路缘的能力

注释

● 重复练习对运动学习很重要。

● 力量训练可以通过任务导向性练习或渐进抗阻训练来完成。

由站到坐转移

在转移训练中还应强调从站立位到坐位的转移，一种有效的方法是让患者学会姿势控制。患者练习在下降过程中暂停，或者维持这个姿势（1 ~ 3 秒），或者重新站起来。下降的角度和速度可以根据患者的能力而变化。也可以要求患者缓慢坐下，一旦接触到座位表面立即恢复站立位。这些干预策略将改善从站到坐的离心控制能力。

技能练习

一旦患者掌握了转移的基本技能，处于运动学习的联系阶段和自动化阶段，就应该设计技能学习干预措施。可以设置一个"转移课程"，要求患者以随机顺序转移到多种类型的座椅表面和从多种类型的座椅表面进行转移。任务设置可以使患者必须步行一小段距离到达不同的座椅表面（图 7.24）。

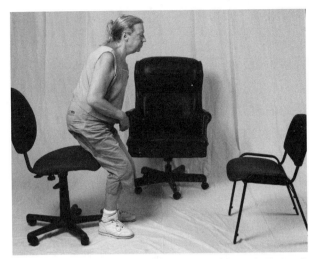

图 7.24 "转移课程"可以将各种座位表面设成圆形、半圆形（如图所示）或直线排列。转移过程应该布置成使患者必须在不同的座位表面之间行走一小段距离。该活动将提升患者在家庭和社区活动中所需的转移技能，并能够加强运动学习

为了提高任务的复杂性以更好地反映患者的真实环境，还可以引入双重任务或多重任务模式，患者在练习转移时需要握住物体，可以是单侧上肢或双侧上肢配合。例如，可以要求患者在转移过程中握住一个杯子（图 7.25A）或一个放有单个或多个物体的托盘（图 7.25B）。还可以要求患者执行认知任务，例如从 100 减 7、93 减 7……，或者告诉患者动物名称的首字母要求患者说出全称。

为了使任务更具挑战性，可要求患者在练习运动模式的同时执行上肢任务和认知任务。

运动速度也是训练中一个重要的影响因素。例如，可在训练过程中使用坐站转移测试（见下文"转移能力的结果评估"），不仅能够提高运动速度，还可以提高对任务的关注。通过这些环节，可以为临床决策提供信息，同时也可以强化患者的行为。

也可以对其他环境条件进行调整。可以把地板表面改为厚地毯或高密度泡沫。可以改变照明，以便患者在低光或无光环境中练习转移，类似于当人们在半夜起床使用卫生间时所发生的情况；也可以引入不同的噪声作为干扰物。与早期使用的干预策略一样，重复练习是增强运动学习的关键。

注释

● 训练应包括随机转移到各种座位表面。

● 训练时可以包含其他运动和认知任务。

● 训练策略应包括对环境的调整，如调整照明和地板表面。

 转入和转出轮椅

在康复的初始阶段，特别是在急性期或康复

图 7.25 拿着一杯水（A）或一个盛有物体的盘子（B）时从坐位转移到站立位。双重任务的设置挑战患者控制内容物不从水杯或盘子中溢出的能力。当患者的注意力集中在抓握水杯或盘子而不是溢出的内容物和转移行为本身时，有助于患者更加自如地转移

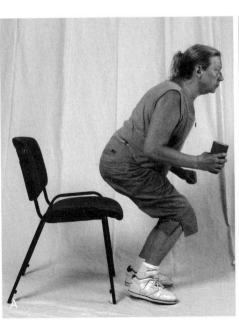
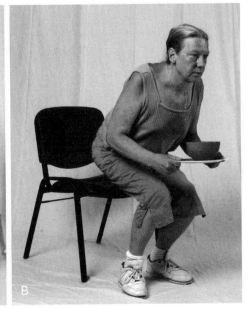

医院环境中，轮椅是患者在非治疗期间最主要的活动工具。尤其是有认知障碍或从未使用过轮椅的患者，可能无法正确地进行安全转入和转出轮椅的步骤。在这种情况下，需要根据患者的认知能力和情况适当地记下安全转移所需的步骤，并将其粘贴到患者轮椅的扶手上。参考步骤如下所示。

1. 停好轮椅
2. 制动轮椅
3. 收起脚踏板
4. 坐至轮椅边缘
5. 双足分开，放在膝关节后面
6. 背部挺直坐高
7. 身体向前倾，鼻子过足尖
8. 使用扶手帮助站立
9. 身体转动 90°，朝向其他转移平面，感觉腿后部的接触面
10. 慢慢且安全地坐下

可以制订一个类似的通用列表，解释所有从坐到站和站到坐的转移步骤，但不包括使用轮椅的信息，作为提醒患者的一种方法。

坐位中轴旋转转移

在家庭和社区中，使用轮椅作为主要移动方式的功能障碍者，如脊髓损伤、多发性硬化或脊柱裂患者，通常只能通过上肢的辅助（**坐位中轴旋转转移**）来完成进出轮椅。完全性脊髓损伤患者，损伤平面通常决定了转移的能力。损伤平面越低，转移能力越强，转移方法越多样。除保留的运动功能外，其他因素也会影响独立坐位中轴旋转转移的能力，包括体重、痉挛状态、疼痛、关节活动范围和人体形态学特征。

C6 完全性脊髓损伤患者保留了肩袖肌群、三角肌、肱二头肌、大圆肌、胸大肌和背阔肌的部分神经支配，这提供了独立地在两个表面之间进行坐姿轴向旋转转移的基本力量。如果没有肱三头肌的功能，可以通过肩关节外旋、肘关节和腕关节伸展以及前臂旋后来保持肘关节伸展状态。为了实现这一点，患者首先将肩关节伸展，并将

前臂旋后。因为手臂处于闭合的运动链中，一旦手与治疗垫接触，肱骨就会屈曲以使肘关节伸展。通过收缩三角肌的前部、肩关节外旋肌和胸大肌，患者可学会控制闭合链中的肘关节。如果可能，患者应避免锁定肘部，因为这样做可能会导致重复性的关节损伤。为了将躯干和臀部从座位提起以进行转移，患者伸展并下压肩胛骨。在承重时，手指应屈曲以保持肌腱固定，腕关节应尽可能地处于中立或接近中立状态。

生物力学概述

与由坐到站转移不同，对于脊髓损伤（或其他类似疾病）患者如何在轮椅上进行坐姿中轴旋转转移的研究很少。Perry 等 [9] 确定了坐位中轴旋转转移的 3 个组成部分：准备阶段、上升阶段和下降阶段。在准备阶段，躯干向前屈曲，身体向侧面倾斜，并向靠近治疗床的一侧旋转（图7.26A）。上升阶段从臀部离开坐垫开始，直到身体提起到最高的阶段为上升阶段（图 7.26B）。下降阶段是指躯干从身体提起到最高点然后下降到另一个坐位表面，直到臀部完全位于另一个表面上的阶段（图 7.26C）。

准备阶段包括通过躯干向前屈曲使肩部在双手前边，从而将身体重心从臀部转移到双手。躯干向前屈曲使肩部置于双手前方的能力是这个动作的关键组成部分。后侧手在髋关节前靠近大腿上部，前侧手放在离大腿上部较远的地方，以提供髋部和大腿的移动空间。上部躯干向后侧手旋转，远离目标转移面。起初，这可能是困难的，因为患者往往想看到他们转移的目标表面。

在上升阶段，将躯干和臀部抬离座椅表面。下部躯干向前侧手的内侧横向移动，上部躯干向后侧手旋转。在下降阶段，躯干和臀部继续从座椅表面上抬起，躯干继续向后侧手旋转，同时身体下降到座位上。通常在臀部抬离座椅表面之前，以及臀部在空中时，后侧手产生最大的力 [10]。后侧上肢产生的力大于前侧上肢，建议力量较弱的上肢或肩关节疼痛的上肢作为前侧 [9, 10]。

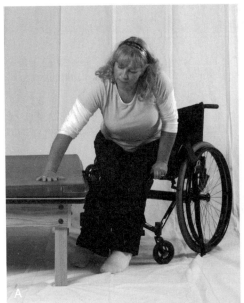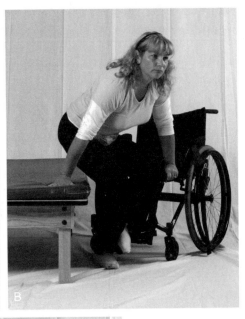

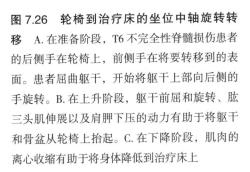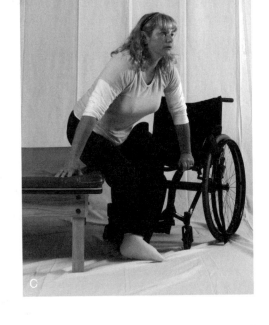

图 7.26 轮椅到治疗床的坐位中轴旋转转移 A. 在准备阶段，T6 不完全性脊髓损伤患者的后侧手在轮椅上，前侧手在将要转移到的表面。患者屈曲躯干，开始将躯干上部向后侧的手旋转。B. 在上升阶段，躯干前屈和旋转、肱三头肌伸展以及肩胛下压的动力有助于将躯干和骨盆从轮椅上抬起。C. 在下降阶段，肌肉的离心收缩有助于将身体降低到治疗床上

预防措施和预备技能

许多使用坐位中轴旋转转移到轮椅上的人都有发生皮肤损伤的风险。在转移过程中，应避免在皮肤上的剪切力，治疗师应指导患者抬起身体而不是蹭着座位表面滑动，多次轻微地抬高和旋转转移比沿表面滑蹭更好。在早期的康复方案中，创伤性脊髓损伤患者可能需要接受骨科的干预，包括禁止在脊柱骨折愈合期不稳定部位施加过度的应力，这些预防措施需要严格遵守。如前所述，C7 节段及以上水平的脊髓损伤患者在负重时应保持手指屈曲，使用伸展的腕关节和肘关节保持较长的指屈肌的紧张度，以实现腱固定抓握。

在准备进出轮椅转移时，需要许多预备技能，如表 7.2 所示。

🚫 **红旗征**：为了防止皮肤破损，在转移过程中应避免对皮肤施加剪切力。骨科预防措施应谨慎遵循，以避免在脊柱骨折愈合期对不稳定部位施加过度的应力。

表 7.2　转入和转出轮椅的预备技能	
预备技能	注释
放置轮椅	轮椅应与目标转移表面成 20°～30° 的角度。防后倾轮将为轮椅提供更多的稳定性
制动轮椅	不同轮椅的手闸种类不同（如，推锁、拉锁或剪刀锁）
拆卸和更换扶手	扶手样式各不相同；有些可以折叠，有些需要完全拆下
拆卸和更换脚踏板	一些患者通过将足放在脚踏板上进行转移；另一些患者则会取下脚踏板，将足放在地上。为了提供稳定性，大腿的位置应该与患者转移到的表面平行或略微高一点
转移板的操作	脊髓损伤水平较高的患者可能需要在转移板的协助下安全独立地转入和转出轮椅
下肢的控制	这包括在脚踏板上和脚踏板下移动下肢，以及将下肢放置在合适的位置
躯干姿势的控制	滑至座位表面的边缘以及将臀部定位在车轮前方的能力是重要的预备技能

干预策略

　　探讨能够有效干预坐位中轴旋转转移技能的研究很少，这里介绍的干预策略是基于以任务为导向的平衡和强化策略。没有哪种干预策略可以适用于任何一位患者，应采取多种运动联合的干预策略。手的位置、足的位置或躯干屈曲/旋转方向的轻微变化均可使患者独立或更有效地完成转移活动。应该鼓励患者解决问题并多次尝试，从而掌握一种最有效、最安全的转移技术。

　　独立、自信和端坐位平衡能力是独立坐位中轴旋转转移所必需的最关键技能。对自己保持安全坐位能力缺乏信心的患者不太可能掌握独立和安全转移所需的适宜技术。如果患者对保持端坐位没有安全感和自信，那么他们更不会对从一个平面转移到另外一个平面的能力有信心。

　　脊髓损伤者和腘绳肌挛缩患者的坐位平衡训练应该从长坐位训练开始（这是一个非常稳定的姿势），但要尽快过渡到端坐位。然而，在进行长坐位训练时，需要特别注意的是，避免过度牵拉背部肌肉和腘绳肌，对于胸中段及以上脊髓损伤患者，下背部肌肉的张力可以在坐位时提供躯干下部和骨盆的稳定性，要求患者被动直腿抬高的关节活动范围小于或等于 90°。

　　开始时，应先从静态的端坐位平衡训练开始，逐渐过渡到动态的端坐位平衡训练，最后需要对患者进行确认、测试，使在自己的稳定极限内感到舒适。进行端坐位平衡干预时，治疗师应给予密切监督和协助，使患者开始就能对自己的平衡能力产生信心。随着患者平衡能力的提升，治疗师应该减少协助，并调整干预措施使其更具挑战性。第 5 章讨论了提升端坐位平衡的干预策略（即改善静态和动态坐位平衡的控制能力）。有利于促进坐位中轴旋转转移的干预活动具体如下。

　　● 主动地向后、向前、向左和向右倾斜到患者的稳定极限。为了安全和预防跌倒，在必要时必须密切监督和协助患者。

　　● 坐式俯卧撑（有或没有俯卧撑杆）。如上所述，该运动的一个关键组成部分是髋部屈曲、脊柱挺直（图 7.27）。

　　● 坐式俯卧撑，身体快速左右移动。头部和躯干应向前倾斜，并旋转向远离的方向。

　　肘撑俯卧和手膝位的活动有利于增强坐位中轴旋转转移所必需的关键肌的肌力。肘撑俯卧活动对那些肱三头肌没有活动的患者是非常有帮助的，在转移过程中需加强肩胛下压以抬高身体。肘撑俯卧和手膝位的建议活动具体如下。

　　● 肘撑俯卧（图 7.28）。

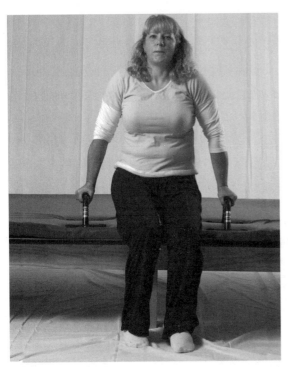

图7.27 坐式俯卧撑使用俯卧撑杆在端坐位比长坐位更具挑战性，因为前者支持面较小，且缺乏伸长的腘绳肌提供骨盆的稳定性

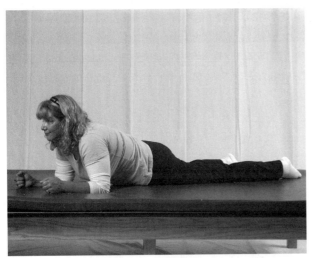

图7.28 肘撑俯卧能够增强前锯肌肌力，可以通过指导患者收紧下巴、抬起肩部和上胸部来增加训练难度

● 肘撑俯卧，肩胛骨后缩（图7.29）。

● 肘撑俯卧，肩胛骨向下旋转后缩。

● 手膝位，但是治疗师可能需要支撑下部躯干（手法或用球），以避免胸部中段水平和脊髓损伤程度较高的患者腰椎过度前凸。

转移技能

一旦患者自己觉得坐位平衡稳定时，就应该

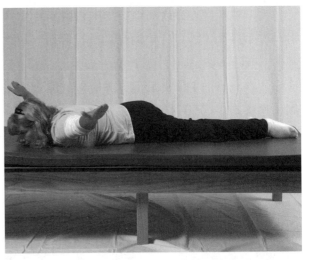

图7.29 俯卧位肩胛骨后缩练习可用于加强斜方肌中下束和菱形肌

重点训练学习转移技能了。转移技能的训练比增强肌力更重要。合适的转移技能对肌力的需求更小，长期来看，恰当的转移技能能减少上肢所受的应力，从而降低上肢过度使用的风险。

在训练转移技能之前，治疗师首先设置最佳的训练环境，以便患者能够集中注意力进行学习。转移平面应该与轮椅高度相同，轮椅摆放的位置应该与转移平面成锐角，收起脚踏板，制动轮椅，治疗师帮助患者滑向轮椅边缘。在训练早期，环境的设置应该能够使患者节省更多的体力并且指导患者学习实际的转移技巧，来提高转移的成功率，增加患者训练的信心。训练的重点是建立环境和干预方法，既让患者感到挑战，但也能够成功，并获得对转移技能的信心。

患者的初始体位应类似于三脚架。前侧手离身体较远，位于治疗床边缘，肩部轻微内旋。后侧手靠近患者的身体。患者的臀部类似于三脚架的中间脚。患者躯干前倾，头部朝下，重心向上肢转移，同时躯干旋转，远离轮椅平面（向后侧手方向旋转）。躯干的前倾/下倾的组合动作可以使上肢承重，肩胛骨后缩，从而使下肢抬起。躯干上部和头部向后侧手方向的旋转导致下半身向前侧手方向旋转（患者的目标转移平面）。患者在转移结束时，身体靠近并稍微位于前侧手后方，头部转向后侧手（图7.30）。

治疗师应坐在患者面前，如坐在可旋转或可滑动的治疗凳上，以便协助患者进行转移。治疗师的一侧手（离患者目标转移平面最近的那侧）应该放在患者肩关节的后面，并沿着肩胛骨的外侧稍稍移动。这只手有助于协助患者进行躯干的

斜向运动（向前／向下并旋转，远离患者的目标转移平面）。治疗师的另一侧手略低于患者的臀部，前臂和手腕沿着患者臀部外侧放在患者手部的旁边，这只手协助患者抬起和提供平衡支持（图7.31）。

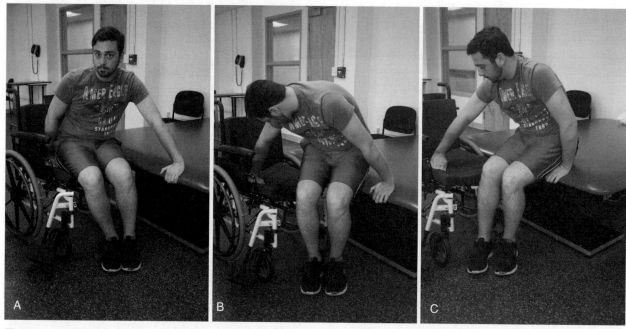

图7.30　A.转移的初始体位。注意如何引导患者上肢轻微的内旋，并且患者下肢的摆放能使躯干产生稍小的旋转。B.患者髋部向前屈曲，躯干朝向后侧上肢旋转，这有助于抬起身体。C.患者身体靠近前侧的上肢，并且头部旋转朝向后侧上肢，完成转移

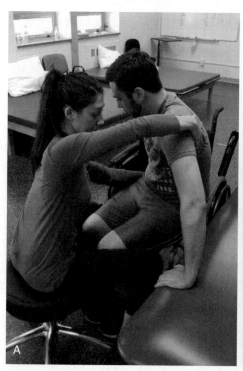

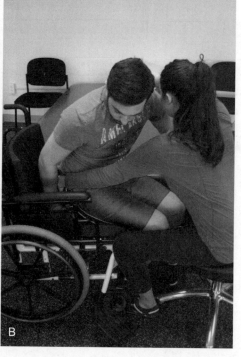

图7.31　A.治疗师的一只手沿着肩胛骨外侧面位于患者肩部的后上方。这只手引导患者的躯干、头部进行屈曲和旋转。注意治疗师下肢的放置位置，以便她可以用膝关节指导患者转移的方向。B.治疗师的另一只手位于患者后侧手部附近的髋部或臀部，提供躯干／平衡支撑，并在必要时可辅助抬起

注释

● 患者的信心和独立能力对于端坐位至关重要。

● 转移技能比肌力更重要。

● 头部－髋部关系的指导：头和上部躯干与骨盆和下肢的方向相反。例如，当患者转移到左侧时，头部应向前下方和向右移动，以便于下半身抬起和向左移动。

● 确保屈髋的同时躯干尽可能保持直立。

● 设置一个容易完成转移的环境。

● 以最佳方式摆放身体：前侧手离正在轮椅平面转移的身体远一点，肩部轻微内旋，前臂内旋，后侧手靠近髋部，双足踩地，躯干稍旋转离开转移平面。

● 后侧上肢在转移过程中承担的任务最多，所以如果一侧上肢肌力较弱或疼痛，设置转移时应使较弱或疼痛的上肢为前侧手。

● 这对患者来说是一项新的运动任务，因此应该增加训练强度，以促进运动学习。学习环境设置应该具有挑战性，但同时又可以让患者能够成功完成。

转移平面

　　患者还应练习从不同高度转移到不同平面。其中包括沙发、马桶、浴缸、淋浴椅和汽车。转移到这些平面的技能参考本章所述。当轮椅高度与目标转移平面之间存在较大差异时，患者必须产生更大的动量和力量，甚至需要更大的躯干和头部的屈曲和旋转角才能将身体提起，从而将臀部提升到更高的平面上（图7.32）。当转移到更低的平面时，患者必须学会控制下降的速度。

从地面到轮椅的转移：干预策略

　　从轮椅转移到地面和转移回轮椅的能力是一项重要技能。它能够帮助患者进行许多重要的活动，例如进入游泳池和在地板上与孩子一起玩耍。尽管患者可能没有预料到，但他可能会偶尔摔出轮椅。当发生这种情况时，转移回轮椅的能力是必不可少的。从地面到轮椅的转移包括2种基本的技术：**向前策略**和**侧向策略**。如果可能的话，轮椅的脚轮应该向后放置以便为轮椅提供更长的

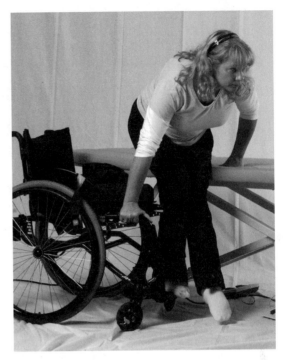

图7.32　当转移到更高的平面时，患者必须向前屈曲并且产生比平时更大的旋转角度才能产生足够的动量将身体转移到更高的平面上

轴距，使其更加稳定。

向前策略

　　最初，患者一侧臀部侧坐在轮椅的前面。膝关节置于脚轮之间，略置于脚轮的前方；一只手放在地面上，另一只手放在轮椅边缘（图7.33A）。双手向下用力将臀部抬离地面，用髋部将头部向手的方向旋转，然后向上变成面向轮椅的跪姿（图7.33B）。从跪姿开始，双手用力向下推轮椅的座椅、轮子或扶手，使身体尽可能抬高，使臀部高于座椅（图7.33C）。如果有扶手可用，可以用力向下推扶手以提供更大的杠杆作用，并将身体提升得更高。一旦臀部位置足够高，患者开始旋转躯干，同时一只手放开，然后继续旋转躯干至坐在轮椅上（图7.33D）。

侧向策略

　　这项策略需要大量的技巧和肌腱的柔韧性，但不需要像向前策略那样用力。首先，患者斜坐在轮椅前面，一只手放在轮椅座椅上，另一只手放在地面上（图7.34A）。接着患者通过将头部和躯干上部向下旋转以将臀部向上提起到座

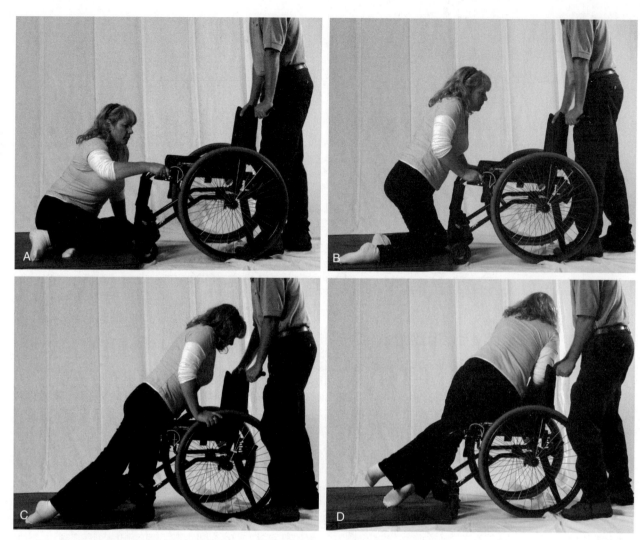

图7.33 使用向前策略从地面转移到轮椅 A.向前策略的起始体位是侧坐在轮椅前面,一只手放在地面上,另一只手放在轮椅上。B.接下来,患者将自己抬起到面向轮椅的跪姿。C.患者使用轮椅上的轮子或扶手尽可能高地抬起自己。D.旋转身体转为坐在轮椅上

位边缘,同时远离轮椅(朝向地面上的手)(图7.34B)。这个动作必须迅速有力地把臀部抬到轮椅的前边缘。然后患者在抬起头之前把臀部移动到轮椅的座位上。接下来,患者将地面上的手放在腿上,然后沿着腿支撑,直到完全坐在轮椅上(图7.34C)。

转移技能的力量提升

使用袖带负重、弹性阻力带、自由负重、滑轮或其他运动器材来加强关键肌群肌力也是综合干预计划的重要组成部分。患者应该在最多10次重复时进行2~3组,每组8~12次重复。目标的关键肌群是肘伸肌、胸大肌、三角肌、肩外旋肌、肩胛下肌和前锯肌。

转移能力的结果评估

使用标准化的结果评估来记录患者的转移能力是很重要的。衡量转移能力最常用的方法之一是功能独立性量表中的转移部分[11, 12]。功能独立性量表以7分制衡量一个人转移需要的身体辅助量。得分范围从1分(完全依赖)到7分(独立)。其他含有转移能力测试的标准化结果评估包

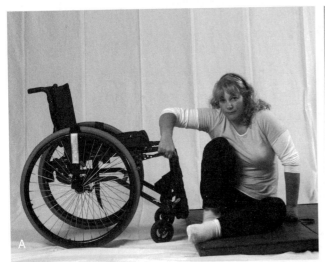
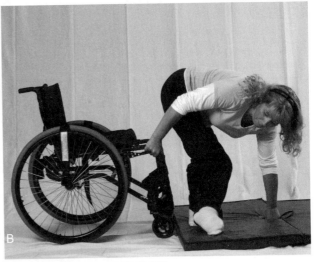
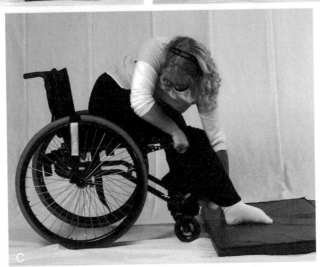

图7.34 使用侧向策略从地面转移到轮椅 A.侧向策略的起始体位为斜坐在轮椅前面,一只手放在地面上,另一只手放在轮椅上。B.患者用一只手用力向下压,将头部和躯干朝向地面上的手方向向下屈曲,将臀部抬离地面。这个动作有助于将臀部抬离地面并进入轮椅。C.将在地面上的手移到同侧腿上(图中部分遮挡),患者将手逐步支撑到肢体上以使躯干提升到坐姿。或者,患者可以将轮椅上的手与地面上的手一起使用,快速推起躯干转为坐姿

括运动评定量表[13]、Berg 平衡量表[14, 15]、轮椅技能测试[16, 17]和 Rivermead 运动评估[18]。所有这些测试在某种程度上都是基于转移所需的协助量和移动的质量。另一种测量转移能力的方法是坐站转移测试[19-22]。这个测试有两个基本的变量:一种是测量患者从坐到站连续转移 5 次所需的时间;另一种是测量患者在 30 秒内从坐到站的转移次数。脊髓独立性评定量表(SCIM)[23, 24]是专门为脊髓损伤者设计的,用于评估转移能力以及其他功能。

总结

本章提出了旨在提高转移能力以发展和实现康复计划的策略。任务分析是分析功能运动模式的基础,任务分析的结果可用于制订任务导向的干预措施。环境和任务设置对于患者来说应该具有挑战性,在加强运动学习的同时能够促进神经功能重塑。另外,重复练习也是康复计划的一个重要组成部分。

参考文献

1. Hedman, LD, Rogers, MW, and Hanke, TA. Neurologic professional education: linking the foundation science of motor control with physical therapy interventions for movement dysfunction. Neurol Rep, 1991; 20:9–13.

2. Shepherd RB, and Gentile, AM. Sit-to-stand: functional relationship between upper body and lower limb segments. Hum Move Sci, 1994; 13:817–840.

3. Schenkman, M, et al. Whole-body movements during rising to standing from sitting. Phys Ther, 1990; 70:638–648.

4. Kralj, A, Jaeger, RJ, and Munih, M. Analysis of standing up and sitting down in humans: definitions and normative data presentation. J Biomech, 1990; 23:1123–1138.

5. Harvey, RL. Motor recovery after stroke: new directions in scientific inquiry. Phys Med Rehabil Clin N Am, 2003; 14(suppl. 1):S1–5.

6. Nudo, RJ. Functional and structural plasticity in motor cortex: implications for stroke recovery. Phys Med Rehabil Clin N Am, 2003; 14(suppl. 1):S57–S76.

7. Barreca, S, et al. Effects of extra training on the ability of stroke survivors to perform an independent sit-to-stand: a randomized controlled trial. J Geriatr Phys Ther, 2004; 27:59–64.

8. Ouellette, MM, et al. High-intensity resistance training improves muscle strength, self-reported function, and disability in long-term stroke survivors. Stroke, 2004; 35:1404–1409.

9. Perry, J, et al. Electromyographic analysis of the shoulder muscles during depression transfers in subjects with low-level paraplegia. Arch Phys Med Rehabil, 1996; 77:350–355.

10. Forslund, EB, et al. Transfer from table to wheelchair in men and women with spinal cord injury: coordination of body movement and arm forces. Spinal Cord, 2007; 45:41–48.

11. Stineman, MG, et al. The Functional Independence Measure: tests of scaling assumptions, structure, and reliability across 20 diverse impairment categories. Arch Phys Med Rehabil, 1996; 77:1101–1108.

12. Ottenbacher KJ, et al. The reliability of the functional independence measure: a quantitative review. Arch Phys Med Rehabil, 1996; 77:1226–1232.

13. Carr, JH, et al. Investigation of a new motor assessment scale for stroke patients. Phys Ther, 1985; 65:175–180.

14. Berg, KO, et al. Measuring balance in the elderly: validation of an instrument. Can J Pub Health, 1992; 83(suppl. 2):S7–S11.

15. Berg, K, Wood-Dauphinee, S, and Williams, J. The Balance Scale: reliability assessment with elderly residents and patients with an acute stroke. Scand J Rehabil Med, 1995; 27:27–36.

16. Kirby, RL, et al. The wheelchair skills test: a pilot study of a new outcome measure. Arch Phys Med Rehabil, 2002; 83:10–18.

17. Kirby, RL, et al. The wheelchair skills test (version 2.4): measurement properties. Arch Phys Med Rehabil, 2004; 85:794–804.

18. Lincoln, N, and Leadbitter, D. Assessment of motor function in stroke patients. Physiotherapy, 1979; 65:48–51.

19. Bohannon, RW, et al. Five-repetition sit-to-stand test performance by community-dwelling adults: a preliminary investigation of times, determinants, and relationship with self-reported physical performance. Isokinetics Exer Sci, 2007; 15:77–81.

20. Bohannon, RW. Reference values for the five-repetition sit-to-stand test: a descriptive meta-analysis of data from elders. Percept Motor Skills, 2006; 103:215–222.

21. Eriksrud, O, and Bohannon, R. Relationship of knee extension force to independence in sit-to-stand performance in patients receiving acute rehabilitation. Phys Ther, 2003; 83:544–551.

22. Bohannon, RW. Sit-to-stand test for measuring performance of lower extremity muscles. Percept Mot Skills, 1995; 80:163–166.

23. Catz, A, et al. SCIM—spinal cord independence measure: a new disability scale for patients with spinal cord lesions. Spinal Cord, 1997; 35:850–856.

24. Dawson, J, Shamley, D, and Jamous, M. A structured review of outcome measures used for the assessment of rehabilitation interventions for spinal cord injury. Spinal Cord, 2008; 46:768–780.

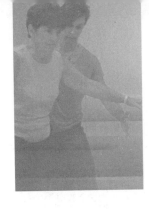

第 8 章

轮椅操作技能训练

GEORGE D. FULK, PT, PhD；
JENNIFER HASTINGS, PT, PhD, NCS

对于脊髓损伤及使用手动轮椅作为主要出行方式的人群来说，在室内和社区操控轮椅跨越或绕过障碍物及不平坦路面的能力对于功能独立、社会参与、保证生活质量是非常重要的 [1,2]。为了在室内和社区中独立操作手动轮椅，驱动者需要掌握基本的轮椅操作技能。例如，如何驱动轮椅，如何通过门口，如何通过紧急出口，如何抬起脚轮上/下陡坡、斜坡和路缘。最佳的轮椅配置需要综合考虑驱动者理想的位置及适当的技巧，进行这些技巧的操作对患者节约能量、提高效率、预防损伤和保障安全很重要。治疗师也应该采用适当的教学策略来促进运动学习。

轮椅的配置

全天主要靠轮椅移动的人群需要个性化定制轮椅 [3]。对于较长时间使用轮椅的人群，需准确测量轮椅坐宽、坐深、靠背高度、脚踏板长度。并于测量之后决定轮椅的配置。综合考虑患者的残疾和功能水平，保障轮椅和患者的动态稳定性。

如果是零散时间使用轮椅，需要配置坐站转移容易完成的轮椅。在这种情况下，应选择能够快速拆卸或折叠的脚踏板，以方便膝屈曲、胫骨前移来放置脚。适当提高轮椅的座位高度通常是有利的。

如果患者使用脚驱动轮椅，需要降低座椅与地面的距离、缩短座深。脚踏板应可拆卸并且设置为略短于患者小腿的长度，以保证使用时的离地距离。如果经常需要护理人员推动轮椅，则应配置推动手柄，轮椅轴距应较长，脚轮应较大。

这种轮椅还应有一个较高的靠背，靠背上的杆（支撑靠背的管状杆）有一个后弯，在顶部形成轻微的倾斜，从而为患者提供良好的坐位姿势和舒适性。

对于能够在社区环境独立使用的轮椅配置，需要具备良好的驱动功能和动态稳定性。对于躯干肌肉有或无神经支配的人群，轮椅的配置有本质的不同。对于下肢截肢或腰椎截瘫患者的轮椅座椅最好可以与水平面成至少 5°的角度或者 0.08 的斜率（图 8.1A）。靠背应该能够给予下背部足够的支撑，但不能限制上肢运动和躯干旋转。

对于躯干轻瘫或瘫痪的患者，轮椅座椅的倾斜角度可以更大一些，与水平面约成 14°（0.25 的斜率），在座椅和靠背之间形成一个锐角（小于90°）[4]。轮椅靠背要低，足以支持腰椎并且不能限制上肢活动。轮椅靠背最佳的高度为 T10 水平，垂直或不超过 5°的后倾角度（图 8.1B）。需要注意的是，如果轮椅的后倾角度过大（大于 5°），椅子后部不稳定，且患者坐位时骨盆后倾，会影响轮椅的驱动机制。

为了优化轮椅的驱动机制，座椅高度（包括靠垫高度）应该使驱动者能够轻松地到达后轮，使后轮具有足够的弧度进行长时间推进，而不需要过度伸展或抬高肩部。上肢的驱动弧度也受水平面上大轮轴心的影响，如果大轮轴心靠前，有利于上肢抓握后轮的后部，更容易驱动轮椅；如果改变大轮轴心的位置（或者小轮的位置）会影响到轮椅的轴距。轴距越长，轮椅越稳定，越有利于转动，轮椅更容易在向前驱动时保持直线移动和攀爬斜坡，但不利于转弯和抬起脚轮；相反，

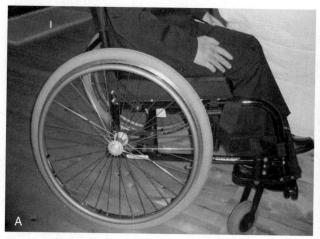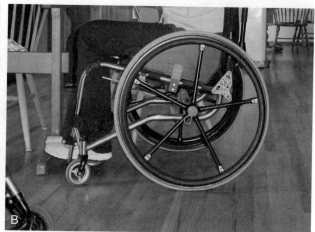

图 8.1 轮椅的配置 A. 轮椅有 5° 的座椅角度。B. 轮椅有 14° 的座椅角度，且靠背垂直

较短的轴距有利于在跨越障碍物时抬起脚轮。文献表明，轴心位置靠前，适合患者上肢抓握手轮圈，对于保护上肢通常是最好的选择，并且能够保持良好的平衡。当患者躯干保持直立时，轴距与肩部对齐或略微向前，这样可以与轮椅的后倾角度相抗衡。根据经验，当患者完全坐直时，手臂放松置于身体两侧，轴心应在手指尖和手掌之间。

轮椅对线和轮椅配置的重点在于可以在驱动过程中肩关节无过度伸展或耸肩，腕部无过度的活动。座椅到地板的高度过高或过低都有造成肌肉骨骼损伤的风险。如果过低，在驱动过程中需要极大的关节活动范围；如果过高，会缩短驱动弧，从而需要增加驱动的频率，则增加损伤风险。

脚轮的尺寸也会影响轮椅的移动能力。一般来说，脚轮越小，滚动阻力越小，但不利于越过障碍物；较大的脚轮（直径为 15 ~ 20cm）会影响脚摆放的位置，通常不推荐给能使用胳膊或脚独立驱动的患者。

✳ 驱动模式

驱动轮椅可分为 2 个阶段：推动阶段和恢复阶段。当患者的手通过后轮施力以推动轮椅时，推动阶段开始。当患者手离开后轮并且正在为下一个驱动阶段重新定位时，恢复阶段开始。推动

阶段的运动模式受到轮椅手轮圈运动的限制。在恢复阶段，有 4 种常见的运动模式：弧形、半圆形、单环形和双环形 [6]。

● 弧形模式：在完成前一次驱动后到进行下一次驱动之前，手部沿手轮圈转动的相反方向收回（即肩伸展），准备下一次驱动。

● 半圆形模式：当肩部伸展时，手垂落在轮椅扶手下方，将手拉回以准备再次驱动。

● 单环形模式：手在轮椅后轮上方多次循环推动，肩部伸展以将手拉回到下一次驱动。

● 双环形模式：在前一次驱动之后，手位于手轮圈上方，之后肩关节继续后伸，将手带到手轮圈下方，以将手向后移动进行下一次驱动（图 8.2）。

半圆形模式和双环形模式符合肩部生物力学，有利于产生更长的驱动弧度。但是尚未有证据表明，哪一种驱动模式比另一种更加有效或者能够降低上肢损伤的风险 [7]。轮椅驱动训练的主要目的是使用一种最大限度降低上肢损伤风险的模式，因此轮椅的配置需要按照以上要求进行，且在推动阶段和恢复阶段中尽量避免上肢关节活动到极限范围（如在驱动开始阶段极限的肩关节伸展和内旋）[8]。

治疗师应该向患者强调适宜的驱动技术，强调关节的位置以降低上肢损伤的风险。上肢感觉功能障碍或者肌力较差的患者，需要一对一进行

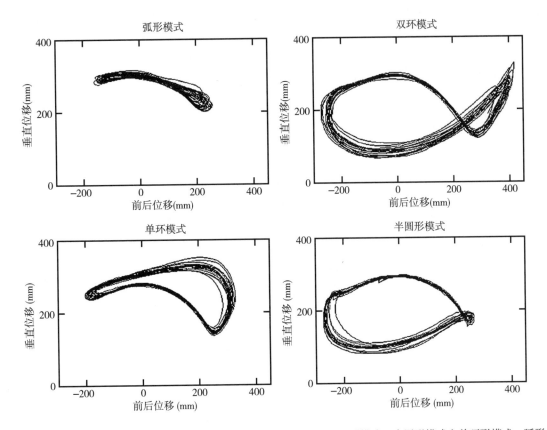

图 8.2　轮椅驱动模式　4 个常见的轮椅驱动模式图：弧形模式、双环形模式、半圆形模式和单环形模式。弧形模式和单环形模式被分类为外缘驱动模式，而半圆形模式和双环形模式被分类为下缘驱动模式
（经允许摘自 DLOP, double-looping over propulsion; SLOP, single-looping over propulsion. Reprinted with permission from Kwarciak et al. Redefining the manual wheelchair stroke cycle: identification and impact of nonpropulsive pushrim contact. Arch Phys Med Rehabil，2009;90：20-26.）

提示和指导，为患者演示抓握手轮圈的正确位置及如何启动操作。轮椅的脚轮应定位在从动位置（即，使得轮椅做好向前推进的准备），并且可能需要治疗师轻微推动轮椅，以产生最初的前进动力。可以为手功能障碍的患者装配带有塑料涂层、泡沫涂层（图 8.3A）、包覆橡胶管或有凸起物的手轮圈（图 8.3B），这样可以提高手轮圈抓握力及驱动的杠杆作用。但是不建议在进行社区活动时配置有凸起的手轮圈（专栏 8.1：手功能障碍患者使用轮椅的特别考虑）。

另一种有用的教学方法，可以让有类似功能障碍的轮椅患者作为同班导师参与轮椅操作技能教学，以熟练的方式展示各种操作技能，这是非常有益的，且在培训本章所有轮椅操作技能时都可以使用。

患者在驱动轮椅过程中，肩关节后伸轻握手轮圈（图 8.4），然后向前驱动，当手经过髋关节后松开手轮圈。较宽松地抓握轮胎和手轮圈能够更好地控制轮椅，但是可能会刺激手部的皮肤。过紧的抓握和释放手轮圈可能会降低轮椅的速度并导致肱骨外上髁炎，患者应该练习肩关节后伸去握手轮圈以启动滑行，并尽可能延长向前推动手轮圈的距离。推动滑行的动作需要向前方并尽可能延长。适配较好的轮椅可以帮助患者在向后伸够手轮圈并启动驱动的时候避免肩关节过度后伸和肩胛骨上抬。在整个滑动过程中，治疗师应该指导患者肩关节内旋和外旋、前臂和腕关节在关节活动的中间范围进行活动。对于手功能缺失或受限的患者，可以通过手掌向内推手轮圈的侧面（即挤压手轮圈）以向前驱动轮椅。通常建议

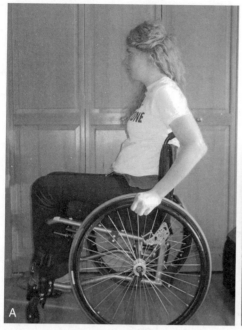
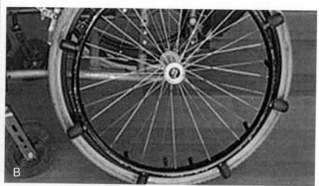

图 8.3 调整以提高手轮圈抓握力和增强驱动杠杆作用 A. 对于手功能障碍的患者使用泡沫涂层手轮圈。B. 有凸起物的手轮圈

为这类患者装配摩擦力较大的手轮圈外层。适配良好的轮椅有利于保持躯干和骨盆的稳定性，为躯干轻瘫或瘫痪的患者提供驱动时的相对稳定。

专栏 8.1 手功能障碍患者使用轮椅的特别考虑

在为手部功能受限的患者（例如，C6 脊髓损伤的患者）制订康复计划时，最重要的考虑因素是有效发挥功能障碍患者的功能性轮椅技能。有研究证明，对于颈髓损伤的患者来说，使用手动轮椅比使用电动轮椅生活质量更高[2]。

- 不要因为患者有手功能障碍就断定患者不能完成轮椅操作技能。
- 需要用力移动的轮椅操作技能都需要患者有很大的握力，如从停止状态上升 10cm 或更高的路缘、攀爬较陡的斜坡以及需要脚轮离地通过各种不平路面等，但是本章涉及的轮椅操作技能对于手功能障碍的患者来说还是比较好掌握的。
- 手的感觉功能障碍需要作为考虑因素，并且需要进行保护。
- 手套是非常重要的装备，大多数四肢瘫痪患者都能够戴上和脱下带尼龙搭扣的连指手套。这种手套非常实用，它能够覆盖手掌和腕关节的远端，并提供高摩擦和保护皮肤。
- 装配轮椅时，不要在车轮与轮椅框架之间留出空间，避免双手被卡住。

- 手轮圈应该是高摩擦力的，安装时应靠近轮胎或者把手轮圈和轮胎之间的空间填满。
- 对于定制超轻型和用于社区活动的轮椅时，应避免配置"方形把手"或"有凸起物的手轮圈"，尽管这样的配置可能更适合于手功能障碍患者启动制动状态下的轮椅，但是在社区活动时是非常不安全的。当手存在感觉障碍时，这些装置使控制轮椅及减缓轮椅速度变得困难，且存在安全风险。
- 解锁时，轮椅的手闸应该远离轮椅的驱动弧。
- 当患者肱三头肌功能受限时，轮椅配置时后轮应该靠前，座椅应该距离地面较低，这样可以使肱二头肌和三角肌成为驱动轮椅时的主要肌肉。轮椅的配置要在为患者提供动态平衡和最佳驱动结构之间进行综合考量。
- 防倾装置能够提供更好的稳定性同时不影响车轮的位置。
- 如果需要定制轮椅的框架，可以选择定制一个框架较长且脚踏板角度较大的轮椅，这样可以增加轮椅前部的重量，同时能够在不影响稳定性的前提下优化驱动机制。

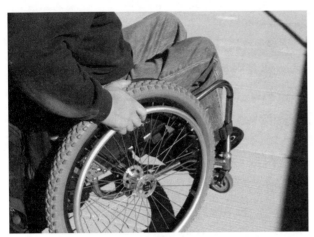

图 8.4　手宽松地抓握住手轮圈，准备开始向前驱动轮椅

向后驱动轮椅也是使用类似的驱动方式，患者不是向后抓握手轮圈启动驱动，而是向前抓握手轮圈并向后拉。无法抓握手轮圈的患者，可以通过将手掌放在髋关节后方的轮子上，通过伸展肘关节和下压肩胛骨向后推。或者通过腕关节伸展钩住手轮圈的内侧，然后用肱二头肌的动作向上向后拉动。转动半径较小的转弯或需要快速转弯时，需要一侧上肢向前推动，一侧上肢向后推动。转动半径较大的转弯或需要慢速转弯时，患者对手轮圈施加的力应大小不同，转弯外侧应大于转弯内侧。正在移动中的轮椅如果需要转弯，患者可以对内侧的手轮圈进行制动，使内侧的轮子相对于外侧的轮子减速，从而实现转弯。如果在室内实现移动轮椅的转弯，转弯内侧的手可以向外伸够并用手轻轻触摸或沿墙壁或门口的表面滑动，且手位于后轮轴的后方。何时在墙壁/门廊施加压力、施加多大的压力以及预估轮椅的行进速度都是需要练习才能掌握的。如果转弯太早或太晚、施力太大或太小，又或者时机不恰当，轮椅将转得过快或过慢。

为了保证成功地教会轮椅操作技能的运动学习，治疗师首先需要通过密切监督和指导，保证患者坐在轮椅上是有安全感的。一旦患者担心出现不稳定，他将很难伸手去抓手轮圈并驱动轮椅、滑下斜坡或抬起脚轮保持平衡。为了确保患者安全地进行操作技能学习，治疗师应位于轮椅后边。需要一条步态带圈住轮椅的框架（图 8.5），治疗

师用一只手握住步态带，另一只手放在患者肩部前方。这种双手放置的方式可以防止患者从前方摔下轮椅，且可以防止轮椅向后翻倒。或者，治疗师可以选择将一只手放在轮椅的推手上（如果有的话）而不使用步态带（图 8.6）。

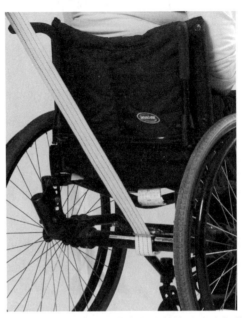

图 8.5　绑在轮椅框架上的步态带能够协助治疗师监督患者进行脚轮离地平衡及其他轮椅技能训练

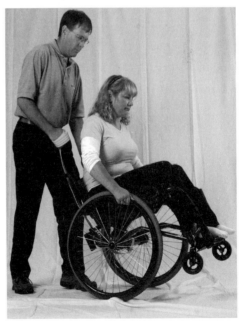

图 8.6　治疗师演示如何安全地监督患者进行脚轮离地训练。用一根步态带与轮椅的框架牢固地连接，治疗师能够向上拉步态带以防止患者向后倾倒。治疗师放在轮椅推手上的手可以帮助患者保持脚轮离地

如何经过各种门

训练患者操作轮椅的基本技能包括前进、后退和转弯技能，这是能够打开门、经过门口以及关门的先决条件。门有各式各样的配置和门把手。门的朝向可以向内或向外，还有自动开关的。开门闩的难度取决于门闩的结构，门闩可以是杆状的，有或没有拇指闩的把手、旋钮或杠杆。下面描述的轮椅基本操作技能的训练需要根据具体环境进行调整。最容易操作的门是能够双向开关的门，这也是第一项需要学习的内容。

如何操控轮椅经过向外打开的门

患者以一个较小的角度接近门，将轮椅大轮靠近门的合页，用靠近门的手打开门闩，另一只手握住轮椅的手轮圈。抓住门把手的同时，患者驱动轮椅外侧轮，把轮椅转到门口。之后患者将门推开，使用双手驱动穿过门口。对于带有杆锁的重型自动关闭门，患者应该尽可能使身体远离合页去开门闩。在这种位置下杠杆作用最强，并且推开门时的阻力最小。如果门很重或阻力较大很难打开，患者可以用远侧的手抓住门框并将轮椅拉过门口，同时另一只手进一步推开门。患者还可以在穿过门口的时候，用轮椅的前端（即脚踏板）来协助推开门。但是，使用这项技能应极为小心，以防止足趾和足部皮肤破裂、受伤。

对于不能自动关闭的门，患者可以在进门后将轮椅转向门，并推动门将其关上。或者患者可以将轮椅转向面对门的方向，与门口成一个较小的角度（这一角度能够防止门关闭的时候轮椅向后滑动）并推动门将其关上。

如何操控轮椅经过向内打开的门

当门朝向患者打开时，关键是让门的摆动越过患者以允许其经过。如果门位于较宽的走廊中，操作相对较容易，患者可以在开门侧（门、门把手或其他开门装置）成角度接近门口。患者打开门闩并将门打开到使轮椅的前端能够通过打开的门，最好的位置是刚好通过至轮椅的后轴，然后用门闩侧的手驱动轮椅，使轮椅前半部分能够进入门口。开门的那只手回到轮椅手轮圈，并驱动轮椅，使轮椅的后半部分通过门口。

当门很重或有自动关闭装置时，可以选择借助门框来辅助完成。最初的方法是基本相同的：用合页侧的手打开门闩，门闩侧的手伸出去够门框，如果开门时有需要的话，这样可以协助患者稳定躯干并且可以提供杠杆作用（这一侧上肢推门框，另外一侧上肢拉开门）。当患者将门打开到能使轮椅的前端穿过门口时，门框上的手可以通过拉门框来协助轮椅通过。当通过门口时，必要时可以将靠近门的合页、握住手轮圈的手松开去协助推门。如果经过一个可以自动关闭的门，患者可以利用轮椅的前端（即脚踏板）来协助抵住门，但这不是最理想的方法，再次强调应谨慎使用这项技能，以防足趾和足因撞到门而受伤。

对于双向开关的门，关闭时，需要在轮椅通过门口时用靠近门合页的手向后伸，并拉动门将其关上。或者也可在经过门口后，患者将轮椅转向门，边向后退边把门关上。在这种情况下，患者可以用靠近门合页的手去拉动门把手。另一只手去够靠近门把手的门框，这样有利于稳定躯干的同时，还能够在另一只手关门时协助轮椅向后驱动。

在教授轮椅操作技能时，治疗师需要强调一些安全问题。例如，在门关闭时不要抓住门边缘以防止手指受伤，或是在使用轮椅前端协助开门时要注意撞伤。治疗师应该对操作技能的难易程度进行排序，循序渐进。一般来说，开门是相对较容易的，双向自动开关的门比自动关闭的门更容易。治疗师在训练过程中应该发起挑战任务，但是也不能太难，导致患者无法完成。例如，当患者无法靠近门把手去开门时，治疗师可以将门部分打开，或者用胶带贴住门闩。也可以分步进行训练。例如，患者可以从半开的门开始训练，一只手握住手轮圈，另一只手拉住门框，练习拉动或驱动轮椅经过门口。随着患者操作技能的熟练，治疗师可以设置不同的训练环境，可以练习经过不同重量、不同宽度、出入口不同空间、不同把手、有小门槛等不同特征的门。

如何经过紧急出口

每个使用手动轮椅的人都应该能够指导别人协助他下楼梯。理想情况下，当一侧有栏杆时，患者可以独立下一段楼梯。由于大多数的火灾逃生楼梯间都有栏杆，因此这是掌握这项技能的优势。

一开始经过紧急出口时，最重要的是学习如何在辅助下上下路缘。下路缘类似于在辅助下，下没有栏杆的楼梯。为了下路缘，患者可以驱动轮椅向后接近路缘，并将路缘与大轮对齐。治疗师站在轮椅后边的路缘下，面对轮椅的背面。之后患者身体向前倾斜，抓住后轮前面的部分。治疗师下肢应成弓步，身体向前倾来支撑轮椅的靠背（对于靠背较低的轮椅，治疗师应该距离轮椅更远，这样更有利于身体倾斜支撑靠背）。通过配合，在治疗师协助保持稳定的时候，患者通过驱动后轮滑下路缘。当大轮完全滑下路缘之后，患者可以继续后退直到放下脚轮，或进行一个小幅度的脚轮抬起并转动90°以完成下路缘。

协助下以向前的位置上路缘的操作方法与下路缘相反。患者向前靠近路缘，然后抬起脚轮，必要时可以在他人辅助下完成。然后患者抓住手轮圈的顶部，身体向前倾斜，当治疗师从轮椅后部向前辅助用力（力的方向稍微向上）时，患者用力驱动轮椅并将轮椅后轮推上路缘。治疗师辅助用力时不是"向上抬"，而是成对角线的方向，从而帮助轮子滚动上路缘。

楼梯训练

经过紧急出口的基本操作如下：下楼梯时首先用的是后轮，同时患者身体向前倾斜；轮椅每次向下一阶楼梯，同时双手顺栏杆向下滑。如果操作熟练的话，当轮椅在平衡状态下沿台阶边缘滚下的时候，脚轮只是轻微接触到每一个台阶的边缘。但更常见的情况是，当轮椅下每个台阶时，脚轮会很重地落到每个台阶上，这时如果脚踏板在脚轮的前方，则也可能被撞击或刮擦。控制好轮椅不让轮椅移动过快非常重要。这样才能让患者维持在座位上。另外，患者需要让两个后轮保持平衡对齐，以此保证轮椅下台阶的时候是直线向下而不会发生旋转。

当楼梯两侧都有栏杆且距离较近，患者可以一次性抓住双侧的栏杆时，这是最容易做到的方法。患者靠近楼梯，然后掉头使轮椅位于楼梯的中间位置，使后轮的位置距离第一个台阶7～10cm。然后患者双手前臂旋前紧握双侧的栏杆，手的高度大约与肩高度一致。当身体稍向前倾斜时，患者向后驱动轮椅使轮子在台阶上向下滚动，同时双手在栏杆上轻微地下滑，重复以上过程。一旦掌握了这项操作技能，从第二个台阶开始，就形成当双手在栏杆上向下滑时轮子向下连续地滚动。当滚动到楼梯底部，患者有3种选择：向后推离最后一个台阶后让脚轮落到地上（患者需身体前倾）；抬起脚轮并向后离开最后一个台阶；直接转动90°，然后将脚轮放到地面上。

当只有一侧栏杆时，操作技能需要进行如下调整。患者将轮椅靠近有栏杆的一侧，距离栏杆10～15cm。患者靠近栏杆侧的上肢前臂旋前抓紧栏杆，另一只手跨过身体，前臂旋后抓住栏杆。但是患者不需要抱住栏杆，因为这会使轮椅不平导致轮子旋转，甚至会将轮椅的外侧轮抬起。在下楼梯时患者利用双侧上肢的对抗力来控制下楼梯时轮椅的位置。大多数的患者可能会觉得下第一个台阶时，以一侧上肢紧握栏杆，另外一侧上肢控制轮椅的后轮帮助轮子滚下第一个台阶的方法是比较容易的，当患者在这个姿势下维持住平衡后，患者外侧的手可以转移到栏杆上。

这些技术中的任何一种都可以由健康人在轮椅下方的台阶上进行辅助。帮助者需跨步站立，双足至少跨过2个台阶，且不能站在轮椅将要移动的那一节台阶上。帮助者抵在靠背上支撑椅子以减缓滚动下降，并确保速度的控制及没有向后翻倒的可能。帮助者可以通过将一只手放在栏杆上进一步稳定自己。为了训练患者掌握这些技能，治疗师根据上述要求扮演帮助者的角色。理想情况下，治疗师应该能够演示这些技能或提供同为轮椅患者的演示视频。

如果楼梯的两侧都没有栏杆，健康人可以通过站在患者下方的台阶上协助其下楼梯。操作的技能是类似的，但需要患者身体向前倾斜同时双手抓握后轮提供制动。当调整后轮的位置靠近台阶顶部时，患者将身体尽可能倾斜直至大腿上，拉动轮子使其从台阶边缘滚下，然后通过紧握制动的方式控制速度。在操作开始时助手就开始协助，保证轮椅移动过程中的对称性。助手移动，然后轮椅移动，再助手移动，以此类推。必要的情况下，助手可以通过撑住墙壁获得额外的稳定性。

✳ 脚轮离地平衡技能

虽然近年来随着路缘斜坡和坡道的出现，轮椅的无障碍性能得到了改善，但在社区仍有许多地方不适合轮椅通过。脚轮离地平衡技能操作（图8.7）是跨越路缘、下陡坡以及跨越不平路面最基本的能力。轮椅的类型及其配置会对脚轮离地平衡技能操作的难易程度产生影响。使用较重的轮椅达到脚轮离地平衡技能是比较困难的。轮椅轴的位置也是一个影响难易程度的因素。如果车轴的位置靠前，患者的重心在轮椅轴心的后方，导致轮椅更不稳定，更容易倾斜，从而更容易实现脚轮离地平衡技能。轴盘位置越靠后，轮椅就会越稳定，但是这种配置使得脚轮离地平衡技能的获得更加困难。

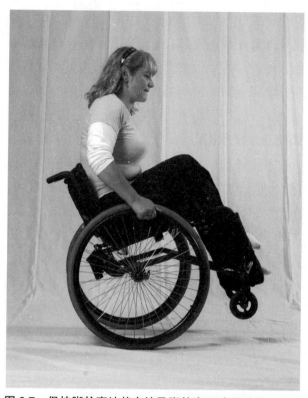

图8.7　保持脚轮离地状态涉及脚轮离开地面时的平衡能力。注意患者抓握手轮圈的手的位置靠近髋部。这个位置比在手轮圈上抓握更靠前或者靠后时能够更好地控制脚轮离地平衡

为完成脚轮离地，患者双手应握紧靠背之后的手轮圈，并快速用力向前推使脚轮离开地面，向空中转动轮椅大约45°。在学习获得脚轮离地平衡技能训练的同时也要训练保持脚轮离地平衡的状态。这两项技能是获得更高级技能的前提条件，如上下路缘、在不平的路面上驱动轮椅。治疗师应该帮助患者找到**平衡点**，进入平衡点，使脚轮离地的同时轮椅能够保持平衡状态（即轮椅不会向后或向前翻倒）。最初级的平衡点应与患者完全靠在椅背上相对应；如果患者身体向前倾斜离开椅背，脚轮离地位置更高，这将需要更高的脚轮离地平衡技能。在保持脚轮离地平衡状态的时候，患者应该能在轻轻地握住手轮圈时弯曲或者伸直上肢以进行轮椅的平衡校正。

对于学习脚轮离地平衡技能的患者来说，他必须体验平衡控制以及轮椅的摇晃，从而保

证轮椅的稳定性。在这个过程中最重要的一步是在脚轮离地平衡时患者通过主动推拉手轮圈来感受平衡点，并体验如何调整轮椅过度向前或向后的倾斜。向前推会抬起脚轮，向后推会使脚轮落向地面。后一种动作是一种非常重要的安全技术，患者应该及早进行学习，有助于感受如何更好地控制轮椅。患者还应该主动前后移动头部和躯干，以了解对轮椅平衡的影响。身体向前倾会使脚轮落下，向后靠能够帮助脚轮抬离地面。之后患者需要通过轻微地推拉手轮圈及前后倾来练习平衡点的保持。

动态或移动中的脚轮离地平衡技能要求患者掌握手轮圈向前或向后滑动。患者也应该知道抓握手轮圈的手是用来控制轮椅的，应指导他们任何情况下都不应该完全放开。

在训练患者掌握脚轮离地技能的时候，应如上文所述，治疗师必须提供适当的保护和监督。患者可能因为害怕摔倒而拒绝进行训练。治疗师必须向患者保证，不会让其在训练过程中摔倒。当患者学习如何迅速使脚轮离地的时候，治疗师应该通过向后拉轮椅的把手来帮助患者找到平衡点。

有两种方法可以在训练时帮助患者学习如何在脚轮离地时保持轮椅的平衡。第1种方法，治疗师可以轻拍患者的躯干或肩的前部或后部。通过提供触觉提示患者躯干应该向哪个方向移动来调整平衡。例如，当患者开始向后失衡时（脚轮离地面的距离过大），治疗师应该轻拍患者躯干或肩部的前部提供触觉提示使其身体向前倾同时拉回手轮圈。如果患者开始向前失衡（脚轮将要落向地面），治疗师可以通过轻拍患者躯干或肩部的后部提供触觉提示使其身体向后倾同时向前推手轮圈。

第2种方法，治疗师可以轻推患者躯干或肩部的前部或后部以移动患者，使患者的身体重新回到平衡区域。例如，当患者开始向后失衡时（脚轮离地面的距离过大），治疗师应该向前轻推患者躯干或肩部，让患者重新调整平衡区域同时防止患者向后摔倒。如果患者开始向前失衡（脚轮将要落向地面），治疗师可以向后轻推患者躯干或肩部，让患者重新调整至平衡区域同时防止患者向前倾倒。两种方法中，治疗师都可通过口头指令提示患者推拉手轮圈的方向。

如何使用脚轮离地经过不平的路面

当在各种不平的路面（如石子路、草地）上驱动轮椅时，轮椅有向前倾倒的风险。在这些不平的路面上，脚轮可能会被草皮或者小物体（如小石子）卡住，导致轮椅向前倾倒。保持脚轮离地同时能够向前驱动轮椅的训练，可以降低向前倾倒的风险，同时能够使患者在不同地形上独立驱动轮椅。

为了在保持轮椅平衡点的同时向前推动轮椅，患者需要练习在脚轮离开地面的时候身体向前倾（会引起轮椅向前倾），然后向前推动手轮圈使轮椅调整回平衡状态。在进行这种操作训练时，应指导患者在驱动阶段紧握手轮圈，但在滑行的恢复阶段能够保证手轮圈在手中的滑动。当患者熟练掌握这项操作时，每次推动手轮圈后，都可以进行一次长距离的滑动。使用类似的操作技术，患者可以学会向后驱动轮椅（同样的技术，只是方向相反）和当脚轮离地的时候转动轮椅（与四轮着地转动轮椅相似，向后拉一侧手轮圈的同时向前推另外一侧手轮圈）。

在一些不平的路面上，短时间内进行脚轮离地（不是保持脚轮离地状态）并向前推动轮椅可能更容易。患者可以在向前推动的时候进行一系列的短时间的脚轮离地来经过这些路面（图8.8）。

专栏8.2学生实践活动：脚轮离地平衡技能训练进程介绍了促进静态和动态脚轮离地平衡技能的活动，以及如何向患者传授这些技能。

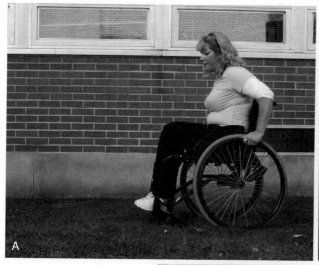
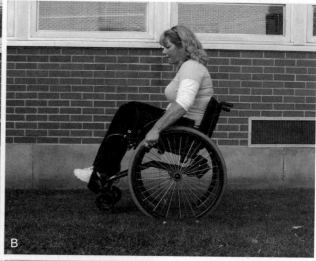
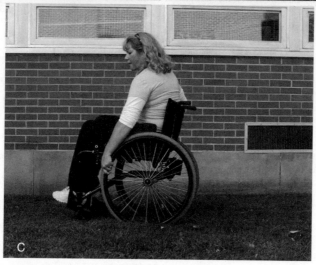

图 8.8　当驱动轮椅通过不平整的地面时（A），患者需进行连续的脚轮抬起（B、C）以防止脚轮被卡住造成轮椅向前倾倒

专栏 8.2　学生实践活动：脚轮离地平衡技能训练

目标： 安全且成功地为初学者教授基本的轮椅技能。

设备： 任何手动轮椅，但理想情况下是不影响向前推动的带轮锁的超轻型手动轮椅，且后轴在患者肩部之前或对齐。

指导说明： 2 人组成一组，或者最好加入 1 人作为观察者。需要明确的是，你正在努力掌握的是轮椅技能的教学，你教别人的能力比你自己掌握的能力更重要。

▲ 1 人扮演患者。

▲ 1 人扮演治疗师。

关键点

▲ 为了安全，治疗师应双足一前一后站在轮椅后面，使前腿能挡住任何可能的后倾。一只手抓住把手，另一只手放于患者肩部上方（只有在必要时才接触）。对于没有把手的刚性构架的轮椅，可使用座椅下方刚性杆上的皮带；并且皮带应较宽松，以免影响平衡。

▲ 脚轮离地平衡技能训练只有在近距离保护下才可以进行。练习过程中不应该使用防倾倒设备，应将其向上旋转或移除，且不可以让患者在防倾倒设备上休息。

静态和动态下的脚轮离地平衡技能

1. 脚轮离地的静态平衡

• 治疗师后方保护的情况下将患者置于脚轮离地状态。

• 指导患者将手正确放置在车轮顶部，肩部和肘部略微弯曲，以便于推动或拉动车轮以调整平衡。

• 患者努力保持脚轮离地位置下的平衡。

续栏

2. 手部控制

- 将患者置于脚轮离地的位置上，指导其将车轮快速向回拉（脚轮将落在地上）。
- 将患者置于脚轮离地的位置上，指导其将车轮快速向前推（轮椅将向后倾斜）。
- 患者的手应固定在车轮上，不应该在车轮上移动或离开来"追逐"平衡点。

3. 实现脚轮离地平衡

- 患者抓住车轴后方的车轮，快速向前推。
- 患者快速抬起脚轮，以实现脚轮离地的平衡位置。
- 治疗师鼓励患者尝试不同的脚轮离地高度。例如，当靠住椅背时，要想达到平衡点脚轮需靠近地面；当向前倾离开靠背时，要想达到平衡点脚轮需远离地面。
- 一旦患者能够快速达到平衡位置，重点将是在这个位置保持。

目标：在 0.6 ㎡ 的空间里保持 5 分钟脚轮离地的静态平衡。

注意：在未能完全掌握 5 分钟静态平衡之前，可以鼓励患者尝试动态脚轮离地平衡技能（见下文）。

4. 脚轮离地的动态平衡

- 向前推进。
- 向后倒退。
- 用一只手控制车轮来保持平衡。
- 旋转 360°。
- 在拐角处转弯。
- 下斜坡（允许以手轮圈在手内滑动的方式来控制速度）。

目标：保持 10 分钟脚轮离地的动态平衡。

5. 脚轮离地下驱动轮椅

- 随着轮椅自由滑动（即向前推动后不用手接触），在治疗师的口头指令提示下迅速达到一个脚轮离地高度较低的平衡位置。不用试图平衡车轮，只需要一个低角度的脚轮抬起，然后立即推动后轮的前半部分进行前进。
- 一旦掌握了滑行下抬起脚轮前进的技巧，患者可用同样的方法练习跨过 5cm 高的路缘。

陡峭的山坡和坡道

下坡

下陡坡最好的办法是利用脚轮离地的方式下坡。脚轮离地实际上稳定了患者在轮椅上的位置，并且通过重力作用将患者固定在座位上，而不是产生向前下坠的力。且脚轮抬起的高度受坡度的影响：坡度越陡，脚轮抬起的高度越高。患者靠近山坡并抬起脚轮，可以以手轮圈在手抓握内滑动的方式来控制后轮平衡的速度和高度。下坡最困难的是在底部的过渡阶段。在山坡到底时，向后的冲力会导致患者在山坡底部出现后倾。为了避免这种情况，患者应该减速，并在斜坡底部缓慢地将脚轮放下。

速度控制很重要。如果患者移动得太快或感觉即将失去控制，就应该马上停下来休息。为了做到这一点，患者应在一侧刹车，并让另一个轮子滑动，使轮椅转动与斜坡成 90°。这个位置可以很容易地保持（停留），但是如果山坡很陡，患者必须将肩向上倾斜，以避免翻下山坡。如果想恢复驾驶，脚轮应继续调转向下。继续使用这种回转模式通常是安全下降的最好方法。

如果患者不能很好地掌握脚轮离地平衡技能，那么从陡峭的斜坡上，保持相当缓慢的速度下坡的同时防止向前坠落是个很大的挑战。抓紧车轮或紧急制动，往往会增加向前的重力使躯干失衡。这一问题对于那些躯干轻瘫或瘫痪的人来说尤其令人困扰。稳定躯干的关键是运用上肢内收的力量。在下坡之前，患者背部挺直坐在轮椅上，用上臂内侧挤压靠背支柱，将肘部向内紧靠。保持手部灵活控制手轮圈。对于手功能受损者建议采用勾住车轮内侧并向上拉的方式（肱二头肌力量）进行速度控制。

当患者不在脚轮离地平衡位置时，斜坡底部的过渡会变得非常危险，可能会导致向前摔倒。所以在接近过渡阶段时必须缓慢行驶，如果可能，在过渡阶段可以向后倚或将脚轮小幅度抬起，以避免卡住踏板或脚轮。对于急转弯，最好在急转弯的时候停在垂直于小山的方向上，使用一侧脚轮和后轮过渡，然后用其他车轮转向。

临床笔记：上述操作，无论脚轮是否离地，都需要良好的车轮控制，因此光滑的手轮圈是非常危险的。炎热的天气会导致手轮圈变得过热，所以需要经常休息或戴手套。

过山坡的防护措施与学习脚轮离地的防护措施类似。治疗师位于轮椅后面，双手在轮椅的前方和后方进行保护。并且需要从一个短距离的小斜坡开始练习这个技巧。（练习过程中）治疗师必须紧跟着轮椅，因此团队合作是关键。应逐渐增加斜坡的陡度，而不是长度。因为一旦患者学会了一般技巧和休息姿势，他们就可以把这种技巧应用到更长的坡度上。

上坡

上坡的重点在于保持脚轮向下，并且不能向后翻倒。如果山坡很长，患者需要休息，休息位置应该使用与下坡相同的转向（90°）。如果患者一侧肢体较强壮，在休息时强壮一侧肢体应靠近下坡一侧。

上坡最重要的准备工作是让患者将臀部重新固定到轮椅后部。掌握了这一点后，在接近坡面时通过将脚轮轻微上抬，且头部前倾来完成上坡过程。对于刚刚学习这项技术或对于轮椅使用信心不足的患者，在斜坡前制动，有目的地抬起脚轮并向后移动臀部是非常必要的一项内容。这种位置的转换会导致水平面上躯干前部的不稳定，但在上坡时会增加轮椅的稳定性。患者需要学习从臀部向前倾，并且有自己将要失衡并往大腿上倾倒的感觉。但是患者不会摔倒，因为在上坡时他们会通过短而频繁地推动手轮圈从而紧紧"抓住"躯干的稳定性。且推动的位置位于轮子的前上半部分。一旦到达顶部，必须将骨盆重新调整在适当的位置，这样患者可以坐在具有良好稳定性和最佳推力的位置。

为了帮助学习如何上坡，治疗师应该位于患者的后方。除了提供口头指令提示外，治疗师还可以防止轮椅在向上推的阶段发生向后滚动，并提供保护。

❋ 路缘

利用脚轮离地是最简单和最有效的上、下路缘的方式。

上路缘

有两种上路缘的基本方法：①在静止状态下起步；②在驱动过程中起步。第一种方法不需要那么多抬脚轮的技巧，但它需要很大的力量。有些患者没有足够的力量来完成这一动作。为了开始（学习）这项技能，患者需先将轮椅推到路的前缘，然后抬起脚轮，并轻轻向前推动，使脚轮停留在路缘上，后轮停在路边表面上，但不接触路缘（图8.9）。在这个位置上，患者身体向后靠椅背且将手放在手轮圈12点钟方向的位置上，然后将双手用力朝向地面推动，同时迅速地将头部和躯干向前跟进。借由前推产生的动力使后轮向上滚动到路缘上。

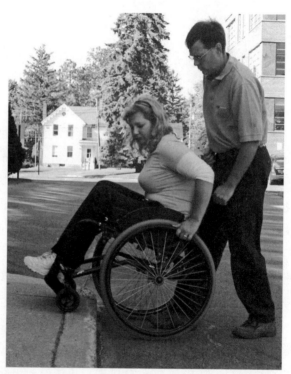

图8.9　上路缘：患者从一个停止的位置向上抬起脚轮上路缘　在没有前进动力的情况下，要想从停止的位置上路缘，需要很多技巧和很大的上肢力量。患者用力将车轮向上推动并越过路缘之前，应将脚轮放置在路缘的边缘，在车轮和路缘之间留出一些空间

想要在行驶过程中上路缘，患者需要在向前移动过程中，到达路缘之前抬起脚轮，使其位于路缘顶部。当后轮与路缘接触时，患者向前推动手轮，并将头部和躯干前倾。轮椅向前的驱动力（在整个过程中不断向前）会使后轮向上滚动到路缘上（图8.10）。完成这一过程的关键在于操作脚轮抬起的技能和抬起的时间。患者必须要在前进过程中的精确时刻抬起脚轮。如果过早抬起，脚轮将掉下来且无法上到路缘上，轮椅的前端也会撞到路边。如果脚轮抬起太晚，在脚轮抬起较高的情况下后轮会直接撞击到路缘，这种情况会造成轮椅向后翻倒。在这两种情况下，患者都有从轮椅上摔下来的危险。因为轮椅是始终向前移动的，所以行驶过程中（上路缘）不需要很大的力量。但是需要更多抬起脚轮的驾驶技巧。这项技能最初应该在没有路缘的情况下进行练习，以便于在沿着走廊稳定前进时，可以按指令抬起脚轮。

下路缘

后向或前向靠近是下路缘的2种基本方法。使用后向靠近方法时，患者后退使车轮位于路缘的边缘。随后患者向前倾并将双手放在手轮圈非常靠后的位置，在后轮从路缘滚落时控制轮椅的下降。当后轮离开路缘时，患者轻微抬起脚轮，并向右或向左旋转90°，以防止脚踏板撞击路缘顶部（图8.11）。另一种后向靠近的方法是用冲力下路缘。在这项技术中，患者将后轮摆正到路缘上，拉回手轮圈，同时立即向前倾斜并抓住轮椅的前部框架。轮椅会转动下来，同时脚轮会稳定地落下。这种方法需要较少的技术，但需要一些空间来进行。关键点是，在开始转动后，患者不能抓住轮子，因为冲力会拉动轮椅。当四个轮子都在同一水平时，患者就可以够到手轮圈并制动轮椅。

使用前向靠近方法下路缘时，患者向前推动轮椅，在脚轮接近路缘的边缘时，患者抬起脚轮。随着冲力带着轮椅离开路缘的过程中，脚轮保持抬起。患者保持滑动抓握（如同在倾斜下降过程中使用的）以保持轮椅抬起平衡，使后轮先落地，

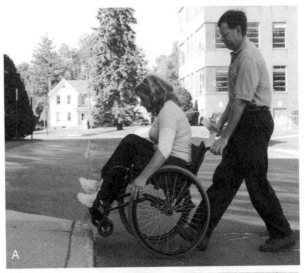

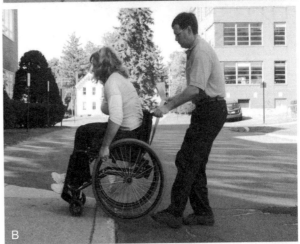

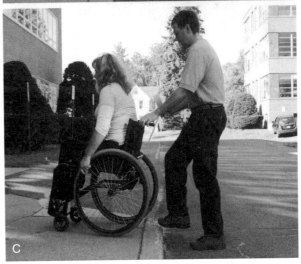

图8.10 上路缘：患者在行驶过程中抬起脚轮上路缘 A. 在有向前的驱动力上路缘时，患者需要非常准时地抬起脚轮。如果过早地抬起脚轮，很难保持脚轮离地平衡的状态并且可能会造成脚轮掉下来撞到路缘。如果脚轮抬起太晚，脚轮可能就不会完全上到路缘。B. 当脚轮完全上到路缘后，患者只需稍微向前推即可。C. 利用动力（向前的惯性）将后轮推上并越过路缘

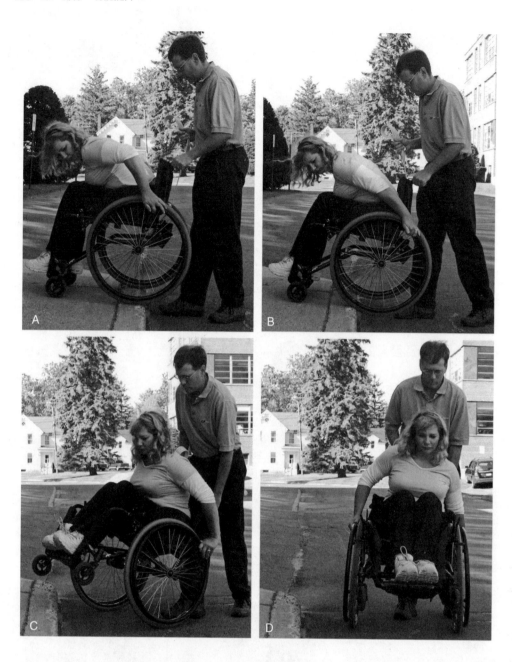

图 8.11 后向靠近下路缘 A.患者逐渐靠近路缘边缘并向前倾。B.后轮缓慢地降到路缘上方。C.一旦后轮安全地落在地面上,患者进行脚轮离地平衡。D.并同时转动 90°,以防止脚踏板被卡在或撞上路缘的边缘

然后是脚轮(图 8.12)。如果脚轮先着地,轮椅很可能会向前倾倒。这种技术类似于飞机着陆,在驾驶舱下面的脚轮接触地面之前,机翼下面的后轮先接触地面。与上面所描述的在行进中上路缘相似,掌握脚轮离地平衡技能和脚轮离地时机对于进行这项任务至关重要。

在指导患者上下路缘时,必须要保障安全,如果在练习这些技能时出现问题,患者最有可能发生前向失衡,并可能从轮椅上掉下来。例如,

使用脚轮离地平衡向前下路缘时,如果脚轮比后轮先接触地面,轮椅将向前倾倒。治疗师必须将一只手放在躯干或肩部的前部,另一只手放在患者后方的步态带或推动手柄上,以便在必要时帮助患者步态地回到正确状态。图 8.11 和 8.12 显示了治疗师的适当位置。此外,最初教患者上下路缘时,治疗师可以在较矮的路缘(2.5 ~ 5cm)上安排练习,随着患者技能的提高,逐渐进阶到更高的路缘(15 ~ 20cm)。

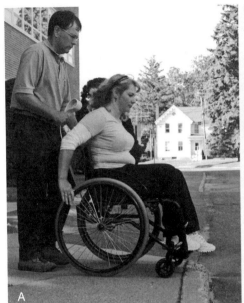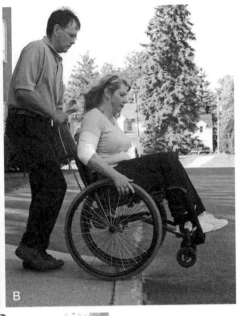

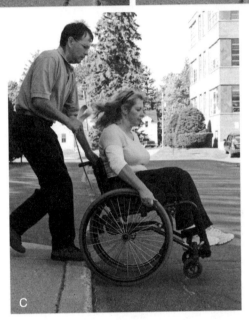

图 8.12　前向靠近下路缘　A. 患者在向前行驶时接近路缘。B. 当前面的脚轮靠近路缘边缘时，患者将脚轮抬离地面，保持平衡。C. 患者保持脚轮离地平衡，直到后轮接触地面。这样可以防止轮椅向前倾倒

✳ 跳跃

　　轮椅跳跃是一种独特的技能，对患者来说非常有用。跳跃这项技能提供了在任何一个方向横向移动或跳跃以及旋转的能力。在狭小的空间里跳跃是一种非常有用的技巧，可以让患者稍微"移动"一点点。在通过门的时候或处于公共交通环境的时候经常需要使用这项技巧。

　　教授如何轮椅跳跃，指导患者尝试和练习这个动作。唯一的关键指令是患者必须抓住后轮才能跳跃。如果患者在指导下不能够"学会它"，

应继续进行类似但更容易让轮椅前进的操作。一般是将轮椅倾斜到一个轮子上，然后在另一个轮子落地之前向前轻拉，这仍然需要保持手在后轮上的接触。这种方法不太实用，但作为一种教学方法，患者开始了解轮椅如何实现跳跃。

✳ 自动扶梯

　　患者能够熟练驱动轮椅通过紧急楼梯出口后，便可开始学习乘坐轮椅上下自动扶梯。自动扶梯的轮椅摆放位置应与下楼梯的两侧扶手的位置相

同。应先指导患者驱动轮椅从自动扶梯底层上升。在尝试上自动扶梯的台阶之前，患者要先掌握脚轮离地这项技能。理想情况下，脚轮离地技能可以维持静态平衡30秒以上，独立抬起脚轮，并且前进时能抬高脚轮跨越障碍。掌握脚轮离地这项技能的主要目的是让患者顺利上自动扶梯。自动扶梯的移动台阶汇入平台凸起的边缘逐渐消失，如果轮椅乘坐者没有将脚轮抬起，可能导致危险的动作发生：患者从轮椅上向前跌倒，甚至造成后面跟着的人连环相撞。

患者将轮椅驶向扶梯底部的平面上，抓住扶梯的两侧扶手，身体向前倾。自动扶梯的台阶在患者正下方逐渐升高，此时患者通常会坐得更直，以达到舒适的平衡位置。

红旗征：注意，有时扶梯两侧移动的扶手与移动的扶梯不能完全同步，因此，患者需要在登上扶梯后尽快调整，重新握住扶手，尤其是当扶手的移动速度比扶梯快的时候。

在上升到自动扶梯顶部时，随着扶梯的台阶变平，患者坐得更直。保持双手一直紧握轮椅的扶手，患者的手可以稍稍下压或躯干向后倾斜，以抬起脚轮，越过边缘。一旦扶梯台阶变平，患者将手放回后轮，小幅度抬起脚轮，离开自动扶梯。

教授这项技能时，治疗师可以靠在轮椅背后，将其稳定在扶梯上，这么做可以让患者省力，减少从轮椅上向后跌倒的风险。治疗师也可以协助患者小幅度抬起脚轮离开自动扶梯。注意，如果治疗师只帮助患者推轮椅，而不协助患者抬前方的脚轮，可能导致轮椅卡在扶梯汇入平台的边缘上。

红旗征：在老旧的建筑物中自动扶梯顶部的设计通常较为狭窄。重要的是患者必须确定扶梯顶部和底部的宽度足够轮椅通过。那些设计成允许两人并排站立的扶梯通常能够满足大部分轮椅通过。

在下自动扶梯时，轮椅摆放的位置与上自动扶梯相同。患者靠近自动扶梯，并在自动扶梯的顶部转向后方，使后轮抵住下方。患者将手放在自动扶梯的扶手上，身体向前倾斜，直到过渡至扶梯上。治疗师应先上扶梯，并维持在扶梯顶部的位置直到患者准备移动为止。治疗师可以靠在轮椅背后以协助稳定轮椅位置，并提醒患者正在接近扶梯的底部。当接近底部时，患者身体应向前倾斜并向后推扶手以使后轮越过扶梯的边缘。在离开扶梯的平台和扶手之前，不能转身（轮椅的方向不能转向前方）。

有些场所的扶梯不适合轮椅通过，因而会设立障碍（如立柱）阻止轮椅通行。如果你对自动扶梯不熟悉，先确定扶梯底部和顶部是否能通过轮椅将非常重要。在多数有自动扶梯的私人场所中，安保人员可确保乘坐轮椅的人在上扶梯的过程中能够无障碍通过。

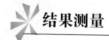

结果测量

使用标准化的结果测量来评估患者的轮椅移动技能并记录结果是非常重要的。**轮椅技能测试**评估患者执行32种不同轮椅技能的能力，包括向前推进、转弯、脚轮离地平衡、上下坡道、上下路缘和下楼梯[9, 10]。**轮椅通道**评估轮椅移动性的3个方面：执行9个不同任务期间的速度、技术技能和身体能力[11, 12]。这些测试的结果也可用于向患者提供表现的反馈以及动力。

总结

对于使用手动轮椅开展全部活动的患者来说，轮椅技能对于社区生活和参与社会活动非常重要[1]。这些技能不应该被认为是高级康复的组成部分，也不能被归为从其他患者那里学习的技能。轮椅技能应在整个康复过程中得到整合。基本技能包括在早期教授患者驱动轮椅并推门进入，而随着患者的康复进展，应要求患者掌握更高的技能，例如上下路缘，患者的康复进程应纳入康复计划。运动学习的原则适用于轮椅技能的教学。为了确保成功及安全地实现运动学习，制订轮椅技能的实践和反馈计划很重要。

参考文献

1. Hosseini, SM, et al. Manual wheelchair skills capacity predicts quality of life and community integration in persons with spinal cord injury. Arch Phys Med Rehabil, 2012; 93:2237–2243.
2. Hastings, J, et al. The differences in self-esteem, function, and participation between adults with low cervical motor tetraplegia who use power or manual wheelchairs. Arch Phys Med Rehabil, 2011; 92:1785–1788.
3. Hastings, JD. Seating assessment and planning. Phys Med Rehabil Clin N Am, 2000; 11:183.
4. Hastings, JD, Fanucchi, ER, and Burns, SP. Wheelchair configuration and postural alignment in persons with spinal cord injury. Arch Phys Med Rehabil, 2003; 84:528–534.
5. Hastings, JD, and Betz, KL. Seating and wheelchair prescription. In Field-Fote, EC (ed): Spinal Cord Injury Rehabilitation. Philadelphia: F.A. Davis, 2009.
6. Kwarciak, AM, et al. Redefining the manual wheelchair stroke cycle: identification and impact of nonpropulsive pushrim contact. Arch Phys Med Rehabil, 2009; 90:20–26.
7. Richter, WM, et al. Stroke pattern and handrim biomechanics for level and uphill wheelchair propulsion at self-selected speeds. Arch Phys Med Rehabil, 2007; 88:81–87.
8. Collinger, JL, et al. Shoulder biomechanics during the push phase of wheelchair propulsion: a multisite study of persons with paraplegia. Arch Phys Med Rehabil, 2008; 89:667–676.
9. Kirby, RL, et al. The wheelchair skills test (version 2.4): measurement properties. Arch Phys Med Rehabil, 2004; 85:794–804.
10. Kirby, RL, et al. The Wheelchair Skills Test: a pilot study of a new outcome measure. Arch Phys Med Rehabil, 2002; 83:10–18.
11. Kilkens, OJ, et al. The Wheelchair Circuit: Construct validity and responsiveness of a test to assess manual wheelchair mobility in persons with spinal cord injury. Arch Phys Med Rehabil, 2004; 85:424–431.
12. Kilkens, OJ, et al. The wheelchair circuit: reliability of a test to assess mobility in persons with spinal cord injuries. Arch Phys Med Rehabil, 2002; 83:1783–1788.

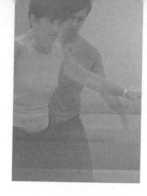

第9章　改善站姿和立位平衡技能的干预措施

JOANN MORIARTY–BARON, PT, DPT;
SUSAN B. O'SULLIVAN, PT, EdD

本章重点关注可用来改善患者站姿和立位平衡技能的站立控制训练及干预措施。我们需要对会影响到患者站立控制的损伤和活动受限情况进行全面仔细的检查，同时还应该包括对肌肉骨骼的力学对线、关节活动范围和肌肉功能（肌力、爆发力、耐力）的检查。运动功能检查（运动控制和运动学习）侧重于确定患者的负重状态、姿势控制、静态和动态控制所需的神经肌肉协同作用的完整性。感觉功能检查包括利用感觉（本体感觉、视觉和前庭觉）来控制立位平衡的能力和中枢神经系统的感觉整合机制。最终患者必须有能力安全地整合功能动作来完成在多种环境下的站立动作。

 ## 站立

一般特征

站立具有较高的重心和较小的支持面，包括双足接触地面，是一种相对稳定的姿势。正常对称站立时，体重均匀分布于双足（图9.1）。从侧面观，重力线接近于大多数关节轴：位于膝关节和踝关节略前方，髋关节的略后方，颈椎和腰椎的略后方，胸椎和寰枕关节略前方（图9.2）。人体有自然脊柱曲线（换言之，正常腰椎和颈椎前凸，正常胸椎后凸），但站立位时会由于姿势性肌张力而使生理曲度变小。骨盆处于中立位，没有骨盆的前倾或后倾。正常的力学对线可以最大限度地减少站立时所需要的肌肉活动。

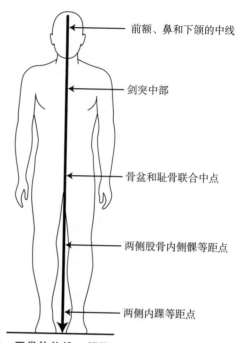

前额、鼻和下颌的中线

剑突中部

骨盆和耻骨联合中点

两侧股骨内侧髁等距点

两侧内踝等距点

图9.1　正常体位线–额状面　在理想情况下重力线通过图中标识的解剖结构，将身体分成2个对称的部分

站立时的姿势稳定性是通过肌肉活动来维持的，包括：①躯干和下肢抗重力肌的姿势性肌张力；②抗重力肌的收缩。臀大肌和腘绳肌收缩以保持骨盆的位置，腹肌收缩使腰椎生理弯曲变直，椎旁肌收缩使脊柱伸展，股四头肌收缩可维持膝关节的伸展，髋关节外展肌群收缩在步行的支撑中期和侧移时维持骨盆的位置。

稳定极限是指在不失衡的情况下，在任何一个方向上可能出现的最大偏移量；它是由双足之间的距离、足的长度以及人的身高和体重决定的。正常成人前/后的稳定极限大约是12°；内/外侧稳定极限大约是16°。它们共同构成了**摆动曲线**（sway envelope），即正常站立时身体运动的轨迹。对于健康人，周期性的摆动从身体的一侧

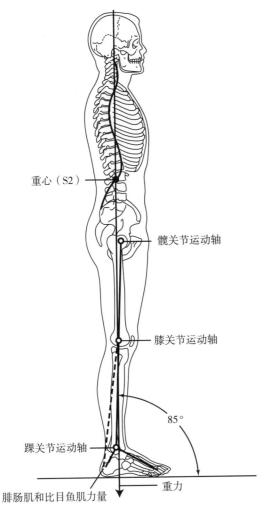

图 9.2 正常体位线 - 矢状面 在理想情况下重力线通过图中标识的解剖结构

到另一侧，从足跟到足尖，摆动的中心点叫"**中心线**"[1]。

静态姿势控制（也称**稳定性**）可以帮助维持站立的位置。**动态姿势控制**（也称**运动控制能力**）是控制姿势内运动（如重心转移、上肢够取或下肢迈步）所必需的能力。此外，动态平衡这个术语用来描述在运动中或在空间中移动时保持姿势控制的能力，可以被认为是行走或跑步等主动运动所需的姿势控制。

预期姿势控制是指在执行运动之前进行的调整。姿势系统被预先调整以稳定身体。例如，一个人在准备举起重物或接住一个重球之前，先要准备好其姿势。**反应性平衡控制**是指当重心发生意外变化（如平衡被外界干扰）或支撑面发生变化时出现的自发性调整。**姿势固定反应**使身体在外力（如快速推动）的作用下保持稳定。**倾斜反应**根据支撑面（如站在平衡板上）的变化将重心重新定位在支持面上。**适应性平衡控制**是指为适应不断变化的任务和环境要求，适应或修改姿势反应的能力。先前的经验（学习）影响一个人的适应性，并决定其策略的选择[1,2]。

✳ 改良式站立

那些严重神经损伤患者往往缺乏站立所需的肢体协调和姿势控制。改良式站立活动使患者能够在一种与所要求的站立姿势非常接近的位置上发展这些技能，但同时增加了对肢体的支持，减少了对躯干和下肢抗重力肌群力量的需求。

改良式站立，也称之为"改良四足立位"，是一种早期站立姿势，涉及四肢负重（上肢和下肢）。患者站在治疗桌旁，双肩前屈（45°～70°），肘部伸直，双手指尖平放在治疗台上并负重，双足对称站立（图9.3）。屈髋、伸膝、踝背屈，这种体位提供了一个稳定的姿势，以及较宽的支持面和较高的重心。支持面和上肢负重程度可以通过改变患者与桌子之间的距离来增加或减少。患者运用改良式站立并不需要完全的膝关节伸肌控制，因为重心的位置是在下肢负重线前方。此时膝关节产生了一个辅助伸展的力矩，可以帮助较弱的伸肌群。随着控制能力的改善，患者可以从手掌支撑桌面（图9.3）过渡到指尖支撑桌面，从双侧上肢支撑过渡到单侧上肢支持，直到自主站立。双下肢可以从一个对称的姿势发展到跨步的姿势（图9.4）。另一种手臂姿势是将双手放在较大的训练球（不稳定的表面）上，以提高难度（图9.5）。这个体位需要增加肩关节屈曲范围和双下肢承受的重量。单侧下肢负重也可以通过让患者外展肩关节并站立在治疗桌旁或墙边来实现。

 临床笔记：对于表现出下肢屈肌张力增高或肌肉强直的患者（如颅脑损伤或脑卒中

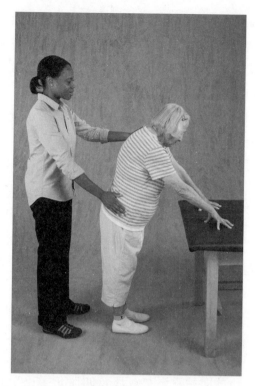

图 9.3　患者改良四足立位　患者双下肢对称站立，双上肢使用指尖支撑桌面。治疗师使用反向稳定技术对上部躯干和骨盆施加阻力

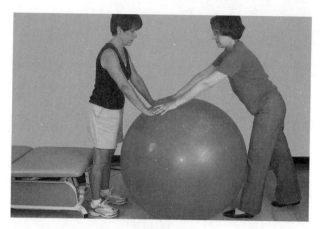

图 9.5　患者改良四足立位，手放在球上　患者双下肢支撑站立，双手放在大型治疗球上

患者），改良式站立相对于借助平行杠站立或拉杆站立更好。拉杆站立可以增加屈肌的张力，而改良式站立可以促进上肢的伸展和负重。调整后的姿势结合了上下肢肌肉，形成"非协同模式"（髋关节屈曲，膝关节伸展）。因此，对于脑卒中后表现出较强的下肢不协调的患者是一种有益的运动治疗。另外，改良式站立这个体位比较熟悉，可以用于有认知障碍的患者，在治疗师的帮助下比较容易做到。对于有动力站起来的患者很可能会发现这项任务非常值得。

改良式站立，保持

患者可以练习主动保持或者对抗保持。主动保持站立的过程中，检查稳定性控制时要考虑的重要因素包括：以最小的姿势摆动保持正确力学对线的能力和长时间保持姿势的能力。

在对抗保持站立位期间，要求患者保持稳定，而治疗师向患者的各个方向对其施加干扰。可以使用 PNF 的**稳定性反转技术**。治疗师的手法接触点分别位于双侧骨盆（图 9.4）、单侧骨盆及对侧上部躯干（图 9.3）或双侧的上部躯干。干扰力首先作用于一个方向，然后作用于另一个方向（前/后、内/外侧，或与双下肢呈对角线）。可以在肩关节顶部或骨盆施加较轻的挤压力来增加姿势稳定反应。口头指令包括"站稳，别让我把你拉到后面，站稳"。然后治疗师必须给出一个过渡性的

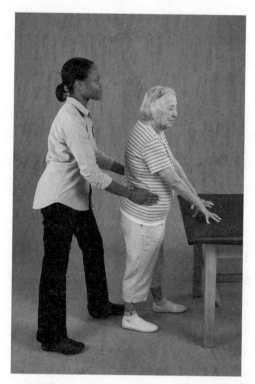

图 9.4　患者改良四足立位，跨步位　患者跨步站立，双上肢指尖支撑桌面，治疗师使用反向稳定技术对骨盆施加阻力

指令,"现在,不要让我把你推到前面",然后滑动双手来抵抗相反的肌肉,再次指示患者"保持住";这使患者有机会预先进行适当的体位调整。

我们也可以应用PNF的**节律性稳定技术**对患者进行训练。治疗师一只手放在一侧的骨盆后方并向前推,另一只手放在对侧躯干前部,向后拉,抵抗躯干屈肌、伸肌和旋转肌的等长收缩。口头指令包括"别让我推动你,站稳,站稳;现在别让我把你推到另一边去"。

结果

运动控制目标:稳定性(静态姿势控制)。

功能性技能的获得:患者能够在上肢支撑的情况下保持直立位并保持平衡,同时有最小的身体摆动,接下来可以完成无上肢支撑的站立。

改良式站立,重心转移

动态姿势控制是在保持姿势稳定时进行移动(如重心移动)或肢体运动所必需的。这些动作会干扰重心,需要不断调整姿势来保持直立。开始时患者的注意力应该集中在良好的体位调整和运动所需的关键任务元素上。随着练习的增加,姿势的调整变得更加自动化。

改良式站立位下向前和向后的重心转移训练可以用来改善关节活动范围;对关节活动范围训练存在焦虑的患者,这些运动可以成为理想的锻炼方式。通过将重心向后移动(手固定在桌子上),将脚放在离治疗桌更远的地方,可以达到改善肩部屈曲活动范围的目的。踝关节背屈活动范围的改善可以通过重心前移来实现。当患者面对墙角进行重心转移训练时,手放在相邻的墙壁上,可以改善上部躯干和肩部屈曲活动范围(如对于有功能性脊柱后凸和圆肩的患者)。患者先主动地将重心向前移动(增加对双上肢的负荷),然后向后移动(增加对双下肢的负荷)。重心转移也可以从一侧到另一侧(内/外侧转移),此时下肢处于对称站立位或呈前后对角线位(即跨步位)。单侧主动够取训练可用于促进体重向各个方向或不稳定的方向移动(如脑卒中患者)。治疗师提供一个目标("伸出手来触摸我的手"),或者使用一个功能性任务,比如从盒子里取出纸巾,来促进患者够取物品。患者还可以将双手放在置于台面上的治疗球上(图9.6)。患者将球从一侧移动到另一侧,向前和向后,或以对角线方式向前和向后。

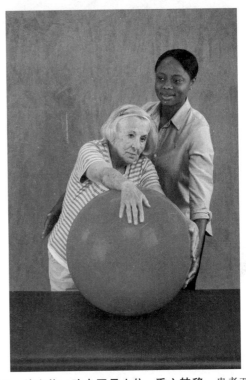

图9.6 站立位,改良四足立位,重心转移 患者双下肢对称站立进行重心转移训练,双上肢放置在台面上的治疗球上。患者前后及侧方移动治疗球,治疗师对患者给予口头指令及保护

PNF的**动态反转技术**可以用来在患者进行重心转移训练时提供阻力。治疗师站在患者一侧进行内/外侧的重心移动训练,站在患者后方进行前/后方向的重心移动训练。治疗师的双手可以放置在双侧骨盆,单侧骨盆和对侧上部躯干,或双侧上部躯干。这些动作在指导下重复几次,以确保患者知道这些动作是正确的。在轻抵抗下进行重心转移。治疗师改变手的位置,先抵抗一个方向的动作再抵抗另一个方向的动作。适当柔和的反转能够激活拮抗肌。口头指令如"请离我远一些,现在,推我回来"。

也可以对重心转移训练进行调整,包括在跨步位下进行对角线上的重心转移训练(双足一前一后站立)。当患者的重心在位于双侧下肢之间进行转移训练时，治疗师可以在患者的骨盆处施加阻力（图9.7）。口头指令包括"向前移动，远离我；现在往回，靠近我"。

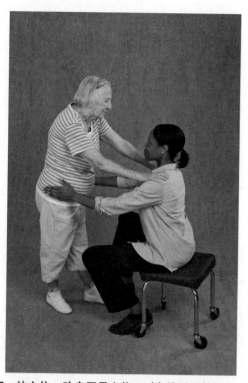

图 9.7 站立位，改良四足立位，对角线重心转移 患者进行对角线重心转移训练。患者旋转骨盆，双下肢呈迈步状态，双手轻轻搭在治疗师肩上。患者沿对角线进行重心转移，使左足负重的同时右侧骨盆向前方旋转。治疗师使用动态反转技术对骨盆施加阻力

　　一旦患者可以完成对角线重心转移训练，对于缺乏骨盆旋转的患者，就可将练习的重点集中在此，例如帕金森病和脑卒中患者。治疗师指导患者将体重沿着对角线方向移动到位于前方的下肢，同时将对侧的骨盆前旋，之后沿着对角线将重心转移回来，同时将骨盆后旋。治疗师对骨盆运动施加阻力（图9.8）。这个活动是为了引导患者迈步。口头指令包括"向前移动和扭转骨盆；现在向后移动并扭转骨盆"。

　　如果肘关节屈曲，上躯干也会随着骨盆前旋而向前移动，形成一种不良的同侧躯干旋转模式。治疗师可以通过指导患者保持双肘充分伸展来分离出骨盆的运动。

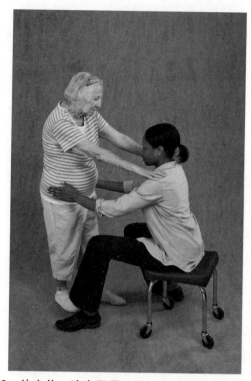

图 9.8 站立位，改良四足立位，迈步位对角线重心转移 患者下肢呈迈步姿势，双上肢轻轻放于治疗师肩上以增加稳定性，重心沿对角线移动，进行练习。患者向前沿对角线迈步，并超越位于前方的左足。治疗师使用动态反转技术对骨盆施加阻力

　　临床笔记：那些难以从骨盆开始转移体重的患者通常通过膝关节屈曲带动重心前移进行代偿。治疗师应尽量消除这种代偿模式，因为它不能模拟步态中的正常重心移动。

改良式站立，迈步

　　在改良式站立训练中，患者可以在身体重心向对角线方向移动的同时，用运动的一侧下肢向前迈步。动作可以是主动的，也可以是抗阻的。如果利用动态反转技术施加阻力，治疗师应将手放在骨盆上，接触以促进骨盆旋转。口头指令包括"向前移动重心，迈步；现在向后移动重心，迈步"。

灵活性和肌力的训练

　　正常的姿势和平衡能力对于核心（躯干）的稳定性和下肢灵活性及力量要求较高。表9.1列出了为实现这些目标可在诊所或家中进行的站立活

动。在这些活动中，患者站在治疗桌旁，并根据需要指导患者使用指尖轻触支撑以保持平衡。治疗师应该提示患者"不要太依赖于手指"，只需要满足动作所必需的最小量的指尖支持即可，患

者尽可能快地从双侧支撑过渡到单侧支撑。当这些运动成为部分家庭练习项目时，患者可以利用橱柜支撑进行站立训练（有时也称为"厨房水槽练习"）。

表 9.1 改善正常姿势和平衡所需的灵活性和力量的练习	
动作	**目的**
灵活性练习	
站立位，全身伸展，手臂向上越过头顶触向天花板	改善躯干屈肌群和肩前区域肌群的活动范围
站立位，PNF 双侧技术，应用弹力带进行对称性上肢屈曲 – 外展 – 外旋模式	改善胸廓前方和肩周肌群的活动范围
站立位，身体向一侧伸展	改善躯干侧屈肌的活动范围
站立位，躯干扭转，肩关节外展，扭转从一侧到另外一侧，并且转头，视线随着动作转动	改善躯干和头部旋转肌群的活动范围，刺激前庭系统外侧半规管
站在楼梯底部或台阶上，双手放在栏杆上，足尖向前，一足保持在楼梯中间，另一足向后移动，足跟朝地板放低直到感觉到小腿肌肉的牵伸感	改善腓肠肌的活动范围
在床上坐着，使背部紧贴床头板或墙壁，一侧下肢放床上，膝关节伸直，另一侧下肢放在地板上。屈曲位于床上的踝关节，让足趾朝向头部移动。在另一侧大腿的后方，膝关节的后方和小腿的后方会有牵伸感	改善腘绳肌和腓肠肌的活动范围
跪在床边（如有需要可用床支撑），一侧下肢置于身体前面的地板上，另一侧下肢保持跪位，然后前倾，直到臀部有拉伸感	改善屈髋肌的活动范围
力量训练	
站立位，足跟离地	改善腓肠肌和比目鱼肌肌力
站立位，足趾离地	改善胫骨前肌肌力
端坐位，足放在身体前面，重量放在足跟上，踝关节向外，足趾向上移动远离另外一足。如果使用弹力带，把带了固定在椅子腿上，另外一端系在靠近足尖的斜面上	改善胫骨后肌和腓骨长短肌肌力
端坐位，足放在身体前方，重量放在足跟，踝关节朝向内旋转，足趾朝向另一足移动。如果使用弹力带，把带子固定在椅子腿，另外一端系在靠近足尖的斜面上	改善胫骨前肌肌力
站立位，侧方踢腿，可以用弹力绳在踝关节处增加阻力，或者无阻力	改善臀中肌肌力
站立位，膝关节伸直位下向后踢腿，可以用弹力绳在踝关节处增加阻力，或者无阻力	改善臀大肌肌力
站立位，膝关节伸直位下向前踢腿，可以用弹力绳在踝关节处增加阻力，或者无阻力	改善屈髋肌群和股四头肌肌力
站立位，半蹲位下手轻放在治疗台上，或半蹲位后背倚靠墙面，靠墙蹲起	改善股四头肌和屈髋肌群肌力
站立位，原地踏步	改善屈髋肌群和腘绳肌肌力

在运动之前，重要的是要确保有足够的热身活动来提高肌肉温度及增强灵活性。柔韧性练习（拉伸）应缓慢进行，并逐渐拉伸到紧张点（末端范围）。严禁往复快速动态拉伸。患者应注意保持正常的呼吸模式，避免屏气。如果患者感到不安全或出现异常疼痛，应停止锻炼。

提高肌力和耐力的运动可采用砂袋（图 9.9和 9.10）或弹力带（图 9.11 和 9.12）进行主动或抗阻训练。关键的肌肉（躯干和四肢的主要肌肉）对姿势和平衡很重要。患者进行一组练习（重复8 ~ 12 次），在保持良好状态的同时，达到患者感觉比较疲劳的程度。应该强调充分休息以确保良好状态的重要性。患者最先应在严密的监督下练习，然后逐步过渡到独立练习。活动日记可以用来记录在家的练习情况。

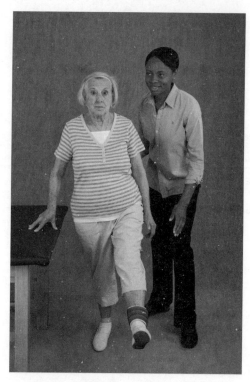

图 9.10　站立位，屈髋伸膝　患者将 0.9kg 重的沙袋提起，一只手的指尖轻触桌面以提供支撑

台高度，该设备还为选择性踝周肌力增强训练提供重量和固定方式。

治疗师应根据特定肌群的情况，结合适当的锻炼，包括保持（等长练习）、上抬（向心性练习）和控制性下降（离心性练习）。一个比较理想的练习是半蹲训练，包含了主要下肢肌肉的向心和离心控制。

站立位，靠墙半蹲起

患者背靠墙站立，双足大约离墙 10cm。指导患者将靠墙的背部下滑，同时双膝关节屈曲（图9.13）。限制患者的运动范围；当患者不能再看到足趾尖时（膝关节不能超过足趾），指示患者停止运动。髋部保持中立位，以确保适当的髌骨轨迹。骨盆保持中立位。

靠墙半蹲起是股四头肌无力患者的一项重要活动。患者需要在离心收缩（降低）和向心收缩（提高）时保持肌肉的控制。指导患者不要将膝关节过度伸展。可以在双侧膝关节之间放置一个小毛巾卷或小型治疗球。指导患者在运动的过程

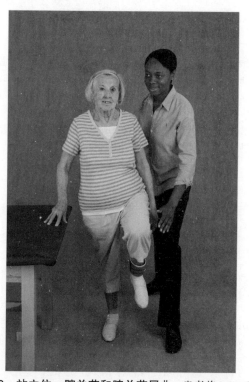

图 9.9　站立位，髋关节和膝关节屈曲　患者将 0.9kg 重的沙袋提起，一只手的指尖轻触桌面以提供支撑

临床笔记：踝关节生物力学平台系统（biomechanical ankle platform system, BAPS）是一个圆顶板，临床常用于改善本体感觉信息、增加踝周力量并改善踝策略。除了提供不同的平

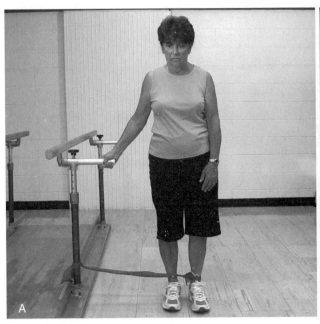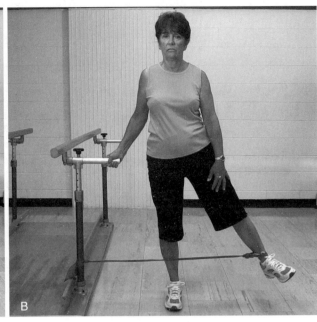

图 9.11 应用弹力带进行训练 A. 单手支撑，站立。B.髋外展

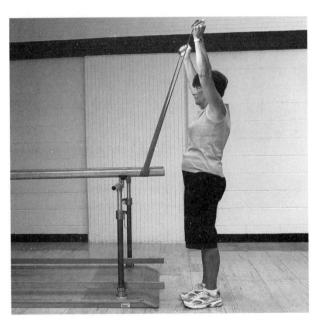

图 9.12 站立位，PNF 双侧对称屈曲 / 外展 / 外旋模式加弹力带 在站立位，患者双上肢对抗弹力带的阻力进行屈曲 / 外展 / 外旋，牵伸胸部前方的肌肉和上背部、肩胛带和肩周肌肉

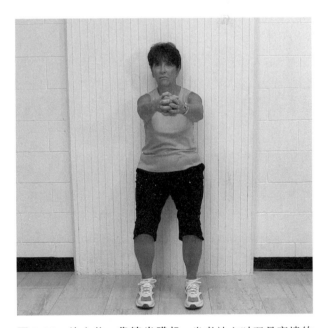

图 9.13 站立位，靠墙半蹲起 患者站立时双足离墙约 10cm，双足与髋关节同宽。患者向后靠在墙上，慢慢蹲下，双膝关节屈曲。要求患者不要让膝关节向前伸到足趾前面。患者保持此姿势 2 ~ 3 秒，然后慢慢站起。治疗师提供语言指导和保护

中用膝关节夹住小毛巾卷于适当位置，这增强了股内侧肌的收缩，改善了髌骨的轨迹。大腿周围的弹力带可以用来增加运动时髋外展肌的稳定活动。靠墙半蹲起是独立坐站转移和爬楼梯的重要准备活动。双侧靠墙半蹲起可发展为单侧（单侧肢体）靠墙半蹲起。

临床笔记： 下背痛患者做靠墙下蹲训练时应该采取骨盆轻微后倾位。患者还可以在

腰椎区域放置一个中等大小的球支撑背部，保持站立（图 9.14）。双足直接置于身体下方，躯干直立。球固定于墙上。当患者下移到半蹲的位置时，球会向上滚动，促进运动。选择大小合适的球有助于维持患者的正常腰椎曲度。

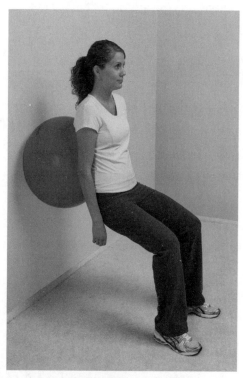

图 9.14 站立位，靠球半蹲起 将治疗球放置于患者下背部与墙壁之间，辅助患者做半蹲起运动

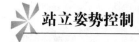 **站立姿势控制**

感觉

独立站立（无辅助下身体直立）是通过多个感觉输入来维持的。中枢神经系统组织和整合感觉信息，以及生成运动反应来控制身体的位置。

躯体感觉（触觉和本体感觉）系统根据身体位置和运动的相对方位对支撑面产生反应。躯体感觉系统通过牵张反射、姿势性张力和自动姿势反应来影响姿势反应。

视觉系统对环境的视觉线索以及身体与环境中物体的关系做出反应。它为头部、躯干和四肢的光矫正反应提供输入，有助于头部的直立和头部与身体的正常力学对线关系。有助于调节姿势性张力和引导安全的运动轨迹。

前庭系统对作用于头部所承受的重力做出反应。它通过前庭眼反射（vestibulo-ocular reflex，VOR）使注视时头部保持稳定。当头部在空间中移动时，这种反射使视野中的物体保持稳定。前庭系统为头部、躯干和四肢的迷路翻正反应提供输入，有助于头部的直立和头部与身体的正常力学对线。此系统允许一个人在没有视觉线索的情况下保持相对于重力的直立，例如在黑暗中行走。它通过前庭脊髓通路的作用来帮助调节姿势性肌张力。此外，前庭系统的作用是从躯体感觉系统和视觉系统协调冲突的信息，以准确地感知空间中的运动。有关前庭系统的更多信息，请参考第13 章：前庭康复的干预措施。

正常的姿势协同

协同作用是功能相关的肌肉受到中枢神经系统约束，协同行动以产生预期的运动 [3-6]。以下是一些为了保持直立稳定性和平衡能力的正常的姿势协同策略。

● **踝策略** 包括通过利用踝关节来转动身体使重心小范围移动；还涉及髋关节和膝关节极小范围的移动。运动应在稳定极限范围内（图 9.15A）。

● **髋策略** 包括通过髋部的屈曲或伸展来实现重心的较大位移。运动接近稳定极限（图 9.15B）。

● **改变支撑面的策略** 当重心超过支持面时，将激活支持策略的更改，必须启动在稳定极限重新建立重心的策略。这些策略包括**迈步策略**，即在不稳定的方向上以迈步的方式实现重心在支持面上的重新排列（图 9.15C），以及上肢**抓取策略**，即试图稳定上躯干的运动，使重心保持在支持面内。

临床笔记：临床上为了在没有设备的情况下评价一个人有效利用和整合感官输入的能力，我们推荐使用改良式临床感觉交互平衡测试（modified clinical test for sensory interaction in balance，mCTSIB）。mCTSIB 采用以下 4 种不同的感官测试条件。

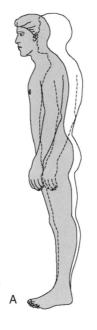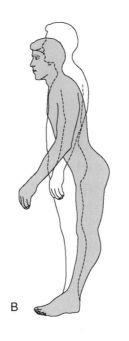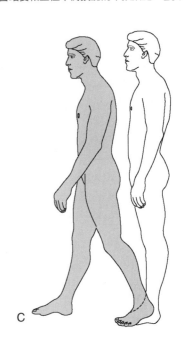

图 9.15 正常的姿势协同策略 成人有 3 种自动姿势策略来保持平衡（重心位于支持面上）。分别是（A）踝策略、（B）髋策略和（C）迈步策略

● 情况 1：睁眼，稳定平面（eyes open, stable surface，EOSS）。

● 情况 2：闭眼，稳定平面（eyes closed, stable surface，ECSS）。

● 情况 3：睁眼，不稳定平面（eyes open, foam surface，EOFS）。

● 情况 4：闭眼，不稳定平面（eyes closed, foam surface，ECFS）。

3 个 30 秒的试验被用来评估和记录所使用的姿势策略、平衡丧失或增加的姿势摆动量。也应记录患者恶心或头晕的主诉。如果患者改变了开始的姿势（双足与肩同宽，双臂交叉于胸前），采用了迈步策略，或者需要帮助以防止失衡，那么应停止测试[1,2]。

红旗征：脑卒中后恢复的患者在闭眼状态下有向后跌倒和向偏瘫侧跌倒的倾向，因此治疗师应该做好防止患者跌倒的准备。

 临床笔记：

踝策略：尽管踝足矫形器有很多好处，比如增加踝关节稳定性和防止足下垂，但是它会影响到患者应用踝策略来保持平衡。

髋策略：因为害怕疼痛加剧，有腰痛病史的人可能不愿意使用正常的髋策略。

迈步策略："蹒跚步态"模式是过度使用迈步策略来帮助保持姿势控制的一个例子（例如小脑功能障碍患者）。

临床笔记：双下肢瘫痪（如截瘫）患者可通过双侧膝 - 踝 - 足矫形器获得踝关节及膝关节稳定；髋部可以通过向前倾斜的髂股韧带来稳定。

常见站立障碍

虽然不是所有的障碍都包括在内，但站立障碍可以被广泛地归为包括力学对线、负重和特定肌无力的障碍。正常力学对线的改变导致其他身体节段相应发生改变；姿势不当会导致肌肉活动增加、能量消耗和姿势紧张。专栏 9.1 显示了站立姿势和负重训练时的常见运动障碍。图 9.16 和 9.17 显示了许多老人的姿势变化。脊柱灵活性和力量的丧失会导致头部前倾、弯腰驼背、髋关节和膝关节屈曲增加。

专栏 9.1　常见的站立姿势力学对线和负重
障碍

- **不对称站立**时，体重主要集中在一侧下肢上，而另一侧下肢承受的重量很少，导致负重侧韧带和骨骼应力增加；负重站立的一侧肢体的膝关节完全伸直（例如，脑卒中患者站立时，未受影响的一侧负重更多）。
- **躯干伸肌无力**通常与头部前倾、胸椎后凸和腰椎曲线扁平有关，造成重心靠近或接近身体前方的稳定极限。髋关节和膝关节通常是屈曲的。这种姿势常见于老人。
- **屈膝姿势**增加了股四头肌活动的需要；伴随着髋关节屈曲和踝背屈的增加，还可以使髋关节伸展肌群和比目鱼肌活动性增加。
- **骨盆过度前倾**会增加腰椎前凸，导致胸椎后凸的代偿性增加、腰椎间盘压力增加。腹部被拉伸，髂腰肌变短。腰椎过度前凸会导致腰椎伸肌缩短。
- **背部过度后凸**会导致胸段躯干伸肌的拉伸和位于肩关节前方肌群的缩短。
- **颈椎过度前凸**会导致颈部伸肌缩短。
- **膝外翻**产生膝关节内侧应力和足内翻，增加了足内侧纵弓的应力。
- **扁平足**导致舟状骨的下陷和侧向的压力增加；距骨头的应力增加。
- **高弓足**导致纵弓高度增加，前足弓下陷，前足跖屈；足趾畸形（爪状趾）也可能存在。
- **腓肠肌 – 比目鱼肌的无力**导致有限的摆动和较宽的支持面。股四头肌无力导致不稳定的摇摆；膝关节过度伸展（膝反张），躯干可能向前倾斜以增加稳定性。膝关节不能主动控制的患者通过保持髋部轻微屈曲来进行代偿，从而增加脊柱前凸。
- **造成身体功能下降**；下肢肌群的活动和平衡反应受到损害。双下肢通常呈外展外旋位（剪刀步态），同时有跖屈和内翻动作出现。

改善站立控制的注意事项

　　站立位控制训练对于静态姿势控制障碍的患者来说是一项非常有益的训练。我们可以通过让患者挑战不同难度的训练使其取得进步。例如，更大的挑战可以通过改变支持面、支撑面、使用上肢辅助和感官输入来改变患者站立训练中的难度。在最初的实践中，应鼓励患者将全部注意力集中在站立训练的任务和一些重要元素上。随着

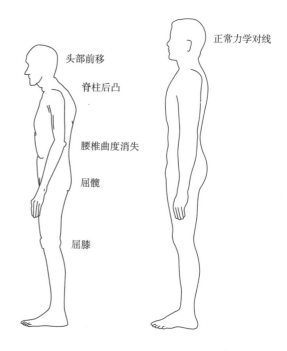

图 9.16　**老人常见的姿势改变**　脊柱灵活性和长度的减弱可以导致以头部前移、脊柱后凸和髋膝关节屈曲增加为表现的屈曲弯腰姿势的发生

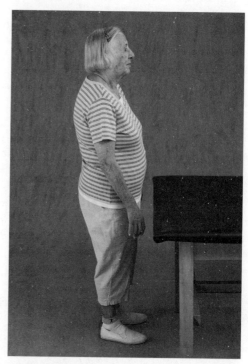

图 9.17　**与年龄有关的姿势变化**　此患者表现为轻微的头部向前和脊柱后凸

练习的进行，认知参与水平会随着运动学习的进展而减小。一旦达到学习的自动化阶段，姿势反应在很大程度上是自动的，患者只需要花费很少

的精力在姿势调节上 [1,2]。

确保安全的策略

　　站立不稳的患者更容易焦虑，害怕摔倒。重要的是，治疗师要表现出控制不稳定的能力，并逐渐增强患者的信心。常见的安全注意事项见专栏 9.2。

> **专栏 9.2**　常见的安全注意事项
>
> - 早期站立可能需要使用支持装置，例如站立架或带有减重支持安全带的框架。减重支持装置用来支持预定百分比的体重。重量支持的百分比可以在患者实现运动控制后逐步降低（例如由 30% 支持至 20% 支持至 10% 支持至无支持）。
> - 患者的活动可以发展到改良式站立位，即通过使用双杠支撑或指尖轻触的方法在治疗台旁站立。患者也可以背对着墙站立或在墙角站立。
> - 有跌倒风险的患者必须使用步行（防护）带。必要时使用下肢夹板或矫形器来稳定肢体的位置。
> - 对于情况复杂的患者（例如，患有创伤性脑损伤且站立控制不良的患者），可能需要 2 名或 2 名以上的专业人员进行协作治疗（共同治疗）。
> - 应指导患者在进行平衡训练时，在所使用的设备（例如，平衡板、泡沫、充气圆盘或球）上安全地进行转移。

　　所有的患者都应该练习从地面站起的转移训练，陪护人员应该预防患者发生跌倒损伤。在早期的体位转换中获得的功能性技能（仰卧位到侧坐、侧坐到手膝位、手膝位到跪位、跪位到半跪位、半跪位到站立位）为从地面站起的成功转移

提供了基础（预备技能）。这个动作的转换可以通过让患者练习手膝位到跪位、跪位到半跪位、半跪位到站立位来完成。患者用双上肢支撑，用位于前方的腿蹬地站立（图 9.18）。作为手动辅助的一种替代方法，可以指导患者如何使用坚实的家具（如椅子）来帮助重心转移到前方。从半跪位到坐位，然后过渡到站立位。

　　临床笔记：最初可以使用轻触（指尖接触）帮助完成活动。然而在以提高患者独立站立能力为目标的训练中最好不要使用上肢协助运动，因为这样做对姿势支持系统（即躯干和下肢）的要求更高。在不同类型的功能性任务中，解放双手对于手部的灵活使用是非常重要的。相比之下，抓握和拉动物体（例如，平行杆）则降低了对姿势支撑系统的要求，并且导致了上肢的代偿性使用。如果计划使用辅助设备（例如，助行器或手杖）行走，则拉动练习不能很好地转移到使用助行器所需的控制上。

　　红旗征：对于视空间障碍的患者（如部分患有脑卒中或创伤性脑损伤的患者），禁止用镜子进行训练。

改善运动学习的策略

　　治疗师应指导患者正确的站立姿势，并演示

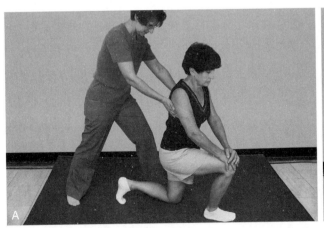
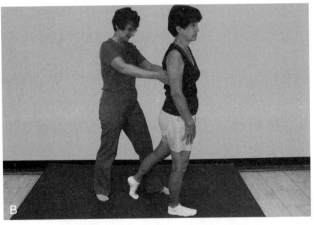

图 9.18　从地面站起　患者先转移至半跪位，双手放在前侧膝关节上。随后向前倾直至超越前足，用双手推起实现站立。A. 治疗师可以通过支持患者的上部躯干（治疗师站在患者身后）提供帮助。B. 患者进入站立位

正确的姿势和动作，提供**准确的参考动作**。使患者的注意力集中在关键任务元素上并提高患者对正确站立姿势和空间位置的整体感知意识（内在反馈）是非常重要的。使用通俗的口头指令如"让裤子口袋在鞋带上方"可能比使用如"让你的髋部在足上"这样的术语更有效 [7]。推荐使用的口头指令和指导见专栏 9.3。

专栏 9.3 常用口头指令和指导

- "站直，抬起你的头，收下巴，耳朵与肩连成一条线。"
- "抬起头，把注意力集中在你面前的目标上。"
- "挺直背，肩在臀部上方，臀部在双足上方。"或"保持衬衫纽扣正朝前，裤子口袋在鞋带上方。"
- "胸骨底在肚脐正上方。"
- "让你的体重均匀分布在双足上。"
- "正常呼吸，尽可能地维持这种姿势。"
- "想象一下：你是一名在无名烈士墓前守卫的士兵，挺直腰杆，精神一点。"

增强反馈（例如，敲击、轻抗阻和口头指令）应该帮助患者将注意力集中在**关键错误**上（纠正这些错误会使功能显著改善从而允许其他任务正确执行）。某些肌肉反应缓慢可能导致反应不足或跌倒。触觉和本体感觉提示可用于引起患者对缺失元素的注意。例如，敲击薄弱的股四头肌可用于帮助患者产生有效的收缩以在站立期间稳定膝关节。增强反馈还加强了运动表现的积极成分和力量，并增强了运动激活。在适当的时候应该减少增强反馈，并最终取消应用增强反馈从而确保实现最佳的运动学习 [7,8]。

双重任务控制［在保持站立控制的同时执行次要任务（运动或认知）］的能力可用于评估患者的姿势控制能力而无须主动认知控制（患者必须牢记站立姿势）。考虑到以上特点，双重任务可用于评估从运动学习的认知阶段到联系阶段的转变过程。

要求患者执行次要运动任务（将水从水罐倒入玻璃杯）或次要认知任务（100 连续减 7）。治疗师可以注意到各种姿势控制的减退。

临床笔记：为了充分利用注意力、练习、动机、反馈和积极强化等运动学习原则，虚拟现实和游戏设备被用作改善动态平衡的治疗干预手段。然而，这些设备在康复治疗中的最佳应用还有待基于证据的研究来明确 [9]。

改善立位静态控制能力的干预措施

使患者站立，两侧下肢均匀负重。双足平行且略微分开（对称的站立姿势）；双膝应伸展或略微屈曲，不要过伸；骨盆处于中立位。另一种站立姿势为一足稍微置于另一足前方的迈步姿势。治疗师可以在患者大腿周围放置弹力带（下肢处于对称姿势）以增加本体感觉输入，并通过激活臀部外侧肌肉（臀中肌和臀小肌）促进骨盆稳定。

临床笔记：由股四头肌无力导致的屈曲性膝关节不稳定可以通过为患者佩戴膝关节固定夹板来控制。患者也可以练习朝前站立在倾斜的地面上。身体向前倾斜和身体重心前移可以在膝关节处提供向后的力矩（力），有助于膝关节伸展稳定。

站立位，保持

患者可以练习主动保持或抗阻保持。施加阻力的目的是募集和促进患者缺乏主动控制能力的姿势肌收缩。可以应用 PNF 的稳定反转和节律性稳定技术（先前在改良式站立姿势中介绍过）。在应用稳定反转技术时，治疗师的双手可以放在骨盆和对侧上部躯干上（图 9.19），也可以放在上部躯干的两侧。口头指令包括"别让我把你往后推，现在也别让我把你往前拉。"在节律性稳定技术中，一只手放在骨盆后侧向前拉，另一只手放在对侧上部躯干的前部向后推。口头指令包括"不要让我移动你（扭转你）——保持，坚持；现在不要让我向另一个方向移动你（扭转你），坚持住。"

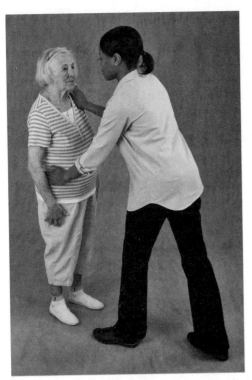

图 9.19 站立位，下肢对称并保持 治疗师使用稳定反转（双手向后推）对上部躯干和骨盆施加阻力

结果

    运动控制目标：稳定性（静态姿势控制）。

    功能性技能的获得：患者能够保持独立站立，在所有日常生活活动中均仅有最低程度的摇摆且不会失衡。

改善立位动态控制能力的干预措施

    促进动态稳定性或站立位重心转移的干预措施是许多站立位下进行的日常生活活动（包括基础性和工具性）的重要准备技能，如淋浴、烹饪和清洁。将重心从一侧下肢转移至另一侧下肢的能力也是保持单侧站立、迈步和双足步态的重要准备活动。

站立位，重心转移

    患者下肢处于对称的站立位，鼓励患者主动向前和向后转移（前/后移位）和从一侧到另一侧（内/外侧）转移。在迈步状态下，患者可以执行向前和向后的对角线方向重心转移，模拟步态

期间的正常重心转移。改善稳定极限是治疗的首要目标之一。鼓励患者尽可能在不失衡的条件下向任何一个方向上移动重心，然后返回到中线位置。最初重心转移的范围很小，但这个范围会逐渐增加。

    临床笔记：患有共济失调（例如，原发性小脑病变）的患者表现出运动过多并且难以保持姿势稳定（保持稳定性）。最初重心转移范围很大，然后在治疗期间进展到越来越小的范围，最终保持稳定。

    抗阻重心转移（如动态反转）可用于募集和促进姿势肌的活动。治疗师站在患者一侧进行内/外侧转移，并在患者前方或后方进行前/后转移。治疗师的手放置在患者骨盆或骨盆上部和对侧上部躯干。重复几次引导运动以确保患者熟悉即将开始的运动模式，随后开始进行轻微的抗阻运动。治疗师交替改变手的位置：首先在一个方向上进行抵抗运动，然后在另一个方向上开始相同的运动。适当的口头指令可以促进拮抗肌顺利反转，例如"离我远点；现在把我推回去"。

    临床笔记：如果患者在某个方向上移动困难，治疗师可让患者在这个方向上维持一段时间。例如，偏瘫侧下肢的重心转移对于脑卒中患者非常困难，增加保持练习会提高患者的稳定反应。在这种情况下保持是短暂的停顿（保持一个口令的时间）。口头指令包括"离我远点；现在把我推回去"。

    患者还可以在迈步位置（双足一前一后）进行下肢对角线方向的重心转移（图9.20）。治疗师位于患者斜对角方向，坐站皆可；手放置在骨盆前部或后部。当患者上肢沿对角线向前移动，随后对侧上肢斜向后移动时，治疗师需要对患者的骨盆施加阻力。口头指令包括"向前移向我；现在向后移动远离我"。

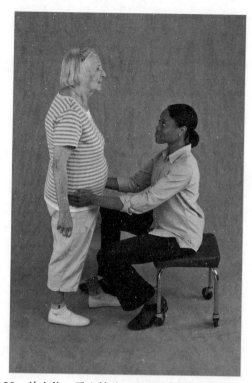

图 9.20　站立位，重心转移　患者练习重心前/后移动，下肢处于迈步姿势。治疗师使用动态反转技术在骨盆处用双手提供阻力。治疗师可以坐在带轮子的凳子上以使自己定位在患者骨盆的高度上

一旦患者可以在对角线转移中实现运动控制，治疗师就可以指示患者沿对角线方向向前移动到前侧肢体上（迈步位置），同时向前旋转对侧骨盆。当骨盆向后旋转时，重心沿对角线向后移动，治疗师抵抗骨盆的运动。口头指令包括"向前移动并扭转；现在向后移动并扭转"。同侧上部躯干可能在骨盆向前旋转时向前移动，产生治疗师不希望发生的同侧躯干旋转模式。治疗师可以通过提供口头或手法指令来抑制骨盆运动。指示患者将上肢保持在前面，肩部前屈，肘部伸展，双手紧握，或者可以轻轻地将手搭在治疗师的肩上以稳定上部躯干。口头指令包括"双手紧握，双臂放在正前方。让上肢向前移动，不要让它们左右移动。现在向前移动并扭转；移回来，扭转"。

站立位，肢体运动

上肢和下肢的主动运动可用于挑战患者动态稳定性控制和平衡的能力（图 9.21）。每次肢体运动都需要进行姿势调整。肢体运动可以单独或组合进行（双侧对称或交替的上肢运动）。治疗师可以通过增加活动范围和任务时间来提高训练难度。例如，让患者折叠衣物（图 9.22），从低凳子或地面上拾取物体（图 9.23），或用扫帚清理地面（图 9.24）。这些上肢活动的主要优点之一是患者能够全神贯注于上肢活动和所施加的任务，为保持站立所进行的姿势控制很大程度上是自动化的。

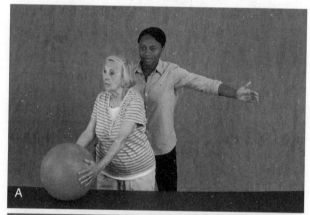

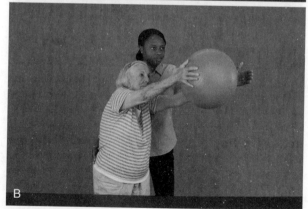

图 9.21　站立位，头和躯干旋转，对角线上抬　A.患者用双手拿起球。B.将球抬高并向左抬起。治疗师提供目标提示和语言提示以促使患者产生最大化的头部和躯干旋转

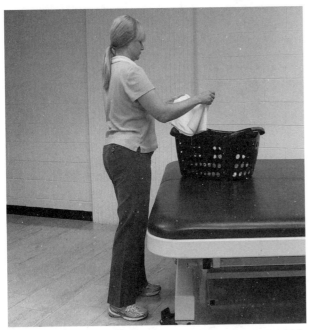

图 9.22 站立，折叠衣物 折叠衣物是对患者立位动态平衡能力的巨大挑战。这项功能活动包括重心转移和躯干旋转，与此同时还需要完成双手运动任务

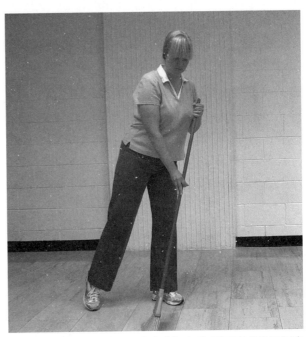

图 9.24 站立，扫地 患者在清扫地面时将双足摆放至迈步姿势并进行重心转移

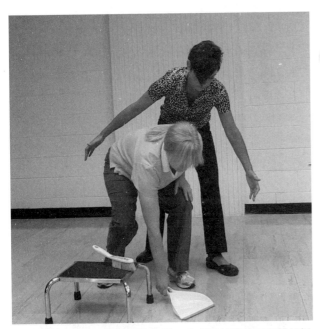

图 9.23 站立，弯腰拾取物品 患者通过伸够至较低的矮凳从而使躯体重心降低。可以通过将伸够矮凳改变为从地面上拾取物体来增加训练的难度。治疗师需要提供保护以确保训练安全

专栏 9.4 提供了改善动态立位平衡的功能性任务训练的几个范例。

专栏 9.4 提高立位下重心转移能力的活动

够取和上抬

- 向前、向后和向斜对侧够取物品，例如向冰箱或烤箱中放置物品或从中取出物品。
- 将物品放置在高于头部（橱柜）或低于腰部（洗碗机）的架子上。
- 用双手举起球，转身，并将球沿对角线方向移动并穿过身体冠状面（图 9.21）（球的大小和重量可以改变）。
- 向前或向侧方够取目标（"伸出手并触摸我的手"）。
- 玩掷沙包。
- 折叠衣物并将其放在旁边的篮子里或椅子上（图 9.22）。
- 烘干餐具并将其放入餐具沥水器中。
- 伸手触摸地面或从地面上拾取物体（图 9.23）。
- 使用扫帚清扫地面（图 9.24）。

下肢活动

- 前进至指定位置（此活动可以与双侧手臂摆动或头部旋转相结合）。
- 足趾离地和足跟离地；将重心向后移动到双侧足跟，抬起足趾；然后将重心向前移动到足趾和足尖上，抬起足跟。
- 将足放在凳子或低矮的楼梯上（图 9.27）。
- 将足放在一个小型治疗球上并向各个方向滚动球（可以改变球的大小）。
- 让滚动的球停下来并把它踢出去。

站立位，迈步

这个活动从处于迈步姿势的下肢开始。患者将重心沿对角线方向向前移动至前侧支撑肢体（站立肢体）上，并向前迈出动力（摆动）肢体。随后反向运动；命令患者的动力肢体向后退一步。地板上的足迹标志或其他标记可用于增加步长并提高迈步运动的精准性（图9.25）。患者也可以练习侧方迈步和交叉步（图9.26）。口头指令包括"将你的重心转移到你的右脚（或左脚）上。现在把你的左脚向前迈出一步"和"现在向后移回你的右脚并退后一步"。

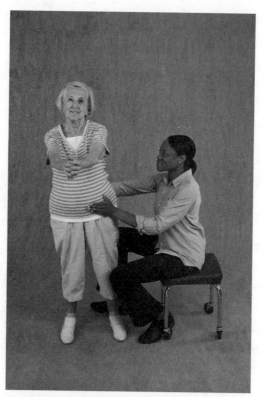

图9.26　站立位，侧方迈步　患者使用动力肢体向侧方和后方迈步；静态（支撑）肢体不会改变位置。治疗师用双手放置在患者骨盆上提供阻力

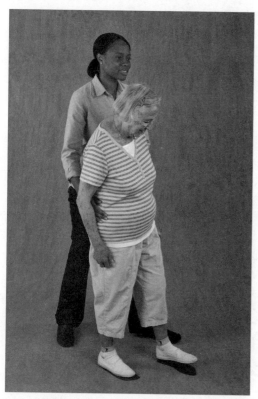

图9.25　站立位，迈步　患者使用足迹标记进行主动迈步训练

治疗师还可以指示患者将一只脚放在位于患者正前方的台阶上（图9.27）。这种改变需要增加动力肢体髋关节和膝关节屈曲。也可以训练患者进行侧方迈步或侧方登台阶（图9.28）。台阶的高度为10（最低点）~ 18cm（正常台阶高度）。口头指令包括"将你的重心转移到右脚（或左脚）上。现在把你的左脚放在台阶上方。现在把它放下来"。

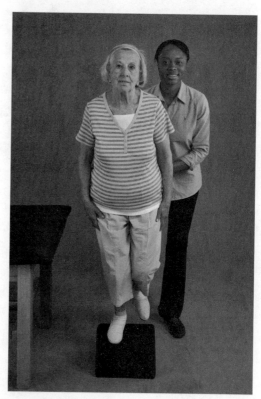

图9.27　站立位，向前上台阶　患者登上正前方高10cm的台阶；然后将脚放回起始位（对称姿势位置）。治疗师提供语言提示和保护

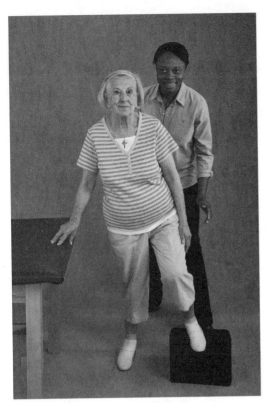

图 9.28　站立位，侧方上台阶　患者登上左侧高 10cm 的台阶；然后将足放回起始位（对称姿势位置）。患者可能需要单手轻触式支撑。治疗师提供口头指令和保护

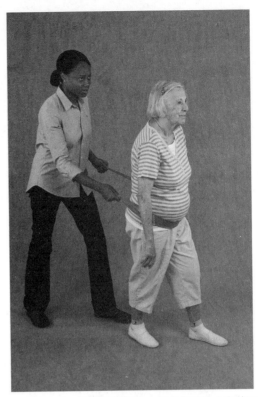

图 9.29　站立位，抗阻向前迈步　患者抵抗阻力向前迈步，然后退后一步。治疗师使用位于患者骨盆周围的弹力带提供阻力

为了改善患者动态平衡能力并为正常步态做准备，治疗师可以坐在带轮的凳子上或站在患者面前抵抗患者的迈步动作。治疗师的手放在患者的骨盆处。当摆动侧肢体向前和向后移动时，治疗师应用轻度拉伸和施加阻力以促进骨盆旋前。这种训练非常有效，可以促进患者迈步过程中骨盆的旋转运动。口头指令包括"前进和后退；现在向后移动并且迈步"。可以使用弹力带代替治疗师的手（图 9.29 和 9.30）。

　　临床笔记：如果患者在主动运动过程中无法维持姿势控制，则表示患者仍需要有意识的控制（认知控制）。这是患有原发性小脑损伤患者的一个特征性表现，患者必须通过"注意"每一个动作来弥补这种缺陷。随着对认知控制的依赖性增加，患者对姿势的自动（无意识）控制是难以实现的。

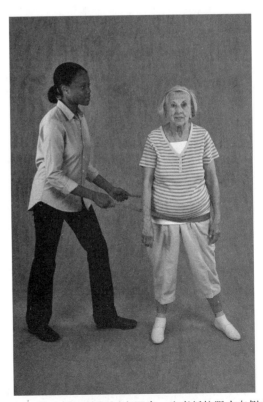

图 9.30　站立位，抗阻侧方迈步　患者抵抗阻力向侧方迈步，然后撤回迈出的肢体。治疗师使用位于患者骨盆周围的弹力带来提供阻力

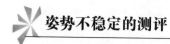

姿势不稳定的测评

对于姿势不稳定的患者，能否有效地使用治疗干预措施取决于对缺陷区域以及导致失衡的潜在致病因素的识别。治疗师必须分析从特定测试和测量（例如，关节活动范围、肌力、平衡评估工具）中获得的信息，再结合观察来分析结果，设计出减少患者潜在损伤并改善其功能活动性和安全性的康复计划。治疗干预的最初目标是找出导致不稳定因素出现的原因，并补救。

在测评期间治疗师可以通过患者活动受限和参与受限的描述，来找出造成不稳定结果的根本原因。很多时候患者的主诉提供了关于不稳定来源的关键信息。例如，旋转性头晕或眩晕的主诉表明前庭功能障碍，而感觉不稳或"失衡"的主诉提示存在姿势不稳定。检查者要询问的关键问题如下。

• 你是否经历过任何不稳定或头晕的感觉？

• 你是否曾跌倒或失衡？

• 你在过去 1 周（或 1 个月）内跌倒了多少次？

• 你的最后一次摔倒是什么时候，你当时正在做什么？

• 你平时的安全感如何？

• 你是否能够在不失衡的情况下完成所有日常生活活动？

通常情况下跌倒的发生可以归因于无效或低效的平衡策略。

关节活动范围和肌力测量有助于确定患者利用正常姿势协同作用来保持平衡的能力，因为关节活动受限和肌力减退会削弱人体保持重心位于支持面上的能力。应用平衡评估工具进行测量的结果不仅可以识别有跌倒风险的个体，还可以揭示功能障碍的区域以及可能导致感觉组织和（或）姿势协同作用受损的错误（表 9.2）。

表 9.2 姿势不稳定的测评	
测评领域	姿势不稳定的影响因素
损伤	姿势不对称
	• 脊柱侧弯或下肢长度差异
	• 先天性或后天性畸形导致的重心超出支持面
	关节活动范围受限
	• 头部和颈部
	• 踝关节（特别是背屈）
	• 髋关节（特别是伸展）
	躯体感觉输入受损
	• 下肢皮肤感觉下降
	• 下肢本体感觉 / 运动感觉减退
	• 视力障碍
	• 前庭障碍：主诉头晕
	肌无力
	• 胫骨前肌和胫骨后肌
	• 腓骨肌
	• 臀大肌和臀中肌
	• 躯干的肌肉

续表

测评领域	姿势不稳定的影响因素
受限和限制	行走困难伴视力下降 • 光线不足或夜间 • 无法看到足部时 站在水槽或站台上做事时失衡 当超过头顶或朝向地面够取时失衡 走路时失衡 • 转弯时 • 在狭小或封闭的空间内 • 注意力不集中 • 在不平坦的表面上：地毯、草地、丘陵、砾石 • 在繁忙的环境中 • 头部快速移动时 难以上下楼梯
测试和测量；确定跌倒风险	**感觉整合测试（sensory organization test，SOT）**[6]**或改良式临床感觉交互平衡测试（m-CTSIB）**[10-16] • 识别平衡障碍时的感觉状况 • 提供感官依赖或感官选择问题的指示 • 确定平衡障碍是否存在方向性 **功能性够取（functional reach，FR）或多方向够取测试（multidirectional reach test，mFR）**[17-19] • 检查患者在保持稳定极限时向前移动的最大距离 • 平衡障碍存在方向性 • 够取运动时使用异常踝策略或髋策略 **Berg 平衡测试（berg balance test，BBT）**[20-28] • 检查 14 项平衡功能（坐位和立位） • 评分显示跌倒风险 • 最高分为 56 分；得分 <45 分的患者为高跌倒风险者 **以表现为导向的移动评估量表（performance-oriented assessment of mobility，POMA）**[25-27] • 检查 9 项平衡（坐位和立位）指标和 8 项步行指标 • 评分显示跌倒风险 • 最高分为 28 分；得分 <19 分的患者为高跌倒风险者 **计时起立行走测试（timed up and go，TUG）**[26,27] • 检查从椅子上起立，步行 3m，转弯，然后返回椅子时的功能平衡能力 • 时间量化表现 • 正常测试 ≤ 10 秒 • 得分超过 20 秒的患者跌倒风险增加 • TUG（认知）：患者在行走时执行认知任务 **动态步态指数（dynamic gait index，DGI）**[28-32] • 检查 8 项动态步态指标 • 评分显示跌倒风险 • 有跌倒史的患者平均得分为 11+ 或 -4。 **活动特异性平衡信心（activities-specific balance confidence，ABC）量表**[33] • 确定受试对象感到自信的环境条件 • 确定受试对象感到缺乏自信的环境条件

测评领域	姿势不稳定的影响因素
	• 确定受试对象感到缺乏自信的模式
	社区平衡与运动量表（community balance and mobility scale，CBM） [34]
	• 旨在评估患有平衡障碍和社区生活能力减退患者的高水平平衡和活动缺陷
	• 检查 13 项具有挑战性的任务
	• 按 5 分制评分：每项遵行具体评分标准
	• 最高分 96 分
	• 颅脑损伤患者（日间医院），平均得分为 62 分
观察性步态分析	识别表明动态姿势不稳定的特征
	• 整个步态周期中支持面增加
	• 使用抓握策略（触摸墙壁或家具）
	• 摆动期足廓清不良
	• 支撑期踝关节不稳定
	• 步行时使用迈步策略（蹒跚步态）
	－支持面减小
	－转弯时
	－头部左右或上下转动时

在评估严重功能障碍的患者时，治疗师必须选择适当的测试和措施来发现患者的运动局限性 [30,31]。例如，社区平衡与运动量表可以衡量社区互动所需的高级平衡技能（表 9.2）[31]。

改善平衡控制的干预措施

治疗师选定的治疗干预措施必须同时满足 3 个目标：①修复阻碍患者使用髋策略、踝策略和迈步策略的肌肉骨骼系统损伤；②实现三者间的协同作用；③使三者重新融入功能性活动。可以通过将依赖视觉或本体感觉输入的患者暴露在需要运用未充分利用的能力的环境中来限制视觉或本体感觉输入。这样还能提高患者在这种环境中的信心。例如，依赖视觉进行定向的患者应该在闭眼或限制视力（例如，戴深色太阳镜）的情况下练习站在各种表面上；依赖本体感觉的患者应该在限制视觉的情况下练习站在柔软或不平坦的表面上。前庭觉输入可以通过限制使用视觉和本体感觉来刺激，例如站在泡沫上并使头部左右转动。

治疗师应关注包括神经肌肉协同作用和感觉整合在内的姿势控制的主要成分。可以通过从随意运动（预期控制）过渡到自动运动（反应性控制）来提升训练难度。专栏 9.5 介绍了提高立位控制能力的干预措施的范例。

改善踝策略

重心的微小偏移或缓慢的摇摆可以激活踝策略。指示患者轻轻地向前和向后摆动躯体，然后通过踝关节运动（背屈和跖屈）返回中心力线对线位置。在这个过程中躯干和髋部作为一个单元移动，运动轴在足踝处；不允许髋关节进行屈曲和伸展运动。最初可以使用缓慢的语言提示来调节患者的运动速度。通过手法接触或使用弹力带在髋部或肩部施加的轻微干扰也可以激活踝策略（图 9.31）。微小的后向位移可以激活踝关节的背屈运动和向前的重心转移；微小的前向位移可以激活足底反射和向后的重心转移。令患者站在双向平衡板（图 9.32）或平衡板（图 9.33）上，通过轻轻摇动板可以激发踝关节运动。站在泡沫轴（平面朝上）上进行的轻微重心转移也可用于激活踝关节协同作用（图 9.34）。

改善髋策略

大幅度的重心变化或更快的摇摆会激活髋策

略。髋策略经常发生在踝策略使用受限的情况下，例如站立在较小的支持面上（站在梯子上）或柔软的表面上（站立在沙子中）。指示患者增大摇摆运动幅度并增加摇摆速度。髋屈肌或伸肌的活动可以使重心重新回到支持面上；上部躯干与下部躯干进行方向相反的移动，其中运动轴位于髋部。训练过程中不鼓励患者迈步。例如可以指示患者用背部紧靠距站立位置 30cm 远的墙壁站立。提示患者先将髋部紧贴墙壁，然后再将肩部紧贴墙壁，最后保持贴墙站立（图 9.35）。

专栏 9.5 提高立位控制能力的干预措施的范例

支持面

摆出一个具有较大支持面的姿势是在控制能力减退的患者身上常见的代偿策略。下列支持面变化可以是姿势控制的挑战。

- 从双足分开到双足紧贴在一起到迈步姿势（一足在另一足前）再到双足前后（串联）姿势（跟 – 趾位）。
- 从双侧上肢支撑（例如，使用平行杠）到单侧上肢支撑（例如，使用治疗桌）再到无上肢支撑站立。

注意：轻触式支撑（指尖支撑）优于紧握（例如，抓住平行杠）。最终要过渡至无上肢支撑的状态。

支撑面

支撑面种类的不同会影响姿势力学对线和控制。

- 牢固的支撑面（例如，瓷砖地板）提供稳定的初始基底。
- 从站立在牢固的支撑面上过渡到站立在地毯、高密度泡沫垫或移动表面（例如，充气圆盘、泡沫轴、平衡板）上。

感觉输入

感觉支持和变化可以影响姿势力学对线和控制。

- 让患者赤足或穿着鞋底柔软的鞋来将本体感觉输入最大化。
- 改变本体感觉输入增加难度：从双足站立在固定的支撑面（瓷砖地板）上到站立在柔软可形变的支撑面（例如，高密度泡沫、充气圆盘）上到站立在移动平台上。
- 可以改变视觉输入以增加维持站立的难度：从睁眼站立到闭眼站立。
- 使用镜子可以辅助视觉输入和正确力学对线的感知；可以在镜子上贴一条垂直线；患者穿着带有垂线图案的衬衫或在衬衫上贴上垂线，以和镜子上的垂线对位。
- 闭眼状态下站立在泡沫上或在任何姿势添加头部运动可以起到增加前庭觉输入的作用。

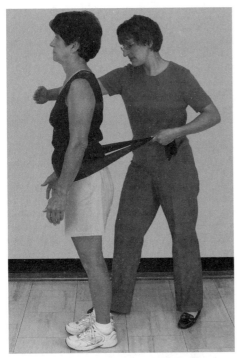

图 9.31 站立位，抗阻踝策略 患者身体前倾抵抗弹力带阻力，之后恢复直立位，练习踝策略。弹力带提供阻力和运动训练过程中的肌肉运动知觉

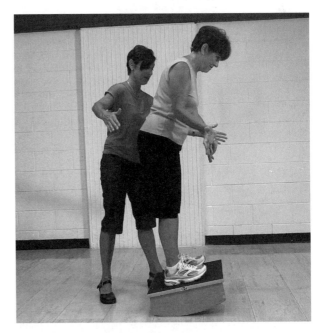

图 9.32 双向平衡板上站立 站立在双向平衡板上时，练习踝策略可实现重心向后方移动后身体的调整。此例患者表现为踝策略向髋策略的转换

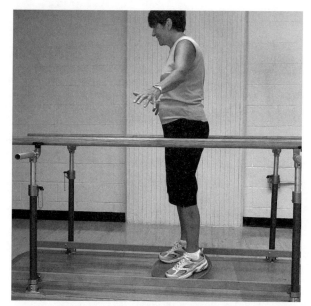

图 9.33 平衡板上站立 患者利用左右对称的跖屈运动在多向平衡板上维持站立位,以此练习踝策略。尽管为保证安全,患者可站在双杠内,但不能手扶双杠作为支持

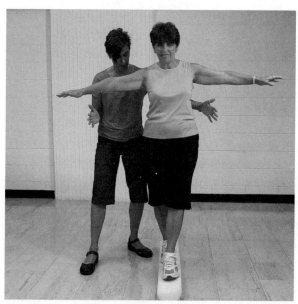

图 9.34 泡沫轴上双足前后(串联)站立,泡沫轴平面向上 患者应用踝策略和侧方髋策略,在支持面减小的情况下,站在具有难度的挑战性表面上练习维持稳定。治疗师从旁给予指导,防止患者失衡

述现象会更加剧烈(图 9.36)。

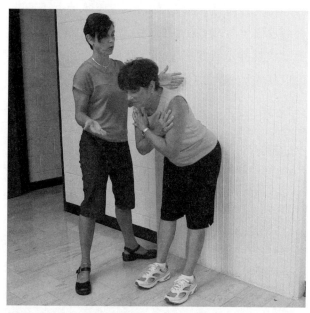

图 9.35 站立位,臀部贴墙练习 患者臀部贴墙、肩部贴墙,之后恢复离开墙面的站立位,以此练习髋策略。治疗师在需要时从旁提供监督和指导

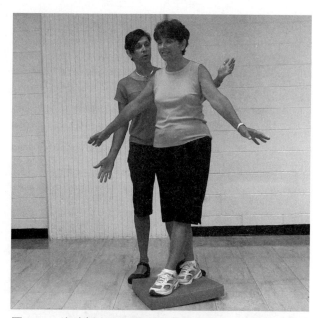

图 9.36 泡沫板上双足前后(串联)站立,闭眼 患者以较小的支持面站在柔软表面上,双足前后向站立,闭眼状态下练习侧方髋策略

站立在平坦的地面上时,给予髋部适度的扰动或者使平衡板产生更大、更快的倾斜运动也可以用于刺激患者前 – 后向的髋策略。站在泡沫轴(平面朝上)上就像站在泡沫垫上一样都可以用来激活更剧烈的重心转移和髋策略。患者闭眼时上

重心的内 / 外侧调整主要通过髋策略完成。在地面上用后足足尖紧贴前足足跟(跟 – 趾位)的姿势站立,或在泡沫轴上用相同方式站立可用于增强内 / 外侧髋策略(图 9.34)。

改善迈步策略

当重心超过人体的支持面，产生的剧烈变化会激活**迈步策略**。患者练习躯干前倾，使重心超出支持面。这要求患者向前迈步以防止跌倒。身体后倾会导致向后迈步，而侧方倾斜会导致侧方迈步或者交叉迈步。患者接着会向回迈步至身体正中位。迈步策略练习应在各个方向上进行，迈步幅度从小到大。可以在患者周围地面上画圆圈，以促进在各个方向上迈步策略的对称性。治疗师手持弹力带，并指导患者身体抵抗弹力带阻力向前方、后方和侧方倾斜，或者进行迈步以维持平衡。治疗师可在保护患者防止跌倒的前提下突然释放阻力。另一种方式，可在患者髋周应用弹力带提供轻微干扰（图9.37）。表9.3列出了提高运动姿势协调的练习范例。

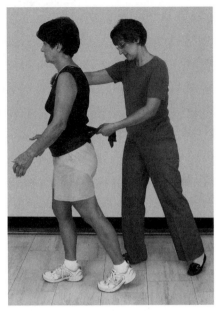

图9.37 站立位，迈步策略 患者抵抗弹力带阻力，身体尽可能前倾。治疗师突然释放弹力带阻力，诱导患者出现向前方的迈步反应。为保证安全，治疗师应有适当的保护

表 9.3 提高姿势协调的简单练习范例

目标	初级练习	中级练习	高级练习
改善踝策略	腓肠肌/比目鱼肌牵伸 BAPS板上坐位，各个方向 利用弹力带在各个方向进行踝部练习 应用动态反转技术进行前后方向上的重心转移 距离台面15cm处站立，身体向前摆动使得臀部靠近台面，之后返回起始体位 泡沫轴上站立：低密度到高密度，睁眼到闭眼	上肢支持下BAPS板上单腿站立 抗阻状态下进行朝向/远离支撑面的摆动练习（图9.31） 无上肢支持下的足跟站立到足尖站立 硬支撑面上单腿站立	平衡板站立时踝背屈和跖屈（图9.33） 跟-趾站立在泡沫轴上（图9.34） 泡沫板或柔软表面上原地踏步（图9.40） 柔软表面上单腿站立 泡沫板上站立时抛接球 BOSU平衡训练球（半圆平衡球）上微蹲（图9.42） 微型弹簧垫或BOSU平衡训练球（半圆平衡球）上原地慢跑（图9.43）
改善髋策略	应用动态反转从跪位转换到足跟坐位 距离墙面20~30cm站立，臀部贴墙，之后恢复站立位（图9.35） 坐位到站立位转移，利用抬高了的支撑面增强髋部运动，而不是完全坐下 硬支撑面上跟-趾站立，练习侧方稳定，从睁眼到闭眼（图9.36）	泡沫轴圆面向下，双足交叉站立，在髋部或者泡沫轴上施加或不施加干扰 手持弹力带一端，另一端系在门把手上以产生阻力，双肩屈曲/伸展 足跟或足尖短距离行走	泡沫轴上双足前后站立 侧方抛接球（图13.23） 在髋关节处施加阻力行走 呼吸圈训练
改善迈步策略	利用弹力带进行多方向的髋部力量练习（图9.11） 患者视觉范围内，未被告知的情况下释放躯干部弹力带阻力（图9.37）	侧方迈步和交替迈步 头快速侧方转动下行走	伴随跑步机速度变化向前行走或者侧方迈步 支撑面受干扰情况下行走（移动地毯） 外力推动下行走 抛接球的同时行走

应用力台生物反馈改善平衡控制

对于身体非对称性负重或者发力困难的患者，力台生物反馈（force-platform biofeedback）是很有效的训练装置。它可以在重心转移时产生或大或小的力量。力台生物反馈装置［如 Biodex Balance System SD（图 9.38）或者 Neuro Com Balance Master］可以提供压力中心（center of pressure，COP）生物反馈。每侧足部的承重都会被电脑测量记录，并转换成关于患者压力中心移动轨迹的视觉反馈。电脑利用人机互动的形式提供数据分析和训练模式。这些装置可以提高患者姿势的对称性（负重程度和重心转移训练）、姿势稳定性、稳定极限（全范围）和姿势性摆动（为提高对称性和稳定性而设置）。

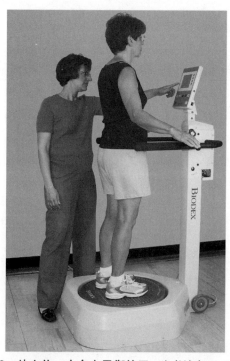

图 9.38　站立位，力台上平衡练习　患者站在 Biodex 平衡仪上。治疗师可从两个测试／训练模型中选择一个：静态姿势稳定和动态姿势稳定。在**静态姿势稳定训练**过程中，患者可利用难度不同的斜坡坡度保持支撑面稳定在中心力学对线上。当平衡时机器会自动校准，并提供一个稳定指数。在**动态姿势稳定训练**过程中，患者维持中心稳定，并在仪器发出信号时将支撑面倾斜（移动仪器上的指针）到提前设定好的方位（某个范围内），之后将指针移回中心位。患者的移动轨迹和不同方位上的准确性都会在仪器上显示。治疗师提供语言提示来调节患者的注意力，使其注意力集中在仪器给予的信息反馈上

　临床笔记：

● 脑卒中恢复期患者的典型站立特点是健侧负重较多，若要实现双侧对称的站立位，需要在指导下改变下肢负重，使得受累侧负重增加。压力中心生物反馈在提高姿势对称性方面较为有效。

● 步长减小的帕金森病患者可以在应用压力中心生物反馈时被激发出更大幅度更快速度的摆动运动。出现高反应性的小脑病变患者则可以实现更小幅度的摆动。

红旗征：患者应理解，这些仪器训练的结果是治疗环境下特定的，并不能自动地转化为功能性平衡任务（例如，坐位到站立位的转换、行走或上下楼梯）所需。具体的训练要求在文中有所标注。如果要提高平衡能力，需要进行特定的功能性平衡任务练习 [3]。

改善平衡感觉控制的干预措施

为判断某一感觉系统是否完整、受损或缺失，全面的感觉检查（本体感觉、视觉和前庭觉）很有必要。也应检查中枢神经系统感觉统合机制。干预的关注点在于提高各个感觉系统功能以及各系统之间的交互联系。

提高表面信息利用率的策略

目标是提高对躯体感觉输入的依赖程度，并减少对视觉信息的依赖。患者站在硬的或者平的支撑面上，视觉被干扰。

这一目标可以通过以下策略或活动实现。

● 站立位，睁眼到闭眼。

● 站立位，光线明亮到减弱光线，再至黑暗房间里。

● 站立位，利用滤镜减弱视觉输入（黑暗环境或者涂上石蜡油的护目镜）。

● 站立位，双重任务，即练习的同时双眼进行阅读（患者前方拿着印字的卡片）。

● 站立位，练习的同时阅读卡片，卡片背景是动态的跳棋盘图案。

● 原地踏步，闭眼。

提高视觉应用效率的策略

目标是提高对视觉输入的依赖，同时减少对本体感觉信息的依赖。治疗师指导患者从双眼关注位于前方的静止物体上过渡到移动的物体上。

这一目标可以通过以下策略或活动实现。

• 柔软平面上站立：逐渐从毯子（低到高）到不等高（5～12cm）的致密泡沫垫，睁眼。

• 移动平面上站立（平衡板或者泡沫轴），睁眼。

• 泡沫板上原地踏步，睁眼。

提高前庭觉输入利用率的策略

视觉和本体感觉减弱或者受损的患者需要提高对前庭觉的依赖程度。这也被称为感觉冲突，需要通过前庭系统的参与来解决冲突（错误信息）。

这一目标可以通过以下策略或活动实现。

● 泡沫板上站立，闭眼。

● 泡沫板上站立，双眼进行阅读。

● 泡沫板上站立，垂直方向抛接球或者单手传球。

● 泡沫板上站立，视觉被干扰（黑暗环境或者涂上石蜡油的护目镜）。

● 双足前后站立，头转向侧方或者上下方向活动。

● 泡沫板上双足前后站立，闭眼。

● 泡沫板上原地踏步，闭眼。

✳ 逐渐进阶为中级水平的干预，以提高平衡控制

渐进式治疗性干预对每个个体来说都是独一无二的，要考虑患者的目标和其进步的潜力。治疗师必须制订个体化的治疗方案，在保证安全的前提下尽量解决所有的问题。经常使用的练习方式包括：通过由双腿站立到单腿站立来减小支持面，由坚硬的支撑面到柔软的支撑面或移动的支撑面，减小或改变视觉输入，通过转头增加前庭觉刺激，增加次要运动任务或者认知任务，外部

干扰，通过改变运动的速度和方向或者改变周围环境来调整训练任务。也可以适当地联合不同治疗方法（图9.39 和9.40）。

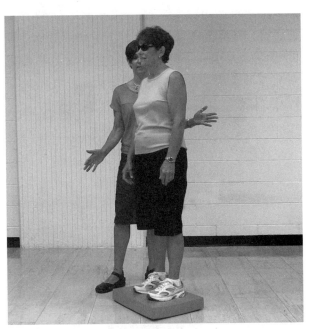

图 9.39 戴眼罩，泡沫板上站立 为提高前庭觉输入，患者可练习戴眼罩站在柔软的支撑面上，这样可以去除视觉因素的影响

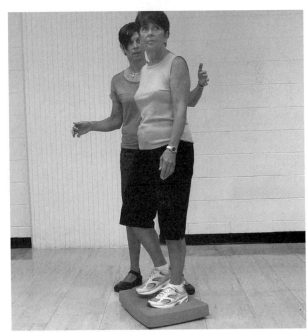

图 9.40 转头情况下在泡沫板上原地踏步 患者头转向一侧，在泡沫板上原地踏步。此过程中前庭觉输入会有改变

站立位，单腿站立

患者一侧下肢支撑站立，另一侧下肢抬离

地面，保持单腿站立位。要求患者保持双侧骨盆水平。若下肢抬离地面的一侧（动态侧）骨盆下降，说明对侧（静态侧）髋外展肌肌力较弱（Trendelenburg征阳性）。对于躯干控制较好的患者，在膝关节屈曲位下髋关节抗阻外展（膝关节向侧方压墙）时，单腿站立可以激活髋外展肌群收缩并提高髋关节稳定性。此技术对于Trendelenburg征阳性人群有帮助（图9.41）。

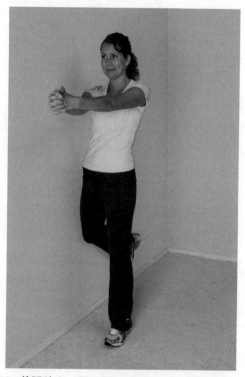

图 9.41　单腿站立，另一侧下肢外展　患者单腿站在墙边，另一侧下肢屈膝位伸髋。动态侧下肢外展，同时膝关节抵住墙面。双上肢肩关节屈曲，肘关节伸直，双手十指交叉。治疗师指导患者膝关节尽可能用力推墙。患者不可以靠墙（肩部或髋部不与墙面接触）

手动干扰

治疗师应用微小而快速的干扰，即在胸骨部位前后轻推患者，以此方法使得患者重心偏离支持面。患者对此干扰进行对抗，以此维持平衡。此种干扰应在患者可控制的速度和范围内进行。可以逐渐地改变重心偏离的方向（例如，侧方、对角线方向）。其他额外的干扰是不适合的，比如猛推或撞击。对于缺乏稳定控制能力的患者，开始时可以告知他们外部推动的方向（例如，不要

让我将你向后推倒）。这可以帮助患者提高预期姿势控制能力。随着患者控制能力的提高，治疗师逐渐应用非预期的外部干扰进行训练，强调反应性和非自主的姿势调整策略。应要求患者"时刻保持你的站立平衡"。也可以改变支撑面，增加或者降低难度（由宽到窄）。将支撑面变为泡沫材料也可以增加出现迈步反应的可能性，特别是在闭眼的情况下。

手动干扰训练可以帮助患者提高平衡能力以防止患者在日常生活中跌倒（例如，在拥挤人群中站立和行走）。要练习在被轻推的情况下迈步，治疗师可站在患者身后，利用弹力带提供向前迈步的阻力，同时给予患者微小快速的干扰。治疗师应采取适当的安全措施，谨慎看护患者，防止迈步反应延迟的患者跌倒。

移动平面和顺应性平面

平衡板

患者站在平衡板上，这样的训练平板可以允许向多个方向晃动。双向平衡板（图9.32）上可进行双向晃动，圆顶板上可进行多方向晃动（图9.33）。圆顶板的弧度可以由低到高，以此增加训练难度。患者站在板上，练习维持中心平衡位，板的任意一侧不能着地。接着患者练习自动倾斜下的平衡（例如，足跟到足趾站立，一侧到另一侧，以及旋转——顺时针和逆时针）。最初板的某一侧可以着地，练习一段时间后则不再可以。开始时患者可以利用手指轻触墙面或者桌面，但应逐渐脱离上肢支撑。足的位置（支持面）或者板的类型可以变化，以此增加或者降低难度。治疗师应采取适当的安全措施，监护患者，防止跌倒。装置设备来源详见附录9A。

🚫 **红旗征**：这些设备本身是不稳定的。训练时应强调循序渐进（例如，从双向平衡板到低弧度圆顶板到高弧度圆顶板）。应指导患者在上下板的时候多加小心，必要时要有支撑。站立在板上时，双足距离应较宽，且在板的正上方。

板的周围不应有障碍物，防止患者需要快速从板上下来时不安全。将圆顶板放在铺地毯的地面上，而非瓷砖地面上，这样可以减小板移动的概率。此外，应指导患者将双眼聚焦在前方的目标物上。

临床笔记：本体感觉受损严重的患者可能需要在做这些训练时看着自己的足，以此增加反馈，提高完成任务的能力和学习能力。

泡沫轴

患者可以在半泡沫轴（一面是平面，一面是弧面）上进行站立训练。为达到最大的稳定状态，最初泡沫轴的平面朝向地面。随着患者站立位控制能力的提高，可以将弧面朝向地面，以提供一个不稳定的表面（图 9.34）。患者上肢可抬起，头和躯干可旋转，可抛接球，可进行微蹲动作，均可视为有进步。治疗师应采取适当的安全措施，保护患者，防止跌倒。

充气圆盘或泡沫板

患者可在顺应性平面上练习站立，例如泡沫板（Airex 平衡板）或者充气圆盘（BOSU 平衡训练球）。在柔软、具有顺应性的表面上练习，要求患者通过与姿势控制相关的肌肉（主要是足部和踝部肌肉）进行持续地调整，以此实现在训练设备上的稳定。站在顺应性表面上时可进行多种活动：转头，微蹲（图 9.42），弹跳和下压，单腿站立，原地慢跑（图 9.43），抛接球。闭眼时站立可以显著增加练习难度和姿势的不稳定性，也消除了视觉对于平衡的作用。当闭眼和减弱本体感觉两种策略相结合时，患者只依赖前庭觉来维持平衡。

治疗球上练习

患者一足平放在地面上，另一足放在治疗球上。患者前后方向以及采用画圈方式移动治疗球，同时单腿站立维持直立位下的平衡。治疗师站在患者前方，必要时提供指导。治疗师也可以与患者镜面站立，一足放在同一治疗球上。治疗

师的足移动治疗球，刺激出患者的平衡反应。治疗师和患者都可以拿着木棒以增加稳定性（图9.44）。

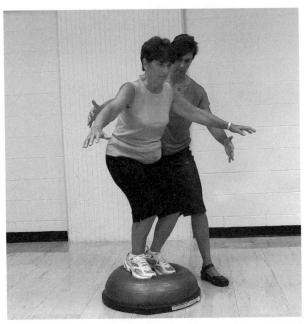

图 9.42 BOSU 平衡球上微蹲 患者通过在一定范围内移动来练习降低或提高重心，同时适应不变变化的表面。由于此训练有一定难度，治疗师必须注意保护患者，防止跌倒

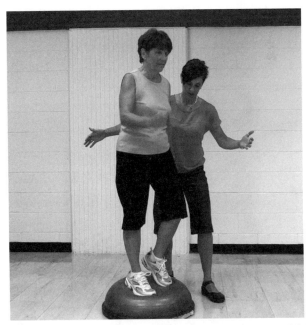

图 9.43 BOSU 平衡球上原地慢跑 患者在 BOSU 平衡球上原地慢跑，同时应用前馈控制的调节提高运动速度、增加反应性姿势控制，以适应支撑面的变化。治疗师负责患者的安全

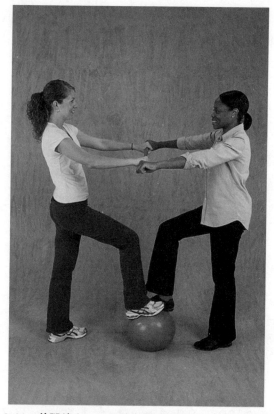

图 9.44 单腿站立，一足放在球上 患者一足置于前方治疗球上，将治疗球前后方向、侧方以及画圈式移动，同时地面上的一侧下肢保持平衡。治疗师也可以将一足放在同一治疗球上（如图，与患者镜面站立）并且移动治疗球，通过此方式达到训练反应性平衡能力的目的。患者和治疗师同时拿住一木棒时，单足站立的稳定性可以提高

✳ 进阶到高级水平的干预，以提高平衡控制

改善适应性平衡控制的策略

适应性平衡控制指在改变外部条件时（例如，任务或者环境要求），修正或改变平衡反应的能力。这种反应有时被称为**复合平衡技能**。因此，提高适应性平衡控制的治疗应包括多种针对平衡的练习，例如多样性任务和环境改变。

练习任务的修改最初应该是循序渐进的，随着控制能力的提高逐渐增加难度。治疗师可以通过控制运动速度、范围和节奏［应用语言提示（计数）、人为操作（拍手）、节拍器，或者有重复旋律的音乐］提高平衡控制的难度。基于神经可塑性理论，我们应该选择对患者有挑战性的治疗内容[1,2]。

环境改变最初应该是循序渐进的，从干扰最小的封闭环境（固定环境）逐渐过渡到更加开放的、多变的、有挑战性的环境。患者刚开始在诊疗环境下练习（例如，安静的房间或者走廊），逐渐过渡到在嘈杂的运动馆内练习。接着患者在模拟家庭、社区和工作环境中练习。太极拳是具有真实生活场景的、基于社区的治疗项目，可以提高适应性姿势控制。

📁 **临床笔记**：太极拳是中国传统武术项目，这种形式的运动要求缓慢的运动和姿势控制，而这强调了身体意识、灵活性、力量和平衡（见第 5 章）。太极拳将临床上的治疗性干预和社区活动联系了起来。附录 9B 中说明了太极拳的站立要求。

📁 **临床笔记**：目前得益于科技和虚拟现实技术的进步，研究者和临床医师可以在临床环境中模拟出更高级的平衡训练任务。Wii Fit 虚拟现实训练系统 [35]（Wii Fit Virtual Reality Gaming System）可以用来提高平衡、姿势稳定性和功能性活动过程中患者的自信心 [36]。高级训练系统例如稳定和平衡练习环境（STABLE）和来自 Motek 医疗 [37] 的计算机辅助的康复情境（CAREN）可以提供前沿的互动式学习，来评估和治疗静态和动态姿势控制及高级水平的步态。环绕式屏幕提供视觉刺激，和支撑面的干扰同时进行，以此模拟真实生活中的活动，例如过马路和在蜿蜒小路上行走。但目前此系统的高昂成本限制了它在大型研究中的应用。

除上述对姿势控制的需求之外，类似重心在垂直方向上的错位或者加速这样的任务要求系统能够管理身体的运动，而在此时速度是变化的，支持面是减小的。为了完成高水平的任务，例如跳跃，在对抗地面反作用力的同时一定要有肌肉增强训练。在这一阶段的平衡训练中，治疗师的角色是设计适合期望达到的水平的练习任务，同

时维护患者安全。

站立位，弓步

患者双足与髋部同宽站立，动态侧下肢向前跨步约 60cm，使得静态侧下肢的足跟抬离地面。患者屈曲膝关节以降低身体，直至弓步姿势，并且将膝关节保持在足前方（半弓步；图 9.45）。保持此姿势 2 ~ 3 秒，之后恢复到站立位。躯干始终保持直立，髋关节中立位。如果患者在做动作的过程中身体前倾（躯干屈曲），可以指导其握住前方或者后方的木棒，借此辅助保持躯干直立。半弓步时若动态侧下肢放置在泡沫板或者充气圆垫上，可以提高此运动的难度。弓步运动中，应要求患者在肌肉的离心收缩（下蹲）和向心收缩（恢复直立）中均维持对身体的控制。

半弓步逐渐转变为**全弓步**时，患者将一侧膝关节置于地面，然后恢复站立位（图 9.46）。也可以在动态侧下肢方向进行改变的情况下练习弓步。可以在宽基底面的站立位下练习侧方弓步。患者向侧方跨步，动态侧下肢膝关节弯曲，身体下降，接着向原体位恢复，将动态侧足收回，置于双足对称位，站立。后方弓步的步骤是向后方撤步，之后身体下降。

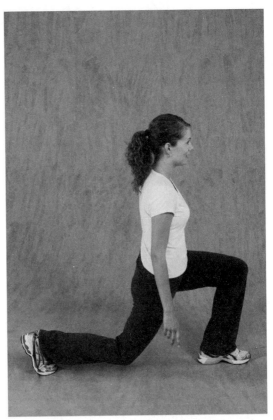

图 9.46 站立位，全弓步 患者双足与髋同宽。左侧下肢向前跨步约 60cm，使得右足跟抬离地面，同时右膝缓慢地降低到地面（半跪位）。保持此姿势 2 ~ 3 秒，之后缓慢地利用左侧下肢返回到初始站立位。治疗师提供语言提示和保护

跳跃、单足跳跃和弹跳

指导患者在跳跃时，双足与髋同宽，髋膝关节屈曲至半蹲位，之后向上跳跃离地。早期跳跃通常会导致向上推动力不足，以及四肢和躯干各部分之间的协调性差。应用顺应性表面，例如小的弹簧垫或者 BOSU 平衡训练球，可以在早期的肌肉增强训练中有所帮助，并且增加肌力、爆发力和启动速度。顺应性表面为患者提供练习闭链

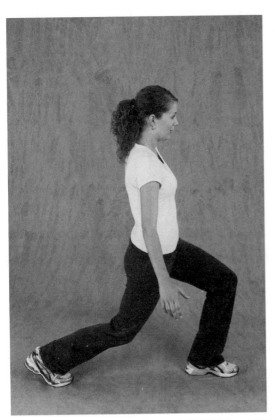

图 9.45 站立位，半弓步 患者双足与髋部同宽。左腿向前跨步约 60cm，使得右足跟抬离地面，且左侧下肢屈曲，以缓慢地降低身体，达到半弓步位置。保持此姿势 2 ~ 3 秒，之后缓慢地利用左侧下肢返回到初始站立位。治疗师提供语言提示和保护

跖屈运动的机会，以及在双足不离开支撑面的稳定情况下，练习各肌肉同时发挥协同作用的机会。方向的变化，例如前后向跳跃、侧向跳跃，可以增加练习难度，也可以在地面放置目标物，以增加跳跃的幅度（图9.47）。

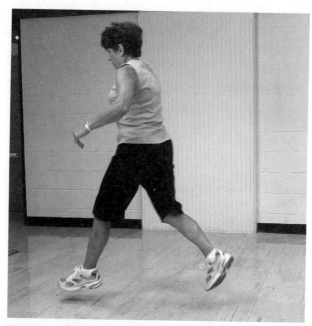

图 9.48　跳房子，单足跳跃　患者从单腿站立位开始，再到另一侧下肢支撑位，练习跳跃

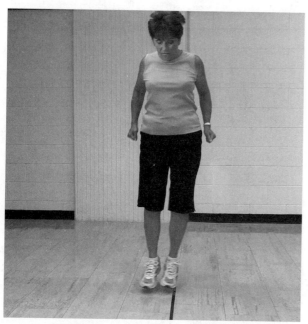

图 9.47　站立位，侧方跳跃　患者在地面上侧方跳跃，从标记竖线的一侧到另一侧，以此练习肌肉增强训练时的变换方向能力

单足跳跃增加了对单腿支撑的姿势性要求。跳房子游戏可以将跳跃的协调性和双侧下肢的站立以及单足跳跃结合起来，并融合了通过手够地面从方格子里拾物的训练方式（图9.48）。弹跳是从一侧下肢单腿站立向前跳跃到另一侧下肢单腿站立的方式，并且结合了上述运动[28]。为达到训练目标，患者可以从任意一侧下肢单腿站立开始。随着患者的进步，每一跳的步长可以逐渐增加，支撑面也可以改变（图9.49）。

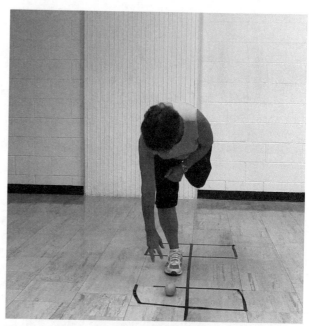

图 9.49　弹跳：双侧交换单腿站立位跳跃　患者利用地面上画出的格子做跳房子的游戏。开始的时候，患者一足站立在最远端的格子里，之后跳跃，转换为另一足。在降低重心去捡地面上的球的同时，保持单侧下肢站立位，之后提高重心恢复起始体位。为完成游戏，患者通过跳跃的方式将每一只足放在格子的末端

🚫 **红旗征**：肌肉增强训练对心血管系统的要求非常高，所有患者必须在开始这项训练前通过高强度训练检查的筛选。应对患有影响自主神经系统节律的神经系统疾病人群进行特殊监护。

结果

运动控制目标：使得平衡能力的各个方面有所提高（前馈控制、反应性、适应性和推动力）。

功能性技能的获得：患者在高水平和更高级训练任务中表现出适当的功能性平衡能力。

详见表9.4：提高姿势控制的治疗性干预。

表 9.4 提高姿势控制的治疗性干预	
基础水平练习	**说明**
改良式站立位，双足对称，多方向滚动治疗球（图9.6） 改良式站立位（足趾抬起和足跟落地） 站立位，部分负重，其余重量由位于头上的减重设备承担 站立位，双足对称，在硬表面上或者泡沫板上，睁眼或者闭眼，保持30秒 在硬表面上或者泡沫板上站立位，抛接空心排球 双足前后向站立在硬表面或泡沫板上，睁眼或闭眼保持30秒（图9.36） 站立位，双足对称，离墙20cm，臀部靠近墙面，之后恢复原位（图9.35） 站立位，双足对称，头侧方转动或者上下运动 站立位，应用弹力带，抗阻下练习踝策略（图9.31）和迈步策略（图9.29）	正常姿势调整策略使用受限的患者： • 跌倒病史 • 周围神经系统疾病 • 下肢神经根病 • 脑卒中：恢复早期或者损伤较为严重 • 颅脑损伤早期恢复期或者损伤较为严重 • 多发性硬化晚期 • 帕金森病晚期 • 癌症 • 不完全性脊髓损伤
中级水平练习	**说明**
摇动板上站立 硬支持面上单腿站立位 泡沫轴弧面向下放置，双足前后向站立位（图9.34） 单腿站立，一足置于治疗球上，站在硬表面上抛接球 头侧方转动或者上下运动，同时行走 跨越不同高度障碍物的行走 拿起地面上的物体，之后恢复站立位（图9.23） 改良版太极拳或瑜伽	期望达到在社区内独立的患者： • 脑卒中不同恢复期 • 颅脑损伤 • 多发性硬化早期 • 帕金森病早期 • 癌症 • 脑震荡或者轻度颅脑损伤 • 前庭病变
高级水平练习	**说明**
半弓步 对抗较大的弹力带阻力行走，过程中练习急停和快速启动 站在弧面向下的泡沫轴上，对抗快速的人为干扰 顺应性表面上双足前后向站立位，抛接球 顺应性表面上站立位，反复向墙面抛球并接住反弹回来的球 从地面拿起重物或者举过头顶 充气圆盘支撑面上蹲起（BOSU训练球）（图9.42） 太极拳（详见附录9B） 瑜伽	期望恢复较为活跃的生活方式和低强度运动（例如，高尔夫球、保龄球）的患者： • 脑卒中、颅脑损伤、多发性硬化、帕金森病损伤较小者 • 脑震荡或轻度颅脑损伤 • 前庭病变
更高阶水平的练习	**说明**
全弓步，前后、侧向（图9.47） 跳跃，上下、前后、侧向 跳房子（图9.48） 弹跳；单腿站立，之后跳跃到对侧下肢并保持在单腿站立位（图9.49） 弹簧垫上练习慢跑动作	期望恢复到能够跑步或者做其他体育运动的患者： • 多部位创伤 • 脑震荡 • 功能较好的颅脑损伤 • 癌症 • 青年人脑卒中

✳ 代偿训练

当显著的姿势和平衡活动受限持续存在时，必须使用代偿策略以确保患者安全。我们可以用认知策略来代替缺失的自动姿势控制。感觉代偿策略强调使用更稳定而可靠的感觉输入来保持平衡。治疗时可以使用辅助装置来保证患者的安全并防止其跌倒。此外，使用足踝稳定鞋可能会改善患者的平衡状况。目前市面上有两种在售的足踝稳定鞋：稳定性足踝鞋和运动控制足踝鞋。上述两种足踝鞋都会限制患者足的内旋和外旋运动，其中运动控制足踝鞋可提供更大的支撑力。代偿性平衡策略见专栏9.6。

📝 **临床笔记**：如果有多个感觉系统受损（如糖尿病患者患有外周神经病和视网膜病及前庭损伤），感觉代偿策略一般不足。在这类患者身上可见显著的平衡活动受限。

✳ 学生实践活动

学生实践活动提供了分享知识、展示技能以及证实或阐明他们对治疗干预措施的理解的机会。小组中的每个学生都可以提出他们对于正在讨论的策略、手法和活动的理解以及疑问。上述讨论应该一直持续至学生间达成一致的见解。专栏9.7中的学生实践活动着重关注提高站立能力的任务分析；专栏9.8中的学生实践活动关注改善站立和立位平衡控制的干预措施的应用和评估；专栏9.9中的学生实践活动侧重于选择适当的干预措施。

专栏9.6　代偿性平衡策略

教会患者完成以下活动。
- 转身或坐下时加宽支持面。
- 将支持面扩展到预期力的方向上（例如，迈步体位）
- 当需要更高的稳定性时降低重心（例如，当即将发生威胁平衡的情况时下蹲）。
- 穿着舒适、合脚的橡胶底鞋（如运动鞋），以提高摩擦力和抓力。
- 稳定性和运动控制型运动鞋旨在增强足踝的稳定性。根据需要使用轻触地板支撑来增加本体感觉输入和稳定性。
- 如有需要可使用辅助设备（例如，手杖或助行器）为站立提供支持。
- 使用垂直或倾斜的手杖来增加手部本体感觉输入。
- 指导患者依靠健全的感官，提高患者对可用感官的认识。
- 使用增强反馈设备（例如，来自肢体负荷监测器或生物反馈手杖的听觉信号）来提供额外的感觉反馈信息。
- 识别潜在的危险环境因素（例如，严重依赖视力的患者应避免低光或高眩光环境因素）。
- 将视觉聚焦在静止而不是移动的目标上。
- 在进行需要前庭觉输入的困难平衡任务期间，尽量减少头部运动（感觉混淆）。

专栏9.7　学生实践活动：站立时的任务分析

目的：分析健康人群的站立姿势。

设备要求：泡沫垫、平衡板（双向或多向）。

步骤：2～3人一组。首先让小组中的每一个人站成对称的姿势，双足分开，脱掉鞋子和袜子。然后让大家双足前后相接站立（跟-趾位）。地面上完成后在高密度泡沫垫上重复此动作。所有训练都先从睁眼开始做，然后过渡至闭眼完成动作。完成上述动作后令每个人在不同的位置和条件下练习重心转移（双足分开→双足靠在一起→双足前后相接地站立在地板和泡沫垫上）。让大家站在平衡板上练习站立（不要产生倾斜），最后练习慢慢地向两边倾斜。

观察和记录：用以下问题指导你的分析，观察并记录小组中不同站立模式之间的区别和相似之处。

▲人的正常站立姿势是怎样的？

▲在进行这些活动时，是否有不稳定、头晕、眩晕或恶心的症状？

▲正常站立、双足并拢站立、双足前后相接站立、在泡沫垫上站立等姿势下都发生了哪些变化？睁眼和闭眼两种情况下站立的变化是什么？上肢姿势如何变化？

▲患者站立时可以观察到哪种策略？不能观察到哪种策略？出现的顺序是怎么样的（踝策略→髋策略→迈步策略或者其他顺序）？

续栏

▲姿势策略是对称的吗？（是否一侧肢体比另一侧活动更灵活？）

▲练习重心转移时找到稳定极限。观察转移过程中向各个方向的摇动是否对称？

▲失衡时人会向哪个方向倾斜？

▲在平衡板上站立时怎样才能在平衡板上维持正常的力学对线而不触地？上肢维持在何种姿势？

▲什么类型的疾病或损伤可能影响维持站立位的功能？

▲必须练习何种代偿策略？

▲什么样的环境因素会对站立产生负面影响？

▲训练计划需要如何调整？

专栏 9.8 学生实践活动：改善站立和立位平衡控制的干预措施

目的：进行平衡测试和活动管理并评估患者表现。

设备需求：平衡板、BAPS 板、分体式泡沫轴、充气圆盘、小型治疗球（充气并加重）、力台训练装置。

指导：由 3 ~ 4 名学生组成一个团队，展示下面列出的平衡活动。每个成员扮演不同的角色（如下所述），并在进行新项目时轮换角色。

▲ 1 人扮演治疗师并参与讨论

▲ 1 人扮演患者并参与讨论

▲其余成员参与讨论并在演示过程中提供反馈。小组中的一员被指定为"事实调查员"，以便返回大纲确认讨论的要点（如果需要）或讨论成员间无法达成一致的内容

大胆思考、头脑风暴和分享想法应贯穿整个活动！完成以下活动。

1. 讨论活动，包括患者和治疗师的体位，使用指征，适当的口头指令及手法接触。

2. 请指定的治疗师和患者进行训练。及时对演示内容进行评定。
   • 适当的安全预防措施
   • 改进建议
   • 调整活动难度的策略

3. 在每项活动结束时讨论问题的答案。如果组内有成员认为其需要额外练习活动和技术，小组其他成员应给予其充分的时间进行额外练习。所有提供帮助（意见、建议和支持性反馈）的小组成员也要陪同完成练习。

A. 站在固体表面，手动扰动平衡

目标：将患者重心移动到支持面外，以评估稳定极限和姿势平衡策略的反应。

活动1：患者站在固定的表面（地板），治疗师轻拍患者，向各个方向推患者（前、后、左、右）。不要暴力冲撞患者！

▲治疗师使用不对称的手法接触以提供不可预测的挑战

▲挑战应适应患者的活动范围和控制速度

▲根据需要缩小或扩大患者的支持面

▲由睁眼到闭眼

治疗师应注意：

▲改变患者重心时所需的力量

▲患者失衡前的极限晃动幅度

▲视力是否会影响表现

问题

1. 患者使用哪种平衡策略？没有使用哪种策略（髋策略、踝策略、迈步策略）？

2. 找出可能影响患者保持姿势控制的损伤。

3. 确定影响此项活动的视力障碍可能导致的活动和参与受限。

B. 立位，使用平衡板进行静态平衡训练

目的：评估和增强患者在坚硬可移动表面上维持姿势控制的能力。

活动1：指导患者站在中心位置并保持稳定。根据需要提供上肢接触支持。由单侧上肢支持进展到没有支持。治疗师指导患者进行不同方向的自发姿势倾斜。

问题：此活动需要采用何种姿势控制（如预期姿势控制或反应性姿势控制）？

活动2：治疗师向各个方向倾斜平衡板。

问题：此活动需要采用何种姿势控制（如预期姿势控制或反应性姿势控制）？

活动3：治疗师通过以下方式改变任务。

▲改变速度、范围、位移方向

▲改变支持面

▲改变板的类型以增加或减少运动受限的难度
   • 双向平衡板进展到圆顶板
   • 多向低圆顶板进展到多向高圆顶板（运动范围增加）

问题：这些活动提升了哪些平衡策略？

C. 练习在泡沫轴上站立

目标：评估和提高患者在顺应性和移动性平面上保持姿势控制的能力。

续栏

活动 1：治疗师指示患者横跨（垂直于长轴）站立在半泡沫轴上（平面朝上）并保持静态控制。

问题：此活动提升了哪些平衡策略？

活动 2：然后治疗师指导患者在泡沫轴（平面朝上）上双足前后相接站立（跟 – 趾位）并保持静态控制。

问题：此活动提升了哪些平衡策略？

活动 3：治疗师改变任务［双足前后相接站立在泡沫轴（平面朝上）上］。

▲进入双重任务训练：唱一首歌的同时扔球

▲双肢支撑进展为单侧支持

▲练习迈步至泡沫轴上：迈一只足或双足交替

D. 使用 BOSU 平衡训练器进行的活动

目的：评估和提高患者在可移动表面上保持高水平动态平衡的能力。

活动 1：治疗师指示患者站在 BOSU 训练器上，足放在靠近圆顶中心的位置，膝关节稍微弯曲。然后执行以下任务。

▲将重心从一足移到另一足

▲部分下蹲，双臂向前伸展

▲部分下蹲，双手触摸膝关节外侧

▲弹跳样运动（保持接触）

▲跳起并稳定降落（跳起并落在固定平面）

▲ Mogul 跳跃：侧向跳跃

▲膝上抬，进行迈上或迈下运动；膝上抬，向前弯曲手臂

▲单腿站立

▲单腿深蹲

活动 2：反向使用 BOSU 训练器（平面朝上）并执行以下任务。

▲练习弓步（前向弓步和侧向弓步）

▲向各个方向缓慢迈上并迈下 BOSU 训练器

• 迈上，向前迈下

• 向前迈上，向后迈下

• 从侧方迈上并从侧方迈下

问题：如何改变 BOSU（平面朝上）的平面来适应平衡任务的要求？

E. 单腿站立和操纵 BAPS 板

活动 1：允许患者使用指尖轻触支持来获得稳定性和安全性。治疗师指示患者单足对齐 BAPS 板上的足迹标记站立，膝关节放松（不要过伸），并执行以下任务。

▲踝关节背屈、跖屈、内翻、外翻

▲时钟：指示患者旋转并倾斜 BAPS 板使其边缘顺时针接触地板。逆时针重复此运动

治疗师接下来需要：

▲增加 BAPS 板下方球的尺寸

▲用钉子和（或）板子增加重量

问题

1. 这项任务的目标是什么？

2. 此活动增强了哪种平衡策略？

专栏 9.9 学生实践活动：选择适当的干预措施

目的：根据选定的临床问题和患者资料，通过选择合适的治疗干预措施来改善姿势不稳，练习临床决策技能。下面列出了几个病例在物理治疗检查中有意义的发现。

指导：根据提供的临床信息，为患者选择并列出 3 种适当的干预措施。所选择的干预措施应该是在前 3 个治疗周期使用的方法。

案例 1

关动活动范围：双侧踝关节受限 10°

肌力：两侧胫骨前肌 2+/5

感觉：双侧下肢感觉正常

平衡：在稳定平面上睁眼和闭眼状态下失衡并向后方倾倒

步态 / 步行：双侧足趾抬离地面不充分

跌倒风险评估：动态步态指数的得分 = 18/24

活动受限 / 参与受限：在地毯上行走困难，经常绊到但不会摔倒

干预措施：

1.

2.

3.

案例 2

关节活动范围：双侧下肢正常

肌力：踝周肌群 3+/5，右臀中肌 3–/5，左臀中肌 2+/5

感觉：轻触觉轻微下降，双下肢和足部针刺觉降低

平衡：能够站在坚硬的地面上和泡沫板上近 30 秒，不能双足前后相接站立（跟 – 趾位）

步态 / 步行：左右侧向快步走并尝试走直线

跌倒风险评估：不能在保持平衡的同时把足放在凳子上，Berg 平衡测试的得分 =0/4；360° 无监视转身的得分 =1/4

活动受限 / 参与受限：步行时转身向左和向右会失衡，必须使用楼梯上的栏杆

干预措施：

1.

2.

3.

续栏

案例3

关节活动范围：踝关节背屈右侧下降5°，左侧下降8°

肌力：双下肢总体平均肌力为3/5

感觉：双下肢和足部轻触觉和针刺觉严重下降

平衡：在坚硬的地面上和泡沫上睁眼站30秒没有丧失平衡；不能闭眼站立在坚硬的地面上

步态/步行：步行速度降低，步行时倾向于低头向下看

跌倒风险评估：活动特异性平衡信心量表：在一个人多的商场中人们快速步行经过时不会发生跌倒的概率为20%

活动受限/参与受限：上个月2次（夜间户外环境）摔倒

干预措施：

1.

2.

3.

总结

　　本章介绍了立位静态、动态平衡控制的基本要求。强调了准确利用和理解临床检查结果以及识别感觉和运动损伤评估的重要性。提出了纠正这些负面因素、活动和参与受限的干预措施。同时详细叙述了临床案例的康复进展过程。可以通过改变活动内容和环境因素来调节站立位挑战的难度。本章的结尾对代偿策略和安全策略进行了探讨。

　　本章强调了为不同患者量身定制平衡训练计划的重要性。正确的临床决策可使患者得到最合适的训练和技巧指导。许多干预措施都将为制订改善功能的家庭管理策略提供基础。尽管有些干预措施需要物理治疗师的熟练操作才能实现，我们仍可以修改或调整部分干预措施并将其总结在家庭锻炼计划中以供患者（自我管理策略）、家庭成员或其他照料患者的人使用。

参考文献

1. Shumway-Cook, A, and Woollacott, M. Motor Control–Translating Research into Clinical Practice, ed 4. Baltimore, Lippincott Williams & Wilkins, 2012.
2. OSullivan, S, Schmitz, T, and Fulk, G. Physical Rehabilitation, ed 6. Philadelphia, F.A. Davis, 2014.
3. Nashner, L. Adaptive reflexes controlling human posture. Exp Brain Res, 1976; 26:59.
4. Nashner, L. Fixed patterns of rapid postural responses among leg muscles during stance. Exp Brain Res, 1977; 30:13.
5. Nashner, L, and McCollum, G. The organization of human postural movements: a formal basis and experimental synthesis. Behav Brain Sci, 1985; 9:135.
6. Peterka, R. Sensorimotor integration in human postural control. J Neurophysiol, 2002; 88:1097.
7. Magill, RA. Motor Learning and Control; Concepts and Application, ed 9. New York, McGraw-Hill, 2011.
8. Schmidt, RA, and Lee, TD. Motor Control and Learning: A Behavioral Emphasis, ed 5. Champaign IL, Human Kinetics, 2011.
9. Lohse, K, et al. Video games and rehabilitation: using design principles to enhance engagement in physical therapy. J Neurol Phys Ther, 2013; 37:166–174.
10. Shumway-Cook, A, and Horak, F. Assessing the influence of sensory interaction on balance: suggestion from the field. Phys Ther, 1986; 66:1548.
11. Wrisley, D, and Whitney, S. The effect of foot position on the modified clinical test of sensory interaction and balance. Arch Phys Med Rehabil, 2004; 85:335–338.
12. Anacker, S, and Di Fabio, R. Influence of sensory inputs on standing balance in community-dwelling elders with a recent history of falling. Phys Ther, 1992; 72:575–581; discussion 581–584.
13. Cohen, H, et al. A study of the clinical test of sensory interaction and balance. Phys Ther, 1993; 73:346–351; discussion 351–354.
14. Di Fabio, R, and Anacker, S. Identifying fallers in community living elders using a clinical test of sensory interaction for balance. Eur J Phys Med Rehabil, 1996; 6:61–66.
15. Di Fabio, RP, and Badke, MB. Relationship of sensory organization to balance function in patients with hemiplegia. Phys Ther, 1990; 70:542–548.
16. Ricci, NA, et al. Sensory interaction on static balance: a comparison concerning the history of falls of community-dwelling elderly. Geriatr Gerontol Int, 2009; 9:165–171.
17. Duncan, P, et al. Functional reach: a new clinical measure of balance. J Gerontol, 1990; 45:M192.
18. Duncan, P, et al. Functional reach: predictive validity in a sample of elderly male veterans. J Gerontol, 1992; 47:M93.
19. Newton, R. Validity of the multi-directional reach test: a practical measure for limits of stability in older adults. J Gerontol Med Sci, 2001; 56A:M248.
20. Berg, K, et al. Measuring balance in the elderly: preliminary development of an instrument. Physiother Can, 1989; 41:304.
21. Berg, K, et al. Measuring balance in the elderly: validation of an instrument. Can J Public Health, 1992; 83(suppl. 2):S7.
22. Donoghue, D, and Stokes, E. How much change is true change? The minimum detectable change of the Berg Balance Scale in elderly people. J Rehabil Med, 2009; 41:343.
23. Tinetti, M, et al. A fall risk index for elderly patients based on number of chronic disabilities. Am J Med, 1986; 80:429.
24. Tinetti, M, and Ginter, S. Identifying mobility dysfunctions in elderly patients: standard neuromuscular examination or direct assessment? JAMA, 1988; 259:1190.
25. Faber, MJ, Bosscher, RJ, and van Wieringen, PC. Clinimetric properties of the Performance-Oriented Mobility Assessment. Phys Ther, 2006; 86:944.
26. Podsiadlo, D, and Richardson, S. The timed "Up and Go": a test of basic mobility for the frail elderly persons. J Am Geriatr Soc, 1991; 39:142.
27. Pondal, M, and delSer, T. Normative data and determinants for the timed "Up and Go" test in a population-based sample of elderly individuals without gait disturbances. J Geriatr Phys Ther, 2008; 31:7.
28. Shumway-Cook, A, et al. Predicting the probability of falls in community dwelling older adults. Phys Ther, 1997; 7:812–819.
29. Romero, S, et al. Minimum detectable change of the Berg Balance

Scale and Dynamic Gait Index in older persons at risk for falling. J Geriatr Phys Ther, 2011; 34:131.

30. Jonsdottir, J, and Cattaneo, D. Reliability and validity of the Dynamic Gait Index in persons with chronic stroke. Arch Phys Med Rehabil, 2007; 88:1410.

31. McConvey, J, and Bennett, SE. Reliability of the Dynamic Gait Index in individuals with multiple sclerosis. Arch Phys Med Rehabil, 2005; 86:130.

32. Marchetti, GF, et al. Temporal and spatial characteristics of gait during performance of the Dynamic Gait Index in people with and people without balance or vestibular disorders. Phys Ther, 2008; 88:640.

33. Powell, LE, and Myers, AM. The Activities Specific Balance Confidence Scale. J Gerontol Med Sci, 1995; 50:M28–M34.

34. Howe, J, et al. The Community Balance and Mobility Scale: a balance measure for individuals with traumatic brain injury. Clin Rehabil, 2006; 20:885–895.

35. Wii Fit Virtual Reality Gaming System. Nintendo of America. Retrieved January 20, 2014, from www.nintendo.com.

36. Rendon, A, et al. The effect of virtual reality gaming on dynamic balance in older adults. Age Ageing, 2012; 41:549.

37. Motek Medical. Rehabilitation. Amsterdam, Netherlands. Motek Medical. Retrieved January 20, 2014, from www.motekmedical.com/

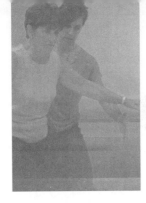

附录 9A 设备来源

球类、平衡板、充气圆盘、泡沫板

公司名称：矫正物理治疗产品（Orthopedic Physical Therapy Products，OPTP）

地址：明尼苏达州明尼阿波利斯市 Annapolis 路 3800 号，邮编 55447

网址：www.optp.com

电话：800-367-7393

BOSU 平衡训练器

公司名称：BOSU Fitness 有限责任公司

地址：加利福尼亚州圣地亚哥市 Midway 大道 3434 号，邮编 92110

网址：www.BOSU.com

动态球

公司名称：Ball Dynamics International, LLC

地址：科罗拉多州朗蒙特 Mead 街 14215 号，邮编 80504

网址：www.fitball.com

电话：800-752-2255

平衡板训练系统

公司名称：Balance Master Neuro Com 国际有限责任公司

地址：俄勒冈州克莱克马斯市 Lawnfield 路东南 9570 号，邮编 97015

网址：www.onbalance.com

电话：800-767-6744

Biodex 平衡系统 SD

公司名称：Biodex 医疗系统公司

地址：纽约州雪莉镇 Ramsay 路 20 号，邮编 11967-4704

网址：www.biodex.com

电话：800-224-6339

弹力抗阻带

公司名称：Thera-Band/Hygenic Performance Health

地址：俄亥俄州阿克伦市家园大道 1245 号，邮编 44310-2575

网址：www.thera-band.com

电话：800-321-2135

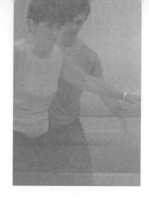

附录 9B
站立式太极拳

起势

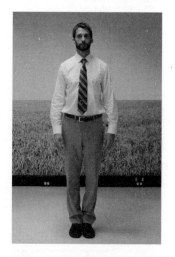

双足并拢站立，放松

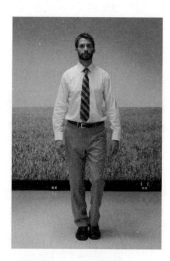

左膝弯曲以减轻左侧负重

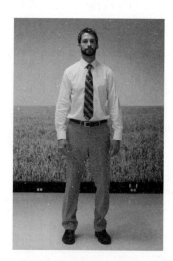

向左迈一步，双足分开与肩同宽

手臂上抬

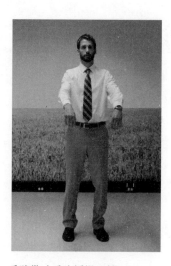

手臂带动手腕缓慢上抬

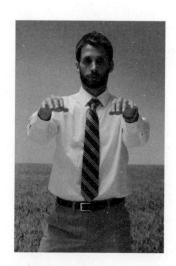

双手举到与肩同高

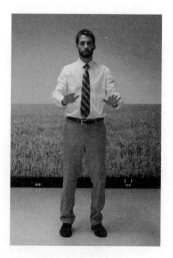

双手缓慢放下至身体两侧

续

抱球

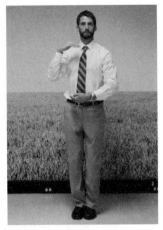 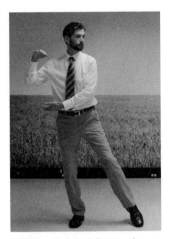 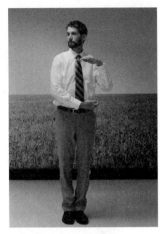

在右侧抱球，躯干轻微向右旋转　　向左看，足尖向左侧迈一步　　足向右收回，左侧抱球

对侧重复抱球动作

野马分鬃

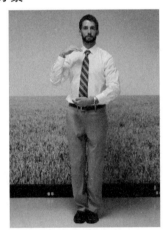 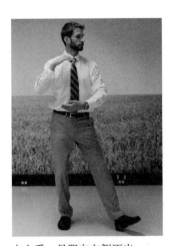 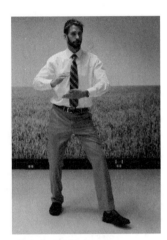

右侧抱球，躯干轻微转向右侧　　向左看，足跟向左侧迈出　　将双手上下交叉而过

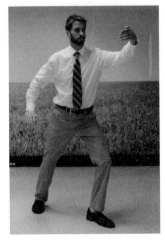 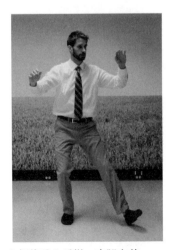 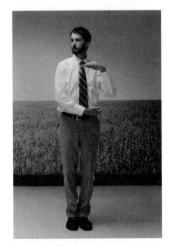

继续将双手分开并将重心移到　　左侧将重心后撤，直腿向前　　将重心移到左侧，并把右足收
左侧　　　　　　　　　　　　　　　　　　　　　　　　　　　回，左侧抱球

对侧重复野马分鬃动作

单鞭

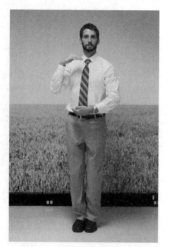

右侧抱球，躯干轻微向右旋转

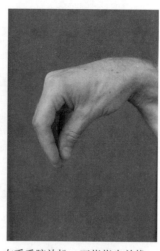

右手垂腕放松，五指指尖并拢

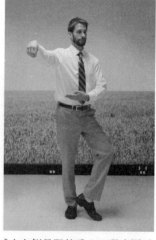

减少左侧足跟的重心，碾步同时
将右臂向外侧伸展

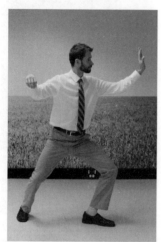

向左迈步，同时将手放在面前
转向外侧，手臂伸直，左手掌
心向外推出

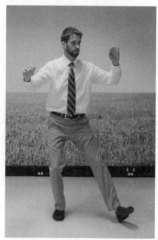

将重心移到右侧，左腿前伸，左
侧足跟点地

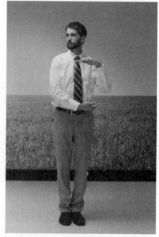

将左腿收回，双足并拢，头看
向右侧，左侧抱球

对侧重复单鞭动作

续

收势

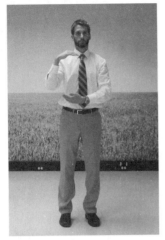

右侧抱球，双足与肩同宽

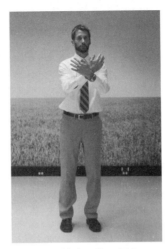

手腕交叉于前胸，掌心朝内

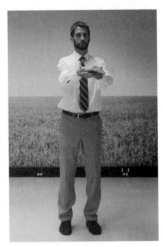

交叉的手腕分开并将肘伸直

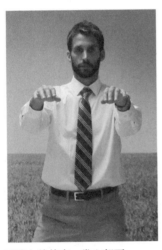

手臂向前伸直，掌心朝下

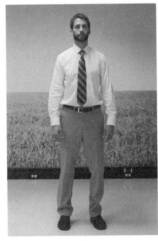

将手落回到身体两侧，掌心向后

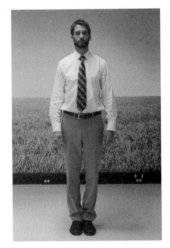

将左足向右收回，双足并拢

注：由 Edward W Bezkor, DPT, OCS, MTC 开发。经允许摘自 Li, F. Transforming traditional Tai Ji Quan techniques into integrative movement therapy—tai ji quan: moving for better balance. J Sport Health Sci, 2014; 3(1): 9–15.

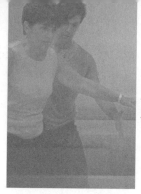

第 10 章

改善步行技能的干预措施

CRISTIANA K. COLLINS, PT, PhD, CFMT, NCS；
THOMAS J. SCHMITZ, PT, PhD

　　步行是人类独立功能的基本组成部分，它代表着运动控制（技能）的最终和最高水平。步行是指能够节省精力，并能够适应任务需求和环境改变的、持续的、高度协调的，并且精准的移动。步行也是一种经常受到损伤和活动受限影响的技能，从而导致参与受限。对许多寻求康复治疗的人而言，恢复或提高步行能力是首要任务，因为这可以增强患者对家庭、学习、工作和社会生活的参与，并且与生活质量的全面提高息息相关[1-3]。

　　步行训练策略的连续性涉及多种环境（例如，平行杠内、室内、社区）。步行训练策略的概述见专栏 10.1。步行训练的辅助训练活动包括心肺功能训练、力量训练、提高转移技能的训练（见第 7 章）和提高站立控制及立位平衡技能的训练（见第 9 章）。

专栏 10.1 步行训练策略概述

A. 平行杠

指导与训练：

- 坐站转移或站坐转移，可借助辅助设备
- 静态和动态平衡，可借助辅助设备
- 当前进和转身时使用合适的步态模式，可借助辅助设备（因为空间有限，在标准平行杠内不太可能使用辅助设备）
- 重心转移和承重
- 跨步走
- 前进、后退、侧方移动、转身

B. 室内活动

指导与训练：

- 合适的步态模式和辅助设备的使用
- 重心转移和承重
- 前进、后退和侧方移动
- 交叉步和编织步
- 跨过障碍物或围绕障碍物行走
- 跨过门槛，进入或离开房门
- 运动任务要求的改变（如改变速度、观察障碍物、双重任务活动）
- 楼梯
- 跌倒和从地面站起的转换
- 跑步

C. 社区内活动

指导与训练：

- 上下路缘、坡道、楼梯和斜坡
- 走过平整或不平整地带
- 限时行走（如过红绿灯，上下扶梯、直梯）
- 长距离行走
- 变速走，使用时间节律器（如节拍器）行走
- 步行时观察环境中的障碍物
- 步行同时进行双重任务训练[认知和（或）运动双重任务]
- 有干扰的状况下在开阔环境中行走
- 上下交通工具
- 跑步

D. 减重支持和跑步机

指导与训练：

- 使用减重支持设备在跑步机上行走，从最大可能的下肢负重至不使用减重支持设备
- 在下肢及躯干或骨盆正常或接近正常情况下对下肢和（或）躯干进行人工辅助下的交替迈步模式，直至无人工辅助
- 通过摆动手臂与上肢无负重或最小负重产生有节律的迈步模式
- 根据年龄来加快步行速度
- 前进、后退、侧方移动

续栏

- 减少异常或代偿性运动模式的训练
- 提高有氧运动能力的训练

E. 减重支持和地面

指导与训练：

- 在地面上以最大可能的下肢负重行走至不使用减重支持设备
- 在水平地面上使用辅助设备行走
- 在下肢及躯干或骨盆正常或接近正常情况下对骨盆进行人工辅助下的交替迈步模式，至无人工辅助
- 通过摆动手臂与上肢最小负重产生有节律、协调的迈步模式

- 减少异常或代偿性运动模式的训练
- 当被干扰时维持或重新获得平衡的训练

F. 辅助设备

指导与训练：

- 辅助设备的功能和目的
- 坐站转移和站坐转移过程中辅助设备的应用
- 静态和动态立位平衡过程中辅助设备的应用
- 迈步模式
- 辅助设备的使用和室内/社区内合适的迈步模式

注：经允许摘自 Fulk, GD, and Schmitz,TJ. Locomotor training. In O'Sullivan, SB, Schmitz,TJ, and Fulk, GD （eds）： Physical Rehabilitation, ed 6. F.A. Davis, Philadelphia, 2014, 445－446.

本章着重介绍解决步行功能障碍的干预措施。结合从步态分析中得到的数据，并加以考虑双足行走的要求和基本要素，为研究引发行走功能障碍的多种因素提供了一个广阔的视角。Hedman 和他的同事[4]采用德尔菲调查法来判定一个由 58 名专家组成的座谈小组能否对双足动物行走的要求达成共识。最终，专家们一致认为步行动作有 5 个要求：启动、终止、预期动态平衡、多重任务能力、步行信心。我们认为上述几项要求或许对步行问题的分类以及规范步行障碍训练方法提供了框架。

双足行走的基本要素包括：①适当的力学对线、力量、对下肢与躯干的控制以支撑身体重量；②产生步行节律的能力；③动态平衡控制（在运动时，身体的某些部分，保持稳定并且重心在支持面上的能力）；④身体朝着预定方向推进；⑤运动反应对于任务变化和环境需求的适应性。

制订提高步态和步行技能的康复计划要求计划制订者要全面了解病理学、患者承重状态、损伤和影响运动的活动受限。尽管已经基于病史和系统做出了特殊检查和诊断，但以下检查仍对评估步态和步行十分重要：体位调整和平衡控制，关节的完整性和灵活性，运动功能（运动控制和运动学习），肌肉性能（肌力、爆发力、耐力），关节活动范围。对感知功能的检查包括视觉和前庭系统、中枢感觉整合（大脑组织、解释并使用感官信息的能力），以及利用来自皮肤和肌肉骨骼系统的感觉输入协助运动控制的能力。其他关键方面的检查包括知觉的完整性、认知能力、注意力，以及患者安全适应或修正运动反应的能力，以应对不断改变的任务和环境要求。

 步态：周期和术语

步态周期

步态周期是用来描述人类步态最重要的元素。它分为 2 个阶段，摆动相和支撑相，并伴有 2 个双支撑期（图 10.1）。**摆动相**是指当肢体抬离地面并向前/后迈步的步行阶段（占步态周期的 40%）。**支撑相**是指当足部与地面接触的步行阶段（占步态周期的 60%）。**双支撑期**是指当双足同时与地面接触并且重心从一足转移到另一足的步行阶段。

步态术语

Rancho Los Amigos 国家康复中心的 Los Amigos 研究和教育机构将步态周期细分为：支撑相，包括负荷反应期、站立中期、站立末期；摆动相，包括摆动前期、摆动中期和摆动末期[5]。传统上将步态周期细分为：①站立要素，包括足跟着地、足放平、站立中期、足跟离地和足趾离地；②摆动要素，包括加速期、摆动中期、减速期。2 种分

期方法的比较见表 10.1，并提供了对步态周期每个阶段关键要素的描述。表 10.2 提供了用于描述多种步态参数的常用术语。

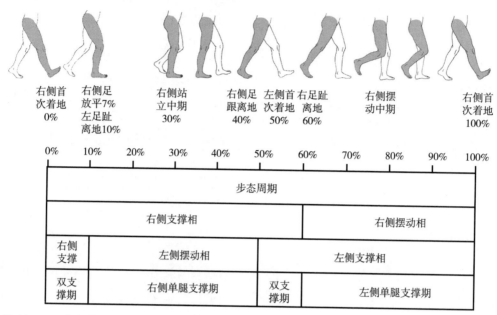

右侧首次着地 0%　右侧足放平7%左足趾离地10%　右侧站立中期 30%　右侧足跟离地 40%　左侧首次着地 50%　右足趾离地 60%　右侧摆动中期　右侧首次着地 100%

0%　10%　20%　30%　40%　50%　60%　70%　80%　90%　100%

步态周期									
右侧支撑相					右侧摆动相				
右侧支撑	左侧摆动相				左侧支撑相				
双支撑期	右侧单腿支撑期			双支撑期	左侧单腿支撑期				

图 10.1　一个步态周期跨越参考侧肢体（右侧）首次着地和该肢体再次着地所经过的时间　此图展示了步态周期中的主要元素：每个肢体的支撑相和摆动相，以及单支撑期和双支撑期。在常速行走时，支撑相构成步态周期的 60%，摆动相构成步态周期的 40%。步行速度的增加或减少会改变每个时期的时间比率。经允许摘自 Olney, SJ, and Eng, J. Gait. In Levangie, PK, and Norkin, CC: Joint Structure and Function, ed 5, Philadelphia, F.A. Davis, 2011, 526.

表 10.1　步态术语比较和相关关键动作

支撑相		
Rancho Los Amigos	传统	关键动作
首次着地：支撑相的开始，足跟或足部其他部分与地面接触（首次双足支撑）	**足跟着地：**支撑相的开始，足跟接触地面	足跟着地时股四头肌激活使膝关节微屈以达到减震的目的；胫骨前肌群离心收缩抑制足跖屈，防止出现足拍击地面的情况
负荷反应期：从首次着地至对侧下肢离开地面进行摆动（首次双足支撑结束）	**足放平：**足跟着地后立即开始，当足底与地面接触	当身体重心转移至支撑腿时，髋部稳定，膝屈曲以吸收震荡，前足接触地面，从负荷反应期至站立中期跖屈肌群激活以离心控制胫骨前移
站立中期：对侧足离开地面时开始，身体位于支撑下肢正上方时结束（单足支撑的前 50%）	**站立中期：**躯干位于支撑腿正上方时	躯干从后方移至踝前方；髋、膝、踝伸展肌群激活以对抗地面反作用力并稳定下肢；髋部伸展肌群控制躯干前移；支撑腿的髋外展肌在单腿支撑过程中稳定骨盆；跖屈肌群促进躯干前移
站立末期：足跟抬起时开始，对侧足首次着地时结束（单足支撑的后 50%）	**足跟离地：**支撑中期后，支撑腿的足跟离开地面	躯干相对于足部继续向前移动；跖屈肌群的最大收缩发生于足跟抬起之后，以产生使身体前移的推动力

续表

支撑相		
Rancho Los Amigos	传统	关键动作
摆动前期：第二次双支撑期，从对侧足首次着地至支撑腿足离地	**足趾离地**：足跟离地后，只有支撑腿的足趾与地面接触	当支撑腿准备进入摆动相时，身体重心逐渐转移至另一侧腿。髋、膝伸展肌群（腘绳肌和股四头肌）帮助向前推动

摆动相		
Rancho Los Amigos	传统	关键动作
摆动初期：从支撑腿离地至该下肢膝关节达到最大屈曲时（摆动相的前 1/3）	**加速期**：支撑腿足趾离地至该侧肢体位于身体正下方	髋、膝、踝屈曲以达到足廓清和前移的目的；股四头肌为肢体提供向前加速的力量，但激活程度逐渐减小，因为摆动中期时存在肢体的自然摆动；髋屈曲肌群辅助肢体向前推进
摆动中期：从膝关节最大屈曲摆动至小腿与地面相对垂直时（摆动相的中 1/3）	**摆动中期**：支撑腿从身体正下方摆过；从加速期终止至减速期开始的阶段	肢体继续前进，膝关节伸展，足位于中立位；髋、膝屈曲肌群和踝背屈肌群收缩促进足廓清
摆动末期：从与地面相对垂直的小腿至该侧足再次着地之前（摆动相的后 1/3）	**减速期**：支撑腿减速为足跟着地做准备	膝关节达到最大伸展，足位于中立位；腘绳肌收缩减缓肢体运动，股四头肌和踝背屈肌激活以准备与地面首次接触

注：经允许摘自 Burnfield, JM, and Norkin, CC. Examination of gait. In O'Sullivan, SB, Schmitz,TJ, and Fulk, GD（eds）： Physical Rehabilitation, ed 6. Philadelphia, F.A. Davis, 2014, 255.

表 10.2 常用步态术语

加速度	单位时间内速度的变化率
步频	正常步频是指单位时间内走的步数；正常范围是 91 ~ 138 步 / 分。随着步频增加，步长缩短，双支撑期时间减少。双支撑期消失时，步行变成了跑步，通常频率是 180 步 / 分
双支撑时间	指在步态周期中双下肢同时接触支持面（双足支撑）的时间阶段，以"秒"为单位测量
足偏角	足尖向外或足尖向内的角度；足摆放的角度，以"°"为单位测量。注意：足偏角的增大（足部向外旋转）经常与姿势稳定性下降相关
节律	两步之间的步态周期持续的一致性
站立期	步态周期中单侧下肢站立相的时间
单足支撑期	步态周期中，只有单侧下肢与支撑面相接触的时间
步长	单侧足跟着地点到对侧足跟着地点的直线距离（以"cm"或"m"为单位）
步时	以"秒"为单位，一步持续的时间
步宽	双足之间的距离（支持面），测量为一侧足跟到对侧足跟相同位置的距离。正常步宽为 2.5 ~ 12.5cm。步宽会随着稳定性要求的增高而增高（比如老人或者很小的孩子）
跨步长	双足连续跨步的距离（一个完整的步态周期距离）
跨步时	一个跨步所用的时间（一个完整的步态周期时间）

续表

跨步宽	双足之间一侧至另一侧的距离；步宽距离减小则不稳定
摆动时间	在步态周期中一侧肢体摆动期所用的时间
速度	也叫作步行速度，指单位时间内走过的距离（m/s）。平均步行速度是 0.98～1.3m/s。速度通过跨步长的增加而增加，受身体结构影响，包括身高、体重和性别，年龄增加和身体虚弱者步行速度会下降

✳ 任务分析

任务分析是确定执行复杂运动任务所需的潜在能力的方法[6]。在应用到步态和步行研究时，任务分析首先将运动技能（即行走）分解成单一成分以确定完成关键动作的必要条件和完成有效运动的潜在能力。这种分解方式为步态和步行障碍的任务分析提供了一种标准化的参考。在检测患者步行能力时，任务分析能够让治疗师确认导致异常步态的缺失/受损成分（身体功能和结构的损害）。因此，任务分析可以让治疗师了解异常运动（患者选择的步态和步行方式）和潜在损伤（如肌力、运动功能、感觉、关节活动范围的减退）之间的联系。对完成运动任务所需潜在能力的了解有助于治疗师选择合适的干预措施来解决缺失或损伤的部分。另外，任务分析还可以对额外的测试和评估提供直接引导。

对于正常运动发育的理解不仅有助于任务分析，也有助于基于运动控制任务要求的干预措施的选择和排序：转移能力、稳定性（静态姿势控制）、有控制的运动（动态姿势平衡、动态稳定性）和技能。运动技能的发育是按一定顺序进行的（称作发育性技能或发育连续性技能）。每个阶段动作的完成都是下一个阶段的前提条件并最终发展成为可控制的移动，比如婴儿和儿童从低重心、大支持面的依赖性姿势过渡到高重心、小支持面的姿势。这种发育过程有助于提高平衡能力、促进平衡反应以及成功完成更具挑战性的功能性运动技能，比如爬行、慢走、正常步行；也有助于深入了解躯干近端动态稳定对远端肢体运动的重要性。虽然康复过程

不要求患者重复发育过程，但是对正常运动控制发育的了解为任务分析、干预措施选择和干预实施顺序的指导提供了基础。

涉及步态的任务分析［观察性步态分析（OGA）］是物理治疗师进行的最常见的动作分析形式之一，经常应用于临床工作中。用于组织和构建 OGA 的一个常用方法是 Rancho Los Amigos 观察性步态分析系统[5]。

除了理解运动任务需求外，了解正常运动学和人体步态动力学对进行步态分析至关重要。熟练掌握上述知识能进一步帮助治疗师将步态拆分成单一成分，以建立运动模式和关节位置的标准化参考。治疗师通常通过对正常对象反复进行 OGA 以掌握这种技能，他们使用一种分段性方法，从足/踝开始，向上至膝、髋、骨盆和躯干，确保每一部分都被分开考虑并整体归纳。

"正常"运动模型（如步态特征）对任务分析是一个重要指导。然而，功能性运动技能的正常表现形式在其生命周期内被观察到存在很大的变异性。例如，正常人步态特征存在很大差异。这被称作"对正常的挑战"，提示运动分析也要从效率的角度考虑。有效的运动被定义为当参与功能性活动并伴随发生任务需求变化时，有足够的自由度、较好的神经肌肉功能和有效的运动控制[7, 8]。

虽然下面的列表内容并不完全，但是从步态分析中获得的数据可以帮助治疗师完成下述事项[5,9]。

● 确定患者异常于标准参考的步态特征和可能原因。专栏 10.2 提供了一些常见的步态异常及其潜在原因。

专栏 10.2　常见的步态异常和潜在原因

支撑相

躯干

• 躯干侧屈——臀中肌无力；侧屈与无力在同一侧。

• Trendelenburg 步态——一侧臀中肌无力，对侧骨盆下沉；代偿性运动是躯干侧屈。

• 躯干后倾——臀大肌无力；上楼梯或上坡困难。

• 躯干前倾——股四头肌无力（躯干前倾减少膝关节屈曲力矩）；也可能与髋膝屈肌挛缩有关。

骨盆

• 骨盆向后下方移动无效或不充分——无效的支撑末期和不充分的蹬离导致身体同侧支撑时间减少和对侧步长缩短。

髋关节

• 髋关节过度屈曲——髋伸展肌群无力；髋和（或）膝屈曲肌群紧张。

• 髋关节伸展受限——髋屈曲肌群紧张或痉挛；髋伸展肌群无力。

• 疼痛步态——疼痛下肢支撑相缩短，导致跛行；未受累下肢步长缩短，因为它必须比正常情况下更快地承受重量。

膝关节

• 膝关节过度屈曲——股四头肌无力或膝屈曲肌群挛缩，造成下楼梯或下坡困难；躯干前屈以代偿股四头肌无力。

• 膝关节过度伸展——股四头肌无力、跖屈肌群挛缩，或伸展肌群痉挛［股四头肌和（或）跖屈肌群］。

踝 / 足

• 首次着地时足趾先接触地面——背屈肌群无力、痉挛，或跖屈肌群紧张；一侧肢体缩短，足跟疼痛，或支持反射阳性。

• 足掌拍击地面——首次着地后足与地面接触时伴有拍击声，原因是背屈肌无力或张力减退；拍击是跨阈步态的代偿。

• 足掌着地——在首次着地时整个足掌接触地面——背屈肌无力、关节活动范围受限，或发育不成熟的步态模式。

• 过度背屈，胫骨不受控制地前移——跖屈肌群无力。

• 过度跖屈（马蹄足）——跖屈肌群痉挛或挛缩，足跟不能接触地面；在胫骨前移过程中离心收缩能力较差。

• 内翻足——首次着地时足外侧先与地面接触；足可能在整个支撑相保持内翻状态——胫骨前肌痉挛或腓骨肌群无力。

• 爪状趾——足趾屈曲肌群痉挛，也可能由于足抓握反射阳性。

• 不充分的蹬离——跖屈肌群无力、关节活动范围降低或前足疼痛。

摆动相

躯干和骨盆

• 躯干和骨盆旋转幅度减少——常见于老人和某些神经系统疾病患者（如脑卒中或帕金森病患者）。

• 骨盆前旋不充分（骨盆回缩）——腹肌无力和（或）髋屈曲肌群无力（如脑卒中患者）。

骨盆

• 骨盆向前上方移动无效或不充分——导致水平面上骨盆向前或向后旋转、骨盆回缩、骨盆突然上抬，或上述症状组合出现。

髋关节和膝关节

• 髋、膝关节屈曲不充分——髋、膝屈曲肌群无力或伸展肌群痉挛，导致不能抬起下肢并向前迈出。

• 画圈步态——下肢摆动到侧方（外展 / 外旋后发生内收 / 内旋）——髋、膝屈曲肌群无力和（或）踝跖屈肌群无力。

• 髋、膝关节过度屈曲（跨越步态）——代偿短缩的对侧下肢或同侧背屈肌群无力（如糖尿病患者患有腓神经炎）。

• 异常协同运动或痉挛（如脑卒中患者）。

– 屈曲共同运动模式——过度外展，伴有髋、膝关节屈曲。

– 伸展共同运动模式——过度内收，伴有髋、膝关节伸展和踝关节跖屈（剪刀样）。

• 膝关节屈曲不充分——伸肌痉挛、疼痛、关节活动范围降低，或腘绳肌无力。

• 膝关节过度屈曲——屈肌痉挛；屈肌收缩反射。

踝 / 足

• 足下垂——背屈肌群无力或跖屈肌群痉挛。

• 内翻足或外翻足——外翻肌群痉挛（胫骨前肌），腓骨肌群无力，或异常协同运动模式（如脑卒中患者）。

• 马蹄内翻足——胫骨后肌和（或）腓肠肌 / 比目鱼肌痉挛；或畸形足。

- 建立物理治疗诊断和预后（预期的改善水平）。

- 制订适当的康复计划来处理步态损伤和步行功能障碍。

- 基于步行任务需求对干预措施进行排序和难度调整。

- 确定辅助性、适应性、保护性设备和矫形或假体装置的需求。

- 检验设备的效果，选择的设备或装置是否合适患者。

- 提高功能性结果。

为全面理解步态分析，包括步态变化和常见步态异常，读者可以阅览 Bunfield 和 Norkin 的著作[10]。

 干预措施的选择、实施顺序和难易程度的改变

在制订康复计划的过程中，干预措施的选择需要基于治疗师对患者个体的测试数据、评估、诊断和预后以及康复目标的分析[9]。对运动控制任务要求和发育性技能进展的全面了解可以指导临床推理，有助于对多种疾病和健康状况（如心血管、肌肉骨骼、神经肌肉、皮肤等多系统）的干预措施的选择、实施顺序和难度改变做出正确决策。

例如，检查患者步态后，治疗师注意到由于患者左侧下肢在站立中期至足跟离地期间髋部伸展不充分，导致患者负重困难。出现上述情况的原因可能为踝背屈和髋伸展过程中关节活动范围下降（灵活性障碍），或骨盆后倾和髋伸展力量减弱（控制性运动障碍），或上述情况同时存在。对运动任务需求的理解可以指导选择合适的干预方法，例如，与能够具有控制能力的运动障碍相比，不具有控制能力的运动障碍需要更多种类的训练活动。

康复计划不仅强调应该选择适合患者的治疗项目，而且强调应该制订治疗项目的实施顺序。因此，对运动任务要求（灵活性、稳定性、运动

控制、技能）和运动技能的发展（如训练选择顺序、由近端到远端发育、调整支持面和重心）的深入理解可为临床工作人员提供基础信息，从而合理选择干预措施并逐渐增加难度。这些信息有助于临床推理的形成，并帮助刚开始工作的临床工作者（可能会花更多时间在行动后的反思上）确定干预是如何起作用的，以及如何去制订康复计划。它也能帮助有经验的临床工作者（可能花更多时间在行动中的反思上）在确认干预实施过程中运动任务需求的某一部分对功能进展造成阻碍时实时修改康复计划[11]。附录 10A 提供了 2 名颅脑损伤患者连续治疗过程中对干预措施的选择、实施顺序和难易程度进行决策的例子。

骨盆的作用

Perry 和 Burnfield[12]的著作中清晰阐述了步态周期和步态运动学。

除了涵盖髋、膝、踝运动学的全面解读外，著作中还指出在步态周期中骨盆在矢状面和水平面存在 4° 的运动，在冠状面存在 10° 的运动。结合下肢和躯干的动力学和运动学，这些骨盆活动可以使步行过程对身体重心的破坏最小化。从临床和功能角度来看，这些三维骨盆运动并不是单独发生的，而是以骨盆联合运动的形式发生在整个步态周期中（表 10.3）。当确定正常步态周期和检查患者步态模式时，对这些三维运动的了解十分重要。

骨盆在下肢和躯干中扮演"连接者"的角色，同时对动态躯干稳定性有很大的影响。这对有效步行十分必要。了解摆动相和支撑相中下肢相对于骨盆的位置有助于进一步分析步态（表 10.4）。

步态周期的交互特性有助于在步态过程中最小化重心的位移和优化能量消耗。当双下肢以一种交互模式前进时，躯干会相应地向对侧旋转，这反过来又促进了手臂的交互摆动。与骨盆相似，肩胛骨在步行过程中也是上肢和躯干的"连接者"。肩胛骨和骨盆在整个步态周期中的交互运动有助于躯干在步行中的反向旋转（表 10.5）。

表 10.3 摆动相和支撑相中骨盆的三维运动

	时期	骨盆运动
摆动相	摆动初期（加速期）至摆动中期	骨盆向前上方移动
	摆动末期（减速期）	骨盆离心收缩向前下方移动，为足跟着地做准备
支撑相	首次着地（足跟着地）	骨盆继续离心收缩向前下方移动，完成足跟着地
	负荷反应期（足放平）至站立中期	从负荷反应期到站立中期，骨盆向后下方移动以完成向支撑腿的重心转移和承重
	站立末期（足跟离地）	从站立中期到站立末期，骨盆继续向后下方移动以允许有效地蹬离；在蹬离时，骨盆相对向后上方移动，当对侧下肢足跟准备着地时骨盆出现向前方上提和向后上抬的联合运动
	摆动前期（足趾离地）	骨盆开始向前上方移动，动态稳定核心肌群激活，帮助下肢进入摆动相

表 10.4 摆动相和支撑相中下肢与骨盆的相对位置

时期	下肢运动	骨盆运动
摆动相	屈曲、内收、外旋	前方上提－屈曲（后旋）、轻度内收、外旋
支撑相	伸展、外展、内旋	后方下降－伸展（前方旋转）、轻度外展、内旋

表 10.5 摆动相和支撑相中骨盆和肩胛骨同侧和对侧的交互运动[a]

时期	时期分段	右侧骨盆	左侧骨盆	右侧肩胛骨	左侧肩胛骨
摆动相	（R）摆动初期至摆动中期	前方上提（AE）	后方下降（PD）	PD	AE
	（R）摆动末期	前方下降（AD）	后方上提（PE）	PE	AD
支撑相	（R）首次着地	AD	PE	PE	AD
	（R）负荷反应期至站立中期	PD	AE	AE	PD
	（R）站立末期（足跟离地）	AE 与 PE 相结合	AD	AD	PE
	（R）摆动前期（足趾离地）	AE	PD	PD	AE

注：[a] 右下肢作为参考肢体。

训练原则

虽然步行训练策略因特定患者的表现不同（如损伤、诊断、预后、患者目标）而有所差异，但是干预措施的训练原则是共通的，具体如下 [13]。

● 基于损伤制订。

● 针对特定步行任务的导向性训练。

● 制订有针对性且对患者有意义的目标。

● 训练方法不断调整，并且难度逐渐增加。

● 多次重复（重复次数高）。

临床笔记：反馈和练习直接影响运动学习。当一项功能性技能的练习效率低下时，这种低效练习的运动学习就会被强化。相反，当有效运动成分被重复练习时，这些运动成分的运动学习得到适当的加强，并被应用到其他功能性活动中，进而使运动能力永久性改变。

前提条件

实施提高步行技能的干预措施的基本前提条件包括：适合的承重状态、肌肉骨骼（姿势）序列、关节活动范围、肌肉性能（肌力、爆发力和耐力）、运动功能、平衡和静态/动态立位控制。许多前提条件依赖于完整的神经肌肉协同作用（动态/静态控制必需）、完好的感觉系统（躯体感觉、视觉和前庭觉）和完整的中枢神经系统感觉整合机制。在变化的环境条件下（如双重任务活动）完成上肢功能性活动（如够取）时也需要稳定的站立能力。一旦患者获得了足够的灵活性和稳定性，并有能力启动和控制骨盆和下肢，并以适当的顺序进行摆动和站立，就可以开始启动步行训练。

临床笔记：运动控制障碍患者遇到的一个常见困难是在步态中无法使用分离运动。坐位下的滑行为学习骨盆和躯干的分离运动提供了一个安全的开始契机（见第 5 章）。

改善步行技能的干预措施

跨步走

跨步走被用于强化摆动相和支撑相，以及协助患者改善步态各组成部分的运动感觉。当髋屈曲大于 90° 时，交叉伸展反射被激活，促进支撑侧下肢伸展和摆动侧下肢屈曲。这种运动高效地激活了摆动相（伴随髋关节屈曲的骨盆向前上提、内收、外旋；膝关节屈曲；踝关节背屈）和支撑相（伴随髋关节伸展的骨盆向后下压、外展、内旋；膝关节伸展；踝关节跖屈）活动。

患者以双足前后相接的姿势站立。考虑到此活动对于平衡性的潜在挑战，最初在治疗桌（用于支持）旁或在双杠内练习是最安全的。患者重心向前转移至前肢，后肢抬高来辅助（引导）或抵抗（促进）。必须要注意支撑下肢的校准和控制。当动态（摆动）肢体移动到一个较高位置，且髋部屈曲超过 90° 时，可使用适当的阻力[7-8]促进交叉伸展反射。重点应放在站立肢体骨盆的向后下压和摆动肢体骨盆的向前上提（图 10.2）。可以对摆动侧骨盆和下肢施加适当阻力，而对站立侧骨盆和下肢施加适当的挤压。静态的高抬腿姿势可以用来强化步态的各个组成部分，因为它对患者的力量、耐力和平衡形成了挑战，同时也可以为患者提供更多的运动感知和本体感觉。

在重心由站立中期向站立末期的前移过程中，可以向支撑侧肢体的骨盆施加轻微的易化阻力，以进一步强调重心的转移和承重，以及骨盆后方下降、髋部伸展和膝关节的控制。手法接触点的变化以及阻力的大小和方向可以用来增加对特定步态成分的关注。手法接触包括对动态侧骨盆前方上提和下肢前屈施加的阻力，以及对站立侧骨盆向后下方移动和下肢伸展施加的挤压。治疗师的手放置在站立位侧髂嵴上部和稍前方，治疗师的前臂与骨盆对角线平齐（也就是和患者足跟成一条线）。口头指令包括"重心向前转移到你的前腿，然后另一条腿抬高。"

向前走和向后走

当患者能较好地完成跨步走动作后，可进行向前走和向后走的练习。治疗师应注意适当的时机和顺序，从重心以对角线向前移或以对角线向后移到支撑肢体开始。上述动作不断重复，最终形成连续的动作序列。

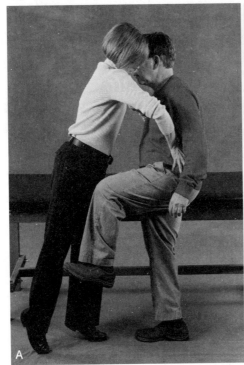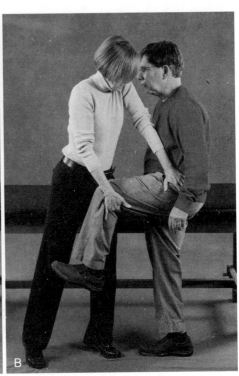

图10.2　跨步走可以用来促进支撑相和摆动相的组成成分　A.促进站立侧骨盆向后下压和迈步侧骨盆向前上提。B.提供手法辅助（轻度阻力），以增加髋屈曲与促进摆动侧骨盆向前上提

临床笔记：在一个有效的步行周期里支持面相对较窄，允许向前移动过程中发生最小的侧移。当平衡功能下降而使用较宽的支持面时，治疗师必须意识到在步行训练中增加侧方转移的必要。随着平衡能力的提高，患者必须将注意力放在使重心回到更窄的支持面上，以提高步态效率。最初的步行训练通常以低于正常水平的速度进行，这减少了在正常步态中产生的动量的有益影响，增加了对运动和平衡的需求。在步行训练中使用人工辅助时，也必须考虑到这一点。

手法接触可以用于引导动作以及促进缺失要素的出现。存在骨盆后撤和升高的情况下（这是许多脑卒中和下肢痉挛患者都存在的问题），治疗师可以通过将手放在骨盆的外侧、上部和稍前方来促进骨盆向前上提。对于向后运动，治疗师的手可以放在臀肌和大腿后方，以促进臀部的伸展。对骨盆进行挤压也可以促进支撑腿的负重。帮助预防支撑侧膝关节过度伸展。向前移动的口头指令包括"向前走，迈步"，向后移动的口头指令包括"向后走，迈步。"

为了训练患者向前走和向后走，治疗师可以做到以下几点。

● 减少手法易化，增加对主动控制的要求。

● 改变环境：从在平行杠内步行，到在平行杠外或墙边步行，至地面上步行（即减小辅助的程度）。

● 增加步长：从最初较短的步长增加至正常水平。

● 改变步速：从最初较慢的步速提升至正常水平，再逐渐加快。

● 改变支持面：从双足分开（宽支持面）到正常间距，再继续并拢（窄支持面），到双足一前一后行走（跟－趾模式）；注意虽然较宽的支持面能提高稳定性，但也会导致对重心转移需求的增加。

● 通过让患者练习停止和开始或在提示下转弯来改变加速或减速。

● 纳入双任务行走，如走路和说话，走路和转头（右或左或上或下），拿着一个盛有一杯水的托盘走路，走路时弹球。

● 通过以下方式改变环境：①改变步行表面，从平坦的铺有地毯的地面再到不规则的地面（户外）；②纳入预期的时间要求，比如过有红绿灯处的马路所需的时间；③纳入以目标为导向的休闲或职业要求（重返工作岗位的技能）。

> 📁 **临床笔记**：上肢屈肌群痉挛时，可以通过延长肌肉和使用抑制模式进行持续牵伸达到降低张力的目的。治疗师缓慢地将肢体移动到延长的范围内，同时轻轻地旋转肢体（节律性旋转）。一旦达到全范围活动，治疗师使用一种抑制模式来保持拉长的位置，即肩伸展、轻微外展、外旋，肘部、腕和手指伸展。

行走时，头部／躯干的适当控制对姿势的调整和平衡是非常重要的。如果存在髋膝屈肌短缩和髋伸肌无力，应在康复计划内纳入处理措施。如果患者表现为驼背姿势，并不断地低头看脚，治疗师应指示他"抬头"看一个目标（直接放在患者面前）。直立行走杖也可以用来帮助患者在行走时保持直立姿势。

抗阻行进

抗阻行进是一种促进躯干、骨盆和下肢运动的理想技术。治疗师站在患者的前方或后方（图10.3）。当患者向前移动时，位于前方的治疗师以患者移动的反向或镜像移动。治疗师通过将双手放在患者两侧骨盆的外侧、上部和稍前方来提供持续适当的阻力。治疗师前臂应与患者骨盆前方上提运动的对角线对齐，以便正确地施加阻力，促进骨盆向前上提及髋关节屈曲（图10.3A）。如果治疗师前臂下降，变得更加平行于地面，阻力将促进不必要的躯干屈曲反应，不利于有效地步行。如果治疗师从后面阻止患者前进，应该使用相同的手法接触。阻力应该是适当的（促进的），以促进骨盆在适当时机运动。当重量转移至支撑腿时，可以在骨盆上方施加向下的挤压以促进稳定反应（图10.3B）。如有需要，治疗师可以快速伸展骨盆前方上提肌群，以促进摆动侧骨盆运动的开始。手法接触点的另一种替代位置是在骨盆和对侧肩部，以促通患者躯干。合适的口头指令可以促进

整体的时序性。前进的口头指令包括"向前迈步，从右腿开始，然后迈步"，后退的口头指令可以是"向后迈步，从左腿开始，然后迈步。"

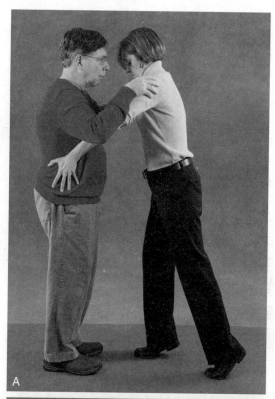

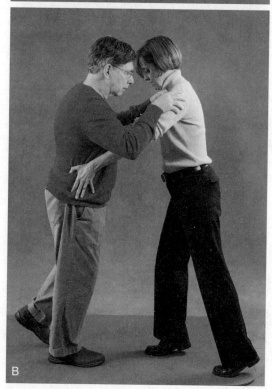

图10.3　抗阻行进　A. 开始时以舒适的姿势站立。B. 当患者左腿向前迈步时重量转移至右侧支撑腿。手法接触点位于骨盆上以给予适当的阻力和挤压

🚩 **红旗征**：如果治疗师的动作没能和患者协调一致则会产生问题。活动的节奏取决于治疗师口头指令给出的时机。如果治疗师给予患者的骨盆阻力太大，患者的运动就会变得不协调或不同步，患者会觉得自己好像在"爬山"，并可能会做出夸张的躯干运动（如头前伸和躯干屈曲）。这就违背了促进步行的主要目的——改善步态的时间和顺序，并减少自身付出的努力。

注释

● 在向前和向后行走过程中，可以使用环绕在患者骨盆周围的弹性阻力带来施加阻力。治疗师将阻力带与骨盆向前上提的方向保持一致，当患者向前移动时治疗师位于患者后方（图10.4A），当患者向后移动时治疗师面朝患者（图10.4B）。

● 木棍也可以用来在前方施加阻力（图10.5）。

● 可以用两根木棍来促进手臂的交互摆动和躯干的反向旋转。当患者向前走（图10.6A）或向后走（图10.6B）时，治疗师位于患者后面或前面。患者和治疗师都拿着木棍。然后治疗师就能够帮助确定手臂摆动的顺序，并在向前和向后的过程中指导躯干反向旋转。同样地，可以利用弹性阻力带和轻度阻力来促进手臂的摆动和躯干的反旋转（注意这个练习要求两个大约等长的弹性阻力带）。带子的两端由患者和治疗师分别握住，以允许治疗师协助和引导运动，并施加轻柔的易化阻力。这对于经常表现出躯干旋转和手臂摆动减少的帕金森病患者来说是一项特别有用的练习。

结果

运动控制目标：获得技能。

功能性技能的获得：患者能够独立地以合适的时序行走。

适应证：步行运动成分的时序受损。

侧方迈步

侧方行走的价值不止在于它可以锻炼侧向迈步动作，而且可以很好地锻炼双侧髋关节的力量和站立的稳定性。侧方迈步包括开链外展并将摆动腿放置于侧方，以及支撑腿的闭链外展（稳定

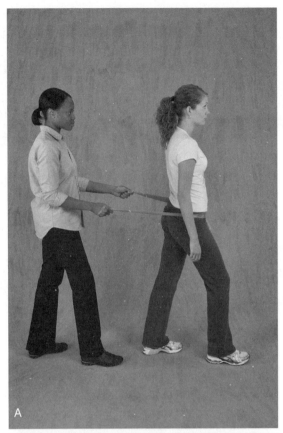

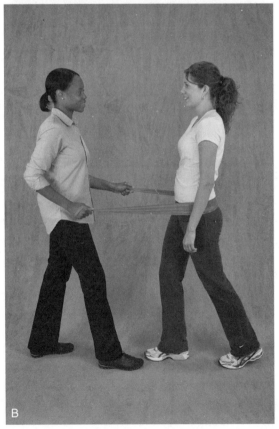

图10.4 在（A）向前和（B）向后行走过程中，可使用弹力带绕在患者骨盆上施加阻力

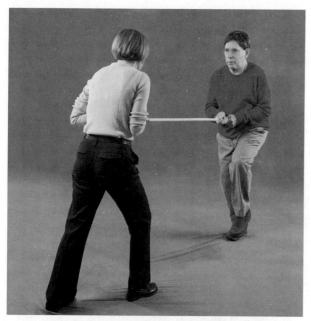

图 10.5 患者和治疗师手持木棍两端进行抗阻前行

性）。一旦摆动腿接触地面并适当承重后，支撑腿平行向其靠近（"双腿并拢"）。动态肢体（移动肢体）和静止肢体（维持骨盆水平）的外展肌群都处于激活状态。侧方迈步对于在密闭或拥挤的环境中移动，或在高处工作（如厨房台面）具有重要的功能意义。然而该项练习能量消耗相对较高，在制订康复计划时应予以考虑。

抗阻进阶

　　为了在患者进行侧方迈步时逐渐增加阻力，当患者将体重向站立侧肢体转移（以去除外展肢体的负重）时，治疗师（维持较宽的支持面）站在患者外展侧肢体的外侧（图 10.7A），用手在患者外展侧骨盆施加阻力。患者通过肢体外展迈步移动（图 10.7B），然后将重量转移到该侧肢体上（图 10.7C）。随后对侧肢体内收（图 10.7D）。侧方迈步训练也可以在患者和治疗师面对面握着一根木棒的情况下进行（图 10.8）。口头指令包括"向侧方迈步，从左腿开始，把你的另外一条腿跟过来，再一次向侧方迈步，另一条腿跟过来。"

　　临床笔记：治疗师也可以站在支撑腿一侧，手持弹力带，将弹力带绕在患者外展侧骨盆上。在患者侧方迈步时施加阻力。

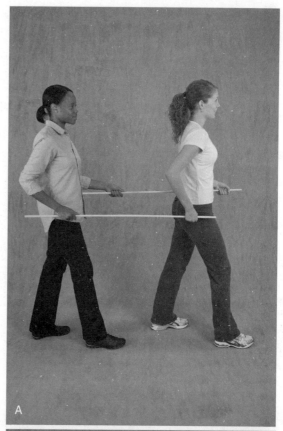

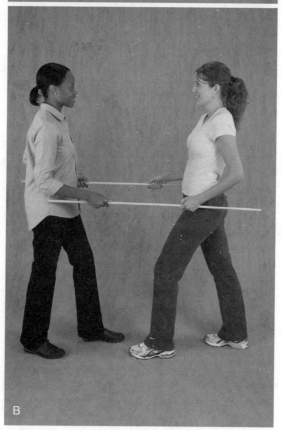

图 10.6 在（A）向前或（B）向后的过程中，患者和治疗师都可以使用木棒促进手臂的交互摆动以及躯干的反向旋转。治疗师按顺序辅助患者的手臂摆动和躯干的对向旋转

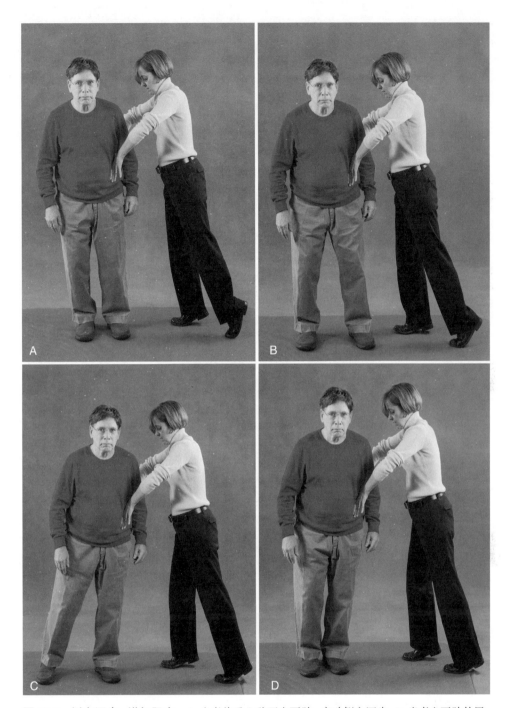

图 10.7 侧方迈步，增加阻力 A.患者将重心移至右下肢，启动侧方迈步。B.患者左下肢外展，侧方迈步。C.随后将重心转移至左下肢。D.然后患者将右下肢与左下肢平行（并拢）

交叉迈步

　　交叉迈步是指先外展引导侧下肢，站稳后，再移动另一侧下肢，与之前先移动的下肢交叉、并放置于引导侧下肢的前方。训练要点在于保持患者骨盆的水平。然后重复这些动作，以巩固患者动作的持续性和顺序性。治疗师站在患者身后。

骨盆上的手法接触可以引导和促进患者运动。随着运动水平的提高，治疗师可以使用手法接触对患者骨盆、大腿或下肢远端施加阻力以增加难度（抗阻进阶）。口头指令包括"迈出一侧腿，从左腿开始；然后右腿跨过去与左腿交叉。再来一次，迈出左腿，抬起来并跨过去。"

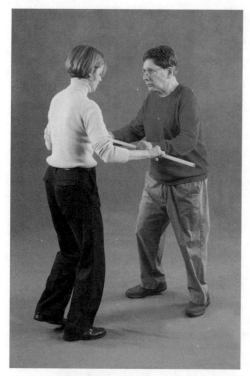

图 10.8　患者和治疗师面对面握着一根木棒向右侧方迈步

编织步

　　患者开始时以舒适的姿势站立（图 10.9A），治疗师位于运动方向的一侧，挤压患者站立侧下肢。患者侧移一步（图 10.9B）并将重量转移到该侧肢体上（图 10.9C）。然后，对侧肢体从前方交叉迈步（图 10.9D）（下肢以屈曲、内收、外旋的 PNF 模式移动）。这个动作之后是另一个侧方迈步，然后是一个向后的交叉步，位于之前迈步的肢体后面（下肢以伸展、内收、外旋的 PNF 模式移动）。患者需反复练习使动作熟练连贯。

　　编织步是一种高度协调的动作，许多患者很难学会。治疗师可以站在患者面前，演示所需的步骤，从而帮助患者学习。患者最初可能需要双手轻轻扶持以改良四足立位站立（支撑站立）。治疗台、双杠的外侧（或椭圆双杠）或墙面均可作为支撑面。

　　或者治疗师将双手直接放在前面，肘关节弯曲，前臂旋后，嘱患者将手轻轻放在治疗师的手面上，这样就可以提供轻触支持。治疗师和患者水平握着木棒也可以提供支持（图 10.10）。在这些活动中，患者和治疗师面对面，并一致行动。

口头指令的时机应准确把握以确保患者动作连贯性，包括"迈出一侧腿，将另一侧腿迈出并交叉置于前方。向侧方迈步，将另一侧腿迈出并交叉置于后方。"

抗阻进阶

　　治疗师站在患者身后，微微偏向运动方向的一侧站立。当患者以编织步的方式向侧方移动时，治疗师与患者同步移动。治疗师将一只手放在患者骨盆一侧，当患者向侧方移动时施加持续性阻力。或者治疗师可以在患者骨盆前方抵抗骨盆向前运动或前交叉步，以及骨盆后方抵抗骨盆向后运动或后交叉步之间交替施加阻力。阻力应该是适当的（诱发），以刺激患者在适当的时机运动骨盆。如果需要，治疗师可以快速拉伸患者骨盆以促进骨盆运动的启动。

结果

　　运动控制目标：获得技能。

　　功能性技能的获得：患者可以使用复杂的迈步模式（侧向迈步、交叉步、编织步）进行独立行走。

　　适应证：用于促进下躯干旋转，骨盆和下肢模式与立位姿势控制相结合，并促进保护性迈步策略以维持平衡。

　　📁　**临床笔记**：虽然在较低（初始）水平的运动训练中使用了较低的步行速度，但速度的降低消除了步态中正常的动态变量因素，从而需要更大的侧向偏移，这增加了对患者平衡能力的挑战。随着步行速度的增加，对时间和控制的要求也在增加。一般来说，老人的行走速度会比年轻人慢 [14,15]。然而速度降低的程度在个体之间有相当大的差异 [16]。这种较慢的步行速度与多种因素有关，如关节间协调的变化（神经肌肉控制的适应性降低）[17]、信息处理 [18] 和身体构造 [19]。它还与肌肉萎缩和虚弱 [20,21]、感觉敏锐度下降 [22-24]、潜在疾病（如心血管疾病、退行性关节疾病）以及次要的生活方式因素，如营养、健康水平和体重有关。

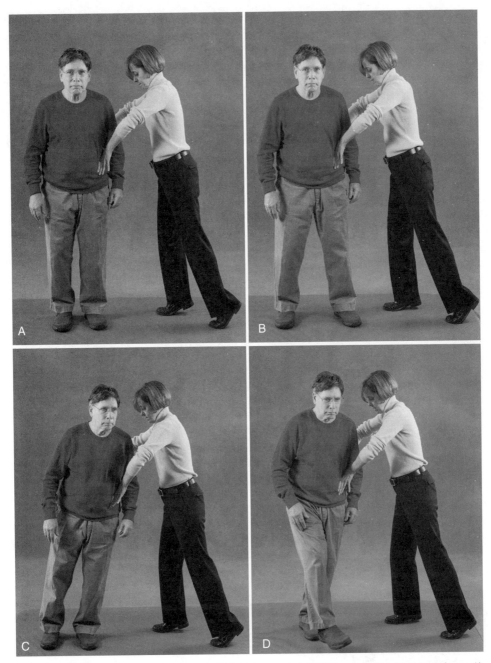

图 10.9　行走，编织步　A. 患者处于舒适的站姿。B. 向左侧迈步。C. 将重心移至左下肢。D. 然后将右下肢移至另一侧前方（交叉步）。治疗师可以对支撑侧下肢施加挤压力

上 / 下楼梯

　　上楼梯是一种一步高过一步的运动模式。患者将重心转移到站立的肢体上，并将要迈步的肢体抬起并放在台阶上。当肢体伸展并将身体向上移动到台阶上时，重心就转移到该侧肢体上。股四头肌和臀肌的活动为身体的提升提供动力。运动侧的骨盆向前上提和站立侧的骨盆向后下压相结合有助于将

下肢提升到台阶上。在早期的上楼梯训练中，患者通常需要使用扶手来支撑上肢以稳定身体。

　　患者不应使用扶手将身体拉上楼梯。进阶原则应从轻触支撑过渡到无支撑。辅助和（或）阻力可以应用于训练之中，治疗师的手放在骨盆的外侧、上部、前方（与抗阻进阶相同）。口头指令包括"任选一侧下肢负重，另一侧抬起来往上迈

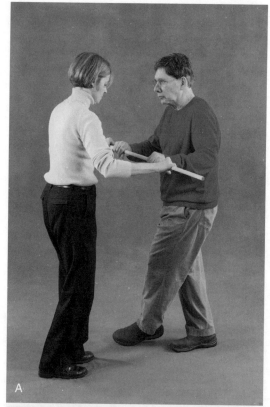

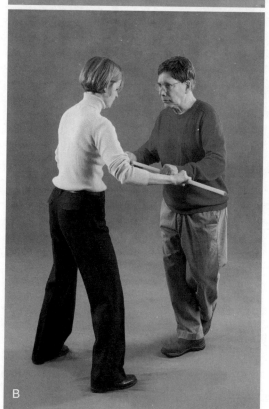

图 10.10 行走，编织步 患者和治疗师可以共同抓住一根水平放置的木棒以侧向交叉步行走。患者和治疗师面对面，一起向两侧移动。图中未显示的内容：活动以舒服的站立姿势开始。患者可在（A）向前迈到另一足前方和（B）向后撤到另一足后方之间交替进行

步；转移重心，迈步，转移重心再迈步。"

下楼梯的重心转移过程与上楼梯相似，并伴随着髋膝伸肌的离心收缩以降低身体迈出下一步。值得注意的是，有效且有较好运动控制的骨盆向前下方移动是下肢在没有代偿的情况下安全有效地降低肢体的关键因素。常见的代偿有：骨盆下沉、支撑侧膝关节过度屈曲、下降侧肢体的控制能力下降。当肢体伸展时重心便随之转移至该侧。接下来患者将重心向前转移至迈步的下肢上。治疗师应观察并预防躯干过度屈曲或伸展。需要反复训练直至顺利完成此动作。下楼梯的早期训练也可以借助于扶手，从轻触支撑到无上肢支撑。口头指令包括"转移重心到一条腿上，用另一条腿下楼。现在，再次转移重心并下楼，重心换一下，接着下楼。"

 临床笔记：

● 在爬楼梯练习中确保患者和治疗师的安全。在促进和练习的过程中，必须采用适当的防护技术。

● 爬楼梯的重要准备活动包括桥式运动、坐－立转换、跪－坐转换、半蹲起、跨步和迈步活动。

● 上台阶和下台阶最初可以使用较低的台阶（10cm）进行练习。将台阶置于患者前方，并逐渐升高至正常台阶（17.5 cm）（图 10.11）。训练时可以使用商用有氧训练楼梯进行。这一练习需要重心向支撑肢体移动，以释放移动肢体，使其能够放置在台阶上。治疗师需要提供辅助。治疗师可以通过放置于患者骨盆部或下肢的手来辅助患者进行重心转移和抬高下肢。

● 在上下楼梯练习中，患者双手紧握、肩关节屈曲、肘部伸直（向前伸），这样做可能有助于最初向前的重心转移（这种姿势对抑制下肢痉挛也有效）。患者在向前进行重心转移时可能需要帮助。治疗师可以通过直接接触患者大腿下部、向下按压股四头肌，来引导重心向前移动，并帮助膝关节伸展。在下楼梯过程中，治疗师可以指导足的正确位置，并再次激活股四头肌。

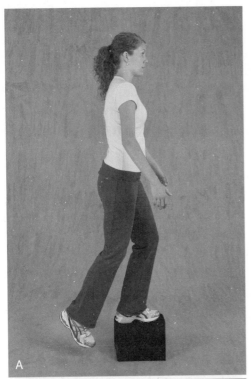

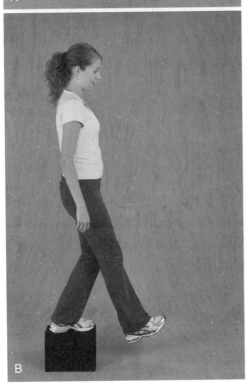

图10.11 上台阶和下台阶 在爬楼梯之前可以先在患者面前放置一个台阶进行上下楼梯的预备练习。图中未显示部分：开始时，患者处于舒适的站立姿势。A. 患者向侧方将重心转移至支撑腿，之后将左腿迈上台阶。接下来将右腿放到台阶上。图中未显示部分：双足现在都在台阶上。B. 患者再次将重心转移至支撑腿，之后右腿从台阶放到地面上。进阶训练是可以在没有双侧支撑的情况下进行该项运动（即双足踩在台阶上）

结果

　　运动控制目标：获得技能。

　　功能性技能的获得：患者独立上下楼梯，社区内部分独立。

　　适应证：重心转移和对侧肢体抬高到台阶上的能力受限；无法上下台阶。

临床笔记：在髋膝伸肌群以及踝跖屈肌群有足够力量之前，不建议患者进行上下楼训练。骨盆活动范围减少和运动控制受限明显限制了有效上下楼梯的能力。

改变步行任务需求的策略

　　步行是一种自动化的姿势性活动。神经控制起源于皮质下和脊髓中心（脊髓模式发生器）。小脑和大脑皮质使步行适应特定的任务要求、环境变化和正确的运动模式。加入干扰（如正在进行的谈话或双任务活动）的后期运动干预策略可以确定自动化控制的发展水平。

　　改变步行任务需求对于建立适应能力和**抵抗环境变化**的能力也至关重要。改变步行任务需求指的是患者在任务变化或新的或改变的环境中保持同样质量步行技能的能力。例如，患者在一个环境中学习了一项新的步行技能（例如，在室内平地上用拐杖行走），他可以将这项技能应用到不同的环境（例如，在购物中心或室外地面行走）。因为学习是专门针对环境和任务的，所以任务需求和环境在训练中应有不同程度的改变。下面是改变步行任务需求策略的例子，其他例子见专栏10.3。专栏10.4提供了针对不同环境需求的策略。理想情况下，在进行这些活动之前，患者应该具备足够的步态控制能力和步行能力。然而，尽管存在步态方面的限制，患者可能仍需要逐渐过渡到变化的任务和环境需求中，因为这些活动对日常生活和步行安全十分重要。这些训练活动在早期进行时可能会导致患者失衡，因此应该应用适当的保护技术。

专栏 10.3　改变运动任务需求的策略

立位姿势力学对线

- 练习直立行走；治疗师通过手势和语言提示，如"抬头挺胸"，帮助患者保持直立的躯干姿势。
- 使用长杆或减重支持吊带来促进直立位下的姿势力学对线，减少上肢支撑、头部前倾和躯干屈曲姿势（通常使用辅助器具，如助行器）。
- 上肢支持的进阶：辅助设备提供轻触式支持，然后根据需要使用杆或墙进行支持，最后不支持。

足的放置／足廓清

- 用语言提示，如"从足跟开始迈步"，练习跟－趾首次触地。
- 原地练习高抬腿，然后在音乐的伴奏下进行高抬腿行走。
- 在粘有足印的地面上进行步长相等的步行训练。
- 使用足印或地板网格线练习增加步长和（或）步宽。
- 练习用不同的支持面走路：支持面从宽（间隔 20～30cm）逐渐变窄（间隔 5cm）到双足前后相接站立（跟—趾位）。
- 练习从迈步到行走（即先用一条腿跨出一大步，然后用另一条腿，即使是第一步，也要跨出另一条腿）。
- 练习在 8cm 宽的、贴在地板上的线上行走，或者在分体式半泡沫轴上或低平衡木上行走。

单侧／双侧肢体支撑

- 练习可控的横向和对角线重心转移。
- 将重心对角线移动与骨盆移动相结合，以实现前后迈步。

前进和蹬离

- 练习站立时足趾抬起；进一步到足跟步行。
- 练习足跟上提站立；发展到足趾走路。
- 走路时，在提示下练习有力地蹬离。
- 在足跟走路和足趾走路之间交替练习（比如，用足跟走一定的步数，然后用足趾走相同的步数）。

抗阻步行

- 练习在手动抗阻的情况下行走。
- 练习在骨盆周围有弹力带的情况下抗阻行走。
- 练习水中步行（对于共济失调患者是理想的初始环境）。

躯干反向旋转和手臂摆动

- 练习步行时加大手臂摆动幅度。
- 练习走路时，治疗师和患者握着木棒并保持水平。

侧方行走

- 练习侧方迈步，阻力进阶（手动和弹力带抗阻）。
- 练习交叉步和侧方迈步。
- 练习编织步。

倒走

- 练习倒着走（向后走）。

- 练习较大幅度地后退步（较大的膝屈曲配合髋伸展）。

上／下台阶

- 练习上下台阶；改变台阶高度，从低（10cm）至高（20cm）。
- 练习侧向上台阶。
- 练习向前上台阶。
- 练习上和下各种支撑面（如泡沫垫、半泡沫滚轴、充气圆盘、BOSU 平衡球）。

按提示停止、启动和转身

- 根据口头指令练习突然停止和启动。
- 练习根据口头指令转身，从转动 1/4 开始过渡到一半，再到全身转动；从宽支持面向窄支持面进阶。
- 练习"8"字形转弯。

视觉输入

- 练习在睁眼和闭眼之间交替行走；先睁眼走 3 步，再闭眼走 3 步。

头部运动

- 加入头部运动练习走路；头转向右边走 3 步和头转向左边走 3 步，交替进行。
- 结合口头指令练习配合不同头部动作的走路，比如"向右看""向左看""向下看""向上看"。
- 配合头部对角线方向运动，结合口头指令练习走路，比如"看看你的右肩"和"看看你的左髋"。

定时行走，提高速度和改善运动节律

- 以自己选择的舒适速度练习步行，然后提高速度到快走。
- 使用节奏提示来改变速度，比如"走慢点"和"走快点"。
- 使用节拍器或轻快的行进音乐来提高速度和改善运动节律。
- 练习交替进行短时间的快速步行（在口头指令下）和以舒适的速度步行。

步行时间

- 逐渐过渡到以更少的休息间隔进行更长距离的步行。

双重任务行走

- 走路并说话。
- 走路并数到 3。
- 走路并弹跳、扔球或端盘子。

对意外干扰的代偿反应

- 改变跑步机台的速度，或者当患者在跑步机上行走时停止和启动跑步机。
- 使用弹力带施加阻力进行抗阻前行，有时突然减小弹力带施加的阻力。
- 从人为给予的外部小干扰中恢复过来时进行步行训练。

专栏 10.4　改变环境需求的策略

行走的表面

- 在室内和室外的不同地面上练习走路。
- 室内地面：瓷砖、油毡、高或低毛绒地毯、硬木和强化地板。
- 户外地面：人行道、混凝土路、砾石路、沥青地和草地。

爬楼梯

- 使用扶手练习爬楼梯；进而不用扶手爬楼梯。
- 练习一次一步爬楼梯；过渡到一步接着一步；更改台阶高度和台阶数量。

障碍物

- 练习行走时避免碰到环境中的障碍物。
  - 在一个静态障碍物上行走或绕行，该障碍物是由不同高度和宽度的物体制成的（如梯凳、椅子、罐子、码尺、锥筒、书籍等）；按需求改变足间距、步长、迈步时间和行走速度
  - 行走时遇到动态（移动）障碍物（如旋转门、电梯或自动扶梯）
  - 行走在不同的路径上（例如，不断变化的环境）
  - 两个人在同一个障碍物上行走（避免碰撞）

坡道或斜坡

- 练习在不同高度的坡道和斜坡上行走。
  - 缓坡：使用较小的步伐
  - 陡坡：步伐要小，并以对角线、"之"字形行走（步长随坡度增加而减小）
- 在斜坡或坡道上的要求如下。
  - 下坡与膝屈曲（站立）增加、踝和髋运动（摆动）增加有关；在下行过程中，膝关节处的峰值力矩和力量更高
  - 上坡与降低的速度、节奏和步长有关

开放的环境

- 在繁忙、开放的社区环境中练习步行（例如，繁忙的走廊、医院大堂、购物中心或杂货店）。
- 练习为现实生活中的功能性问题寻找解决方案。
  - 推或拉开门
  - 推购物车
  - 汽车换乘（上下车）
  - 上下公共汽车或其他公共交通工具
  - 携带一袋生活用品
- 练习步行和穿过不熟悉的路线和地点。
- 练习踩上和踩下路肩。

时间要求

- 按照预期的时间要求练习走路。
  - 通过红绿灯控制的路口
  - 移动人行道的上下移动
  - 上下自动扶梯
  - 通过自动旋转门

视觉条件

- 在不同的视觉条件下练习走路。
  - 全面照明，逐步减少照明和低照明
  - 戴墨镜以改变视觉环境
  - 不同的光线情况（例如，室外到室内的光）

● 练习步行并给予转头的指令，例如"向右看""向左看""向上看"和"向下看"（图 10.12）。

● 在提示速度变化的情况下练习走路，比如"走慢点"和"走快点"。

● 练习步行并给予改变行进方向和突然开始或停止的指令，如"右转""左转""360° 旋转""停止"和"开始"。

● 使用外部节奏设备（如节拍器）练习步行，使用行进音乐提高速度和改善步行节奏。

● 练习在不同的室内地面上行走，如瓷砖、木地板和地毯；可以让患者踩上或踩下放在地面上的平衡垫或泡沫垫来增加难度（图 10.13）。

● 练习穿过障碍物、越过障碍物和绕过障碍物（图 10.14），或越过地板网格线来改善足的位置。

● 练习双重任务活动，如步行的同时。

● 谈话（对讲机测试）或认知任务（100减 7）。

● 患者双手同时拿一个球，并伸出双臂将球从一侧移至另一侧（图 10.15）。

● 拿着托盘，拎着购物袋或洗衣篮。

● 抓住并投掷一个重量较轻的球或轻拍气球。

● 拍球。

● 推拉货物（如购物车）。

● 通过门道和开关门。

● 停下来从地上捡起一个物体。

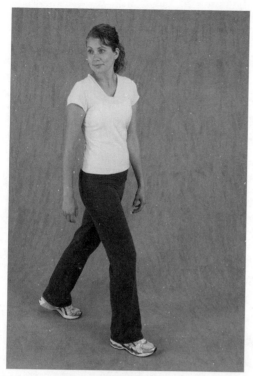

图 10.12　步行时在口头指令下让头部向左和向右转（在本例中，头部向右转）。另一种方法是让患者在走路时上下看

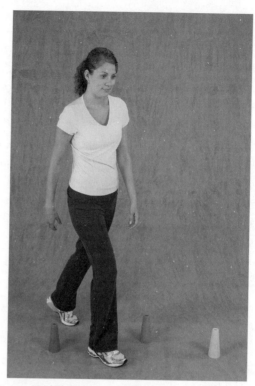

图 10.14　通过放置在地板上的障碍物　可以使用各种常见的物体创建一个充满障碍物的场景。在这个例子中上述环境是使用锥筒来创建的

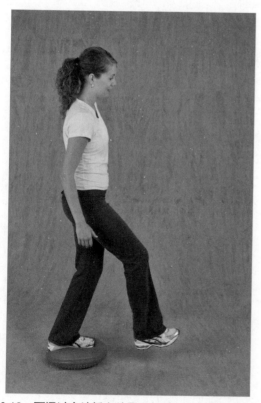

图 10.13　可通过在地板上放置充气圆盘来改变行走表面。患者单侧肢体站在圆盘上，用另一侧肢体跨过圆盘，与地面接触

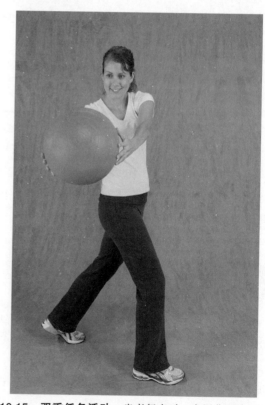

图 10.15　双重任务活动　患者行走时，肩屈曲至约 90°，肘部伸直，将球从一侧移至另一侧

• 增加模拟社区中步行的距离（如 366m）或增加模拟穿过人行横道所需的时间（如对于 12m 的人行横道，大约 0.8m/s）。

• 在不同条件下（如地形、光照和天气）或繁忙、嘈杂（例如，繁忙的走廊或诊所入口和购物中心）的户外环境。

• 练习恢复策略，例如在跑步机上停止或启动。

临床笔记：增加第 2 项任务（双重任务）会显著增加任务难度。最初，这些活动需要患者保持对活动控制的认知，当患者分心时，可能会导致精神疲劳，并容易出错。开始时，封闭的环境是最有效的。患者在进行新任务或新动态运动任务时应小心谨慎；训练（防护）带或头顶安全带可以保证患者的安全。最重要的是，认真遵守安全预防措施将提高患者的信心和对治疗师提供安全治疗能力的信任。

减重支持和跑步机训练

使用减重支持和跑步机，结合治疗师的口头和手法指导是提高运动技能的重要干预措施。身体的重量是由患者所穿的一种连接到头顶悬吊系统的躯干安全带提供支持的；系统的轮式底座（锁定脚轮）可以放置在独立跑步机上（图 10.16）。该装置可以从跑步机转移并进阶到地面行走时使用。悬吊系统作为一种安全策略也可以在没有实际支撑体重的情况下使用（患者完全负重）。这为患者和治疗师提供了一个安全有效的环境，让他们专注于提高运动技能及其组成部分，而不必过度关注防止摔倒。

将减重支持和跑步机结合使用的独特之处在于，利用任务导向性训练，可以提高自动化步行能力。

步行的神经控制来自皮质下和脊髓中枢（脊髓模式发生器）。因此，在没有脊髓以上水平输入

的情况下，可以产生交互迈步模式[25]。这是支持使用此方法的核心基础。跑步机的恒定速度（可控的步行速度）提供了有节奏的输入，有助于重建或强化协调的下肢交互迈步模式。

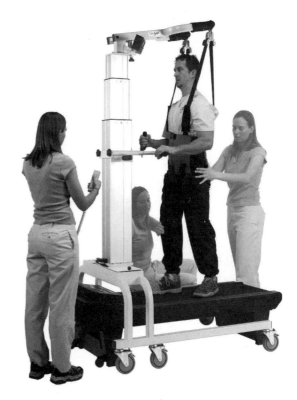

图 10.16 减重支持系统放置在跑步机上方 随着患者的进步，减重支持系统可以从平台移开，用于地上运动训练（Courtesy of Mobility Research, Tempe, AZ 85281）

物理治疗师和助手的操作对患者在早期获得良好训练成果有重要的作用。减重支持系统和跑步机训练使治疗师能接触患者的髋部、骨盆和下肢，他们用手协助、提供感觉输入，引导或调整运动节律、肢体位置、重心转移和对称性。这些方式协助患者模拟出正常的步态，确保患者保持直立姿势，维持平衡。使用适当的手法来辅助患者肢体运动感觉输入（髋、膝、踝关节的本体感受器；足底压力感受器）可促进功能诱导性康复[25,26]。这种感觉输入在步态周期相应的阶段提供对脊髓水平屈伸肌运动神经元池的**促进**和**抑制**[27]。

减重支持和跑步机训练：管理策略

大量文献为使用减重支持和跑步机的运动训练提供了以下常见的指导方法[25, 27-38]。

● 将可调节吊带连接到减重支持悬挂系统的顶部（图 10.16）。减重支持装置位于跑步机之上，方便训练者触碰到躯干或骨盆、髋、膝和踝关节。如果患者双侧均需要训练，则需要在跑步机的两侧都安排训练人员。

● 减重支持系统支撑患者体重的一部分（如从 40% 开始，逐渐到 30%、20%、10%，然后没有 BWS）。减少减重支持系统对人体的辅助程度是一个重要的进阶方式。

● 提高跑步机速度是另一个重要的进阶方式。最初使用的跑步机速度较慢（例如，0.23 m/s）；然后随着患者运动技能的提高，速度逐渐增加（例如，达到 0.42 m/s）。

● 建议的运动训练时间从 30 分钟到 60 分钟不等，中间有休息时间间隔。持续时间逐渐增加。平均来说，患者的训练强度较大（例如，每周 5 天，持续 6 ~ 12 周）。然而如果存在严重的参与受限，最初的训练可能只有 3 分钟，中间休息 5 分钟[35]。

● 在开始运动训练后，训练者提供手法辅助，使步态恢复正常。例如，在单侧受累的情况下，一名训练者可能会协助摆放足的位置，而另一名训练者则协助稳定躯干和骨盆，以促进直立姿势和骨盆旋转。在出现肌无力、平衡能力低下或其他障碍时，治疗师必须确定患者的步行策略是否有效，以及哪些要点与步行任务相一致，需要提高，哪些要点不一致，需要修改或消除。减少提供的手法帮助是一个重要的进阶方法。

● 参数包括减重的百分比、跑步机速度、一次训练的持续时间和休息间隔，以及手法辅助的数量和位置。在规划治疗参数时，我们会考虑以下参考原则。

• 下肢减重应最大化，而上肢支撑应最小化。

• 应通过适当处理技术优化感官提示和输入，以确保所需的或最有利的迈步模式（由治疗师协助）。

• 应提高正常的步行运动学，尤其是躯干、骨盆和肢体的运动。

• 应最大化恢复功能，最小化或消除代偿运动。

• 手法辅助仅限于完成所需动作所必需的部分。

• 随着交互运动模式的发展，通过减少负重、增加跑步机速度和减少人工引导来进行运动训练。这个过程一直持续到患者能够以 0.44m/s 的速度完全负重独立行走[35]。

• 应用减重支持的步行训练可以进阶为使用减重支持在地面行走。当脚轮解锁后，减重支持装置可以移动，并可以从跑步机移动到地面上使用。消除跑步机有节律的稳态输入，使患者在地面行走的最初速度降低。该装置由训练人员手动移动，以跟上患者的前进进度。使用减重支持在地面行走过程中可能会加入辅助装置。同样的参数可继续用于练习的进阶：减重的百分比、速度和手动辅助。

• 患者在没有减重支持和辅助设备的情况下在地面上行走。所需的步行速度将根据患者所处环境的要求而变化。例如，在正常健康人群中，社区步行所需的功能速度平均为 1.3m/s[39]。

附录 10B 概述了适合脊髓损伤患者的步行训练；这些信息为案例解析 3 提供了框架。

传统的步态训练 vs 减重支持和跑步机训练

虽然干预策略不同，传统的步态训练和使用跑步机的减重支持训练有共同的原则。它们都是以任务（针对步行的特定任务）、目标为导向，在患者的能力范围内最大限度地形成和发展，并需要反复练习[13]。它们有一个共同的目标，即让每个患者实现最佳的步行功能。

设置一个合适的康复计划来解决步行障碍需要考虑多种环境（例如，双杠，辅助设备，减重支持和跑步机，地上训练，社区）。最佳环境和辅助干预措施的选择（如加强、平衡活动、转移训练）是基于患者的诊断和健康状况、认知状态、损伤以及患者的负重状态而做出的[13]。

机器人辅助训练

机器人辅助减重支持和跑步机训练是一个有望降低减重支持和跑步机人力需求的研究领域（图 10.17）。这种方法结合了计算机控制的、驱动（机动）式步态矫正系统，能够在跑步机步行过程中被动控制患者的各个关节并维持稳定性。这些外骨骼装置固定在患者的下肢，并提供近似于正常步态运动学的受控的交互步行运动[40-45]。

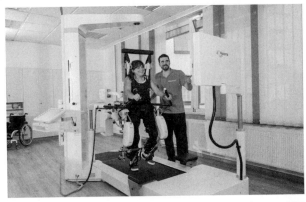

图 10.17　Lokomat 是一种驱动式步态矫正系统，可以提供被动活动并维持下肢在减重支持和跑步机训练中的稳定性　（Courtesy of Hocoma AG, Inc., Zurich, Switzerland. ）

结果评估

结果评估为改善步态和运动技能的干预措施的有效性提供了重要依据。常用的两类测试包括计时测试和距离测试。定时步行测试，如 2、6 和 12 分钟步行测试，要求患者在指定的时间内步行，并记录步行的总距离[46-52]。基于距离的测量，如 10 米步行测试和 50 英尺（15 米）步行测试，要求患者在计时的同时记录步行指定的米数，以便计算速度[53-55]。

计时起立行走测试（timed up and go，TUG）测量从椅子上站起来，走 3 米，转身，走回椅子，坐下所需的时间。在测试期间，患者应穿着日常的鞋子，并且可以使用平时所需的任何辅助设备[56-59]。

功能独立性量表 - 步行部分（functional inde-pendence measure-locomotor，FIM-L）是功能独立性量表的一个子量表，它的评定标准基于辅助步行的程度，最高为 7 分（例如，1 = 完全依赖，7 = 脱离装备的独立）。FIM-L 包括 2 个不同的亚量表，步行和轮椅的使用可用于评估不同的步行功能[55,60]。

动态步态指数（dynamic gait index，DGI）是一种定量的评定方法，用于量化老人在水平行走过程中的步态功能障碍，以及对平衡和姿势控制干扰的反应（例如，改变行走速度、转头、旋转行走）。它包括 8 个任务 4 级量表（3 = 无步态障碍，0 = 严重损伤），最高分为 24 分。得分低于 19 分表明有跌倒风险[24,61-64]。

功能步态评估（functional gait assessment，FGA）是动态步态指数的一个改良版本。这是一个包含 10 个项目的评估，其中包括 7 个来自原动态步态指数的任务和 3 个新项目（狭窄支持面内行走，向后走，闭着眼睛）。它还使用 4 分的序数量表，最高得分为 30 分。分数越低表明损伤越大[65-68]。

观察性步态分析（OGA）是对行走过程中运动模式的视觉观察[24]。它是物理治疗师常用的检查和记录步态障碍的方法。用于组织和构建 OGA 的结果测量包括 Rancho Los Amigos 观察性步态分析系统[5]、Rivermead 视觉步态检查（rivermead visual gait examination，RVGA）[69, 70]以及步态评估评定量表（gait assessment rating scale，GARS）[71, 72]。

改良艾默里功能移动分析（modified emory functional ambulation profile，mEFAP）测量了在 5 种常见地面行走的时间（包括硬地板和铺有地毯的地面）、"起立行走"任务（从椅子上站起来，走 3m，然后回到座位位置）、穿越障碍路线和爬楼梯。评分包括完成每项任务的时间乘以分配给所使用的辅助或矫正器水平的因子[73,74]。

专栏 10.5 展示了学生的实践活动，重点是干预和管理策略，以提高步行技能。

专栏 10.5 学生实践活动：提高步行能力的干预和管理策略

目的： 分享与提高步行能力的应用技巧和治疗措施相关的知识。

设备要求： 梯凳、球、充气圆盘、2 根杆子、2 条弹力带、1 台跑步机和几种常见的障碍物（如锥筒、塑料杯、书籍、汤罐等）。

学生人数： 4～6 人。

指导： 分成 2 组，一组扮演患者，另一组扮演治疗师（在回答指导性问题之前，交换角色）。

1. 练习向前和向后走。 指导患者在治疗师的保护和指导下练习前后行走。完成以下活动。

• 增加步长，从最初的短步长至正常步长。

• 行走速度由慢变快；过渡至在跑步机（如果有的话）上行走。

• 将支持面从双足分开（宽支持面）调整为正常，再到双足靠近（窄支持面），最后到双足前后相接（跟 - 趾）行走。

• 通过让患者在提示下练习停止和启动或旋转来加速或减速。

• 练习双任务步行，例如，走路的同时从 100 开始减 7，向左或向右转动头部，向上或向下转动头部，边走路边拍球。

• 改变步行环境，从平坦地面到泡沫地面最终至不规则地面（户外）。

• 使用弹力带，练习向前和向后抗阻行进。根据运动的方向，治疗师手持弹力带的两端，可以站在患者的前方或后方来施加阻力。

• 在跑步机上练习向前和向后行走，在跑步机上练习停止和开始行走。

• 练习穿越障碍物。

指导性问题

思考上述运动任务的改变：

▲你从不同活动对患者身体稳定性的不同要求中学到了什么？

▲什么活动对患者身体稳定性提供了最大和最小的挑战？

▲比较向前和向后的有节奏的迈步模式，你注意到了哪些不同？

▲在步速加快和减慢的时候，时间和控制的需求发生了哪些改变？

▲多种肌群交替参与前进和后退活动，区分前进和后退中参与肢体动态前进（摆动期）的肌肉。

▲这些活动提供了哪些临床应用的见解？

▲描述在抗阻训练期，治疗师和患者同步的重要性。如何保持运动的速度？

▲在向前和向后的过程中，可以使用什么策略来确定手臂摆动的顺序以及促进躯干的反向旋转？

▲在跑步机上行走如何影响运动节奏？

▲增加第 2 个任务（双任务活动）是否改变了任务难度的级别？

▲双任务对认知控制有什么影响？任务增加是否影响运动表现？

2. 步行训练，侧方迈步。 指导患者用外展和将活动肢体放置到一侧来开始侧方迈步；然后将对侧肢体平行移动到第一个肢体的位置。完成以下活动。

• 每个方向都要主动练习侧方迈步。

• 在侧方迈步时应用弹力带在骨盆外展位的外侧施加阻力。

• 由降低到正常到增加来改变侧方行走速度。

• 在跑步机上练习侧方行走。

指导性问题

▲侧方迈步的功能意义是什么？

▲侧方迈步时，髋关节外展肌为动态肢体和静态肢体分别提供了什么动作？

▲在步速加快和减慢的时候，时间和控制的需求发生了哪些改变？

▲在跑步机上侧方迈步时，时间和节律发生了什么改变？

3. 步行训练，侧方步行和交叉步。 引导患者 / 外展引导侧肢体，然后将另一肢体移动到引导侧肢体的位置（对称站立），然后再抬腿、在原来肢体前方交叉步行。完成以下活动。

• 每个方向都要主动侧方迈步和交叉步。

• 在侧方迈步和交叉步时应用手动抗阻。

• 由降低到正常到增加来改变侧方迈步和交叉步的速度

指导性问题

▲侧方迈步和交叉步的临床适应证是什么？

▲随着侧方迈步和交叉步的速度改变，发生了什么改变？

4. 练习走路，编织步。 指导患者从侧方迈步开始，然后在前面接着交叉步（PNF 下肢屈曲 / 内收 / 外旋模式），然后侧方迈步，再在第一肢体后面做交叉步（PNF 下肢伸展 / 内收 / 外旋模式）。完成以下活动。

• 在每个方向上主动练习编织步。

• 在编织步过程中应用手动抗阻。

指导性问题

▲对于患者来说，编织步是一个富有挑战性的练习。治疗师怎样帮助患者掌握这个新技能？

▲应用编织步可以达到什么治疗目的？

5. 说明： 小组合作回答以下问题。

• 描述训练中不同运动任务需求的策略。

• 描述训练过程中不同环境需求的策略。

• 爬楼梯的前提条件是什么？

• 描述使用减重支持和跑步机进行运动训练的原理。这种方法有什么样的好处？

总结

　　对于寻求物理治疗的患者来说，改善或重建步行功能是最重要的任务。步行功能是支持和加强人与环境有效互动的基本功能，它代表着运动控制（技巧）的最高水平以及多系统功能间的相互作用。步行的基本要求包括躯干的动态稳定性、身体重量的支撑、运动节奏、动态平衡、身体向一定方向的推动力，以及适应不断变化的任务需求和环境需求的能力。建立有效的康复计划来提高步行技能需要治疗师对影响步行的损伤和活动受限进行全面分析和了解。物理治疗的一个主要关注点是通过步行任务和环境需求的改变来提高适应技能。最后，治疗师必须考虑患者家庭、社区和工作环境的需求以取得满意的结果。

参考文献

1. Soh, S, et al. Determinants of health-related quality of life in people with Parkinson's disease: a path analysis. Qual Life Res, 2013; 22:1543.
2. Steptoe, A, et al. Enjoyment of life and declining physical function at older ages: a longitudinal cohort study. CMAJ, 2014; 186:E150.
3. Duncan, RP, and Earhart, GM. Measuring participation in individuals with Parkinson disease: relationships with disease severity, quality of life, and mobility. Disabil Rehabil, 2011; 33:1440–1446.
4. Hedman, LD, et al. Locomotor requirements for bipedal locomotion: a Delphi survey. Phys Ther, 2014; 94:52.
5. Pathokinesiology Service and Physical Therapy Department. Observational Gait Analysis Handbook. Downey, CA, Los Amigos Research and Education Institute, 2001.
6. Schmidt, RA, and Lee, TD. Motor Control and Learning, ed 5. Champaign, IL, Human Kinetics, 2011.
7. Saliba, VL, Johnson, GS, and Wardlaw, C. Proprioceptive Neuromuscular facilitation. In Basmajian, JV, and Nyberg, R, (eds). Rational Manual Therapies. Baltimore, Williams & Wilkins, 1993, p 243.
8. Johnson, G, and Saliba Johnson, V. PNF 1: The Functional Application of Proprioceptive Neuromuscular Facilitation, Course Syllabus, Version 7.9, Steamboat, CO, Institute of Physical Art, 2014.
9. American Physical Therapy Association. Guide to Physical Therapist Practice, Version 3.0. Alexandria, VA, American Physical Therapy Association, 2014. Retrieved on March 16, 2015 from http://guidetoptpractice.apta.org.
10. Burnfield, JM, and Norkin, CC. Examination of gait. In O'Sullivan, SB, Schmitz, TJ, and Fulk, GD, eds. Physical Rehabilitation, ed 6. Philadelphia, F.A. Davis, 2014, 255.
11. Wainwright, SF, et al. Novice and experienced physical therapist clinicians: a comparison of how reflection is used to inform the clinical decision-making process. Phys Ther, 2009; 90:75.
12. Perry, J, and Burnfield, J. Gait Analysis: Normal and Pathological Function, ed 2. Thorofare, NJ, Slack, 2010.
13. Fulk, GD, and Schmitz, TJ. Locomotor Training. In O'Sullivan, SB, Schmitz, TJ, and Fulk, GD (eds). Physical Rehabilitation, ed 6. Philadelphia, F.A. Davis, 2014, 444.
14. Himann, JE, et al. Age-related changes in speed of walking. Med Sci Sports Exerc, 1988; 20:161.
15. Forrest, KY, Zmuda, JM, and Cauley, JA. Correlates of decline in lower extremity performance in older women: a 10-year follow-up study. J Gerontol A Biol Sci Med Sci, 2006; 61:1194.
16. White, DK, et al. Trajectories of gait speed predict mortality in well-functioning older adults: the health, aging and body composition study. J Gerontol A Biol Sci Med Sci, 2013; 68:456.
17. Chiu, S, and Chou, L. Effect of walking speed on inter-joint coordination differs between young and elderly adults. J Biomech, 2012; 45:275.
18. Light, K. Information processing for motor performance in aging adults. Phys Ther, 1990; 70:821.
19. Beavers, KM, et al. Associations between body composition and gait-speed decline: results from the Health, Aging, and Body Composition Study. Am J Clin Nutr, 2013; 97:552.
20. Ikezoe, T, et al. Atrophy of the lower limbs in elderly women: is it related to walking ability? Eur J Appl Physiol, 2011; 111:989.
21. Gibbs, J. Predictors of change in walking velocity in older adults. J Am Geriatr Soc, 1996; 44:126.
22. Schulte, OJ, Stephens, J, and Joyce, A. Brain Function, Aging, and Dementia. In Umphred, DA (ed). Neurological Rehabilitation, ed 5. St. Louis, Mosby/Elsevier, 2007, 902.
23. Hooper, CD, and Dal Bello-Haas, V. Sensory Function. In Bonder, BR, and Dal Bello-Haas, V. Functional Performance in Older Adults, ed 3. Philadelphia, F.A. Davis, 2009, 101.
24. Shumway-Cook, A, and Woollacott, MH. Motor Control Translating Research into Clinical Practice, ed 4. Philadelphia, Wolters Kluwer/Lippincott Williams & Wilkins, 2012.
25. Field-Fote, EC. Spinal cord control of movement: implications for locomotor rehabilitation following spinal cord injury. Phys Ther, 2000; 80:477.
26. Visintin, M, and Barbeau, H. The effects of body weight support on the locomotor pattern of spastic paretic patients. Can J Neurol Sci, 1999; 16:315.
27. Kosak, MC, and Reding, MJ. Comparison of partial body weight-supported treadmill gait training versus aggressive bracing assisted walking post stroke. Neurorehabil Neural Repair, 2000; 14:13.
28. Brown, TH, et al. Body weight-supported treadmill training versus conventional gait training for people with chronic traumatic brain injury. J Head Trauma Rehabil, 2005; 20:402.
29. Behrman, A, and Harkema, S. Locomotor training after human spinal cord injury: a series of case studies. Phys Ther, 2000; 80:688.
30. Behrman, A, et al. Locomotor training progression and outcomes after incomplete spinal cord injury. Phys Ther, 2005; 85:1356.
31. Hesse, S, et al. Treadmill training with partial body weight support compared with physiotherapy in nonambulatory hemiparetic patients. Stroke, 1995; 26:976.
32. Macko, RF, et al. Treadmill exercise rehabilitation improves ambulatory function and cardiovascular fitness in patients with chronic stroke: a randomized, controlled trial. Stroke, 2005; 36:2206.
33. Mehrholz, J, Pohl, M, and Elsner, B. Treadmill training and body weight support for walking after stroke. Cochrane Database Syst Rev, 2014; CD002840.pub3.
34. Salbach, NM, et al. A task-oriented intervention enhances walking distance and speed in the first year post stroke: a randomized controlled trial. Clin Rehabil, 2004; 18:509.
35. Seif-Naraghi, AH, and Herman, RM. A novel method for locomotion training. J Head Trauma Rehabil, 1999; 14:146.
36. Sullivan, K, Knowlton, BJ, and Dobkin, BH. Step training with body weight support: effect of treadmill speed and practice paradigms on poststroke locomotor recovery. Arch Phys Med Rehabil, 2002; 83:683.
37. Lucareli, PR, et al. Gait analysis following treadmill training with body weight support versus conventional physical therapy: a prospective randomized controlled single blind study. Spinal Cord, 2011; 49:1001–1007.
38. Sullivan, K, et al. Effects of task-specific locomotor and strength training in adults who were ambulatory after stroke: results of the STEPS randomized clinical trial. Phys Ther, 2007; 87:1580.
39. Perry, J, et al. Classification of walking handicap in the stroke population. Stroke, 1995; 26:982.
40. Hornby, TG, et al. Kinematic, muscular, and metabolic responses during exoskeletal-, elliptical-, or therapist-assisted stepping in people with incomplete spinal cord injury. Phys Ther, 2012; 92:1278.
41. Israel, JF, et al. Metabolic costs and muscle activity patterns during robotic- and therapist-assisted treadmill walking in individuals with incomplete spinal cord injury. Phys Ther, 2006; 86:1466.
42. Lewek, MD, et al. Allowing intralimb kinematic variability during locomotor training poststroke improves kinematic consistency: a subgroup analysis from a randomized clinical trial. Phys Ther, 2009; 89:829.
43. Colombo, G, et al. Treadmill training of paraplegic patients using a robotic orthosis. J Rehabil Res Dev, 2000; 37:693.
44. Colombo, G, Wirz, M, and Dietz, V. Driven gait orthosis for improvement of locomotor training in paraplegic patients. Spinal Cord, 2001; 39:252.

45. Hesse, S, et al. A mechanized gait trainer for restoring gait in nonambulatory subjects. Arch Phys Med Rehabil, 2000; 81:1158.

46. Oliver, R, et al. The Six-Minute-Walk Test in assessing respiratory function after tumor surgery of the lung: a cohort study. J Thorac Dis, 2014; 6:421.

47. Bohannon, RW, et al. Comparison of walking performance over the first 2 minutes and the full 6 minutes of the Six-Minute Walk Test. BMC Res Notes, 2014; 7:269.

48. Southard, V, and Gallagher, R. The 6MWT: will different methods of instruction and measurement affect performance of healthy aging and older adults? J Geriatr Phys Ther, 2013; 36:68.

49. Hanson, LC, McBurney, H, and Taylor, N. The retest reliability of the six-minute walk test in patients referred to a cardiac rehabilitation programme. Physiother Res Int, 2012; 17:55.

50. Fulk, G, et al. Clinometric properties of the six-minute walk test in individuals undergoing rehabilitation post stroke. Physiother Theory Pract, 2008; 24:195.

51. Kosak, M, and Smith T. Comparison of the 2-, 6-, and 12-minute walk tests in patients with stroke. J Rehabil Res Dev, 2005; 42:103.

52. Butland R, et al. Two-, six-, and 12-minute walking tests in respiratory disease. Br Med J (Clin Res Ed), 1982; 284:1607.

53. Peters, DM, Fritz, SL, and Krotish, DE. Assessing the reliability and validity of a shorter walk test compared with the 10-Meter Walk Test for measurements of gait speed in healthy, older adults. J Geriatr Phys Ther, 2013; 36:24.

54. Lin, JH, et al. Psychometric comparisons of 3 functional ambulation measures for patients with stroke. Stroke, 2010; 41:2021.

55. Jackson, AB, et al. Outcome measures for gait and ambulation in the spinal cord injury population. J Spinal Cord Med, 2008; 31:487.

56. Podsiadlo, D, and Richardson, S. The Timed "Up & Go": a test of basic functional mobility for frail elderly persons. J Am Geriatr Soc, 1991; 39:142.

57. Ng, SS, and Hui-Chan, CW. The Timed Up & Go Test: its reliability and association with lower-limb impairments and locomotor capacities in people with chronic stroke. Arch Phys Med Rehabil, 2005; 86:1641.

58. Shumway-Cook, A, Brauer, S, and Woollacott, M. Predicting the probability for falls in community-dwelling older adults using the Timed Up & Go Test. Phys Ther, 2000; 80:896.

59. Ayan, C, et al. Influence of the cognitive impairment level on the performance of the Timed "Up & Go" Test (TUG) in elderly institutionalized people. Arch Gerontol Geriatr, 2013; 56:44.

60. Poncumhak, P, et al. Reliability and validity of three functional tests in ambulatory patients with spinal cord injury. Spinal Cord, 2013; 51:214.

61. Forsberg, A, Andreasson, M, and Nilsagård, Y. Validity of the Dynamic Gait Index in people with multiple sclerosis. Phys Ther, 2013; 93:1369.

62. Dye, D, Eakman, AM, and Bolton, KM. Assessing the validity of the Dynamic Gait Index in a balance disorders clinic: an application of Rasch analysis. Phys Ther, 2013; 93:809.

63. Herman, T, et al. The Dynamic Gait Index in healthy older adults: the role of stair climbing, fear of falling and gender. Gait Posture, 2009; 29:237.

64. Lubetzky-Vilnai, A, Jirikowic, TL, and McCoy, SW. Investigation of the Dynamic Gait Index in children: a pilot study. Pediatr Phys Ther, 2011; 23:268.

65. Wrisley, DM, et al. Reliability, internal consistency, and validity of data obtained with the functional gait assessment. Phys Ther, 2004; 84:906.

66. Wrisley, DM, and Kumar, NA. Functional gait assessment: concurrent, discriminative, and predictive validity in community-dwelling older adults. Phys Ther, 2010; 90:761.

67. Leddy, AL, Crowner, BE, and Earhart, GM. Functional gait assessment and balance evaluation system test: reliability, validity, sensitivity, and specificity for identifying individuals with Parkinson disease who fall. Phys Ther, 2001; 91:102.

68. Yang, Y, et al. Validity of the functional gait assessment in patients with Parkinson disease: construct, concurrent, and predictive validity. Phys Ther, 2014; 94:392.

69. Lord, SE, Halligan, PW, and Wade, DT. Visual gait analysis: the development of a clinical assessment and scale. Clin Rehabil, 1998; 12:107.

70. Lord, S, et al. Visual gait analysis: the development of a clinical examination and scale. Clin Rehabil, 1998; 12:107.

71. Wolfson, L, et al. Gait assessment in the elderly: a gait abnormality rating scale and its relation to falls. J Gerontol, 1990; 45:M12, 199.

72. Baer, HR, and Wolf, SL. Modified Emory Functional Ambulation Profile: an outcome measure for the rehabilitation of poststroke gait dysfunction. Stroke, 2001; 32:973.

73. Liaw, LJ, et al. Psychometric properties of the modified Emory Functional Ambulation Profile in stroke patients. Clin Rehabil, 2006; 20:429.

74. Wolf, SL, et al. Establishing the reliability and validity of measurements of walking time using the Emory Functional Ambulation Profile. Phys Ther, 1999; 79:1122.

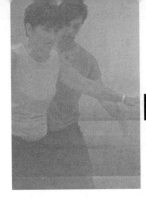

附录10A 颅脑损伤患者（案例解析2）后续2个疗程中干预措施的选择、实施顺序和难易程度改变

案例解析2在第二部分的第339页展示。

患者信息	
患者	案例解析2：颅脑损伤：平衡和步行训练
临床诊断	颅脑损伤
现病史	车祸所致颅脑损伤2年
注意事项/禁忌证	• 患者需要重复指导和演示 • 患者安全意识下降
既往史、测试和评估	参考案例解析2（第339页）
治疗结果（长期目标）	1. 患者能够独立行走，无须使用辅助器械，6~8周双侧站立，站立时间和步长对称，有效的重心转移和负重，动态平衡良好。 2. 患者无辅助器械下可以独立完成标准椅子的坐站转换，6~8周内完成站立后，患者能够对称地负重并以适当的姿势保持躯干直立，双侧髋膝充分伸展。 3. 6~8周内，治疗师提供保证患者平衡和安全的辅助，患者在此辅助下能够一步一步地上下移动5个台阶。 4. Berg平衡测试在6~8周内提高到50/56分。
短期目标	1. 患者在有充分保护的情况下完成无辅助器具行走，2周内实现左侧下肢对称的重心转移和承重，站立时髋膝充分伸展，以及右侧3/5步的对称步长。 2. 患者2周内能够保持右侧高抬腿时左下肢单腿站立，可主动控制30秒。 3. Berg平衡测试在2周内提高到45/56分。 4. 2周内，患者无辅助双脚并拢静立45秒。

第一阶段康复计划	
本阶段治疗要解决的活动障碍	虽然患者表现出上肢和下肢双侧障碍导致的步态功能障碍，但是本次治疗的重点是改善左下肢支撑期功能
	患者用手杖行走，表现如下
	• 左侧负重减少
	• 左侧支撑时间缩短
	• 右侧步长减小
	• 站立中期左侧负重不充分
	• 左侧骨盆后方下降动作缺失，支撑期髋膝伸展不充分
	• 缺乏提供有效的上下肢功能的动态躯干控制
	• 左下肢负重差及躯干和左下肢间运动的不协调导致左侧蹬离动作较差
	• 左下肢摆动期髋屈肌占优势，缺乏躯干的动态参与
	• 虽然左臂比右臂摆动范围大，但是由于躯干缺乏动态控制，左肩胛骨未主动参与
	• 左臂在肩关节和肘关节处过度摆动，但缺乏肩胛骨的控制及躯干和左下肢的参与
	• 患者的支持面变大，平衡的难度降低使步态变得简单安全。虽然安全性提高了，但更宽的支持面会减少躯干、左侧骨盆和下肢的活动。患者的左下肢没有在正确力学对线下获得合适的支持面进行有效的重心转移和负重
康复计划的重点	左侧支撑期和右侧摆动期左下肢充分的重心转移和负重
在治疗开始和结束前后分别对以下功能进行测试	• 左侧下肢单侧站立时间
	• 3 或 5m 的步数
	• 从坐到站的时间和双侧负重的对称性
	• 步态分析和观察

第一阶段康复计划

干预方法 1

患者体位：左侧卧位。

动作：右侧骨盆向前上提和向后下压。

技术：节律性启动和等张组合[7,8]。

手法接触 / 促进 / 输入：手法接触最初用于 2 种骨盆模式的被动运动，以确保患者所有组成部分的灵活性。随后重点将转移到评估和促进患者功能，启动 2 种骨盆模式的收缩和躯干的动态稳定，为下肢活动做准备。可以通过在关节活动范围的起始端快速牵伸或在干预过程中认为合适的范围内牵伸来完成促通。当患者收缩开始失控时，可以保持或再一次快速牵伸，以促进运动单位输出，对运动模式进行再教育，使患者对所进行的运动有更好的感知，同时通过激活运动皮质将这个动作重组到患者的整体运动中去。

治疗原理：治疗从受累较少的一侧开始，以便于评估患者对口头指令和手法输入的反应，确定脊柱和骨盆的活动范围，教给患者即将在受累更重的一侧进行的动作和运动模式，给予患者一个成功信号以激励和促进患者完成剩余的治疗过程。治疗方案由骨盆开始，评估并对躯干进行适当的激活，以改善躯干动态的稳定（近端稳定以更好地促进远端活动）。

干预方法 2

患者体位：右侧卧位。

动作：左侧骨盆向前上提和向后下压，重点在向后下压。

技术：节律性启动和等张组合[7,8]。

手法接触 / 促进 / 输入：同干预方法 1。

治疗原理：治疗过程中，对受累更重的一侧（左侧）应用相同的动作和技术以达到相同的目的。骨盆的向前上提和向后下压是促进站立承重的合适的 PNF 对角线模式。此阶段治疗的重点是步态的支撑期，因此，更应该侧重于骨盆后方下降模式。由于患者缺乏躯干动态激活和控制而且步行中骨盆缺乏参与度，所以最初的治疗集中在骨盆。正常骨盆模式的促进和躯干动态稳定的激活是支撑期下肢活动的先决条件。

干预方法3

患者体位：右侧卧位。

动作：左侧骨盆向后下压，左下肢伸展/外展/内旋模式。

技术：在骨盆向后下压的末端持续保持，同时下肢以伸展/外展/内旋模式进行等张组合[7,8]。

手法接触/促进/输入：对骨盆向后下压和左下肢伸展/外展/内旋模式的促进可以从基于患者反应的挤压动作开始。一旦患者表现出恰当的反应，治疗师应继续挤压，并增加适当的抗阻，以促进运动单位募集的增加和与骨盆后方下降位置保持正确力学对线负重的动态感知。一旦有效的激活被建立，手法输入将发生改变，以抵抗伸展/外展/内旋模式和骨盆后方下降的离心收缩，并在末端再次应用向心收缩和挤压。治疗师多次重复手法，以增加关节活动范围，直到患者能在活动范围起始处进行骨盆向后下压和左下肢伸展/外展/内旋。

治疗原理：这个动作是在侧卧位模仿站立。它允许治疗师在不影响患者平衡的情况下，促进骨盆和下肢在伸展/外展/内旋模式的活动范围末端正确定位。允许患者在稳定和安全的姿势下体验改善站立所需的组成部分。挤压和末端保持为患者负重做好准备，提高了负重能力和稳定性。

干预方法4

患者体位：在平行杠内，左脚在前、右脚在后，大步站立。

动作：重心从后方的右下肢转移到前方的左下肢，重点是双侧骨盆正确的运动和力学对线，避免骨盆在水平面的过度旋转和冠状面的下降。当患者重心从后侧下肢（右）转移到前侧下肢（左）时，注意下肢的正确力学对线和控制。

技术：对重心转移动作实施节律性启动技术，

重点在于右侧骨盆向前上提（必要时加以快速牵伸和适当的阻力）和左侧骨盆向后下压（挤压）。

手法接触/促进/输入：治疗师最初通过在双侧骨盆施加手法接触来帮助患者改善重心转移，促进并确保患者重心前移时能保持双侧骨盆水平位。注意当患者重心转移到左下肢时，要确保左膝关节得到适当的保护和限制，以促进膝伸展并防止关节屈曲或过伸。当患者对重心转移的控制提高后，治疗师的手法输入可以由辅助变为施加阻力，促进下肢、骨盆和躯干强化的同时提高各部分的有效协调能力。

治疗原理：该动作有助于将患者在不负重和安全的体位下通过促进和练习获得的改善整合到更具功能性和挑战性的体位中，从而促进患者直立站立。这个动作开始时，对简单的重心转移进行节律性启动并重复，让患者体验到有效的重心转移的正确顺序。当治疗师确认患者表现出一个有效的运动策略时，包括所有节段被有效地激活并表现出适当的运动顺序，可以很好地控制骨盆前移而不出现过度的额状面旋转，可以对这个动作施加阻力以提高难度。

干预方法5

患者体位：在平行杠内，左足在前、右足在后，大步站立。

动作：右下肢高抬腿，将重心转移到左下肢。要注意站立时左下肢正确的力学对线和控制。当右下肢高抬腿、髋关节屈曲超过90°时，可以对摆动腿（右）施加合适的阻力。重点在于摆动腿正确的骨盆向前上提和支撑腿正确的骨盆向后下压。

技术：对右侧骨盆和右下肢施加适当阻力（摆动腿），对左侧骨盆和左下肢挤压（支撑腿）。

手法接触/促进/输入：手法输入的形式是对右侧骨盆向前上提施加适当的阻力，并对左侧骨盆和下肢进行挤压。这样可以确保激活躯干并促进动态稳定，同时骨盆以适当的对角线模式运动，下肢在屈曲/内收/外旋（右）和伸展/外展/内旋（左）模式上保持。治疗师的手法接触点可以从右侧骨盆转移到对右下肢屈曲模式施加阻力。随着右髋屈曲超过 90°，治疗师可以刺激交叉伸展反射，以进一步促进左下肢伸展模式的运动输出。如果患者状态稳定，手法接触点可以再次移动，一只手放在右侧骨盆促进骨盆向前上提，另一只手放在右侧下肢促进下肢屈曲模式。治疗师必须确保在整个治疗过程中对支撑腿加以适当的保护，以防止患者疲劳时膝屈曲或过伸展。

治疗原理：一旦患者在重心由右下肢转移到左下肢时表现出适当的躯干、骨盆和下肢控制，治疗师可以增加治疗难度，让患者高抬腿，由于交叉伸展反射的影响，左下肢的支撑期和右下肢的摆动期的组成部分均被夸大，以增加促通和强化效果，同时增加神经输出。除了强化步态的组成部分外，这项治疗也可以改善站立时髋膝控制、力量和平衡。

总体注释（所有治疗阶段）

● 每一项动作都要多次练习，物理治疗师的重点在于启动正确的运动，并适当加强和持续关注运动质量。一旦疲劳开始影响患者启动和运动控制的反应能力，则提示需要调整治疗（改变收缩类型或方向），或者进展到下一个动作。

● 当 5 项干预措施结束后，步态的组成部分（重点在左下肢的支撑期）分别在无负重和负重体位下进行训练，并在治疗师控制下进行重心转移和迈步练习。患者现在已经做好了将获得的分解技能运用到整个步行活动的准备（标准技能），治疗过程必须以强调将所有分解技能进行整合的步态训练（整体任务训练）作为结束。治疗师应减少手法接触、阻力和口头指令，而将关注重点放在功能性技能的独立练习上。

● 当一个任务的元素被分解成不同的组成部分（例如，运动的启动，重心转移和承重，迈步策略）时，应始终遵循将任务作为一个整体进行练习的原则以优化运动学习。

本治疗阶段练习顺序的原理

● 本治疗阶段应用了部分临床推理框架。治疗原则遵循从宽支持面和低重心的体位开始，逐渐过渡至窄支持面和高重心的体位。刚开始时，仅关注一个节段（如骨盆）的运动，当下肢参与进来后，逐渐进展到更多的自由度和多个关节的参与。应用任务导向性训练原则，治疗过程中首先将任务（如步态）分解并针对各个组成部分分别训练，然后将各部分重新整合到整体任务中。整体任务训练是促进功能性任务改善的关键组成部分。从运动任务的需求和进展来看，治疗遵循从侧卧位到站立位的顺序，首先改善近端稳定以促进远端的灵活性。从灵活性练习开始，逐渐进展到稳定性和运动控制训练，最后以技能性活动结束。

● 在所有活动中，物理治疗师使用合适的语言和手法提示、重复和反馈来增强治疗和促进运动学习。并逐渐进阶到无语言和手法提示下的主动、独立的练习。

康复期间关于治疗进阶的建议

假设患者对本阶段治疗反应良好，后续治疗重点如下。

1. 结合骨盆和肩胛骨模式（整体屈曲 / 伸长模式和肩胛骨 / 骨盆交互模式）以改善功能活动期间的躯干控制，并提高所有功能性任务的单侧和对侧相互作用。

2. 重点放在摆动期，与此阶段相似，现在患者的站立控制能力已经改善，有更好的动态稳定性和平衡能力来参与摆动期练习。

3. 相似的治疗可以用来改善右下肢运动控制。

与特殊治疗点不同，所有的治疗环节都应该做到以下几点。

● 关注患者的短期和长期目标。

● 关注本阶段重点要改善的功能性活动，即步行。

● 在治疗前后进行评估，以向患者和治疗师证明所练习的内容确实对与患者相关的任务和确定目标的实现产生了影响。

● 在每一阶段结束时，进行功能性任务训练，将通过分解练习获得的灵活性、稳定性或运动控制重新整合到标准的功能性技能中，以提高步行能力。

● 通过重复性练习家庭锻炼项目可以增强每个治疗阶段的治疗效果，可以使用活动日志来记录练习的时间和成果。

第二阶段康复计划	
本阶段治疗要解决的活动障碍	假定前一阶段治疗是成功的，患者的左下肢重心转移和承重能力改善，左下肢支撑期延长，骨盆向后下压和髋伸展改善。其他的步态障碍包括 • 左下肢的摆动相由骨盆后撤引起，提示骨盆和躯干或骨盆和髋关节之间缺乏分离运动 • 手臂摆动减少，躯干无反向旋转 • 支持面较宽 • 动态平衡下降
本阶段治疗重点	躯干的动态控制，以改善步行周期中左侧肩胛骨和左侧骨盆的分离运动，促进左下肢摆动
在治疗开始和结束前后分别对以下功能进行测试	• 观察翻身时躯干、骨盆和左下肢的分离运动 • 观察患者上台阶时足廓清的能力 • 重点观察步态中左下肢摆动期的质量

第二阶段康复计划

干预方法1

患者体位：右侧卧位。

动作：左侧躯干整体屈曲模式（左肩胛骨向前下压、左骨盆向前上提）。

技术：节律性启动和等张组合[7,8]。

手法接触/促进/输入：左侧肩胛骨向前下压的手法接触点为胸廓中线和喙突下方，左侧骨盆向前上提的手法接触点为髂骨侧方、上方和稍前方，从整体伸长模式（肩胛骨向后上提和骨盆向后下压）的起始位开始被动促进整体屈曲模式。同时指导患者配合完成整体屈曲模式；随着患者主动控制活动的增加，手法输入由被动到主动再到抗阻。为增加躯干整体屈曲的运动输出，治疗可以进阶到等张组合[7,8]。

● 在整体屈曲末端持续保持。
● 紧接着在部分范围内进行缓慢的离心伸长
● 然后通过向心收缩恢复整体屈曲。
● 接着在更大范围内离心伸长
● 再次通过向心收缩恢复整体屈曲。

这项练习将一直持续到患者能够控制全范围整体伸长的离心收缩和全范围整体屈曲的向心收缩。

治疗原理：治疗从躯干整体模式开始，增加躯干运动输出，促进左侧肩胛骨和左侧骨盆之间的分离运动，并着重于确保肩胛骨和骨盆都能在动态稳定的躯干上运动。治疗开始时先应用节律性启动技术，由治疗师示范适当的运动，确保患者能够用有效的组成部分和适当的时间来启动运动。一旦患者建立起启动这种模式的能力，为继续加强和改善离心控制，治疗重点将变为等张组合[7,8]。

干预方法2

患者体位：右侧卧位。

动作：左侧躯干整体屈曲模式和整体伸长模式。

技术：动态（等张）反转。

手法接触/促进/输入：左侧肩胛骨向前下压的手法接触点为胸廓中线和喙突下方，左侧骨盆向前上提的手法接触点为髂骨侧方、上方和稍前方，从抗阻整体屈曲的起始位开始，然后手法接触点转变为对左侧肩胛骨向后上提（肩峰上稍后）和左侧骨盆向后下压（坐骨粗隆下）施加阻力，促进整体伸长。手法接触点将交替转变以促进/抵抗躯干整体屈曲和整体伸长运动。

治疗原理：此阶段的治疗关注患者在躯干整体屈曲和整体伸长之间的反转，从而促进患者方向转变的能力，确保患者有能力启动左侧肩胛骨和左侧骨盆的对角线运动，同时增强整体伸长模式并持续强化整体屈曲模式，改善协调功能。

干预方法3

患者体位：右侧卧位。

动作：左侧肩胛骨向后下压和左侧骨盆向前上提的交互运动。

技术：等张组合 [7, 8] 和动态反转。

手法接触 / 促进 / 输入：左侧肩胛骨向后下压的手法接触点为肩胛骨下角下、内侧缘，左侧骨盆向前上提的手法接触点为髂骨侧方、上方和稍前方，从患者每个模式的末端（左侧肩胛骨向后下压和左侧骨盆向前上提交互模式）开始进行被动活动，并促进两个模式末端保持，使运动单位输出最大化，从而为步态做准备。一旦获得足够的末端收缩，动作即由向心收缩进展到离心伸长，在每次重复过程中都应该增加关节活动范围，最后要求患者在活动范围的起始端以恰当的时序和协调能力开始肩胛骨向后下压和骨盆向前上提的交互运动。

治疗原理：考虑到功能性活动与交互作用的关系，治疗由躯干整体模式转换到躯干交互模式，在稳定的侧卧位下，通过手臂的摆动和躯干的反向旋转，这种交互组合运动可以模拟步行时左下肢摆动期的运动。

干预方法 4

患者体位：坐位，滑行。

动作：伴随骨盆向前上提重心左右转移，重心前移的重点为坐在椅子上向前的分离性滑行。

技术：节律性启动。

手法接触 / 促进 / 输入：手法接触从双侧骨盆开始（髂骨外侧、上方和稍前方），促进适当的重心转移以保证一侧减重来实现适当的前滑。一旦重心转移完成，手法接触可以转换为辅助并继续给减重侧骨盆上抬施加阻力。动作从一侧至另一侧重复，随着患者躯干和骨盆控制与分离程度的改善，可以逐渐进阶到在骨盆向前上提和下肢向前滑动时施加阻力。

治疗原理：坐位时支持面相对较窄，患者可以从坐位开始体验重心向一侧转移同时另一侧骨盆向前上提的感觉。这种体位比依赖性较强的侧卧位难度要高，但由于运动自由度较少，比站立位的难度相对更低。

干预方法 5

患者体位：在平行杠内右足在前、左足在后，大步站立。

动作：左下肢高抬腿，重心转移到右下肢。治疗师要保证患者右腿站立时正确的力学对线和控制。左侧腿抬至髋屈曲超过 90° 时可以对摆动的左下肢施加合适的阻力。动作的重点是左侧正确的向前上提和右侧正确的向后下压。

技术：在摆动期对左侧骨盆向前上提和左下肢屈曲 / 内收 / 外旋模式施加适当的阻力。

手法接触 / 促进 / 输入：手法输入的关键是左侧骨盆向前上提时施加适当阻力，并对右侧骨盆和下肢行挤压手法以确保右下肢动态稳定。治疗师的手法接触用于在左下肢摆动期对左侧骨盆向前上提和下肢屈曲施加阻力。重要的是要确保左髋屈曲大于 90° 以诱发交叉伸展反射，从而进一步促进双下肢运动输出。在动作练习过程中，治疗师必须要确保患者支撑腿得到足够的保护，以防止疲劳时出现支撑侧膝屈曲或过伸展。

治疗原理：此动作将本阶段治疗进阶为站立体位，使得所有在侧卧位和坐位练习的成分在站立位时进行组合。患者需要在控制右下肢站立位的同时将左侧骨盆向前上提以进一步提高难度。治疗时要关注躯干的动态控制和手臂的适当摆动，这是改善平衡和提高步行效率的必要组成部分。

总体注释

● 正如第一阶段康复计划总体注释中所述，重要的是将整个治疗过程中涉及的步态组成部分重新整合到步态（标准技能）中，进行整合的步态训练（部分到整体的训练）。物理治疗的干预必须注重提高功能性技能，因此，所有治疗过程必须以整体任务训练作为结束，注意应减少治疗师的介入，以促进学习和对功能性任务的独立控制。此外，以强调和提高治疗过程所关注的功能性任务为目的的家庭锻炼计划也是康复计划的重要组成部分。

本治疗阶段练习顺序的原理

本治疗阶段的练习顺序是从分解练习（左侧肩胛骨向后下压，左侧骨盆向前上提和左下肢屈曲 / 内收 / 外旋模式）开始，随后才将分解动作整合为整体任务进行训练（以左下肢摆动为重点的步行）。我们同时应用了从侧卧位到坐位再到站立位和步行的渐进训练，治疗从具有较宽支持面和较低重心的稳定体位开始，逐渐进阶到站立和行走这一最高功能体位。治疗开始时更多的是被动活动，然后逐渐进阶到治疗师更少参与和患者更多独立控制的训练。

康复期间关于治疗进阶的建议

此例患者前两个阶段的治疗方案涉及：①步行的支撑期，以促进稳定的支持面并改善躯干控制和动态稳定；②步行的摆动期，以提高躯干分离运动和步行效率。假设这些干预措施取得了良好疗效，接下来的治疗过程可以逐渐进阶到在不同平面上（如爬楼梯）行走和耐力训练。本案例中我们建议接下来的步行训练以减少支持面和改善平衡为重点。一旦改善了步行的组成部分，跑步机上的步行训练可以提高步行自动化控制。此外，也应该同时关注上肢的功能。

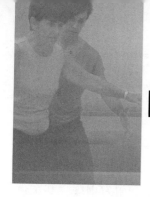

附录10B | 脊髓损伤患者（案例解析3）使用减重支持系统和跑步机进行步行训练

ELIZABETH ARDOLINO, PT, MS; ELIZABETH WATSON, PT, DPT, NCS; ANDREA BEHRMAN, PT, PhD; SUSAN HARKEMA, PhD; AND MARY SCHMIDT-READ, PT, DPT, MS

案例解析3的具体内容见344页。

传统的脊髓损伤步态训练方法着重于用代偿性方法提高独立性，以解决力量、运动控制、平衡和感觉方面的缺陷。脊髓损伤患者经典的步行训练的目标是使用支持架和辅助设备来改善瘫痪或麻痹。应用减重支持和跑步机的步行训练是一种基于活动依赖的脊髓神经可塑性和运动学习能力的干预方法[1-4]。

脊髓中间神经元网络处理并整合上行感觉输入和下行脊髓输入，这两者整合为运动输出，产生步行[5]。不完全性脊髓损伤后脊髓上组织的驱动力减弱，步行训练的目标是促进中枢神经的步行特异性输入，以提高损伤水平以下的运动输出[6]。高强度的重复性和任务特异性步行练习（通过步行训练）旨在促进神经系统平衡和步行的改善，以改善脊髓损伤和其他神经系统疾病患者的整体健康和生活质量。

步行训练基于以下4个原则[1,7]。

● 下肢最大负重。鼓励患者下肢尽可能多负重，同时通过上肢来减重。

● 优化感官提示的使用。步行训练时治疗师提供适当的手法输入以提高步态质量，同时尽量以受伤前或接近受伤前的步行速度来行走。

● 优化每个运动任务的运动学。步行训练的重点是直立姿势、适当的骨盆旋转和步行中适当的肢体协调。患者开始迈步时以跨步姿势开始，后方肢体髋伸展。重点在于使用标准的运动学来完成坐站转移、站立和其他任务。

● 最大化恢复和最小化代偿。如有需要，患者会得到帮助以通过典型的时空顺序来完成任务。尽可能减少代偿模式运动（如动量和杠杆）。应尽量少使用辅助设备，不使用矫形器，尽可能减少身体辅助。

使用减重支持系统和跑步机的步行训练包括3个主要部分：迈步训练、地面测试和社区整合。

迈步训练

迈步训练的环境由放置在跑步机上的减重支持系统组成，物理治疗师和助手提供手法协助。减重支持系统和跑步机为步行任务的安全练习提供了理想环境。步行训练包括4个部分：站立再训练、站立适应性训练、迈步再训练和迈步适应性训练。

● 站立再训练。站立再训练的目的在于确定患者下肢能承受多少体重。目标是尽可能地将减重比例降到最低，训练者（在步行训练技术方面经过专门训练的人）按照患者需求提供帮助，以保持合适的站立姿势。

● 站立适应性训练。站立适应性训练的目的是在静态和动态站立时，明确身体不同部位（如躯干、骨盆、右膝、左膝、右踝、左踝）保持独立性所需的体重参数。

● 迈步再训练。迈步再训练的目的是通过在尽可能低的减重比例和正常的行走速度（0.98~1.30m/s）下建立一种运动力学上正确的迈步模式来重新训练神经系统的步行能力。

● 迈步适应性训练。迈步适应性训练的目的在于促进步行任务中每个身体节段的独立控制。开始时，患者低速步行需要更多的减重支持，随后逐渐发展到更少的减重支持和更高的速度，直到完成独立步行。

地面测试

地面测试的目的在于确定在没有减重支持辅助的情况下，在跑步机上的迈步训练中获得的技能向地面行走转化的情况。在这个部分中，治疗师检查患者在没有辅助设备、支架或其他代偿措施的情况下进行功能性活动的能力，如转移、床上活动、站立和行走。下一步的训练计划和社区整合的目标是基于地面测试的表现而确定的。治疗师和患者找出限制成功独立行走的因素后会利用这些信息建立新的训练目标。

社区整合

社区整合的重点是步行训练原则在患者家庭和社区环境中的应用。治疗师选择最不具限制性的辅助设备，以保证患者安全和独立地站立与行走。其目标是在更开放的环境中增加负重。

由于步行训练的最终目的是促进神经系统最大程度的恢复，与传统门诊治疗相比，患者需要的治疗时间会更长。需要超过40次以上步行训练的患者并不少见。急性期患者住院康复出院后，常需要每周参加步行训练门诊治疗5次，随着他们的进步，逐渐过渡到每周4次，然后每周3次。

参考文献

1. Harkema, S, Behrman, A, and Barbeau, H. Locomotor Training Principles and Practice. New York, Oxford University Press; 2011.
2. Harkema, SJ, Hillyer, J, and Schmidt-Read, M, et al. Locomotor training: as a treatment of spinal cord injury and in the progression of neurologic rehabilitation. Arch Phys Med Rehabil 2012; 93(9):1588–1597.
3. Barbeau, H, and Blunt, R. A novel interactive locomotor approach using body weight support to retrain gait in spastic paretic subjects. In Wernig, A (ed): Plasticity of Motorneuronal Connections. Restorative Neurology, Vol. 5. Amsterdam, Elsevier, 1991, 461.
4. Barbeau, H, Nadeau, S, and Garneau, C. Physical determinants, emerging concepts, and training approaches in gait of individuals with spinal cord injury. J Neurotrauma 2006; 23:571 (review).
5. Harkema, SJ. Plasticity of interneuronal networks of the functionally isolated human spinal cord. Brain Res Rev 2005; 57:255.
6. Edgerton, VR, Niranjala, JK, Tillakaratne, AJ, et al. Plasticity of the spinal neural circuitry after injury. Annu Rev Neurosci 2004; 27:145.
7. Behrman, AL, Lawless-Dixon, AR, Davis, SB, et al. Locomotor training progression and outcomes after incomplete spinal cord injury. Phys Ther 2005; 85:1356.

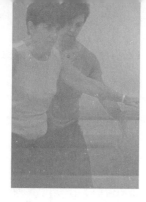

第11章

改善上肢功能的干预措施

SHARON A. GUTMAN, PhD, OTR, FAOTA;
MARIANNE MORTERA, PhD, OTR

本章从作业治疗师的角度出发，探讨如何在日常生活技能的指导下治疗上肢功能障碍，旨在为物理治疗师提供以下信息：①为提高上肢功能提供有效的干预措施；②了解作业治疗师在上肢功能训练方面的作用；③与作业治疗师沟通综合的跨学科患者管理。

 任务分析指南

在制订康复计划之前，治疗师需要进行任务或活动分析。任务分析是将活动分解为几个组成部分，以了解活动的需求，并确定患者参与活动的障碍（专栏11.1）。治疗师在活动分析过程中要考虑3个主要组成部分：患者的身体功能、活动需求以及环境因素。患者**身体功能表现技能**是指参与活动所必需的解剖和生理情况；可进一步细分为以下几类：感觉、知觉、神经、肌肉骨骼、认知和社会心理。本章着重于介绍日常生活活动中神经和肌肉骨骼功能的干预措施。

专栏 11.1 活动分析的过程

患者案例

患者是一名72岁女性，脑卒中后，右脑顶叶受损，导致感觉、视觉、运动功能、认知和社会心理障碍。以下是具体的**身体功能表现技能**受损。

- 感觉：左上肢的本体感觉、运动觉和位置觉受损。
- 知觉：左侧视觉和躯体感觉忽略；双侧上肢同时操作的能力减退。
- 肌肉骨骼：左肩中度无力；左上臂举过头顶和侧方伸够引起中度屈肌协同作用；坐位粗大抓握和躯干控制能力低下。
- 认知：注意力和集中力下降，能够遵循2~3步指令，在判断、意识和洞察力方面有中度困难；需要频繁的提示来启动活动。
- 社会心理：表现为抑郁、情绪不稳定；缺乏参与治疗的动力。

治疗师应考虑以下问题。

1. 上述障碍如何影响或限制患者在每个日常生活活动任务中的表现？
2. 所有障碍的表现结合起来是如何影响指定的日常生活活动任务的每个步骤的？

例如，在进行功能性活动时，患者可能有以下困难。

- 感觉：在洗澡时，如果不能用视觉代偿患侧减退的触觉和本体感觉，患者可能难以用患手拿毛巾。日常生活活动中手进行功能性活动时，即使由于运动功能恢复而有能力抓握毛巾，但触觉和本体感觉的减退可能会使运动功能变得费力或低效。
- 知觉：当患者忽略盘子左侧的食物时，可表现为左侧视觉忽略。患者双手用餐具切割食物的能力减退；进食时当健侧手握刀时，患侧手无法握住叉子柄。
- 肌肉骨骼：患者可能无法在肩前屈超过90°时下拉睡衣的衣领，当进行这一活动时，患者可能会出现肩部和肘部肌张力的中度增加。
- 认知：患者很容易分心，且需要频繁的口头指令来参与日常生活活动，如刷牙。患者也可能表现出安全意识下降和判断力差，如在转移过程中未能锁住轮椅手闸。
- 社会心理：患者主观不愿刷牙或起床去参加日常生活活动训练。为了提高患者的积极性，需要经常鼓励患者参与日常生活活动。

活动需求

治疗师确定具体任务组成或活动步骤，并考虑以下问题。

1. 活动的具体步骤是什么？
2. 潜在损伤是如何影响患者的实际表现以及如何运用活动或任务组成来改善受损区域的？

续栏

3. 可以合并采用什么代偿策略来弥补？

环境因素
- 物质环境。
- 人文环境。

治疗师应考虑以下问题。

1. 什么样的物质环境因素可能会阻碍患者的表现？
2. 患者的哪些社会文化价值观和信仰可能会妨碍其参与活动的能力？

通过以上分析，治疗师可以修改活动和环境，来提高患者在特定日常生活活动中的表现。

活动需求是指活动的每个步骤的需求。**环境因素**是指可能阻碍或促进表现的环境特征，以及可能影响患者执行特定日常生活活动的社会文化价值观和信仰。一旦完成对这 3 个方面的分析，治疗师就可以修改活动和（或）环境，增强患者的参与能力。为改善患者的表现，治疗师还可以使用特定干预措施来增强患者的神经和（或）肌肉骨骼功能。

身体功能表现（准备）技能

以下是独立进食、洗漱和穿衣等活动所必需的身体功能表现技能或准备技能。

- **躯干姿势稳定**。适当的上、下部躯干稳定性（即，上部躯干伸展和腹部稳定）是保持直立坐姿的关键（图 11.1）。骨盆中立和髋关节外展可以增强躯干下部的稳定性。直立坐姿是正常上肢运动模式所必需的。如果患者为站立位，应进行适当的骨盆和下肢力学对线矫正，以提供足够稳定的支持面。站立时，骨盆力学对线正确，以促进身体处于中立位置及上部躯干伸展。在站立位下执行日常生活活动可能有挑战性，治疗师需要提供触觉或语言提示，以协助维持正确的站立姿势。

- **肩部的稳定性和灵活性**。在取物活动时需要肩胛带肌肉的协同收缩以支持远端上肢的运动，如在进食、修饰或穿衣时能取用具（图 11.2）。

- **肘部的稳定性和灵活性**。在取物时支持远端上肢运动的肘部肌肉组织协同收缩是一项必要的准备技能（图 11.3）。例如，在握住一个水杯或者维持住牙刷姿势时需要肘关节保持稳定。将衬衫向下拉需要肘的屈曲和伸展。

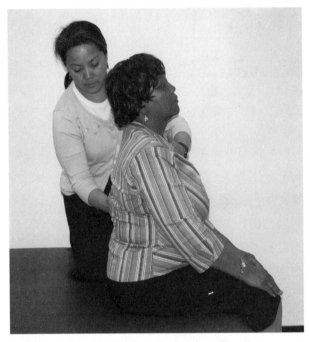

图 11.1 躯干姿势稳定是自主进食的一项必备技能。它能够启动正常的上肢运动模式，头部和躯干的直立姿势可以防止食物误吸

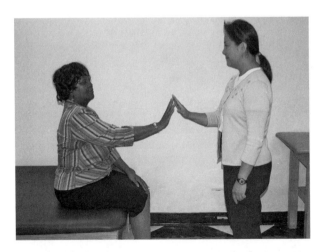

图 11.2 肩部的稳定性和灵活性是自主进食时伸够和取回餐具及食品的必备技能。本图为患者以治疗师的手作为目标训练取物

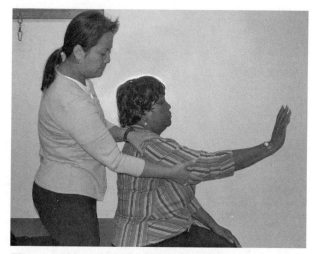

图 11.3　肘部的稳定性和灵活性是支持远端上肢运动所必需的，这是自主进食的准备技能

● **腕部的稳定性和灵活性。** 大多数日常生活活动都要求腕关节有保持中立或伸展位的能力，以维持手的抓取和抓握模式（如下所述，图 11.4）。例如，握住一个奶罐并将液体倒入玻璃杯中，使用衬衫上的纽扣或衣物上的拉链，需要患者保持腕伸展姿势（腕伸展角度为 20°～30°）。

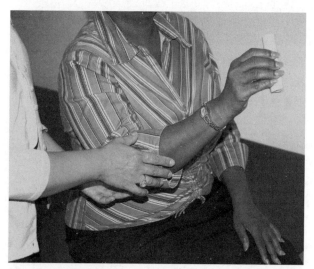

图 11.4　腕部的稳定性和灵活性可使自主进食时进行必需的抓取和各种抓握模式

● **粗大抓握。** 粗大抓握是指物体与手指表面相接触的一种握法。抓握和释放体积大的食物（如三明治）和水杯（图 11.5），洗澡时将一块肥皂牢牢握在手上，漱口时抓住一瓶漱口水，都需要拇指和手指粗大的弯曲和伸展动作。

● **抓握模式。** 抓握指的是四指和拇指对指并操纵物体的姿势。多种抓握模式有助于手功能和日常生活技能的执行。例如，**手掌抓握**模式（也称为三爪卡盘或三足架抓模式），拇指与一个或多个手指（如示指和中指）相对，来抓握小物体。在**侧向抓握**模式中，拇指与示指和中指的桡侧相接，好像拿着一把钥匙。在进食过程中，需要用抓握模式来握持器具，例如叉子柄（图 11.6）、刀柄或杯子把手。日常生活活动中也需要抓握模式，例如使用侧向抓握模式握持钥匙（图 11.7）。手掌抓握法用于抓取小的食物，如椒盐脆饼（图 11.8）。

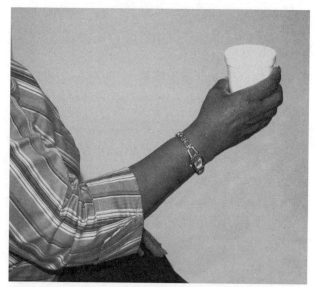

图 11.5　自主进食过程中需要粗大抓握来抓取和释放体积较大的食物和水杯

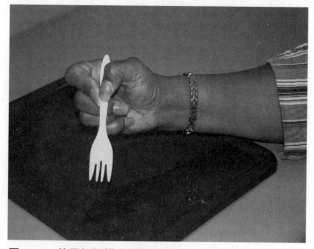

图 11.6　使用抓握模式握住叉子柄

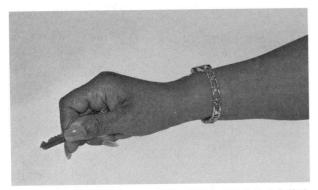

图 11.7 使用侧向抓握模式握持钥匙是自主进食的准备技能

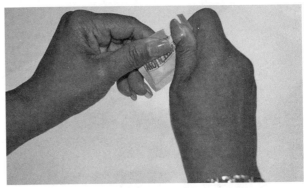

图 11.9 使用拇指和四指操作撕开甜味剂包装袋是自主进食的准备技能

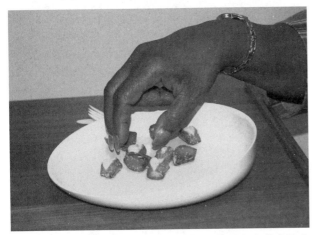

图 11.8 使用手掌抓握模式拾起椒盐脆饼是自主进食的准备技能

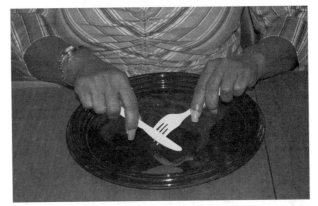

图 11.10 双侧上肢各持一件餐具的动作是自主进食的准备技能

● **拇指和四指运动**。小器具和食品的动态操作需要拇指和四指的精细运动，如将吸管放入玻璃杯中、撕开甜味剂包装袋（图 11.9）、打开饼干的塑料包装。在穿衣和修饰时，也需要拇指和四指做精细的运动，比如系鞋带、系衬衫扣子和用牙线剔牙等。

● **双上肢运动**。双手或双上肢运动是大多数自主进食、修饰和穿衣技能所必需的。用刀叉切食物（图 11.10）、在面包卷上涂黄油、给外套系扣子、穿袜子、在牙刷上挤牙膏、戴隐形眼镜，这些都是常见的日常生活活动表现中必不可少的双上肢动作。

日常生活活动任务所需的上肢功能依赖于现存技能。这些技能必须按照特定的顺序进行，因为在有序进行中每个技能的进行都取决于前一个技能。足够的躯干稳定性是所有上肢技能的先决条件。一旦建立躯干稳定性，上肢技能就应该按照以下顺序进行训练。

● 肩部的稳定性和灵活性。
● 肘部的稳定性和灵活性。
● 腕部的稳定性和灵活性。
● 粗大抓握与抓握模式。
● 拇指和四指运动。
● 双上肢运动。

双上肢运动的整合（双上肢协调运动以完成目标任务）是日常生活活动所需的最高技能水平，因此是以上序列中的最后一项技能。

日常生活活动任务的活动分析

下面是 3 个简要的活动分析流程示例。这些例子阐明了如何从神经病学和肌肉骨骼学角度来分析自主进食、卫生和穿衣等活动的上肢功能、活动需求以及环境因素。

自主进食

活动需求和活动步骤

1. 患者必须在桌子（或带膝上托盘的床）前

坐直，并在前方放好餐食、餐具和水杯。根据需要使用工具。坐位下，骨盆和下肢应调整力学对线正确摆放，以保证骨盆呈中立位或轻度前倾位且髋关节外展，因为在自主进食期间，恰当的骨盆支撑对维持上半身的正确力学对线是必要的（图 11.11）。

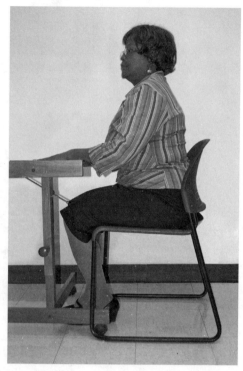

图 11.11　直立坐姿　正确摆放骨盆和下肢使骨盆处于中立位或轻度前倾位，并且使髋关节外展

2. 双侧上肢正确摆放，通过肩胛带肌群的协同收缩促进肩部稳定。肩部稳定是促进肘部向前伸展取物和腕部稳定等正常运动模式所必需的，这样才能够引出远端手部的功能性活动（图 11.12）。

3. 如果用手指喂食，可通过粗大抓握将食物送入口中（即拇指和四指的联合屈曲运动，图 11.13）。使用餐具时，可运用抓握模式来握住餐具的手柄将食物送入口中（图 11.6）。粗大抓握和抓握模式时的正常运动模式涉及四指和拇指屈曲/伸展动作来抓握和释放物品。

4. 手从盘子到嘴的往复移动。在自主进食中，由于这种运动模式下的频率和持续时间（即肩、肘及腕关节的抗重力稳定性），可能会产生疲劳，必须要监测患者对这种运动模式的疲劳程度和耐受性。

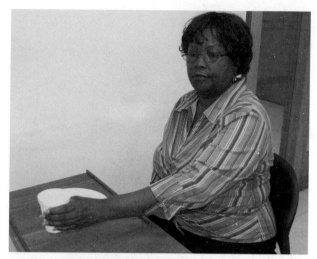

图 11.12　肩部的稳定促进肘部伸展和腕部稳定，形成向前取物的正常运动模式，从而实现手部运动的功能性

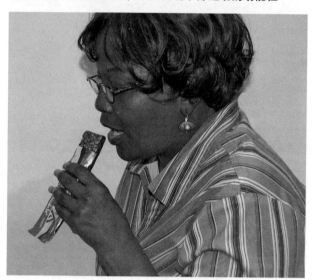

图 11.13　用手指喂食，食物通过粗大抓握入口

5. 从桌子上取玻璃杯喝水时，要用粗大抓握握住水杯；用抓握模式握住有把手的杯子。通过这些模式确保将杯子送到嘴边，再放回到桌子上（图 11.14）。

6. 用双手切（图 11.15）和处理食物需要双侧上肢协调配合。

环境因素

● 患者必须能够在椅子或轮椅上保持直立坐姿。

● 桌子高度必须达患者躯干中部。

● 桌面必须足够大且稳定，以便容纳食物和器具来满足患者双侧上肢的活动。

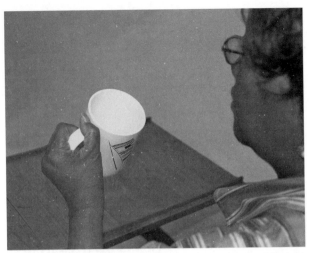

图 11.14 从桌上拿起杯子喝水时，对玻璃杯使用粗大抓握，对有把手的杯子使用抓握模式

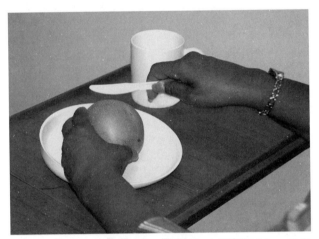

图 11.15 双手切和处理食物需要双侧上肢的配合，患者一手持刀，另一手固定食物

● 所有食物要符合患者的饮食习惯、营养需求、宗教习惯、社会文化偏好和忌口。

刷牙

活动需求和任务步骤

1. 患者必须坐直或站在浴室的洗手池旁，并将牙刷、牙膏、可拆卸的义齿（如假牙）和杯子在前方固定好。根据需要使用辅助器具。坐位下刷牙时为了使身体的上部保持正确力学对线，正确的骨盆支持是必要的。因此，骨盆和下肢应保持正确的力学对线，以保证骨盆呈中立位且髋关节外展（图 11.11）。站立位时，患者双足打开与肩同宽，体重均匀分布于双足，骨盆呈中立位，躯干上部轻微伸展，头部居中。

2. 通过肩胛带肌群的协同收缩定位上肢以促进肩部稳定。肩部稳定是促进肘伸展向前伸够和腕部稳定的正常运动模式所必需的，如此才能够引出远端手部的功能性运动（图 11.12）。

3. 需要使用双手取下牙膏盖并将牙膏挤在牙刷上。用一只手以粗大抓握方式握住牙膏，另一只手利用手掌抓握模式拧开瓶盖。然后，优势手抓住牙膏并把牙膏挤在牙刷上的同时另一只手利用侧向抓握模式固定住牙刷。也需要双侧近端肩和肘部的稳定性，以及连同腕关节的轻微伸展，以支持双手远端抓握和使用能力。

4. 在口腔内控制牙刷并且能够刷到所有牙齿表面，肩关节和肘关节近端稳定下的腕关节稳定与旋转能力是支持手部远端使用所必需的。由于这种运动模式的频率和持续时间（即肩关节、肘关节及腕关节的抗重力稳定性）会产生疲劳现象，必须要监测患者对这种运动模式的耐力和耐受性。

5. 打开水龙头使水流出的动作需要肩关节向前够取、肘关节伸展、腕关节保持稳定以及手掌抓握模式。将杯子注满水，送到嘴边，再放回水槽上部（图 11.14），需要肩部向前够取、肘部屈曲 / 伸展、腕部的稳定和粗大抓握。把水从口中吐到水槽中，需要颈部和躯干轻微屈曲运动。刷完牙后冲洗牙刷时需要肩部向前够取、肘关节伸展、手腕稳定和手掌抓握。从水槽上部拿起毛巾，横向擦嘴，需要肩部向前够取、肘部屈曲 / 伸展、腕部的稳定和粗大抓握。

环境因素

● 患者必须能够在椅子或轮椅上保持直立坐姿，或是在浴室水槽旁保持直立和站立平衡。

● 水槽表面必须足够大并且稳定，以容纳刷牙所需用品。如果水槽不稳定，在站立时如有需要，必须设置扶手来提供对上肢的支持以维持平衡。

穿套头毛衣

活动需求和任务步骤

1. 患者必须坐在椅子、轮椅上或无支持下坐在床或治疗床的边缘。骨盆和下肢应保持正确的力学对线以保证骨盆呈中立位且髋关节外展，双足平放在地板上，因为适当的骨盆支撑是穿衣所必需的（图11.11），可保证所需的躯干力学对线正确。上部躯干稍微伸展的同时头部保持中立。无支撑坐位进行穿衣练习时，上肢举过头顶的动作会影响患者的耐力水平，应时刻监测患者是否疲劳。

2. 患者使用受累较轻的肢体来执行大多数任务要求的同时，受累较重侧的上肢参与穿着任务的程度取决于功能恢复的程度。在这个例子中，患者受累较重一侧上肢的功能表现为肩部和肘部开始出现分离运动，腕部运动较弱，出现部分粗大抓握。

3. 患者应尽量使用患侧上肢，以提高近端肩部的稳定。这可以通过刺激肩部向前伸展，并渐进性地对抗重力向头顶方向伸展来加强近端肌肉组织，以支持肘部和手部在空间中的运动。肩部稳定是促进肘部伸展和腕部稳定的正常的前伸运动模式所必需的，从而实现手部远端功能性运动（图11.12）。把套头毛衣套在头上需要肩部肌肉组织具有足够的力量和耐力来维持双上肢在头顶上的位置。由于这项活动的需要，患者的耐力水平必须加以考虑和监测。如果完成举双侧上肢过头的要求过于困难，患者可能很快就会感到疲劳。如果障碍较重的上肢表现为显著的肩无力，那么完成双上肢过头可能就过于费力了。

4. 抓住套头毛衣并将颈部开口处拉过头顶的动作需要双侧粗大抓握、腕部轻微伸展、肘部屈曲、肩部过头伸展。患者应先将受累较轻侧的上肢放入相应的衣袖，然后用肩前伸和肘部伸展动作将受累较重侧的上肢放置于另一侧衣袖。如有可能，患者应使用双侧粗大抓握和肘部伸展动作将毛衣底部边缘拉过前部躯干。此外，应鼓励患者受累较重的一侧上肢使用肩内旋和伸展、肘伸展，以及粗大抓握的动作拉下躯干背侧的毛衣。

环境因素

● 如上所述，患者必须能够在椅子、轮椅、床或治疗床边缘保持直立坐姿，并保持良好的骨盆和躯干控制。患者坐位支撑面和对躯干或背部的支撑能力都会影响患者保持骨盆和躯干的良好力学对线。

● 椅子、轮椅、床或治疗床的高度必须调整为患者坐位下双足平放在地板，以确保下肢和骨盆正确的力学对线。

● 如果在无支撑的坐位下平衡变得不稳定，或者如果上肢过头伸展动作使患者出现躯干疲劳，则应在患者周围提供足够的空间，以防患者向患侧倾斜。治疗师应坐在患者的前方，监护患侧以保证安全。

临床笔记：针对特定人群或患者群体开发了用于评估上肢功能的标准化测量方法。例如，改良Ashworth量表，手臂、肩和手的残疾问卷，运动评定量表，脑卒中后评定运动功能恢复的Fugl-Meyer量表，普渡钉板测试，Jebsen-Taylor手功能测试。表11.1中介绍了这些测量方法及其适应证。

治疗策略和注意事项

下面将介绍在上述各种日常生活活动任务的背景下，上肢功能的治疗方法，包括：**神经肌肉易化技术、PNF、代偿性训练、运动再学习**和**改良的强制性诱导运动疗法**。对每种治疗方法的讨论解释说明了治疗师如何在日常生活活动环境中使用干预措施来促进上肢功能。治疗师也可以使用这些方法来提高执行日常生活活动所必需的上肢准备技能。

治疗师根据患者的需要和上肢功能，以不同的组合方式使用和排列治疗方法。在决定何时以及如何使用这些方法时，一个需要考虑的重要因素是患者是否有适当的自主运动。显示出自主运动充分恢复的患者可能无法从神经肌肉易化技术或强化实践方法中获益。相反，这些患者从直接参与日常生活活动再训练中获益更多。神经肌肉易化技术和PNF对需要发展或提高准备技能的患者特别有用（例如，肩部稳定性差的患者；够取、推、粗大抓握、抓握模式较差的患者；由于肌张力的增高或降低、力弱和动作分解导致运动模式受损，而致使上肢双侧使用较差的患者）。

表 11.1　上肢功能和表现的测量方法

测量方法：改良 Ashworth 量表（MAS）

描述： MAS 的目的是评估中枢神经系统疾病（如脑卒中、颅脑损伤、脑瘫）患者受累肢体的痉挛程度。MAS 依次分为 6 级，从 0 级（无肌张力）到 5 级（肢体屈或伸僵硬）。

治疗师在关节活动范围内活动患者的肢体，并根据观察到的反应确定痉挛程度。实施 MAS 测量大约需要 5 分钟，由受累肢体的数目决定。

适应证： 适用于伴有继发于中枢神经系统损害的肌张力障碍的儿童（6 ~ 12 岁）和成人（18 ~ 64 岁）。

参考文献： Bohannon, RW, and Smith, MB. Interrater reliability of a Modified Ashworth Scale of muscle spasticity. 1987; PhysTher, 67：206.

测量方法：手臂、肩和手的残疾问卷（DASH）

描述： DASH 的目的是评估肌肉骨骼疾病患者的上肢表现和功能；随着时间的推移，DASH 还可用于监测上肢功能和表现的变化。DASH 是一份包括 30 个项目、5 个要点的顺序自评问卷，目的在于评估特定任务中上肢功能的关节限制情况和肢体活动。评估需要 10 ~ 30 分钟完成。该测试有一任选项目用于评估在工作、运动或表演艺术中的高水平肢体活动。*Quick*DASH 是由 10 道问题和任选的工作、运动或表演艺术模块组成的测试表。

适应证： 适用于伴有影响上肢功能的一系列骨科和神经系统疾病的成人（18 ~ 64 岁）。

参考文献： Beaton, DE, et al. The DASH （Disabilities of the Arm, Shoulder and Hand）Outcome Measure： what do we know about it now? HandTher, 2001; 6：109.

测量方法：运动评定量表

描述： 此量表的目的是评估脑卒中患者在进行功能性日常生活活动（即床上移动、坐位平衡、步行、上肢运动表现和手部的功能性活动）期间的运动功能和恢复情况。此定量表是一项基于 8 项表现为基础的测试，另附加 1 项不包括在总分中的肌张力评估（8 项运动功能检查，1 项肌张力评估）。评估在 15 ~ 30 分钟内完成，使用 7 分等级量表进行评分（0 ~ 6 分，其中 6 分表示最佳表现）。项目得分加起来总分为 48 分（除外肌张力评估项目）。每项任务要求患者完成 3 次；记录 3 次试验中的最佳表现。

适应证： 适用于成人（18 ~ 64 岁）和老年（65 岁以上）脑卒中患者。

参考文献： Carr, JH, et al. Investigation of a new motor assessment scale for stroke patients. PhysTher, 1985; 65：175.

测量方法：脑卒中后评定运动功能恢复的 Fugl-Meyer 量表

描述： 此量表的目的是评测脑卒中后继发偏瘫的患者感觉运动功能的恢复情况。评估是以表现为基础，包含 226 个项目，使用 3 分等级量表（0 = 不能执行，1 = 部分执行，2 = 全部执行），分为 5 个领域：运动功能、感觉功能、平衡、关节活动范围和关节疼痛。患者在站立、坐位或仰卧时，执行日常活动中特定的运动，并报告主观的感觉和疼痛体验。评估大约需要 30 分钟（简化版大约需要 10 分钟）。此量表包括一个可以独立使用的上肢分测试。上肢分测试包含 33 个项目，使用 3 分等级量表，总分为 66 分。上肢分测试评估肩部、肘部、前臂、手腕和手的运动。上肢功能特定评估主要针对反射活动以及评估随意运动是否处于协同运动模式。还包括对粗大和精细运动、上肢协调运动以及运动速度的评估。

适应证： 适用于青少年（13 ~ 17 岁）、成人（18 ~ 64 岁）和老年（65 岁以上）等脑卒中后继发偏瘫的患者。

参考文献： Fugl-Meyer, AR, et al.（1975）. The post-stroke hemiplegic patient. Scand J Rehabil Med, 1975; 7：13.

测量方法：普渡钉板测试

描述： 此测试的目的是测定指尖灵巧度以及手指、手和手臂的粗大运动功能。这项测试最初是为了帮助挑选从事装配工作的雇员（需要手的灵活性和协调性）而制订的，但已在临床康复机构中广泛使用。普渡钉板由一块矩形板组成，板的顶部有 2 条垂直的孔眼和 4 个杯状凹槽。任务要求患者从杯子中取出小金属钉，并尽快将其放入孔中。试验分为 30 秒和 60 秒。测试得分动作分别为右侧销钉放置、左侧销钉放置、两侧销钉放置、两侧销钉和垫圈组装。整个评估过程需要 15 ~ 30 分钟。通过与标准化正常参考值比较得分进行分析。

适应证： 适用于伴有手臂、手和手指灵活性和协调性障碍的神经和骨科疾病的儿童（6 ~ 12 岁）、青少年（13 ~ 17 岁）、成人（18 ~ 64 岁）和老人（65 岁以上）。

参考文献： Tiffin, J, and Asher, EJ. The Purdue Pegboard： norms and studies of reliability and validity. J Appl Psychol, 1948; 32：234.

续表

测量方法：Jebsen-Taylor 手功能测试

描述：此测试是一个规范标准的执行测试，用于检验日常活动中单侧手的功能。该项测试用来检测手在特定任务中的执行速度，而不是动作的质量。分别使用非优势手和优势手测试 7 项任务（非优势手应在优势手之前进行测试）：以三年级阅读水平写一篇 24 字的短文（6 ~ 7 岁儿童不适用），翻牌，将熟悉的小物件（即硬币、回形针、瓶盖）取出并放置于一个容器中，模拟进食，堆叠棋子，举起和放置轻的物体（空罐），举起和放置重的物体（0.45kg 的金属罐）。每个任务都有时间限制，大约需要 10 秒。项目和总分按年龄和性别与标准化正常参考值比较进行分析。随着时间的推移可以重新评估治疗的进展程度。双手测试需要 15 ~ 20 分钟。

适应证：此测试适用于因骨科或神经损伤或疾病引起手功能缺陷的儿童（5 ~ 12 岁）、青少年（13 ~ 19 岁）和成人（20 ~ 94 岁）。

参考文献：Jebsen, RH, et al. An objective and standardized test of hand function. Arch Phys Med Rehabil, 1969; 50: 311.

神经肌肉易化技术

神经肌肉易化技术是一种对进食、洗漱和穿衣等活动所需的准备技能进行训练的重要干预措施。在提升这些准备技能的背景下，所选项目的组成部分为：稳定性、够取、抓和抓握。

稳定性

通过负重活动实现关节挤压，可以促进肩部近端稳定。指导患者患侧上肢负重，并使患侧上肢肘关节伸展支撑于治疗师手部（图 11.16）或支撑于另一个支撑面（如治疗床）。挤压可用来促通肩 / 肩胛的稳定肌群和肘部伸肌群。患者能够完成抗重力下的远端动态运动之前，肩部需要有足够的稳定性（为所有日常生活活动技能所需）。

够取

一旦肩部建立了稳定，需开始解决够取问题。可以通过主动的肩胛前伸、肩部屈曲和肘部伸展来促进够取动作。最初指导患者将患肢沿着桌面向前滑动（重力最小化），就像够取目标食物一样（图 11.17）。当完成这一技能时，患者可以开始练习更高标准的技能，即向空间内够取（抗重力）一个玻璃制品或面包卷（图 11.18）。为了促进三角肌前部，即主动肌的收缩达到向前够取的目的，可以在肌腹上进行轻拍（快速牵伸）。然而，这种方法所产生的肌肉收缩是短暂的。因此，可以通过施加阻力来维持肌肉收缩。一旦患者可以完成这些准备技能，治疗师便可以指导其在生活环境下的自我进食、洗漱和穿衣活动中使用这些技能进行够取动作。

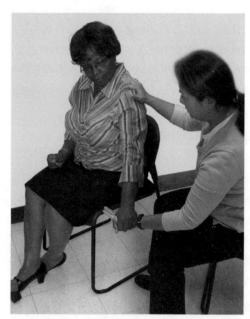

图 11.16 为增强上肢的稳定性，指导患者在肘伸展状态下将上肢置于支撑面上，使患侧上肢负重。治疗师可用手支撑来提供支持，也可以使用治疗桌或治疗床表面来支持上肢

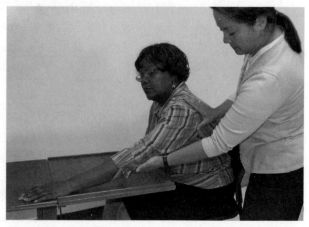

图 11.17 为了促进够取动作，指导患者将患肢沿着桌面向前滑动（重力最小化），就像够取目标食物一样

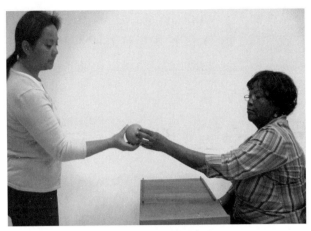

图11.18 患者练习抗重力伸展够取食物

抓和抓握

神经肌肉易化技术的一个重要目标是减少屈肌痉挛并促进患者具有屈肌协同运动模式的伸展。

为了使这些患者更好地产生抓和抓握模式，必须减少腕和手的屈肌痉挛。功能性抓和抓握模式包括可以主动随意地屈曲四指、拇指和主动随意地伸展四指、拇指以及腕部。如果没有形成随意的抓和抓握模式，就无法实现独立自主的进食。轻轻叩击各肌肉的肌腹部可以促进腕和手指的伸展；对这些动作增加阻力时可以维持收缩反应。轻拍伸肌肌腹可以抑制屈肌痉挛[1]。一旦完成这些准备技能，治疗师可以在进食任务中指导患者练习腕和手指的自主伸展（如抓住并释放水杯，或抓和释放小食物，如面包卷或饼干）。在拉下套头毛衣的时候，可以练习自主伸展腕关节和手指或粗大抓握和释放动作。

专栏11.2中的学生实践活动展示了一个使用神经肌肉易化技术的患者案例。

专栏11.2 学生实践活动：患者案例——应用神经肌肉易化技术

患者84岁，左侧脑卒中3周后遗留右上肢轻瘫。右上肢的运动能力具体表现为肩、肘、腕、四指、拇指和腕关节轻微的屈伸主动运动。抗重力下存在轻微的屈肌协同运动模式。同时还表现出有轻微的视觉-空间障碍，需要少量的口头指令完成多步骤的活动。

首先，为患者制订右上肢负重活动来增强肩周肌肉的控制和伸肘能力。为了促进肩和肘向前伸取的运动，为患者提供积极的辅助练习以减少为抵抗重力所需的额外努力。一旦患者能够进行小范围的主动运动，就应鼓励患者进行手抓握和释放训练同时伴主动腕背伸。当患者上肢运动出现轻微上肢屈曲共同运动时，开始进行自主进食训练，用塑料叉子叉取质量轻、体积大的食物。手-嘴的运动模式要求肩部稳定性下的多次远端主动运动，可以根据需要合理安排休息时间。在练习穿套头衫活动期间，在肩前屈小于90°时应鼓励患者进行肩前屈合

并肘伸展运动以帮助上肢穿过套头衫袖口。刷牙时，患者需要肩部、肘部和腕部稳定性，使用双手以及粗大抓握抓住并挤压牙膏，把牙膏涂抹在牙刷上。

指导性问题

1. 神经肌肉易化技术如何与治疗性的训练计划相结合？治疗性的训练计划包括什么？
2. 如何向患者的护理人员宣教在家庭环境中执行训练计划？需要注意哪些禁忌证？当护理人员工作时，应该注意患者的哪些体征和红旗征？
3. 治疗师将使用哪些特定的准备技能促进躯干和姿势控制以引导上肢进行正常的运动模式？
4. 你会使用哪些特定的准备技能促进上肢肩、肘、腕和手的正常运动模式？
5. 物理治疗师和作业治疗师应该怎样合作来提高正常运动模式的再学习，并且提高独立的功能性日常生活活动？

临床笔记：在使用神经肌肉易化技术时，治疗师须时刻关注患者上肢的运动功能。患者应关注其代偿运动模式，并通过语言和手法提示帮助患者纠正异常的运动模式，使其避免形成习得性习惯。例如，当试图向前够取时，患者可能会用肩部抬高和外展来代偿，而不是适当地屈曲肩部和前伸肩胛。同样，患者进行远端运动

时也可能表现出过多的肩部运动。必须立即关注和纠正这种代偿运动。纠正应该从语言和手法提示开始，以提供听觉和本体感觉两种反馈。当患者开始演示学习正确动作时，口头指令应继续，而手法提示应减少。最终，当患者能够自我纠正不适当的运动模式时，口头指令也可以减少。理想的正常运动模式的实践应该从近端肌肉组织开

始，并随着患者的表现变得更加熟练而进展到远端。最终，近端和远端运动模式的实践可以结合起来（就像执行功能性活动那样）。

🚫 **红旗征**：出现异常运动模式及使用代偿策略替代正确的运动模式可能说明患者在执行一项超出其目前技能水平的活动。进行特定的肩、肘、腕部或手部运动所需的关节活动范围或体力对患者来说可能要求过高，并会抑制患者实践和学习正常运动模式的能力。在这些情况下，治疗师应该立即进行干预，修改任务，选择合适的治疗难度。任何肌肉组织痉挛增加表明患者正在执行一项技能要求过高的活动。在这种情况下，每次针对一个关节进行促通训练并处于非负重姿势，可能会降低特定活动的难度。

本体感觉神经肌肉促进疗法

与神经肌肉易化技术一样，PNF 也可以用来促进进食、洗漱和穿衣所需的准备技能（稳定性、够取、抓和抓握模式）。由于正常的运动模式是通过螺旋和对角线的联合使用来实现的，因此，PNF 可以用来促进功能活动所需的正常运动模式。要求躯干控制的 PNF 双上肢运动模式可以促进日常生活活动中的准备技能。PNF 指导原则要求在运动控制的各个阶段内进行一系列的活动：移动性、稳定性、运动控制和技巧。以下指导方针可以用来促进自主进食、洗漱和穿衣的准备技能。

躯干的稳定性，节律性稳定

躯干的稳定性对于上肢的充分使用至关重要。在进行自主进食和洗漱活动期间，患者拿起食物或洗漱用品移动到嘴边时必须能够控制躯干向前移动，并且利用肩的稳定性来促进够取和手－嘴的运动模式。通过 PNF 的节律性稳定技术可提高躯干的稳定性。节律性稳定主要指利用肌肉等长收缩时进行抗阻运动（不产生动作），用节律性稳定来提高躯干的稳定性时，患者取侧卧位，治疗师双手同时施加适当的阻力 [2,3]，一只手

施力于躯干上部屈肌，同时另一只手施力于躯干下部伸肌（图 11.19），根据患者的耐受和疲劳程度重复数次。节律性稳定也可以在坐姿和站姿下使用。

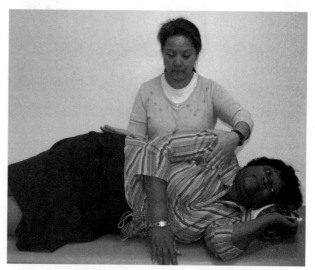

图 11.19　侧卧位节律性稳定技术以促进躯干稳定　患者取侧卧位，治疗师用一只手对躯干上部屈肌施加适当的阻力，同时另一只手对躯干下部伸肌施加适当的阻力来使上述肌肉等长收缩。阻力同时施加于拮抗肌群（例如，躯干上部屈肌和躯干下部伸肌，或躯干上部伸肌和躯干下部屈肌）。虽然没有产生运动，但施加的阻力使躯干的上部和下部就像向相反的方向扭转或旋转一样

肩的稳定性，PNF 上肢运动模式，动态（等张）反转

肩的稳定性对于使用手－嘴运动模式完成功能性够取动作是至关重要的；前臂和腕的稳定性对于握持餐具和修饰活动是必需的。

动态（等张）反转是指促进一个方向上的等张收缩，紧接着在另一个方向上进行等张收缩。口头指令是指在相反方向上运动开始时的提示。患者可以取仰卧位（可提供良好的躯干支撑）或者坐位，让患者上肢抵抗适当的阻力做屈曲 / 内收 / 外旋动作，但仅限于中间范围（图 11.20）。肩关节外旋向上通过面部，移动至肩关节屈曲内收位。让患者维持这个姿势大约 3 秒，然后上肢抵抗适当的阻力做伸展 / 外展 / 内旋模式。肩关节做内旋向下并向外推，移动到外展和伸展位（图 11.21）。在要求患者保持位置之前，阻力在两个方向上逐

渐递增。保持的位置可以是关节活动范围内不同的位置。动态反转的重复次数要根据患者的耐受和疲劳程度来决定。

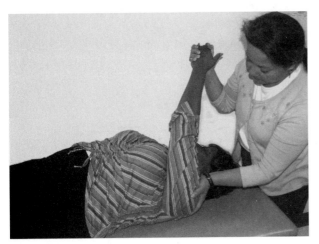

图 11.20 仰卧位，PNF 上肢运动模式，动态（等张）反转 患者在进行屈曲 / 内收 / 外旋运动模式至中间范围的过程中，治疗师施加持续阻力使其上肢等张收缩

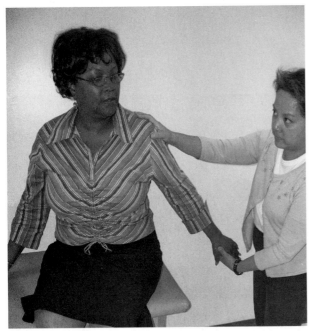

图 11.21 坐位，PNF 上肢运动模式，动态（等张）反转 患者在进行伸展 / 外展 / 内旋运动模式的过程中，治疗师施加持续阻力使其上肢等张收缩

前臂够取的稳定性，PNF 上肢运动模式，动态（等张）反转

一旦实现了肩关节的稳定，需开始关注前臂

在取物过程中的稳定性。在上肢的日常生活活动中，前臂稳定对于支撑和维持腕关节处于轻度伸展位（20° ~ 30°）是必需的。这个准备技能是进行自主进食、洗漱和穿衣等活动的先决条件。患者需取坐位，动态反转可以用来促进上肢主动肌的等张收缩，随后抗阻运动刺激拮抗肌的等张收缩。在上肢的屈曲 / 内收 / 外旋模式中肩关节屈曲、内收和外旋可促进够取和手 – 嘴的运动模式（图 11.20）。嘱患者握手、腕关节掌屈，保持肘关节伸展的同时向上拉动胳膊，经过面部使肩关节到达内收屈曲位。

治疗师在上肢屈曲 / 内收 / 外旋的运动模式中应给予适当的阻力（应与患者的肌肉收缩强度相适应）。当上肢运动至接近活动范围的末端时，指导患者改变方向进行伸展 / 外展 / 内旋的运动模式。让患者张开手、伸展手指和腕关节，同时肩关节内旋和向下向外推动（图 11.21）。此时肩关节应处于外展后伸位。在进行上肢的伸展 / 外展 / 内旋运动模式的过程中，治疗师应给予适当的阻力。当进行 PNF 模式的反转时，动作应该是流畅的、连续的，并且从一个模式转换到相反模式的过程中应该给予持续的适当阻力。专栏 11.3 中的学生实践活动呈现了一个应用 PNF 上肢运动模式的病例。读者可参考第 3 章：本体感觉神经肌肉促进疗法，以进一步讨论本章所描述的 PNF 技术的原则和技巧。

临床笔记：治疗师应该持续观察患者在目标运动模式中的表现情况，之后控制手法和调整阻力，并利用口头指令纠正不正确的姿势和位置。随着患者出现更多正确的运动模式，**手的提示性接触应该逐渐减少**。当手的提示性接触逐渐减少时，语言提示可以继续，但应随着自我纠正的逐渐增多，出现正常的运动模式（或接近正常的运动模式），语言提示也应随之减少。

专栏 11.3 学生实践活动：患者案例——应用 PNF 上肢屈曲/内收/外旋和伸展/外展/内旋运动模式

患者 54 岁，女，右侧肱骨骨折 12 周。右肩关节前屈和外展有 0°～90° 的主动运动。主动内旋和外旋中度受限。应用上肢 PNF 运动模式和 PNF 的动态（等张）反转技术促进肩关节主动肌的等张收缩（即肩关节的屈曲、内收和外旋），随后在适当的阻力［动态（等张）反转］下进行肩关节拮抗肌的等张收缩（即肩关节的伸展、外展和内旋）。治疗师指导患者进行上肢的屈曲/内收/外旋运动模式（肩关节的屈曲和内收）并给予适当的阻力。然后嘱患者改变方向进行上肢伸展/外展/内旋运动模式，使肩关节进行抗阻运动至外展伸展位。上肢抗阻的 PNF 运动模式可以增加肩关节的活动范围和肌力，同时可以结合梳头动作中的螺旋对角运动模式。一旦患者肩关节的活动范围和肌力有所增强，接下来可以设计洗澡活动，练习正常的手–身体配合的上肢运动模式。

指导性问题

1. 怎样将 PNF 模式应用于患者整体的康复计划中？与什么样的功能活动相协调？
2. 怎样指导患者的护理人员执行家庭锻炼计划？
3. 当与患者进行训练时，护理人员应该注意哪些体征和红旗征？
4. 有哪些其他的准备技能将会增加肩关节的活动范围和肌力？
5. 物理治疗师和作业治疗师应该怎样合作来促进正常运动模式的再学习以及增加功能性日常生活能力任务的独立性？
6. 肩关节骨折的患者应用 PNF 模式和技巧的时候，应当注意哪些禁忌证？

红旗征：上述 PNF 技术仅适用于上肢和躯干具有不少于最小到中等程度的主动运动及轻微高张力状态的患者。如果有明显的张力增高，使用 PNF 要尤其小心，或禁止使用 PNF，因为抗阻可能会增加张力或降低目标运动模式的质量。在逐渐增加阻力以及在关节活动范围内的运动期间，应观察疼痛的指征。

代偿训练

当上肢功能的恢复有限并需要很长时间时，需应用代偿性训练的方法。需利用适合的方法来提高日常生活活动能力。在代偿性方法中，障碍较轻的上肢以及障碍较重的上肢的所有现有功能都应综合合理地应用于日常生活活动再学习中。不使用促进技术是因为不期望有意义的功能恢复。选择合适的辅助器具可用来替代缺失的功能性上肢技能。例如：肩关节近端稳定性较差时可以利用一个可移动的上臂支持器来解决（如下所述）。腕背伸功能是粗大抓握和各种抓握模式的必备技能，应用增强腕关节支撑的夹板可以代偿缺失的腕伸展。应用餐具上的可组装的手柄更有利于粗大抓握和各种抓握模式。

肩的稳定性

可移动的上臂支持器可用来代偿肩关节近端的不稳定（图 11.22）。可移动的上臂支持器可固定于患者的轮椅上来支撑肩、肘、前臂和腕关节。它提供了肩关节的稳定性并使上肢的远端处于功能位，以提高自主进食和修饰活动所需的运动功能（即从嘴部到膝上托盘间反复拿取食物和洗漱用品）。

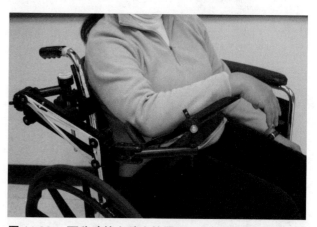

图 11.22 可移动的上臂支持器可以代偿肩关节近端的不稳定，使上肢远端产生运动

够取

肩的稳定性和肩胛骨的前伸是够取动作的必备技能。一旦通过代偿的方法（例如，应用可移动的上臂支持器）正确地建立了肩的稳定性和肩胛带的前伸功能，那么肩向前够取动作和肘关节伸展动作便可促进够取模式。在上肢的日常生活

活动训练中，治疗师应指导患者练习肩的向前够取和肘的伸展动作。

抓和抓握

可移动的上臂支持器可代偿肩关节近端的不稳定，以支撑肩部于轻度外展屈曲位。可移动的上臂支持器的前臂槽对前臂、肘和腕起到支撑的作用，以便于向前够取，为抓和抓握运动做准备。对于远端肌肉组织需要恢复（如周围神经损伤）的患者而言，腕背伸支持器可以为腕部提供稳定性，以便于拇指和四指屈曲进而完成对餐具和食品的粗大抓握和各种抓握模式（图 11.23）。一旦建立起了肩和腕的稳定性，治疗师就应该指导患者练习粗大抓握模式。例如，治疗师指导患者抓握起一小盒牛奶，并将牛奶倒入饮用杯中。

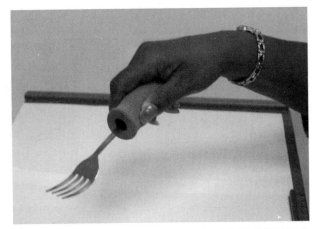

图 11.24　在餐具上安装可组装的手柄以代偿手指屈肌分离运动的缺失和弱化

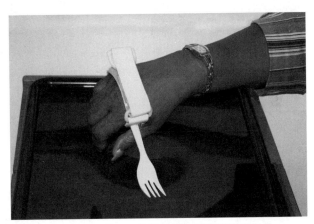

图 11.25　万能袖带可以代偿四指和拇指运动的缺失

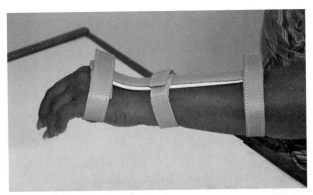

图 11.23　腕背伸支持器可为腕部提供稳定性，以便于拇指和四指屈曲进而完成对餐具和食品的粗大抓握和各种抓握模式

临床笔记：前臂支持器和腕背伸支持器适用于远端肌肉无恢复可能性的患者（例如，完全性脊髓损伤患者）。此外，对于拇指和四指运动功能的缺失也应提供适应性代偿。

通过在餐具上安装可组装的手柄也能够增强抓和抓握模式——这种适应性装置可以代偿手指屈肌分离运动的缺失和弱化（图 11.24）。万能袖带——当手指分离运动缺失时可以固定餐具——可佩戴于手的掌侧面以代偿四指和拇指运动的缺失（图 11.25）。其他上肢辅助器具示例见表 11.2。

双上肢的使用

通过代偿技术促进肩的稳定性、肩胛骨的前伸、肩的向前够取、肘的伸展动作以及抓和抓握模式等一系列先决技能之后，便可以通过各种活动促进双上肢的使用，如用双手洗脸或拿起一个三明治等。治疗师应指导患者在实际的日常生活活动任务环境中结合练习双上肢的使用。

临床笔记：许多患者认为辅助器具是残疾的标志，即使辅助器具能帮助患者代偿丧失的运动功能，并且能够最终帮助他们达到日常生活活动任务中所期待的独立生活水平，许多患者由于恐惧和害怕议论也拒绝使用辅助器具。对于一些患者来说，使用辅助器具就意味着承认有很小或者不可能有再进一步恢复的可能性。应逐步将辅助器具的应用推荐给这些患者，

表 11.2　上肢辅助器具示例

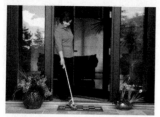

长手柄拾物器

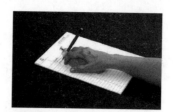

握笔器

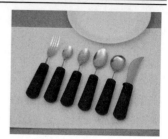

改装手柄的餐具

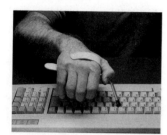

打字辅助器

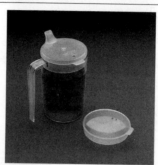

双杯盖杯子

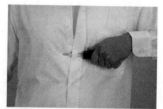

改装手柄的系纽扣器

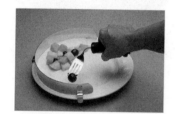

不锈钢食物盘挡

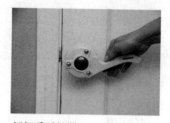

门把手延长器

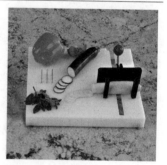

瑞士单手切菜板

注：图片由 Images provided courtesy of North Coast Medical, Inc., Gilroy, CA 95020。

并且要基于他们对损伤和疾病的接受度而定。对于辅助器具的介绍和展示必须强调能使患者有能力去实现他们所期待的日常生活的独立性。患者有权利行使自主权，以决定他们在情感上是否能够或准备好使用辅助器具。

红旗征：有关大脑神经可塑性的研究表明，对于一部分患者来说，运动功能的恢复可在神经系统损伤几年后出现——认为运动功能在很长时间之后还有恢复的可能性[4]。因此，治疗师必须知道，长时间佩戴辅助器具代偿缺失的运动功能可能会妨碍潜在功能的进一步恢复。故治疗师应该鼓励患者使用辅助器具以提高独立性和日常生活活动的效率，但是也应该给患者提供治疗性的训练计划，促进受累肢体潜在肌肉功能的恢复。专栏 11.4 和 11.5 中的学生实践活动介绍了应用代偿性策略进行训练的案例。

运动学习

运动学习适用于能够反复练习所需技能和有意识地利用反馈去修正运动错误的患者。运动学习很大程度上依赖于实际练习、运动想象练习和反馈。运动学习不仅仅是依靠促进技术（例如，神经肌肉易化技术和 PNF）来提高功能表现所需

要的准备技能，而是基于一种理论，即在真实活动（特定活动或任务导向性训练）所需的环境里

练习才能最好地学习运动技能。

专栏 11.4 学生实践活动：患者案例——应用代偿性训练策略

患者男性，22 岁，建筑工人，工作事故中造成 C5 不完全性脊髓损伤。用一个可移动的上臂支持器代偿肩关节近端稳定性的下降并促进其在洗漱活动中向前够取动作。可移动的上臂支持器避免了肩部受到重力的影响，并为肘部、前臂和手腕提供支撑。可移动的上臂支持器要放在促进肘伸展的位置，并且前臂可利用重力移动来代偿肘伸展不足。由于患者肘关节主动屈曲能力较差，因此他可以利用肱二头肌的离心收缩来控制肘关节伸展的速度。使用可移动的上臂支持器来代偿较差的近端稳定性也可以提高远端的活动能力（例如，洗漱时将洗漱用品在水池和脸或头之间往复运动）。另外，腕背伸支持器（图 11.23）和万能袖带（图 11.25）等辅助器具的应用可代偿腕关节伸展不足以及抓和抓握模式的减弱或缺失。在进行实际的修饰活动期间，练习上肢从水池的位置到脸的位置来回拿取洗漱用品的运动模式，也可增强不完全性脊髓损伤后残存的肌力。当患者已经不具备基本

洗漱技能时，需要使用辅助器具提高独立修饰能力。然而，如果有证据表明肩关节或其他的肌肉组织运动功能有恢复，随着患者功能的提高，辅助器具的使用应逐渐减少，直到可以独立进行自主进食和其他的功能性活动。

指导性问题

1. C5 不完全性脊髓损伤患者的肩关节和肘关节保留了什么功能？丧失了什么功能？你认为，这些丧失的功能如何影响日常生活活动？

2. 如果你是患者的物理治疗师，你将会如何设计治疗性的训练增强上肢的使用？针对 C5 不完全性脊髓损伤患者保留的肌肉组织，你将会用什么具体的办法进行训练？你的治疗性训练计划将怎样配合作业治疗师从而帮助患者获得在卫生方面的独立性？

3. 物理治疗师和作业治疗师应怎样合作来提高不完全性脊髓损伤患者上肢肌肉组织潜在的功能恢复？

专栏 11.5 学生实践活动：患者案例——应用代偿性训练策略

患者女，52 岁，教师，患有进行性复发性多发性硬化。她表现出协调功能差、易疲劳、长时间无支持坐位时难以维持躯干的稳定，例如早晨坐在床边穿衣服时。此外，她表现为双侧肩关节上提过头能力较差，并且需要时常休息，可以通过在直背椅上进行穿衣练习来提高躯干的控制能力。建议她穿尼龙搭扣式的开衫取代套头毛衣，以减少上肢抗重力过头够取动作以及弥补系纽扣和拉拉链所需的精细运动技能的不足。练习过头够取和无支持下坐位穿毛衣的上肢运动模式可以维持现有的肌力；然而，使用代偿性策略或许是更谨慎的选择，可帮助完成日间其他日常生活活动或者工作任务从而节省体力。尼龙搭扣式的开衫只需要患者身体对准开衫前襟也可帮助节省体力。当患者没有能力完成基础性日常生活活动时，在修饰时使用代偿方法

来提高日常生活活动的独立性是有必要的。在症状缓解期，鼓励患者在穿衣时尽量少使用代偿性策略，从而维持其现有的独立能力和上肢功能水平。

指导性问题

1. 在复发期间，有哪些节省体力的策略可以纳入常规的日常生活活动任务中？在无支持坐位的情况下，哪些表现体现出穿衣困难？

2. 如果你是物理治疗师，你会考虑如何改进训练方法来提高患者的躯干控制能力和使用上肢的能力？

3. 在复发期间，治疗性活动中将进行哪些预防措施？

4. 物理治疗师和作业治疗师该如何合作，以最大限度地将能量保存技术运用到患者的基础性日常生活活动和工作任务中？

参与主动练习的患者会表现出肩、肘、腕和手的一些分离运动的恢复。患者的上肢可能依然表现出肌力差或者肌张力异常。运动学习主要用于组织运动模式（即协同运动模式）。利用提示、指导和反馈来帮助患者在实际活动中重新学习正确的运动模式。

肩的稳定性和够取

首先应分别解决进食期间上肢运动模式中特定的部分（肩的稳定性、肩胛骨的前伸、肩的向前够取和肘的伸展）。可以指导患者将手放在桌子

上向前够取来执行运动模式。**内部反馈**和增强反馈用来帮助患者感受何为正常的运动模式。内部反馈提供了患者自我运动时的本体感觉和触觉信息。例如，指导患者用受累较轻的一侧可以加强使用器具叉取食物时正常的运动感觉。

　　增强反馈可以提供患者运动模式方面的外源性信息（例如，治疗师的口头指令和观察自己在镜子中运动的视觉提示）。**操作反馈**是一种增强反馈，它提供了患者运动模式表现的信息。例如，患者在向前够取的过程中肩关节不正确的上抬代偿丧失的肩关节前屈，治疗师可以给患者提供语言反馈以纠正。治疗师还可以使用镜子向患者展示他们在够取过程中是如何上提肩关节来代偿缺失的肩关节前屈动作。**结果反馈**是另一种形式的增强反馈，这提供了关于运动模式结果的信息。例如，在反复的练习和反馈之后，患者能够减少肩关节上提并且增加肩前屈去够取食物。成功地用餐具够取并且叉取食物（没有过度的肩上提）给患者提供了获得预期结果的反馈。

抓和抓握

　　一旦运用运动学习的方法实现了肩和肘的正常运动模式，就可以通过内部反馈来促进手腕的稳定性来支持抓和抓握模式。例如，将梳子拿到头上的过程中，指导患者将受累较轻的腕关节维持一个稳定的位置。要求患者通过体会腕关节的稳定从而注意正常的本体感觉反馈。通过外源信息实现操作反馈可提供腕关节稳定的增强反馈。例如，一个缺乏腕关节稳定功能的患者会存在肩外展的过度代偿动作。治疗师可以利用语言提示或一面镜子让患者理解，他正在利用肩关节的外展动作来代偿腕关节的稳定性。通过语言提示和镜子的视觉反馈，指导患者练习正常的腕关节稳定模式，以增加腕背伸和减少肩外展的代偿动作。当患者能够以正常的肩稳定性、肩胛骨前伸、肩向前够取、肘伸展、腕关节稳定、手的抓和抓握模式够取并抓住一把梳子的时候，就提供了结果反馈。

双上肢使用

　　一旦建立了正常的肩、肘、腕及手的正常运动模式，就要指导患者进行双上肢的使用练习。可以指导患者使用受累较轻侧的上肢将牛奶倒入麦片碗中，同时使用受累较重侧的上肢来稳定碗，练习双上肢整合运动。将患者的注意力引导到双上肢整合训练中的本体感觉和触觉信息上可以增强内部反馈。受累较轻上肢使用一个物品时（如牛奶罐）可提供本体感觉信息，包括：容器最初的重量，当液体倒入碗中时牛奶罐重量发生的变化，牛奶从牛奶罐中倒出时前臂从中立位到旋前位的体位转变，前臂旋前倒牛奶时肩关节稳定性的保持等。随后当患者使用受累较重侧的上肢倒牛奶时就会获得操作反馈。治疗师可以使用语言提示帮助患者了解需要移动上肢到靠近中线（通过肩关节的内收和肘关节的屈曲动作）的位置将牛奶倒入碗中而不是桌上。倒牛奶时牛奶撞击麦片（而不是碗的侧壁）的听觉提示也可以作为修改运动模式的增强反馈。最后，结果反馈——例如，牛奶洒在桌面上而不是倒在麦片上这一结果——可以帮助患者纠正运动错误，直到达到预期的运动模式。

练习

　　当患者能够成功地做到预期的运动模式后，就要指导他在特定活动的环境背景下反复进行这种运动模式的练习。

　　● 反复练习：重复练习单一的运动技巧直到掌握。例如，患者可以通过练习腕背伸下的手掌抓握模式，去拿取放于中线位置工具箱内的相似尺寸的螺丝钉、垫圈和螺栓。

　　● 变换练习：根据特定活动需求不断变换运动模式。变换练习比反复练习需要更高水平的技巧，需在重复练习充分完成以后再进行变换练习。例如，给患者一个装有不同尺寸、不同重量工具的工具箱，并要求患者分别取出每一样工具。这个活动是需要患者根据每一样工具的不同尺寸，不同重量来调整自己的抓和抓握模式。

● 运动想象练习：是一种患者运用认知预演来改善运动模式的练习形式，而不是实际进行躯体运动。例如，当患者在治疗中开始练习预期的运动模式时，治疗师可以让患者利用下午和睡前 15 分钟的时间在脑海中想象，如何在避免肩上抬的情况下保持肩部稳定来拿取一副眼镜。

当使用运动学习的治疗方法时，治疗师必须时刻监测患者的疲劳度，根据它来决定患者练习的持续时间。应该提供针对主要感官的增强反馈（即听觉、视觉和感知觉）以满足最适合患者的个性化练习方式。活动首先应该选择特定的部分去练习。掌握了所有特定的部分，再进行整个活动的练习（即部分 – 整体训练）。

临床笔记：练习的种类和数量是运动学习原则的重要考虑因素。研究表明，变换练习（指导患者进行快速的技能调整以满足任务或环境不断变化的需求）与反复练习（指导患者重复做单一不变的运动技能练习）相比较，变换练习对学习的保留和泛化更有利[5]。因此，

应该在不同的位置、高度和范围进行运动模式的练习。也必须加以考虑是使用集中训练（休息时间少于训练时间）还是使用分散训练（休息时间大于或等于训练时间）。当患者疲劳时，集中训练可能导致运动质量下降。因此，必须时刻监测患者的耐受性和疲劳程度，以确定是否能够耐受集中训练或者必须以分散训练开始。

红旗征：由于训练可能很容易使状态差的患者疲劳，治疗师必须细心地观察患者的肌肉、心血管和心理疲劳的迹象。疲劳也会加重痉挛和降低预期运动模式的质量。对于心血管状态较差的患者要监测心率、血压和血氧饱和度。有轻度认知障碍的患者可能需要经常性的视觉、语言和手法提示来执行规定的训练计划。对于这类患者来说，学习的泛化是比较困难的，因此除了对患者的指导外，还应该对护理人员进行培训。对于患有重度认知障碍的患者，通常禁忌从反复训练模式过渡到变换训练模式。专栏 11.6 的学生实践活动展示了应用运动学习的患者案例。

专栏 11.6 学生实践活动：患者案例——应用运动学习原则

患者男性，18 岁，交通事故中造成颅脑损伤。临床表现为明显的额叶功能障碍，特点是轻度的注意力下降和对功能障碍认知的下降。给予少量的语言和视觉提示下可完成 2 ～ 3 步指令。整体功能较差，只有右上肢有部分的主动运动，包括抓和抓握模式。目前患者表现为更关注他的左上肢，虽然他是右优势手。

在用右上肢完成日常生活活动任务期间，操作反馈可用来提供增强反馈。增强反馈包括视觉提示和语言提示来提供上肢运动模式的信息。因为在够取活动中，患者会利用肩上提来代偿肩前屈动作，因此需要给予语言提示来减少肩的过度上提动作。治疗师应首先解决肩关节的分离运动，以最大限度地减少同时参与抓握模式的认知需求（使用标准重量叉子）。给患者提供一面镜子进行视觉提示，让他认识到在向前够取过程中自己在用肩上提来代偿弱化的肩前屈运动模式。

一旦患者能够在适当的肩胛骨前伸和肩向前伸够下完成够取动作，便可以利用变换练习提高手 – 嘴的进食

模式。给患者一盘食物，并将食物放于盘子的不同区域从而使患者改变够取模式去抓握直径为 2.5 ～ 5cm 的食物。这项活动的要求是让患者根据盘中食物的位置来调整自己的够取模式。当患者用正常的上肢运动模式成功够取并且抓握不同尺寸的食物时，也就获得了结果反馈。

指导性问题

1. 当训练一个同时存在肢体功能和认知功能障碍的患者时，需要考虑哪些重要因素？自主进食需要什么样的认知需求？
2. 如果你是患者的物理治疗师，你怎样使用不需要过多认知参与的治疗性训练来提高上肢的控制能力？
3. 在不引起患者焦虑的情况下，哪种类型的提示最能促进患者的表现？
4. 物理治疗师和作业治疗师该怎样合作去促进正常运动模式的再学习，并且提高自主进食等功能性活动的独立性？

改良的强制性诱导运动疗法

强制性诱导运动疗法（又称 CI 疗法），是一种可提高脑卒中后受累较重侧肢体运动能力的治疗方法。它包括多种治疗元素的高强度特定任务练习，在第 12 章对强制性诱导运动疗法有详细的探讨。改良的强制性诱导运动疗法（mCIMT）为慢性脑卒中患者提供了一种较低强度的运动治疗方案[6]。mCIMT 在限制患者受累较轻上肢的同时进行 30 分钟的设定的功能练习项目，每周 5 天，每天 5 小时，为期 10 周[7]。一些研究表明，mCIMT 可以有效地提高神经功能障碍患者受累较重侧上肢的功能和使用[8-10]。使用 mCIMT 的患者也显示了良好的依从性，疼痛的发生率降低。这项治疗主要被设计为门诊干预，在大多数医疗计划管理范围内是可报销的[7]。

mCIMT 方案

mCIMT 方案可提供：①已知可以促进技能习得的反复练习；②有目标的特定训练；③对患者起到安全并有激励作用的训练计划表；④主动解决问题，以促进学习。

1. 治疗包括 30 分钟的作业治疗和 30 分钟的物理治疗，每周 3 次，为期 10 周。

2. 作业治疗侧重于在有意义的功能性活动中使用受累侧肢体，以此为机会进行上肢的强化和控制。

3. 物理治疗师重点关注上肢的强化和牵伸、动态立位平衡和步态训练。

4. 塑造——一个由 CI 疗法衍生的原则——使用逐渐增加难度的小步式训练。塑造可以缓慢而稳定地增加运动表现。

5. 在治疗期间，技能塑造、功能性活动和休息大约每 5 分钟交替一次。

6. 在受累较轻上肢每天被束缚 5 小时的日常活动期间，患者必须主动尝试使用他们受累较重侧的上肢。

7. 受累较轻上肢使用棉质吊带进行约束，把手放在手腕周围有尼龙搭扣的聚苯乙烯填充的网状手套中。

8. 患者在家中使用 mCIMT 期间可使用日志记录训练情况；受累较轻上肢在限制期间完成特殊活动的情况，也可用该日志记录。

临床笔记：CI 疗法和 mCIMT 主要是对受累较重上肢的反复使用，理论上可以诱导大脑皮质重组，同时促进功能性改善。使用受累较重上肢进行重复性功能练习（由方案所示）可以克服参与受限和提高功能。

红旗征：CI 疗法和 mCIMT 共同的缺点是：患者受累较重上肢远端必须有微弱的主动伸展活动（见专栏 12.1）。对于那些不满足条件但是受累侧前臂表现出运动迹象的患者而言，功能性电刺激已经被证明是可以促进腕和手指伸展的一种有效手段[11]。在确定不适用 mCIMT 之前，鉴别此类患者并且利用功能性电刺激尝试进行上肢末端伸展的主动活动是非常重要的。专栏 11.7 的学生实践活动介绍了一个使用 mCIMT 的案例。

总结

本章探讨了在日常生活技能环境里对上肢功能的基本需求。提出了任务分析指南。探讨了自主进食、洗漱和穿衣的活动需求以及建议的干预措施，即日常生活活动任务所需的稳定、够取、抓和抓握模式等。探讨的治疗方法包括神经肌肉易化技术、PNF、代偿训练、运动学习和 mCIMT。

专栏 11.7 学生实践活动：患者案例——应用 mCIMT

患者 62 岁，女，有高血压和 2 型糖尿病史。目前右侧脑血管意外后 6 周遗留左上肢的轻度偏瘫。左上肢的活动主要表现为中等的肩关节主动活动，极少的肘和腕关节的主动活动，中度的四指和拇指的主动运动及腕的屈伸运动。主动运动时，存在部分屈肌协同运动模式。视觉和认知（注意力、记忆力和基本的"问题 – 解决"能力）未受影响。患者左优势手，但无法使用左上肢进行日常生活活动，在大部分功能性自理活动中需要中度辅助。

该患者接受了 10 周的门诊作业治疗，每周 3 次，每次 30 分钟。她选择了 2 项功能性活动进行治疗：中等程度辅助下的自主进食和穿衣。治疗包括每次 5 分钟的进食技巧练习，使用左手抓握较轻的叉子叉取食物，同时结合手 – 嘴运动模式。手 – 嘴运动模式需要 30 分钟的课程重复 3 ~ 4 次，期间留出适当的休息时间。塑造可用于减少代偿活动（即过度的肩上提和外展）以及增加正常的运动模式。在物理治疗中，用单足拐杖练习走路（之前使用 4 足拐杖）。

当患者在家时，在进行日常生活活动期间将受累较轻的右上肢每天束缚 5 小时（例如，进食、穿衣、准备简单无须加热的食物以及做简单的打扫）。当束缚右上肢时，患者的配偶负责记录她的活动执行情况，并根据需要提供帮助进行所有的日常生活活动，并且保证 mCIMT 约束装置的牢固性。10 周后，患者可以独立地使用左上肢进行手 – 嘴运动模式并且用较轻的叉子叉取大块食物。她也可以独立地穿脱上衣，使用双上肢及在少量辅助下穿脱裤子。

指导性问题

1. 如果你是患者的物理治疗师，在准备进行自主进食前，你将选择什么样的准备技能来促进正常的上肢运动模式？
2. 你将给她设计哪些家庭锻炼计划？你将如何指导患者的配偶执行家庭锻炼计划？应对患者的配偶宣教哪些红旗征和禁忌证，以便更好地促进患者的恢复？
3. 物理治疗师和作业治疗师该怎样合作来促进正常运动模式的再学习，并且提高独立进食等功能性活动的能力。

参考文献

1. Carr, J, and Shepherd, R. Neurological Rehabilitation: Optimizing Motor Performance. New York, Churchill Livingstone, 2011.
2. Saliba, VL, Johnson, GS, and Wardlaw, C. Proprioceptive neuromuscular facilitation. In Basmajian, J, and Nyberg, R (eds): Rational Manual Therapies. Baltimore, Williams & Wilkins, 1993; 243.
3. Johnson, G, and Saliba Johnson, V. PNF 1: The Functional Application of Proprioceptive Neuromuscular Facilitation, Course Syllabus, Version 7.9. Steamboat, CO, Institute of Physical Art, 2014.
4. Bowden, M, Woodbury, M, and Duncan, P. Promoting neuroplasticity and recovery after stroke: future directions for rehabilitation clinical trials. Curr Opin Neurol, 2013; 26:37. DOI: 10.1097/WCO.0b013e32835c5ba0.
5. Shumway-Cook, A, and Woollacott, M. Motor Control: Translating Research Into Clinical Practice, ed 3. Philadelphia, Lippincott Williams & Wilkins, 2007.
6. Shi, Y, et al. Modified constraint-induced movement therapy versus traditional rehabilitation in patients with upper-extremity dysfunction after stroke: a systematic review and meta-analysis. Arch Phys Med Rehabil, 2011; 92:972. DOI: org/10.1016/j.apmr.2010.12.036.
7. Page, S, Boeb, S, and Levinea, P. What are the "ingredients" of modified constraint-induced therapy? An evidence-based review, recipe, and recommendations. Restor Neurol Neurosci, 2013; 31:299. DOI:10.3233/RNN-120264.
8. Page, S, Murray, C, and Hermann, V. Brief report—affected upper-extremity movement ability is retained 3 months after modified constraint-induced therapy. Am J Occup Ther, 2011; 65:589. DOI:10.5014/ajot.2011.000513.
9. Aarts, P, et al. Effectiveness of modified constraint-induced movement therapy in children with unilateral spastic cerebral palsy: a randomized controlled trial. Neurorehabil Neural Repair, 2010; 24:509. DOI: 10.1177/1545968309359767.
10. Smania, N, et al. Reduced-intensity modified constraint-induced movement therapy versus conventional therapy for upper extremity rehabilitation after stroke: a multicenter trial. Neurorehabil Neural Repair, 2012; 26:1035. DOI:10.1177/1545968312446003.
11. Hara, Y, et al. The effects of electromyography-controlled functional electrical stimulation on upper extremity function and cortical perfusion in stroke patients. Clin Neurophysiol, 2013; 124:2008. DOI: org/10.1016/j.clinph.2013.03.030.

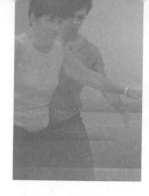

第12章
强制性诱导运动疗法

DAVID M. MORRIS, PT, PhD;
EDWARD TAUB, PhD

强制性诱导运动疗法（又称"CI疗法"），是指在临床、实验室用于促进肢体功能受累较重患者的康复方法，包含很多干预内容，广泛应用于家庭治疗中[1-15]。CI疗法起源于动物实验，Taub等[11,16,17]提出了一种影响神经损伤——**习得性失用**的行为恢复机制。**使用 – 依赖性脑可塑性**，一种相关但又独立的机制也被认为在一定程度上正面验证了CI疗法[18-25]。已有大量证据支持CI疗法对慢性脑卒中（即脑卒中1年以上）后轻偏瘫的疗效[4,26]。一些有效的证据来自一些研究：如慢性脑卒中后上肢偏瘫采用CI疗法的初步随机对照试验，大量具有相同损伤及功能障碍的有空白对照组的对照试验及其他的一些研究[2-9]。同时也有对亚急性恢复期（即脑卒中后3~9个月）上肢偏瘫患者进行的大型多中心随机临床试验[27-30]。关于CI疗法治疗慢性脑卒中后的积极结果也在其他实验室的几项研究中得到验证，这些实验室进行了组间和组内对照试验以及大量的病例分析研究[31-35]。总之，共有数百项关于CI疗法临床效果的研究发表，几乎都取得了积极的结果。此外，最新由美国退伍军人事务部和国防部联合制订的《脑卒中后临床护理指南》（*Poststroke Clinical Care Guidelines*）中指出，CI疗法对轻中度偏瘫患者上肢功能障碍的康复具有重要的意义。

 干预措施：CI疗法的方案

CI疗法包括4个组成要素，其中部分要素已经应用于神经康复领域，但通常是单个要素独立使用。CI疗法的主要特征有：①引入一些旨在促进临床或实验室研究技术转化到家庭环境中的技术（称为**打包转移**）；②按照规定，综合、系统地组合这些治疗要素并加以应用。治疗需要持续2或3周，每天数小时（取决于最初损伤的严重程度）引导患者使用受累较重的肢体。在阿拉巴马大学伯明翰分校（UAB）CI疗法研究实验室和Taub训练诊所，治疗师会根据患者在治疗前上肢能达到的最低运动标准对患者进行分类。目前，上肢功能共分为6个等级（表12.1），案例解析5中的患者表现出的运动能力为3级。

虽然CI疗法经过了长时间的发展和演变，但是很多最初提出的元素仍然是目前标准程序的一部分。目前应用于我们的研究和临床环境中的CI疗法方案，由4个主要元素组成，每个元素下包含多个成分和子成分（表12.2）[1,7,9,12,13]。具体如下。

1. 连续多天对受累较重上肢进行强化训练。

2. 采用一种称为"塑造（shaping）"的行为技巧进行训练。

3. 应用"打包转移（transfer package）"的依从性 – 增强行为方法，将在实验室或临床环境中取得的成果转移到患者的真实环境中。

4. 引导患者在治疗期间的清醒时间限制使用受累较轻侧的上肢，主要使用受累较重侧上肢（图12.1）。

下文将介绍每个元素、成分和子成分的策略。

表 12.1　分级标准——最小主动关节活动范围（AROM）和 MAL 评分

损伤 [a]	肩	肘	腕	手指	拇指
2 级 （AOU 和 HW 量表的 MAL 评分 < 2.5）	屈曲 ≥ 45° 外展 ≥ 45°	从屈曲 90° 起始位开始伸展 ≥ 20°	从完全屈曲起始位开始伸展 ≥ 20°	伸展所有掌指关节和指间关节（远端指间关节或近端指间关节）≥ 10° [b]	伸展或外展拇指 ≥ 10°
3 级 （AOU 和 HW 量表的 MAL 评分 < 2.5）	屈曲 ≥ 45° 外展 ≥ 45°	从屈曲 90° 起始位开始伸展 ≥ 20°	从完全屈曲起始位开始伸展 ≥ 10°	伸展至少 2 个手指的掌指关节和指间关节（远端指间关节或近端指间关节）≥ 10°	伸展或外展拇指 ≥ 10°
4 级 （AOU 和 HW 量表的 MAL 评分 < 2.5）	屈曲 ≥ 45° 外展 ≥ 45°	从屈曲 90° 起始位开始伸展 ≥ 20°	从完全屈曲起始位开始伸展 ≥ 10°	伸展至少 2 个手指 > 0° 及 < 10° [c]	伸展或外展拇指 ≥ 10°
5 级 （AOU 和 HW 量表的 MAL 评分 < 2.5）	至少符合下列一项： 屈曲 ≥ 30° 外展 ≥ 30° 肩胛平面内上抬 [d] ≥ 30°	启动 [e] 屈曲和伸展	必须能够启动 [e] 腕关节或任意一个手指的伸展		

注：每一个动作需在 1 分钟内重复 3 次。

[a] 1 级表示障碍最轻但仍有意愿提升功能的患者（例如，能够演奏乐器，使用需要高水平技能的设备）。这些患者不参与研究，而是参与临床项目。低于最低标准 5 级的患者可以被评定为 6 级。

[b] 可通过拿起和放下一个网球进行非正式评估。

[c] 可通过拿起和放下一条毛巾进行非正式评估。

[d] 肩胛平面内上抬指的是肩前屈和外展之间的位置，这个位置被使用于许多功能性的活动当中。

[e] 启动：规范的定义是最小的运动（低于能够被量角器测量到的水平）。

缩写词：MAL，活动日志（motor activity log）；AOU，使用数量测量表（amount of use scale）；HW，使用程度测量表（how well scale）。

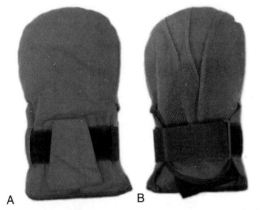

图 12.1　安全约束手套 安全约束手套应用于 CI 疗法中，用于限制受累较轻侧的上肢。A. 掌面观。B. 背面观

数天强化训练

根据功能障碍的严重程度，CI 疗法方案每天训练数小时，持续进行 2 或 3 周。每天在监督下进行 3 小时的训练是最常见的方案。在无治疗师监督时，患者通过佩戴限制装置来控制受累较轻侧上肢的使用，加强受累较重侧上肢的使用。患者周末可以不去诊所，无须在监督下进行训练，但仍要佩戴连指手套并尽可能多地使用受累较重侧的上肢。连续多天采用这种高强度的集中练习可以增强克服参与受限的信心，并促进大脑持久的神经可塑性变化。

表 12.2 CI 疗法训练方案的成分和子成分

重复的任务导向训练
- 塑造
- 任务实践

依从性 – 增强行为策略（即打包转移）
- 活动日志的日常管理
- 家庭日记
- 在现实情况下，使用"问题 – 解决"技能来克服受累较重侧上肢的使用
- 行为协议
- 照料者协议
- 使用核对表书面记录家庭技能作业，以确定执行情况
- 家庭训练
- 每日计划
- 治疗结束后第 1 个月每周进行电话随访，以管理活动日志和"问题 – 解决"能力

受累较重上肢的强制性使用
- 连指手套限制
- 持续提醒患者使用受累较重上肢的方法

重复的任务导向训练
使用"塑造"技巧

在采用 CI 疗法进行治疗的工作日期间，患者每天在监督下进行数小时的训练，在最初的方案中，患者每天需要坚持训练 6 小时。最近的研究表明，稍微缩短每日训练时间（即每天 3 小时）

对部分患者（即 2 级和 3 级患者）同样有效 [33, 34]。塑造训练方法是一种以行为训练为原则的方法 [36-39]。在这种训练方法中，运动或行为目标是循序渐进实现的。例如，根据患者的运动能力，可以逐步增加训练任务的难度和完成的速度。每项功能性活动都要进行一组 10 次、30 秒 / 次的试验，同时在每次试验后，要求对患者的表现提供明确的、即时的反馈 [39]。当增加塑造任务的难度时，需要结合患者的运动障碍进行参数调整。例如，如果患者在进行翻转物体的任务时最显著的运动障碍为拇指和四指的灵活性，主要运动障碍表现为手指的屈曲和内收（即进行指尖抓握）时，可以通过缩小抓握物体的大小来增加难度；相反，如果运动障碍表现为手指的伸展和外展（即放开指尖抓握）时，可以通过增大抓握物体的大小来增加难度；如果进行定点或够取任务时肘关节最显著的运动障碍为伸展受限时（如案例解析 5 中的患者），可以通过增加患者与目标物体之间的距离增加难度。

塑造任务通常会随着患者的功能提高而增加任务难度（图 12.2 ~ 12.4）。一般来说，一次只能改变一个参数。然而，对于功能更好的患者来说，如果训练者认为改变多个参数比改变一个参数更有利，那么就可以改变不止一个参数。难度增加的程度应设定为患者经过努力能够完成。如果难

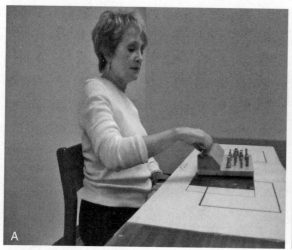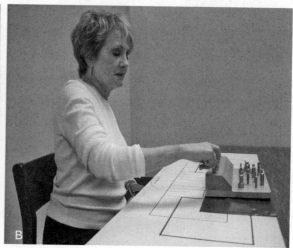

图 12.2 任务导向训练 患者正在执行一项塑造任务，需要从螺钉上拧下螺母。A. 螺栓放在离她较近的位置时难度较小。B. 螺栓放在离她较远的位置时，难度较大

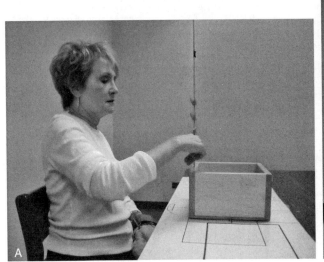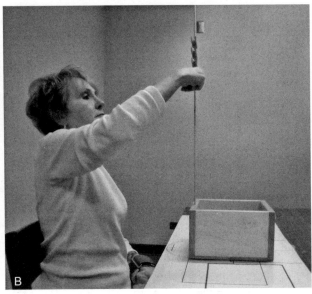

图 12.3 任务导向训练 患者正在执行一项塑造任务，在这个任务中，她从垂直放置的木棍上取下衣服夹子。A. 晾衣夹放在木棍较低的位置时难度较低。B. 晾衣夹放在木棍较高的位置时，难度较大

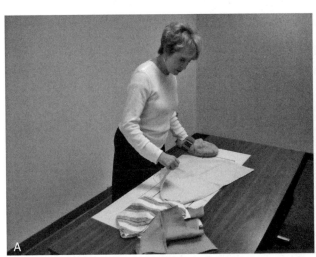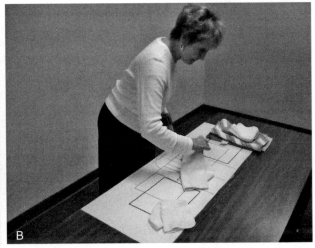

图 12.4 任务导向训练 患者正在执行一项任务实践活动，即折叠毛巾并将它们码放整齐。A. 执行任务早期。B. 执行任务后期

度增加的程度过大，患者可能无法完成设定的目标。这种方法的另一个优点是避免了患者过度的挫败感，保证他们继续参与训练的动力。下面的示例解释了塑造任务是如何进行的。

每一种训练程序已建立好大量的任务，鼓励治疗师在塑造和任务实践活动中使用 4 种互动形式。表 12.3 提供了这些互动模式的描述和应用指南。对于每一名患者而言，选择训练任务需考虑

如下因素。

1. 关节运动表现出显著的功能障碍。

2. 关节运动功能存在很大的提升潜力。

3. 患者偏爱的任务同样有可能提高运动能力。

在训练过程中需要提供休息时间，并记录训练的强度［每小时试验的次数（塑造）或每一项训练任务所用时间（任务实践）］。

表 12.3	在塑造和任务实践活动中使用的互动形式		
互动方式	释义	在塑造中使用	在任务实践中使用
反馈	提供患者在塑造试验或任务实践阶段表现的具体情况（例如，在一段时间内重复任务的次数或执行一项任务所需的时间或重复的具体次数）	在每次试验后立即进行	在整个任务实践活动结束时提供对结果的全局认识
指导	为改善运动提供具体建议，行为学文献将这一过程的各个方面描述为提示和督促	大量地应用于所有的塑造试验中	贯穿于整个任务实践阶段，但频率少于塑造
示范	训练者用身体演示一项任务	在塑造活动的开始阶段进行，按需求在试验之间重复进行	在任务实践活动的开始阶段进行
鼓励	对患者进行热情的语言鼓励，以增加他们的动力并促使他们付出最大努力（例如，"好极了，很好，继续努力"）	大量地应用于所有的塑造试验中	贯穿于整个任务实践阶段，但频率少于塑造

依从性 – 增强行为策略以促进向生活情境的转移（打包转移）

CI 疗法其中一项最重要的目标就是把在研究和临床情境中获得的成果转移到患者的现实生活环境中（如家庭和社区环境）。为了达到这个目标，需要采用一套能使患者有效遵守治疗要求的方法，这样患者就会对自己的进步负责。患者在无治疗师监督的情况下，必须积极参与并对干预措施产生依从性，尤其是在无法监督的生活情境中。依从性的重点应放在使用受累较重上肢完成功能性任务，如果有照料人员的话可以适当提供帮助（即在一定程度上帮助患者，避免训练疲劳，但允许患者在可行的情况下独立尝试尽可能多的任务）。应尽可能多地佩戴安全约束手套（在保证安全的前提下）。

关于依从性挑战的方案已经被用于提高老年患者的依从性训练，老人是最常发生脑卒中的人群，且之后最有可能接受 CI 疗法[40]。自我效能和感知障碍这两个心理因素被认为是老人坚持躯体活动的最强和最稳定因素。

自我效能是指一个人对他定期参与活动的能力的信心，且与采用和维持的目标行为有关[41-44]。研究表明，通过训练和反馈可以提高自我效能[45-47]。**感知障碍**可能包含客观和主观因素[48]。通过环境和任务适应可以减少**客观障碍**。

通过建立信任、"问题 – 解决"和推翻妨碍活动的信念等干预措施，可以减少**主观障碍**。

一些个人干预原则已成功应用于加强训练和身体功能导向行为的依从性。有 4 种干预措施与 CI 疗法的依从性增强行为成分最相关，分别是：监控、"问题 – 解决"、行为协议（behavioral contract，BC）和社会支持。

监控是最常用的策略之一，需要让患者观察和记录目标行为的表现。CI 疗法中最重要的监控方法是活动日志[1, 49, 50]，活动日志是一种结构化的、脚本化的、确认患者者在 30 种日常生活中使用受累较重肢体的程度频率的管理方法（此外，参见下文家庭日记部分[51]）。患者会被要求记录这些行为的各种方面，包括活动方式、持续时间、频率、运动自觉程度和对活动的心理反应。治疗师应该要求患者按时提交监控记录，以保证记录的一致性和完整性，最重要的是，促进患者自我监控的能力。

"问题 – 解决"干预方法涉及治疗师和患者之间的合作关系，最终教会患者识别阻碍他们的障碍，如何形成潜在的解决方案，如何选择实施的解决方案，如何评估结果，如何在需要时选择其他解决方案[42]。

行为协议要求患者记录一天中他们要完成的特定活动，然后与治疗师就将要进行哪些活动以及如何完成这些活动达成协议。合约的执行情况作为日记记录的一部分进行保存。

社会支持是通过教育和动员照料者来为患者提供最佳帮助（例如，尽可能鼓励患者独立完成任务，但为了避免患者感到沮丧，在必要时也要帮助患者），在家庭和社区环境中，这对于成功使用手套限制和使用受累较重侧的上肢至关重要[11]。审查行为协议条款以及与花费大量时间和患者在一起的照料者签订协议，都将优化这种社会支持方法。

监控、"问题－解决"、行为协议和社会支持

这些干预措施已成功地单独或联合使用，以增强不同身体功能的患者躯体活动的依从性，这些都是 CI 疗法很重要的方面。目前 CI 疗法方案中采用的全面增强依从性行为的子成分包括活动日志的日常监控、患者家庭日记、"问题－解决"、与患者的行为协议、与照料者的行为协议、治疗师制订的每日计划、家庭技能规划、家庭训练和治疗后的随访。表 12.4 根据所采用的依从性增强干预原则，对每个转移包的成分进行了确定和分类。每个转移包的子成分如下所述，按患者在典型干预期间遇到的顺序排列。

表 12.4 每个 CI 疗法转移包成分中强调的依从性增强干预原则				
转移包成分	监控	"问题－解决"	行为协议	社会支持
活动日志	X			
行为协议		X	X	X
照料者协议			X	
家庭日记	X	X		
家庭技能规划		X	X	
每日计划	X			X
家庭训练	X		X	
治疗后第 1 个月每周的电话随访	X	X		X

活动日志

活动日志要求受访者在 2 个单独的 6 分等级表上对受累较重侧肢体在家庭活动中对 30 个日常生活活动的程度和频率进行评分（表 12.5 和 12.6）[1,49-51]。在研究背景下，活动日志是独立于患者进行管理的，如果可以进行的话还可以作为信息提供渠道。活动日志为患者治疗过程提供标准化、量化的记录，并可作为治疗师临床记录的补充。任务包括刷牙、系扣子、用叉子或勺子吃饭等活动（表 12.7 和图 12.5）。作为研究的一部分，我们收集了患者在进入项目前 1 周和前 1 年期间、干预前 1 天和干预后 1 天、干预过程中的每一天关于受累较重上肢使用情况的信息（即每周第 1 天

进行完整的活动日志，其余每个工作日交替记录一半），治疗结束后的 4 周每周进行电话随访，并在随后的 2 年期间多次随访。临床中，在第 1 个治疗日的训练前、治疗期间的每天、治疗后立即以及治疗后的第 1 个月，每周进行 1 次活动日志。关于活动日志的几项研究表明，该方法是可靠、有效的[49-51]。而且，当按照与接受 CI 治疗法者相同的治疗时间对接受安慰剂治疗的人群进行活动日志，并不会产生治疗效果[27]。阿拉巴马大学伯明翰分校正在进行的一项实验的初步结果表明，当与 CI 疗法训练转移包的其他方面，尤其是集中训练结合使用时，活动日志这种自我监测工具是一种重要的手段，可以使在实验室／诊所提高的表

现转移到生活情境中 [12]。

能受累较重侧的上肢与在实验室内同样重要。

表 12.5 活动日志使用量测量表

0 没有使用受累较重侧上肢（没有使用）

1 偶尔会尝试使用受累较重侧上肢（非常少）

2 有时会使用受累较重侧上肢，但主要还是以使用功能较好上肢为主（比较少）

3 使用受累较重侧上肢时间相当于脑卒中前的一半（脑卒中前的一半）

4 使用受累较重侧上肢时间与脑卒中前几乎一样多（脑卒中前的 3/4）

5 像脑卒中前一样正常地使用受累较重侧上肢（与脑卒中前相同）

表 12.6 活动日志使用程度测量表

0 没有使用受累较重侧上肢进行任何活动（从不）

1 在活动中受累较重侧上肢可以运动但没有帮助（非常差）

2 在活动中受累较重侧上肢提供帮助较少，需要功能较好上肢的帮助或者移动非常缓慢或困难（差）

3 使用受累较重侧上肢进行指定的活动，但动作缓慢或需要一些努力（可接受）

4 受累较重侧上肢的运动近乎正常但没有正常那么快和精确（近乎正常）

5 受累较重侧上肢的运动能力和损伤前一样（正常）

行为协议

行为协议是治疗师和患者之间的正式书面协议，表明患者将使用受累较重侧的肢体在生活情境中进行在行为协议中列举出来的特定活动。行为协议还有助于提高在诊室或实验室之外使用手套的安全性，使患者提高主动进行"问题 – 解决"的依从性，并强调患者对依从性的责任感。治疗第 1 天，当患者完成功能性活动的评估并且体验安全约束手套的使用后，需要与患者签订行为协议。治疗师、患者和一位证明人一起签署行为协议；这种形式强调了行为协议的重要性。

在实施行为协议之前，治疗师会强调以下几点。

1.虽然不是更为重要，但在实验室外使用功

表 12.7 活动日志中的 30 项活动

1. 使用照明开关开灯

2. 打开抽屉

3. 从抽屉中取出一件衣服

4. 接电话

5. 将厨房台面或其他表面擦拭干净

6. 下车

7. 打开冰箱

8. 转动手柄打开门

9. 使用电视遥控器

10. 洗手

11. 打开螺旋式或扳手式的水龙头

12. 擦手

13. 穿袜子

14. 脱袜子

15. 穿鞋

16. 脱鞋

17. 从椅子上站起来

18. 坐下前把椅子拉离桌子

19. 坐下后把椅子拉近桌子

20. 拿起玻璃杯、瓶子、水杯或罐子

21. 刷牙

22. 把粉底、乳液或剃须膏涂在脸上

23. 使用钥匙开门

24. 在纸上写字

25. 在手上拿一物品

26. 用叉子或勺子吃饭

27. 梳头

28. 拿起带把手的杯子

29. 系扣子

30. 吃半个三明治或用手指喂食

2.行为协议的目的是引导患者尽可能多地使用受累较重侧的上肢。

3.安全性始终是最重要的考虑因素，甚至比最大限度地使用功能障碍侧上肢更重要。

4.有时会要求患者以不常采用的方式进行活动（例如，使用非优势手刷牙），但并不建议永久采用。要求患者在 2 或 3 周的治疗期间以这种方式进行活动，鼓励患者使用受累较重侧的上

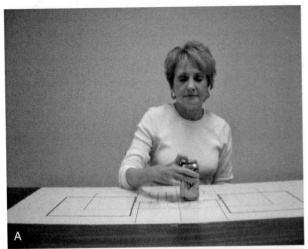

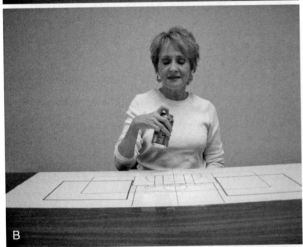

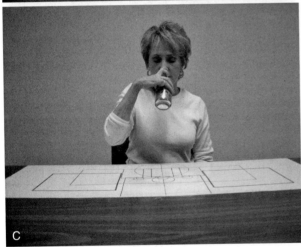

图 12.5　Wolf 运动功能测试项目　患者通过柱形抓握拿起罐子并将其靠近嘴来完成这项任务。任务计时从项目开始到嘴边 2.5cm 以内结束

肢。通常在这时，治疗师要简要地解释什么是使用依赖性神经重组（即，CI 疗法会增加大脑负责运动能力的灰质和大脑运动区域的面积，增加白质束的完整性，且这是 CI 疗法取得治疗效果

的重要机制之一）。使用能够产生图像的语言可能有所帮助，例如"每次使用受累较重侧的上肢时，你会向大脑发送神经冲动，这将提高你移动手臂的能力。"

5. 患者会经常被问是否执行了行为协议中列出的活动；可以根据具体表现情况对行为协议进行定期修改（添加或删除项目）。

6. 行为协议的一些活动中，患者可能需要照料者的帮助。在许多情况下，接受照料者的帮助比取下手套和使用受累较轻侧的上肢来完成任务更可取，因为这样可以最大限度地使用受累较重侧的上肢。哪些方面需要照料者给予协助需要由所有当事人进行讨论确定，并在行为协议中标出需要照料者提供帮助的专栏，以便进行核对。

7. 行为协议是患者和治疗团队之间的正式协议，因此应该被重视。

执行行为协议的第一步是列出患者在有代表性的工作日、周六和周日的日常生活活动。通常患者进行这些日常生活活动的次数和活动特征（如使用的设备、提供的协助）需要被列出。确定患者有代表性的日常生活活动有助于在行为协议的每个类别中选择对患者重要且有意义的活动项目。在行为协议中进行的日常生活活动被分为以下几类情况：①受累较轻侧的上肢佩戴手套的情况下，受累较重侧的上肢进行活动；②不佩戴安全约束手套的情况下双上肢配合进行活动；③不佩戴安全约束手套的情况下仅由受累较轻侧的上肢进行活动。"脱下手套"的时间主要与安全、用水、睡眠有关，还应明确再次佩戴安全约束手套的时间间隔。

在制订行为协议时，治疗师的目标是在安全可行的前提下将患者尽可能多地归在"受累较轻侧的上肢佩戴手套，受累较重侧的上肢进行活动"类别中。有时，这意味着必须改变日常生活活动，这种情况下，可以建议和提供适应性工具和（或）动员照料者协助完成任务。照料者可以充当患者"第二只手"或完成患者无法完成的任务部分（例如，在吃饭时为患者切肉）。在制订行为协议时，治疗师应考虑到患者在佩戴安全约束手套时可能需要比常规时间更长的时间来完成他们的日常任务，并应为此制订恰当的时间表。例如，患者可能需要比平时早起 30 分钟才能完成常规日常活动，并需要在预定时间到达诊所。在行走过程中使用辅助器具会对使用安全约束手套产生障碍，在制订行为协议时需要把这一情况考虑在内。当患者在户外行走必须使用手杖的时候，户外行走（例如，在院子或社区里）需要列为"脱掉约束手套"的活动目录中。此外，如果患者在公共场合使用约束手套很为难，会对在社交场合使用构成挑战，当遇到这种情况时，应该坦诚地与患者进行沟通。治疗师应该指明，对于 CI 疗法方案时应该全力以赴进行，如果不能充分参与将削弱治疗效果。患者应该为他们尽力使用功能受累较重侧上肢感到自信，其他人也会以同样的态度来看待他们的努力。尽管如此，在 2 周短暂的干预期内，他们可能会选择回避预期的不适的社会环境，如果确实不能避免，需要接受这种特殊情况。当患者的例行日常包括长时间的静态活动（例如，花很多时间看电视）时，治疗师可以在患者的例行日常活动中增加其他活动，以确保他们尽可能多地移动受累较重侧的上肢，从而最大化地实现大脑的可塑性。

为了提高安全性，治疗师必须指出患者应避免使用安全约束手套的情况。"不佩戴安全约束手套的情况下双上肢配合进行活动"这一类别是指患者不使用安全约束手套，但仍可以安全地使用受累较重侧的上肢进行任务活动，例如盆浴和（或）淋浴这类活动。尽管为了避免弄湿应取下安全约束手套，并允许使用受累较轻侧的上肢以保持平衡，但在洗澡过程中，应尽可能多地使用受累较重侧上肢（例如，使用沐浴露或香皂）。穿衣通常也被归为这一类情况，因为很难把安全约束手套穿过衬衫的袖子。然而，应鼓励患者尽可能使用他们受累较重侧的上肢来系扣子、带子和皮带扣。不熟悉 CI 疗法方案的治疗师可能倾向于将所有双手任务都归到这一类中。我们可以通过动员照料者在这些任务中充当"第二只手"，可以

通过修改许多双手任务，将其纳入"受累较轻侧的上肢佩戴安全约束手套，受累较重侧的上肢进行活动"这一类别。例如，打开一个罐子通常不能用一只手有效地执行，我们认为最好是让照料者在患者拧开盖子的同时固定罐子，并将其纳入"受累较轻侧的上肢佩戴安全约束手套，受累较重侧的上肢进行活动"类别，而不是将此任务归为"不佩戴安全约束手套的情况下双上肢配合进行活动"类别中。属于"不佩戴安全约束手套的情况下仅由受累较轻侧的上肢进行活动"类别的活动包括在上下楼梯时使用扶手、刮胡子和做饭。这些任务操作起来比较笨拙可能会导致受伤，不应该尝试冒险。一旦决定不使用安全约束手套，对于患者来说再重新开始使用是非常困难的。因此，行为协议约定了停止使用和重新使用安全约束手套的时间，并再次强调了坚持佩戴安全约束手套的重要性。当患者获得新的运动技能的时候，通常会对行为协议的内容进行修改。行为协议结合监控的依从性增强干预原则和"问题 – 解决"方法，用于将治疗转移到家庭和社区环境中。由于它规定了一些需要照料者辅助的活动，因此它还采用了社会支持策略。

照料者协议

照料者协议是治疗师和患者照料者之间的正式书面协议，当患者佩戴安全约束手套时，照料者应该在现场并且随时能够提供帮助，在家中也同样如此，也就是说，照料者更多的是帮助患者增加使用受累较重侧上肢。照料者协议需要在患者将行为协议的内容分享给照料者之后签订。照料者协议有助于：①提高照料者对治疗方案的理解；②指导照料者提供适当的辅助；③提高患者安全性。了解协议情况的照料者是治疗过程中的一个重要因素。当一项任务在佩戴安全约束手套后不可能完成时，照料者的作用就像代替受累较轻侧上肢来帮助患者完成。此外，当任务在患者完成能力范围内时，即使任务进行缓慢且不顺利，照料者也必须拒绝给予帮助。应避免以不耐烦或负面的情绪来帮助患者。照料者协议是由治疗师、

患者、照料者和见证人签署的，其中再次正式强调了协议的重要性。因此，它利用社会支持来加强对治疗方案的依从性。

家庭日记

家庭日记需要每天坚持。患者列出他们在实验室外的活动，并报告他们在执行不同任务时是否使用了受累较重侧的肢体，尤其是那些在行为协议上列出的活动。家庭日记和活动日志的日常回顾组成了 CI 疗法方案的主要部分。它们提高了患者对使用受累较重上肢的意识，强调了对行为协议的依从性以及患者对他们自我提高的责任。

问题 – 解决

当讨论活动日志和家庭日记时，也为讨论为何不使用功能较重侧上肢进行特定的活动以及如何解决该问题提供了机会。例如，当患者无法用一只手拿起三明治，他可能会要求取下约束手套并使用受累较轻侧上肢进行辅助，这时治疗师可能会建议把三明治切成 4 份，这样就可以更容易地用功能较重侧上肢进行操作。再如，当患者提出家里的门把手因为小很难握住，所以无法打开家门，这时治疗师可能会为患者提供一个门把手组合模具并建议使用它，这样患者就可以用受累较重侧的上肢来开门。

家庭技能的分配

在离开诊所或实验室的情况下佩戴手套时，并不能确保患者使用受累较重侧的上肢来进行日常生活活动，而这些日常生活活动是自从脑卒中后仅由受累较轻侧的上肢完成或从未完成。**家庭技能的分配**流程鼓励患者尝试那些他们可能不会用受累较重侧的上肢尝试的日常生活活动。治疗师首先列出一个在家中进行的日常生活活动列表。根据平时执行任务的房间（如厨房、浴室、卧室、办公室）对任务进行分类。从干预期的第 2 天开始，要求患者从离开诊所或实验室后到次日返回之前，从日常生活活动列表中选择 10 项他们愿意尝试的任务在家中进行。患者有可能会选择不在列表上的活动，只要该任务在佩戴约束手套进行时是安全的就可以。治疗师指导患者选择 5 项他

们认为相对容易完成的任务以及 5 项他们认为具有挑战性的任务。所选的 10 个项目记录在任务单上，在患者白天离开诊所或实验室时交给他们。要求患者逐一核对任务单上他们要执行的日常生活活动任务。在第 2 天早上讨论完成分配任务的遵守情况，如果出现未遵守的情况，则选择"问题 – 解决"策略。家庭技能的分配目标是每天花费大约 30 分钟在家尝试指定的日常生活活动，并在当晚选择 10 个额外的日常生活活动作为家庭技能的分配任务。这一过程在整个干预期间重复进行，努力鼓励患者在家里的不同房间中尽可能多地使用受累较重侧的上肢。

家庭训练

在治疗过程中，患者还被要求每天在家中花费 15 ~ 30 分钟，用他们受累较重侧的上肢重复执行特定的上肢任务，这被称为**治疗期内的家庭训练**（HP-D）。这些任务通常使用常用的材料（例如，堆叠塑料杯）。这一策略对于那些在家里通常相对不活跃的患者（例如，花很长时间看电视）尤其有用，并且为使用受累较重侧的上肢提供了更好的计划安排。必须注意在离开诊所或实验室期间，不要让患者承担过多的任务，因为这可能会导致患者失去动力。在治疗结束时制订一个个性化的治疗后家庭锻炼计划，包括类似于 HP-D 中分配的任务，这被称为**治疗后的家庭训练**（HP-A）。在治疗结束时，针对每个患者制订并提供给患者一份书面的个性化治疗后家庭技能训练计划。其中有 7 个单独的列表，每周每天一个且每周重复。每个列表包含 3 项要执行 15 ~ 30 分钟的重复任务和 7 项日常生活活动，是从实验室开发的要求患者使用受累较重侧上肢进行的大约 400 个日常生活活动列表中选择出来的，要求患者无限期地进行这些练习。

每日计划

在干预的每一天里，治疗人员记录在诊所进行的所有活动的详细时间表，连同所列每项活动花费的时间。该时间表明确记录了取下手套以及将其戴回受累较轻的手上的时间。还包括休息的

时间和时长。列出具体的塑造和任务实践活动，包括在午餐期间患者功能尚可的情况下仅使用受累较重侧的上肢。每天的日程记录不仅包括午餐时间的长短，还包括吃什么食物以及如何完成的。在每日计划中记录的信息对于向患者展示日常活动的改善特别有帮助，这通常可以激励他们进行更努力的尝试。

治疗后电话随访

在治疗后的 1 个月内，每周通过电话联系患者。每次联系时进行活动日志的"使用程度"和"使用频率"量表的评测，并选择"问题 – 解决"策略，以处理遇到的所有问题。

约束下使用受累较重侧的上肢

最常用的上肢 CI 疗法方案包括在受累较轻侧的上肢佩戴约束装置（吊带或保护性安全手套），以防止患者在功能活动期间使用该上肢的强烈冲动，即使治疗师在场时也是如此。在过去的 15 年，可以消除使用手指能力的保护性安全手套已优先于限制整个手臂的吊带而被选用。手套的优点是，它允许在大多数情况下功能性地使用受累较轻侧的上肢，万一摔倒时仍然能够保护性地伸展该上肢，允许在步行过程中摆动上肢，且以其他方式帮助保持平衡。治疗师要教会患者独立地穿脱安全约束手套，并决定好何时使用它是可行和安全的。对于轻中度运动障碍的患者来说，90% 的清醒时间都要戴上手套。这种所谓的"强制使用"可以说是康复群体的干预措施中最明显的因素，并且经常被错误地描述为 CI 疗法的同义词。然而，Taub 等 [2] 声明只要受累较重侧的上肢专门进行重复性训练，那么"在受累较轻侧的上肢使用吊带、安全约束手套或其他约束装置就没有意义了"。如在治疗的名称中使用的术语"约束"，不仅是指采用像手套一样的物理约束，还表示使用受累较重侧的上肢进行功能性活动机会的约束 [2]。因此，任何鼓励专门使用受累较重上肢的策略都被视为治疗包中的"约束"成分。例如，塑造被认为是对行为上的一个非常重要的约束方式；患者除非在任务上成功，否则无法得到奖励（例如，通过赞扬或对提高的认识）。

Sterr 等 [33] 的初步研究结果表明，在没有物理约束的情况下，采用 CI 疗法具有显著的治疗效果。同样在实验室中，我们在由 9 名患者组成的小组中实施无物理约束的 CI 疗法方案时也获得了类似的结果 [2,6,48]。然而，我们的研究表明，在 2 年的随访试验中，这一组患者的功能下降程度比使用物理约束的患者更大。我们的临床经验表明，如果不使用我们实验室开发的其他治疗包，没有物理约束，仅凭常规提醒不使用受累较轻侧的上肢，将不如使用手套有效。因此，在干预期间使用手套，会将治疗师或照料者持续提醒患者限制使用受累较轻上肢的需求降至最低。

CI 疗法作为康复方案的特殊性

通常采用 3 种常规方法来改善脑卒中后的运动功能 [53]。第 1 种方法：**代偿**，指调整日常生活活动，如此可以主要让受累较轻的一侧执行任务。这样，受累较重的肢体最多起到支撑或辅助作用。这种方法通常在当自身功能恢复稳定而远期康复无法确定时使用，然而随着人们对康复积极性的增强，近年来提倡使受累较重侧肢体重新获得运动。第 2 种方法则为此类：功能的**真正恢复**，即如果与脑卒中之前相比，采用相同方法执行特定的功能能够获得相同的效率和有效性，则视为功能已经真正恢复。第 3 种方法：采用**替代方法**，与神经损伤前相比，受累较重的肢体可能会以新的方式执行功能性任务。关于哪种康复方法最有效的问题，多年来一直在神经康复领域争论不休。从某种意义上说，对 CI 疗法的讨论从未停止。普通的物理康复教科书内容、专业教育课程的评估标准以及继续教育要点都明确表示，物理康复仍然以真正恢复、替代或代偿方法的干预措施为主导。脑卒中康复的 CI 疗法不考虑代偿方法，且不以精确复原正常或脑卒中前同等状况的目的来提高运动功能和功能独立性。此外，与 CI 疗法相比，代偿方式一般治疗的时间较短，且时间较分散，CI 疗法（如 UAB 研究实验室所用 CI 疗法）应用于临床代表了传统物理康复的实质性转变。正如下面讨论的，CI 疗法在很多方面与更传统的补偿和功能恢复方法不一致。

使用受累较重的肢体

使用安全约束手套限制患者在进行日常生活活动和训练时使用受累较轻的肢体，即使通常情况下使用受累较轻侧的上肢进行该功能，除非考虑到安全问题或是为了避免约束装置被水弄湿的情况下可以使用。例如，如果在脑卒中前受累较轻侧的上肢为优势侧上肢，并且该任务通常由优势侧上肢执行（例如，书写），CI 疗法仍然要求患者使用受累较重的非优势侧上肢执行该任务。这对于自然情况下双侧进行的任务（如折叠衣物）仍然适用。不是让患者脱下手套使用两侧上肢来执行任务，而是只使用受累较重侧的上肢或者通过寻求照料者的帮助来充当"第二个上肢"的方式来完成任务。许多患者的日常生活活动在训练期间都被修改了。通过这种方式，CI 疗法方案不允许补偿以及偏离功能恢复方法，即所有日常生活活动都要以在脑卒中前进行的"典型"方式去尝试。严格使用安全约束手套的目的并不是鼓励患者对日常生活活动进行永久性的改变。相反，使用安全约束手套需要集中和重复使用受累较重侧的上肢，这既可以克服参与受限习惯，也可以促进功能独立性脑皮质的可塑性。一旦治疗期（即 2 或 3 周）结束后，患者将安全约束手套退还给实验室工作人员，患者可能会更好地使用受累较重侧的上肢以最有效的方式完成日常生活活动。通过观察表明，在治疗后，许多受累较重侧的上肢为非优势侧的患者，开始使用受累较重的、非优势上肢来完成先前由受累较轻的、优势侧上肢执行的任务，这一观察值得进一步研究。

集中训练的重要性

虽然 CI 疗法方案主要用于对受累较轻侧的上肢进行某种限制，但这种疗法的变式（例如，仅进行塑造，强化物理康复）并不常见 [2]。像这样在受累较轻侧的上肢上使用限制装置并没有那么

大的疗效。所有能够产生显著治疗效果的技术有个共同的特点，那就是使用受累较重上肢进行重复训练。任何引导患者在连续几周内每天多小时使用受累较重上肢的技术都应具有治疗效果。这一特点可能会提高功能依赖性皮质的可塑性，被认为是使用受累较重肢体的基础，并且也是 CI 疗法的结果。研究人员还表明，重复训练是脑卒中康复干预的一个重要因素 [53,54]。传统的物理康复，不同的治疗场所（如住院或门诊）或不同的康复阶段（如急性、亚急性或慢性），都不进行集中训练。传统的训练计划不管是在要求受累较重上肢使用的绝对时间还是在训练的连续性上都存在不足。CI 疗法的临床应用可能需要对训练方案进行调整。训练时间可能需要从连续数月内每周几次的方案改为 2 或 3 周内每天连续进行 3.5 小时的方案。通过家庭实践练习、家庭技能作业依从性记录和家庭日记的方式可以提高受累较重侧肢体的使用频率，尤其是在治疗期间的周末。这就要求保险机构在支付方式和政策方面进行调整。

塑造作为训练技巧

CI 疗法研究优先在实验室中使用塑造作为训练活动。初步数据表明，在训练过程中大量地进行塑造对功能较差的患者尤其有效。对更高功能的患者使用塑造也是有益的 [12]。因此，塑造似乎是加强日常生活活动中使用受累较重肢体的一个有效方法。尽管塑造和治疗师使用的传统康复技术有许多相似之处，但也存在着重要的差异。塑造程序采用高度标准化和系统化的方法来提高运动任务的难度水平。此外，在塑造过程中提供的反馈是直接的、具体的、定量的，并且强调患者表现的积极方面。通过治疗师的指导和持续鼓励的方式激励患者不断地付出最大的努力。选择能够提升功能同时患者又可以容易完成的运动，避免选择过难的任务，因为可能会降低患者的积极性。塑造主要通过影响患者的行为，旨在训练期间保持患者积极性的同时又增加上肢的使用。主要目标是，让患者以集中训练的方式反复使用受累较重侧的上肢，以克服参与受限，并提高功能

独立性脑皮质的可塑性。通过特定的塑造任务训练而来的技能获取并不是塑造的主要目的，但是在塑造任务的实践中获得的技能是非常有用的，可以推广应用到现实环境中以提高运动表现，然而主要目标还是克服参与受限。在独立试验期间，可能会获得特定的功能性任务技能，但是患者在实验室外，如家庭环境中使用安全约束手套进行日常生活活动过程时，可能会出现错误。

使用转移包

大多数患者（和医学专业人士）认为康复主要是在康复专业人士的直接观察和监督下进行的。我们认为，在远离康复设施的情况下每天进行多小时持续训练对实现大脑可塑性和保持功能是至关重要的。CI疗法的另一个独特方面是强调使用依从性 – 增强行为方法（即打包转移），以此来促进受累较重侧上肢的使用。尽管在物理康复文献中已经描述了类似行为技术的使用，但是不同技术的联合使用以及在CI疗法方案中使用的强度是不同的。使用转移包提供了多种机会，有助于系统地增加对受累较重上肢的使用关注，促进患者遵守CI疗法协议的责任感，并在患者和研究人员之间提供结构化的"问题 – 解决"方案。与治疗师的密切接触有利于建立治疗师和患者之间的融洽关系，可以帮助患者认真进行家庭实践和佩戴手套的治疗要求。总之，行为技术提高了患者的依从性。来自我们实验室的证据表明，打包转移可能是CI疗法最重要的组成部分[12,19]。此外，减少实验室训练时间（如，用3.5小时替代6小时）的研究表明，减少实验室训练时间也会产生类似的结果。对此结果的合理解释可能是，即使患者在家且没有与研究人员接触，在治疗期间行为技术的成功转接促进了依从性。这些发现强调了"实验室外"活动的重要性，以及随后所需的行为技巧确保了患者对这些活动的依从性。

CI疗法的主要效果：增加使用

真正的恢复是促进患者以类似于脑卒中前的方式进行特定功能任务，运动质量即使不是主要指标，似乎也是成功康复的一个重要指标。如Wolf运动功能测试所证明的[55]CI疗法研究的结果，表明患者的运动质量和技能确实有显著提高。另外，活动日志证明在生活环境中使用功能受累较重侧上肢能够产生更重大的变化。患者有可能正在制订新的运动策略，以完成功能性任务。这样可以进一步将CI疗法和更多以恢复为导向的康复治疗进行区分。

许多研究证据支持使用CI疗法用于慢性脑卒中（超过1年）后的偏瘫。CI疗法的训练机制被认为是有效的，主要是因为克服参与受限和使用依赖性脑皮质可塑性这两个独立但又互相联系的机制。这些机制与传统康复方法不同，后者寻求获得代偿、真正康复和（或）替代。因此，CI疗法代表了物理康复的一个重要转变。随着不断的研究、深化以及临床应用，CI疗法在物理康复领域中将会拥有广阔的前景。

总结

很多研究证据都支持慢性脑卒中后（超过1年）使用CI疗法治疗偏瘫。CI疗法是有效的，因为它有两个互相独立但又相互联系的机制：克服参与受限和使用依赖性皮质重组。这些机制和传统的康复方法不同。因此，CI疗法代表了物理康复中的转变典范。随着不断的研究和在临床中的应用，CI疗法在物理治疗领域里具有更广阔的前景。

参考文献

1. Taub, E, et al. Technique to improve chronic motor deficit after stroke. Arch Phys Med Rehabil, 1993; 74:347.
2. Taub, E, Uswatte, G, and Pidikiti, R. Constraint-Induced Movement therapy: a new family of techniques with broad application to physical rehabilitation–a clinical review. J Rehabil Res Dev, 1999; 36:237.
3. Taub, E, Uswatte, G, and Elbert, T. New treatments in neurorehabilitation founded on basic research. Nat Rev Neurosci, 2002; 3:228.
4. Taub, E. Harnessing brain plasticity through behavioral techniques to produce new treatments in neurorehabilitation. Am Psychol, 2004; 59:692.
5. Morris, DM, and Taub, E. Constraint-induced therapy approach to restoring function after neurological injury. Top Stroke Rehabil, 2001; 8:16.
6. Morris, DM, et al. Constraint-induced (CI) movement therapy for motor recovery after stroke. Neurorehabil, 1997; 9:29.
7. Morris, DM, Taub, E, and Mark, VW. Constraint-induced movement

therapy: characterizing the intervention protocol. Europa Medicophysica, 2007; 42:257.

8. Taub, E, and Uswatte, G. Constraint-induced movement therapy: answers and questions after two decades of research. NeuroRehabilitation, 2006; 21:93.

9. Mark, VM, and Taub, E. Constraint-induced movement therapy for chronic stroke hemiparesis and other disabilities. Res Neurol Neurosci, 2004; 22:317.

10. Taub, E. Movement in nonhuman primates deprived of somatosensory feedback. Exerc Sport Sci Rev, 1977; 4:335.

11. Taub, E. The behavior-analytic origins of constraint-induced movement therapy: an example of behavioral neurorehabilitation. Behav Anal, 2012; 35:155.

12. Taub, E, et al. Method for enhancing real-world use of a more-affected arm in chronic stroke: transfer package of constraint-induced movement therapy. Stroke, 2013; 44:1383.

13. Uswatte, G, and Taub, E. Constraint-induced movement therapy: a method for harnessing neuroplasticity to treat motor disorders. Prog Brain Res, 2013; 207:379.

14. Taub, E, Uswatte, G, and Mark, VW. The functional significance of cortical reorganization and the parallel development of CI therapy. Front Hum Neurosci, 2014; 8:396.

15. Taub, E, Mark, VW, et al. Implications of CI therapy for visual deficit training. Front Hum Neurosci, 2014; 8:1.

16. Taub, E. Somatosensory deafferentation research with monkeys: implications for rehabilitation medicine. In Ince, LP (ed): Behavioral Psychology in Rehabilitation Medicine: Clinical Applications. New York, Williams & Wilkins, 1980, 371.

17. Liepert, J, et al. Motor cortex plasticity during constraint-induced movement therapy in stroke patients. Neurosci Lett, 1998; 250:5.

18. Liepert, J, et al. Treatment-induced cortical reorganization after stroke in humans. Stroke, 2000; 31:1210.

19. Kopp, B, et al. Plasticity in the motor system related to therapy-induced improvement of movement after stroke. Neuroreport, 1999; 10:807.

20. Bauder, H, et al. Effect of CI therapy on movement-related brain potentials. Psychophysiology, 1999; 36(abstract):S31.

21. Wittenberg, GF, et al. Constraint-induced therapy in stroke: magnetic-stimulation motor maps and cerebral activation. Neurorehabil Neural Repair, 2003; 17:48.

22. Levy, CE, et al. Functional MRI evidence of cortical reorganization in upper-limb stroke hemiplegia treated with constraint-induced movement therapy. Am J Phys Med Rehabil, 2001; 80:4.

23. Mark, VW, Taub, E, and Morris, DM. Neural plasticity and constraint-induced movement therapy. Eura Medicophys, 2006; 42:269.

24. Gauthier, LV, et al. Remodeling the brain: plastic structural changes produced by different motor therapies after stroke. Stroke, 2008; 39:1520.

25. Uswatte, G, and Taub, E. Implications of the learned nonuse formulation for measuring rehabilitation outcomes: lessons from constraint-induced movement therapy. Rehabil Psychol, 2005; 50:34.

26. Taub, E, Uswatte, G, and Mark, V. Implications of CI therapy for visual deficit training. Front Integr Neurosci, 2014; 8:1.

27. Taub, E, et al. A placebo controlled trial of constraint-induced movement therapy for upper extremity after stroke. Stroke, 2006; 37:1045.

28. Winstein, CJ, et al. Methods for a multi-site randomized trial to investigate the effect of constraint-induced movement therapy in improving upper extremity function among adults recovering from a cerebrovascular stroke. Neurorehabil Neural Repair, 2003; 17:137.

29. Wolf, SL, et al. Effect of constraint-induced movement therapy on upper extremity function 3 to 9 months after stroke: the EXCITE randomized clinical trial. JAMA, 2006; 296:2095.

30. Wolf, SL, et al. Retention of upper limb function in stroke survivors who have received constraint-induced movement therapy: the EXCITE randomized trail. Lancet Neurol, 2007; 7:33.

31. Miltner, WH, et al. Effects of constraint-induced movement therapy on patients with chronic motor deficits after stroke: a replication. Stroke, 1999; 30:586.

32. Kunkel, A, et al. Constraint-induced movement therapy for motor recovery in chronic stroke patients. Arch Phys Med Rehabil, 1999; 80:624.

33. Sterr, A, et al. CI therapy in chronic hemiparesis: the more the better? Arch Phys Med Rehabil, 2002; 83:1374.

34. Dettmers, C, et al. Distributed form of constraint-induced movement therapy improves functional outcome and quality of life after stroke. Arch Phys Med Rehabil, 2005; 86:204.

35. Duncan, PW, et al. Management of adult stroke rehabilitation care: a clinical practice guideline. Stroke, 2005; 36:e100.

36. Skinner, BF. The Behavior of Organisms. New York, Appleton-Century-Crofts, 1938.

37. Skinner, BF. The Technology of Teaching. New York, Appleton-Century-Crofts, 1968.

38. Panyan, MV. How to Use Shaping. Lawrence, KS, HH Enterprises, 1980.

39. Taub, E, et al. An operant approach to rehabilitation medicine: overcoming learned nonuse by shaping. J Exp Anal Behav, 1994; 61:281.

40. Dominick, KL, and Morey, M. Adherence to physical activity. In Bosworth, HB, Oddone, EZ, and Weinberger, M (eds): Patient Treatment Adherence: Concepts, Interventions, and Measurement. Mahwah, NJ, Lawrence Erlbaum Associates, 2006.

41. Trost, SG, et al. Correlates of adults' participation in physical activity: review and update. Med Sci Sports Exer, 2002; 34:1996.

42. Dishman, RK. Determinants of participation in physical activity. In Bourchard, C, Shephard, RJ, Stephens, T, Sutton, JR, and McPherson, BD (eds): Physical Activity, Fitness and Health: International Proceedings and Consensus Statement. Champaign, IL, Human Kinetics, 1994, 214.

43. Sallis, JF, and Owen, N. Physical Activity and Behavioral Medicine. Thousand Oaks, CA, Sage Publications, 1999.

44. King, AC, Blair, SN, and Bild, DE. Determination of physical activity and interventions in adults. Med Sci Sports Exerc, 1992; 24:S221.

45. McAuley, E. The role of efficacy cognitions in the prediction of exercise behavior in middle-aged adults. J Behav Med, 1992; 15:65.

46. Rejeski, WJ, Brawley, LR, and Ambrosius, WT. Older adults with chronic disease: benefits of group-mediated counseling in promotion of physical active lifestyles. Health Psychol, 2003; 22:414.

47. McAuley, E, et al. Exercise self-efficacy in older adults: social, affective, and behavioral influences. Ann Behav Med, 2003; 25:1.

48. DiMatteo, MR. Social support and patient adherence to medical treatment: a meta-analysis. Health Psychol, 2004; 23:207.

49. Uswatte, G, et al. The Motor Activity Log-28: assessing daily use of the hemiparetic arm after stroke. Neurology, 2006; 67:1189.

50. Uswatte, G, et al. Contribution of the shaping and restraint components of constraint-induced movement therapy to treatment outcome. NeuroRehabil, 2006; 21:147.

51. Van der Lee, JH, et al. Clinimetric properties of the Motor Activity Log for the assessment of arm use in hemiparetic patients. Stroke, 2004; 35:1410.

52. Shumway-Cook, A, and Woollacott, M. Motor Control: Theory and Practical Applications, ed 4. Philadelphia, PA, Lippincott, 2012.

53. Butefisch, C, et al. Repetitive training of isolated movements improves the outcome of motor rehabilitation of the centrally paretic hand. J Neurol Sci, 1995; 130:59–68.

54. Hesse, S, et al. Restoration of gait in nonambulatory hemiparetic patients by treadmill training with partial body-weight support. Arch Phys Med Rehabil, 1995; 75:1087–1093.

55. Wolf, SL, et al. Assessing Wolf Motor Function Test as outcome measure for research in patients after stroke. Stroke, 2001; 32:1635–1639.

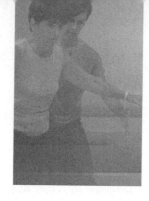

第 13 章

前庭康复的干预措施

JOANN MORIARTY–BARON, PT, DPT

前庭系统是一种复杂的、与神经系统的各个部分协调密切的系统，正常情况下通常被忽视，只有在出现功能异常时才会引起重视。回想去游乐园坐过山车，在坐过山车的过程中体验了刺激的感觉，但是从过山车下来马上就会出现眩晕、重心不稳、恶心、视觉模糊、难以集中视线、不自主走路等表现。在这个例子中，我们可以确定这是坐过山车产生的强烈刺激而引起的"晕动病"。然而，这些症状正是前庭功能障碍的症状。前庭系统是七大特殊感觉系统之一，并且负责在空间中对于身体姿势的认知，包括保持身体控制以对抗重力，并参与协调手和眼的移动。因为前庭系统在整个姿势控制中扮演着不可或缺的角色，物理治疗师必须认识到前庭系统在治疗平衡损伤中的重要贡献。这一章描述前庭系统的概况，并就如何针对基于患者临床表现所导致的功能受限和参与受限进行初步干预进行介绍。

 外周前庭系统概述

外周前庭器官在内耳内部，邻近耳蜗，位于颞骨深处，外周前庭器官包括**耳石**（椭圆囊和球囊）、3 个**半规管**和第 8 对脑神经的前庭部分（**前庭蜗神经**），每只耳朵都包含一组这样的结构用来组成一个整体将信息传递给中枢神经系统。外部的骨迷路覆盖了充满液体的内部膜迷路，包含 5 个前庭感觉器官：**椭圆囊**可以检测头部侧向倾斜和头部在水平面上运动的线性位移；**球囊**可以检测头部在垂直面上运动的线性位移；3 个**半规管**，可以检测头部的角加速度（旋转）[1]。在**前庭神经**

节上有感觉受体的突触，它可以将信息传给前庭蜗神经的前庭部分（图 13.1）。

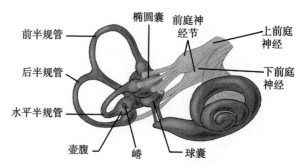

图 13.1　前庭迷路的解剖结构　包括椭圆囊、球囊、前半规管、后半规管和水平半规管。3 个半规管彼此成直角交汇。注意，上前庭神经支配前半规管和水平半规管以及椭圆囊。下前庭神经支配后半规管和球囊。前庭神经的细胞体位于前庭神经节上。另外，每个半规管的一端都扩大形成壶腹。经允许摘自 Schubert, p. 966[2]

椭圆囊和球囊上毛细胞的不同排列给前庭系统提供了头部位置与重力关系的精细信息。椭圆囊和球囊上都包含**听斑**（一块特有的毛细胞），位于胶状帽上。椭圆囊上的毛细胞和听斑能够定向检测水平面上的运动，球囊上的毛细胞和听斑能够定向检测垂直面上的运动。在胶状基质有一层碳酸钙晶体叫作**耳石**。耳石充当一个压舱物以突出毛细胞的弯曲程度。毛细胞向最高的毛细胞（**动纤毛**）偏转可兴奋前庭神经元，而毛细胞偏离动纤毛则可抑制前庭神经元。听斑上毛细胞方向是变化的，而且这种变化无须视觉输入就能把头部在空间中的位置信息传达给中枢的本体感觉系统（图 13.2）[1]。

3 个半规管彼此成直角交汇，水平半规管的位置在鼻尖向上约 30°，**前半规管**（也称为上半规管）检测头部向前方旋转的运动，如低头触地、

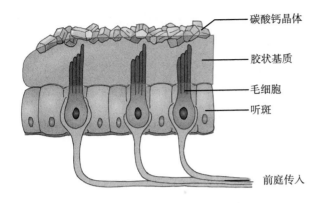

图 13.2　耳石　耳石是被嵌在胶状基质中的碳酸钙晶体，能够感受重心变化，线性加速移动胶状基质可刺激或抑制前庭传入，这取决于毛细胞中静纤毛偏转的方向。经允许摘自 Schubert, p. 967[2]

向前翻滚或前滚翻。**后半规管**检测头部向后方旋转的运动，比如抬头向上看或姿势从长坐位到仰卧位的运动。**水平半规管**检测头部侧向旋转，头转向右和向左时或在直立位身体旋转会刺激水平半规管（图 13.3）。

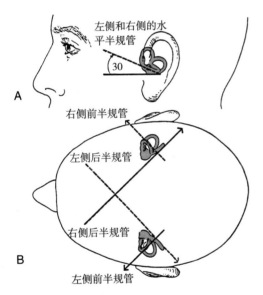

图 13.3　半规管的方向　A. 当头在正中位时水平半规管的方向。B. 半规管是成对工作的（同侧的前面和对侧的后面以及每侧水平面），箭头表示单个半规管感受刺激的角度方向。虚线和实线表示每个半规管都有一个相对应的半规管，它对相反角度方向的刺激敏感；例如，左侧前半规管与右侧后半规管配对并且统称为左前右后（LARP）平面。经允许摘自 chubert, P969[2]

当头部加速扭转或旋转时，内淋巴液在各

个平面的半规管内移动。每个半规管的末端都有一个膨大部分称**壶腹**。在每个壶腹内有一个**壶腹帽**，它是一种胶状屏障，可阻止液体在半规管内移动。壶腹帽容纳含有特有毛细胞的**壶腹嵴**，当头部在半规管的平面内旋转时，内淋巴液流动，壶腹帽变弯，从而壶腹嵴中的毛细胞也产生弯曲。如果壶腹帽偏离导致毛细胞朝向动纤毛（最高的毛细胞）弯曲，前庭神经元被激活并且在半规管的平面内移动。如果毛细胞远离壶腹帽，前庭神经元的刺激被抑制。每只耳朵的半规管解剖排列允许它们成对发挥作用，因此左侧耳朵的前半规管和右侧耳朵的后半规管在同一平面上，同时右侧耳朵的前半规管和左侧耳朵的后半规管在同一平面上。此外，头部向一侧旋转会增加同侧前庭神经的激发率，并且降低对侧前庭神经的激发率（通常称为**推拉机制**）[2]（图13.4）。

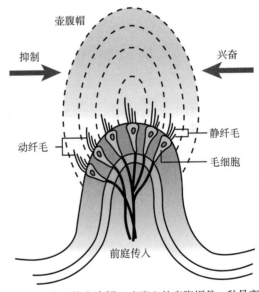

图 13.4　壶腹上的壶腹帽　壶腹上的壶腹帽是一种易弯曲的胶状屏障，可隔开半规管。壶腹嵴内含有动纤毛和静纤毛两种感觉毛细胞。毛细胞产生动作电位来源于壶腹帽上的偏转。当静纤毛的偏转朝向动纤毛方向会引起兴奋；如朝相反方向偏转则会抑制。经允许摘自 Schubert, P966[2]

中枢前庭系统连接概述

前庭系统与中枢神经系统的多个区域具有紧

密联系。传入前庭系统的信号主要与小脑、前庭脊髓束、视觉和动眼神经系统相互联系。外周前庭器官的信息传输通过前庭神经传入中枢神经系统，它的突触与**前庭核**的位置在脑桥和延髓的连接处，近第四脑室底旁[1,3]。每侧脑干各有4个重要的前庭神经核，分别位于上、下、内、外。由前庭核接收的所有传入信息被共享并发送到对侧的前庭核，并且它们一起扮演了运动感觉输入到来时初始集合的角色[3,4]。前庭核发出的信息可随着**前庭脊髓内侧束和外侧束**下行，向**小脑**传送，或上升到**动眼神经核**随后到达丘脑和大脑皮质，以感受到空间中身体和头部的位置。前庭系统的每个功能都归结于一个或多个通路，如果分开讨论过于片面，因为只有各个系统和通路之间协调配合才能运行（图 13.5）。

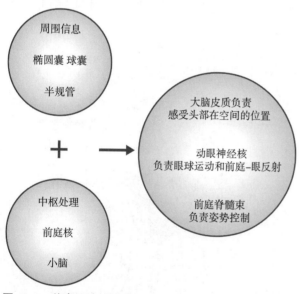

图 13.5　前庭系统的基本组成

前庭脊髓反射

传入信息由耳石和半规管投射到**前庭外侧核**同侧下降至脊髓的**前庭脊髓外侧束**。前庭脊髓外侧束终止于脊髓前角的 α 运动神经元（或作用于 α 运动神经元的中间神经元），这种运动神经元刺激姿势肌和四肢伸肌，这条传导通路终止于脊髓腰段。**外侧的前庭脊髓反射**在控制姿势和平衡反应中起重要作用[4,5]。来自耳石和半规管的传入信息传递到**前庭内侧核**，然后下行到对侧脊髓的**前**

庭脊髓内侧束，成为**内侧纵束**的一部分。前庭脊髓内侧束作用于双侧颈部伸肌，其纤维终止于脊髓上胸段，**内侧的前庭脊髓反射**进行头部矫正反应，并且在控制眼球运动中起作用[1,2,5]。此外，这两条通路都和网状脊髓束相互作用并且影响了姿势性肌张力。

小脑通路

小脑作为前庭系统的执行者，起调节和适应前庭系统的作用。小脑从前庭核接收信息并将这些信息传递到小脑叶和小脑核进行处理。小脑核分别由齿状核、栓状核、顶核和球状核组成[3]。每个核都有不同的处理方式、功能和输出。从小脑顶核输出的信息直接返回到前庭核，而其他小脑核输出的信息则投射到丘脑、前额叶和运动皮质。

小脑的**绒球小结叶**（又称**前庭小脑**）和**小脑蚓部**（中部）接收大部分前庭觉输入信息。这两个结构都接收来自头部、颈部和躯干的前庭、视觉、听觉和本体感觉的信息。输出的信息回到外侧前庭核然后下行到前庭脊髓侧束和网状脊髓束，在运动过程中协调头部、颈部、躯干和眼睛的配合以及肢体的协调[1,5]。

绒球小结叶通过其与视觉系统的信息传递，在协调眼睛和头部运动中起主要作用。小脑的这个部分通过前庭核把来自耳石和半规管的头部位置信息，和来自上丘（四叠体之一）、初级和次级视觉皮质的视觉信息整合到一起。绒球小结叶与内侧纵束相互作用，通过投射至前庭内侧核来控制**前庭眼反射**（vestibulo-ocular reflex，VOR）（图 13.6）[1]。

前庭眼反射

在讨论中枢前庭通路时，VOR 具有特殊意义，因为它是引起**注视稳定性**（也称为**注视固定**）的主要机制。VOR 的功能是在头部快速移动时依然能够维持注视物体。想想我们在跑步机上慢跑时阅读，尽管头和身体是运动的，但视线仍然能够保持稳定，使页面上的字保持固定在视网膜的中央凹处，让读者清晰地看到。为了完成这项任务，前庭系统与动眼神经系统共同感受头部运动并通过等振幅的眼球运动来抵消头部运动（称为 VOR 阶段）。术语 VOR 增益描述了眼睛速度与头部速度的关系，其数值通常为 − 1。 每个半规管刺激特定的眼肌并抑制对侧，包括同侧和对侧的肌肉，以至于眼肌活动的总和能使双眼向同一方向移动（表 13.1）。

在一般日常活动中头部运动很少发生在单个平面中，而是同时在多个半规管中刺激外周前庭感觉器官。下面的例子描述了向左旋转头部的 VOR 功能。

向左旋转头部刺激左侧时抑制右侧半规管，离开左耳的传入信息传送到同侧前庭核并上行到脑干内侧纵束动眼神经核突触。该输入刺激左侧动眼神经核并促进左侧内直肌（收缩），引起左眼向内看，同时交叉至对侧外展神经核，促进右侧外直肌（收缩）并引起右眼向外看，对侧的肌肉受到抑制。 当头部向左旋转时，这种组合效果就是将视线共轭到振幅相等且方向相反的右侧。

尽管正常功能中需要凝视，但有时眼睛和头必须一起移动。例如，转头环视周围环境时，在这种情况下，小脑会优先于 VOR（VOR 取消）。

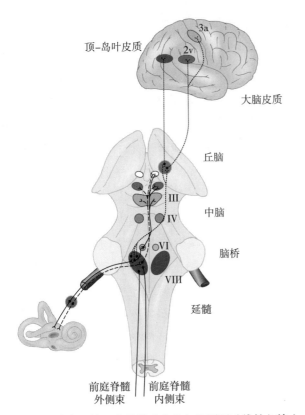

图 13.6 前庭系统 半规管（角性）和耳石（线性）输入被传送到前庭核。 从前庭核传到眼运动核（Ⅲ，Ⅳ，Ⅵ）用于调节 VOR。 为了明确头部和身体的空间位置，信息进一步传送到丘脑和大脑皮质。 为了控制姿势，前庭脊髓内侧束和外侧束通过外周前庭向远端发送。经允许摘自 Schubert, p. 967[2]

表 13.1 半规管兴奋性输入的神经支配模式		
半规管的初级传入	眼外肌运动神经元	肌肉激活
（左）水平	（左）动眼神经核	（左）内直肌
	（右）外展神经核	（右）外直肌
（右）水平	（右）动眼神经核	（右）内直肌
	（左）外展神经核	（左）外直肌
（左）后	（右）滑车神经核	（左）上斜肌
	（右）动眼神经核	（右）下直肌
（右）后	（左）滑车神经核	（右）上斜肌
	（左）动眼神经核	（左）下直肌
（左）前（上）	（右）动眼神经核	（左）上直肌
		（右）下斜肌
（右）前（上）	（左）动眼神经核	（右）上直肌
		（左）下斜肌

注：经允许摘自 Shubert MC, Table 21.1, p. 968[2].

✳ 前庭系统功能

如第 9 章关于改善站姿和立位平衡技能的干预措施中所讨论的，负责直立姿势控制和平衡的感觉系统组成包括本体感觉、视觉和前庭系统。由于前庭系统在静态平衡和动态平衡中起着重要的作用，前庭系统通路与姿势控制系统的各个方面密切关联。耳石和半规管检测头部在空间中的方向和运动速度，**顶 - 岛叶皮质**处理这些信息以便能够有意识地认识自己身体的位置[3]。从前庭眼球反射到评估和环境间的相互影响，视觉信息与来自 VOR 的注视稳定性相结合可以用于评估与环境的相互作用。另外，前庭脊髓反射与本体感觉系统共同协调来调节姿势张力和自发的姿势反应，前庭系统的独特联系允许它在本体感觉和视觉信息冲突、不准确或不可用的情况下进行姿势控制的调节。这些情况是在临床感觉交互平衡测试[6]（也称为感觉整合测试）的临床试验条件 5 和条件 6 下模拟的。

📋 **临床笔记**：临床感觉交互平衡测试的临床试验条件 5 和条件 6 表明明显的前庭损失或双侧累及（图 13.7）。

前庭功能障碍

一个完整的前庭系统能够为正常运动和日常活动提供最基本的支持，和人体内绝大多数系统一样，前庭系统能够对抗一些对功能产生有限影响的干扰。然而，病理过程的位置和程度，以及人对干扰因素的反应，决定了治疗师能够观察到的损伤的性质和范围。术语**平衡失调**描述了平衡缺陷或"失衡"的感觉，可以归因于前庭脊髓通路的中断。例如，平衡功能失调的人会倒向失去信号传入或传入减少的那一侧（**侧倒**）。术语**眩晕**描述了身体处于静止状态时的运动错觉和头部错误位置信息的处理异常。比如侧倒的时候，由于前庭系统左右两侧之间强度差异而出现。前庭眼通路的功能障碍导致**视震荡**，或由于失去注视稳定性而造成稳定物体在环境中移动的错觉。术语**眼球震颤**描述了休息或运动时无意识的眼球运动。在前庭系统的外周或中心区域损坏的情况下，这些病症中的每一种都可能发生，并且不是互斥的。由于系统的多种情况，前庭功能障碍的症状经常同时存在，并且可能包括各种各样的表现。症状主诉包括头晕、眩晕、左右摇摆、步态紊乱、频繁失衡以及恶心和呕吐。前庭功能障碍的常见症状参见专栏 13.1。

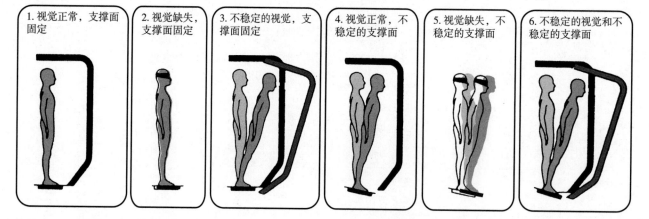

1. 视觉正常，支撑面固定
2. 视觉缺失，支撑面固定
3. 不稳定的视觉，支撑面固定
4. 视觉正常，不稳定的支撑面
5. 视觉缺失，不稳定的支撑面
6. 不稳定的视觉和不稳定的支撑面

图 13.7　临床感觉交互平衡测试　经允许摘自 Schmitz TJ, and O'Sullivan SB. Examination of coordination and balance. In O'Sullivan SB, Schmitz TJ, Fulk GD (eds): Physical Rehabilitation, 6th ed. Philadelphia, F.A. Davis, 2014.

专栏 13.1 前庭功能障碍的常见症状

- 头晕
- 眩晕、旋转感或天旋地转感
- 耳鸣或耳内有压力感
- 难以集中精力
- 失去方向感
- 难以盯着移动的物体或者看电视
- 阅读困难
- 运动时有"嗖"（飞快移动）的感觉
- 摇摇晃晃
- 难以保持坐位或站立位，伴随向一侧倾倒（侧倒）
- 步态异常，难以走直线
- 在没有失衡的情况下也不能快速转头
- 经常跌倒或易跌倒
- 在黑暗中移动会失衡
- 恶心呕吐
- 症状与驾车有关
- 症状与体位转移有关，如床上翻身、从坐到站或躺下时
- 症状与头部运动有关，如向头顶上看或向地下看时

前庭系统检查和评估

为明确诊断，更好地指导患者康复，治疗师必须通过一系列检查和评估来确定前庭系统的潜在病因。在此过程中，治疗师必须确认病变位于前庭系统内并区分外周或中枢前庭系统的问题。如果是外周前庭问题，治疗师必须辨别问题是在双侧还是单侧，如果是单侧，则要确定具体的受累侧。鉴于前庭系统的复杂性，解决问题的过程中需要全面了解各方面的影响因素。本节内容介绍了基础测试、措施和干预方法，为新手治疗师建立初步康复计划提供了参考。康复的主要目标是修复损伤并使患者恢复以前的活动，当患者情况超出专业范围，治疗师必须认识到患者是否有转诊的需求。如果患者在开始康复计划之后的几周内通过干预没有得到改善，治疗师应该将患者转诊给那些完成美国物理治疗协会前庭康复资格课程的神经科医生。[美国物理治疗协会（www.

apta.org）"Find a PT"专题和前庭障碍协会（www.vestibular.org）都有当地专家的资源。]

 红旗征：前庭康复禁忌证如下。

- 意识丧失。
- 急性颅脑损伤。
- 不能控制的偏头痛。
- 听觉突然丧失。
- 单侧或双侧耳内压升至难以忍受的程度。
- 外伤或手术后从耳朵或鼻子内流出液体，可能提示脑脊液漏。
- 急性颈部损伤和疼痛，可能会影响治疗。
- 存在与脑卒中相关的症状和体征。

主诉与病史

由于在临床上还没有直接检测前庭系统功能的方法，因此系统评估依赖于患者的主观报告和治疗师准确执行及合理解释测试和测量的能力。临床上评估前庭系统最有效的方法是使用红外视频护目镜。然而，基本的临床测试和测量往往能提供足够的信息，以确定有效的诊断并开始康复计划。

临床笔记：术语"床边检查"或"临床评估"是指在物理治疗诊所或医院病房中进行的前庭功能测试和评估。这些测试与在实验室环境中进行的前庭功能测试不同，实验室环境需要精密的仪器支持，例如有关热量、定量动态视敏度和前庭诱发肌源性电位测试的仪器[4, 5]。

"头晕"这个词是非常主观的，每个人对这个词的定义都不同。它可以用来描述一系列的感觉，例如，头晕、晕厥、失衡、流行性感冒、眩晕、旋转、"精神错乱"等。治疗师必须确定患者"头晕"的确切含义，以确定与病理学有关的结构。表 13.2 展示了各种可能出现功能障碍的前庭症状。

表 13.2 前庭病理学的临床表现

临床表现 / 症状 / 主诉	前庭系统病理
主观描述为物体在视野中"跳跃" 头部运动时无法清楚地看东西 行走伴随头部运动时会出现症状	由于 VOR 缺失，注视稳定性下降所致视震荡
躯干姿势控制障碍和平衡缺陷 步态不稳定，支持面较宽，步长不一致，行走时摇摇晃晃	由于前庭脊髓侧束和（或）小脑受累而致共济失调
颈部疼痛，颈部肌肉痉挛，不对称的颈部肌肉紧张	由于前庭脊髓内侧束和（或）椭圆囊受累而致姿势错位
直立时一直向一侧斜（侧倒）；无论有无视觉输入都会出现在行走时转向一侧的现象	由于前庭脊髓束和（或）小脑受累而致静止性姿势不稳定
阅读困难	由于小脑的绒球小结叶和（或）小脑蚓部、内侧纵束功能障碍而致眼球控制中扫视能力下降
难以注视移动的物体，例如行驶的汽车	由于小脑的绒球小结叶和（或）小脑蚓部功能障碍而致异常的视觉轨迹（平滑追踪）
头部不动时不能保持眼睛不动	由于小脑的绒球小结叶和（或）前庭器官、前庭神经受累而致自发性眼球震颤
主观描述晕动病或伴有呕吐	由于网状脊髓通路的破坏引起恶心

　　检查的关键要素是记录症状的严重程度以及对日常生活的影响。通常，从前庭损伤中恢复的人会经历头部和身体运动（**运动敏感性**）的不良症状，因此会限制功能活动或偏离正常运动模式。一个用于确定前庭疾病导致的症状总体严重程度的简单而合适的工具是模拟等级评分法，它采用一根 10cm 的线段，范围从 0 到 10，其中 0 表示没有症状，10 表示症状最严重的情况。运动敏感商数（MSQ）是一种临床测试，旨在识别运动激惹位置以及症状的程度和持续时间[2,5]。用于确定前庭功能障碍导致的感知参与受限级别有效且可靠的测量方法包括眩晕残障程度评定量表（DHI）和活动特异性平衡信心（ABC）量表[7]（表 9.2）。

红旗征：由于前庭测试具有刺激性，治疗师应密切关注症状严重程度。眩晕、恶心和呕吐等症状可以导致患者极度不适和焦虑感。使用模拟评分法为指导，治疗师应谨慎地选用不同的测试，避免过度刺激患者而导致不良后果。应该安排好检查程序，以便初次检查敏感性较高的患者时将他们的刺激性降到最低。

　　作为患者病史的一部分，治疗师应：询问就诊史；确认患者发作时间、持续时间和严重程度，询问是否伴随着听力减退、**耳鸣**或眩晕，确定患者是否有姿势失衡或摔倒经历。每一个影响因素都能够对评估结果起重要作用。例如，了解患者就诊史能帮助治疗师了解患者是否曾患有中枢神经系统疾病，如轻度颅脑损伤（包括脑震荡）、短暂性脑缺血发作、脑卒中或多发性硬化，而偏头痛、焦虑和惊恐发作等疾病的表现通常与前庭系统疾病相似。相反，具有听力下降、耳内压增高或耳鸣症状的患者则提示存在外周前庭器官受累。前庭系统功能障碍引起的眩晕和躯体感觉障碍与肌肉骨骼损伤引起的姿势失衡不同。重要的是，功能障碍的性质、发生机制和症状持续的时间为病因和潜在的病理过程提供了关键线索（表 13.3）。

表13.3　常见外周前庭障碍的诊断、临床表现和功能障碍机制

诊断	临床表现	功能障碍机制
良性阵发性位置性眩晕（BPPV）	在活动时突然发作眩晕或者天旋地转的头晕，持续几秒钟后平息 只要活动牵涉到相关平面的半规管，症状就会复发	耳石从原本附着的胶状基质上脱落并且进入半规管，造成了机械性紊乱。耳石能够自由漂浮在半规管内（半规管耳石症）或附着在壶腹上（壶腹耳石症）
梅尼埃病	持续数小时的严重眩晕、耳鸣、恶心、呕吐和失衡发作。在疾病的早期阶段，症状减轻或消失，但随着时间的推移，症状会反复发作 [3]	内耳水肿导致耳内压升高造成迷路膜损伤。病因尚未确定
神经炎	突然发作的眩晕、恶心、呕吐、失衡和眼球震颤，可持续数天并在数周内逐渐减轻 听觉完好无损地保留 [3, 4]	病毒感染导致前庭神经炎症
迷路炎	突然发作的眩晕、恶心、呕吐、失衡和听力减退，可持续数天并在数周内逐渐减轻 [4]	由于细菌或病毒感染导致迷路炎症
听神经瘤/前庭神经鞘瘤	逐渐或突然发作的耳鸣、听力减退、眩晕或失衡症状取决于肿瘤的位置 [2, 5]	位于内耳道的前庭蜗神经的施旺细胞瘤，肿瘤缓慢增长
外淋巴瘘	突然发作的眩晕和听力减退 [2,3]	在中耳和内耳之间的开放性创伤，常因外伤以及椭圆形或圆形窗的破裂而引起
半规管裂	由咳嗽、巨大噪声或耳内压力改变造成的短暂性眩晕 [2,3]（Tullio 现象）	由于缺少颞骨覆盖前半规管而形成瘘管

临床笔记：眼球运动的特点为确定前庭病变提供了完整的线索。由于对动眼神经的功能测试对患者往往只有轻微的刺激性，因此评估眼球震颤（除了位置测试）和 VOR 功能为检查过程提供了一个合适的切入点。

眼球震颤

眼球震颤是眼球的一种不自主震动，可以在休息状态下发生（**自发性眼球震颤**），也可以伴随眼球在眼眶内的随意运动（**凝视性眼球震颤**）和头部位置的改变（**姿势性眼球震颤**）而出现 [4]。眼球震颤的原因是中枢或外周前庭受损，并且取决于病灶的位置、发生方向（水平方向、垂直方向和扭转方向）。治疗师检查自发性眼球震颤时可以观察患者在休息时的眼球运动，单纯的垂直或扭转性自发性眼球震颤代表中枢前庭系统病变 [4]。相比之下，水平自发性眼球震颤与单侧外周前庭损伤（**单侧前庭功能减退**）有关，表现为侧向眼动，包括一个快速相和一个慢速相，快速相时眼球向健侧（更强壮一侧）跳动。临床上，眼球震颤以快速相命名，因此双眼快速向左跳动时，认为其存在左侧眼球震颤并表明右侧外周前庭功能减退（这类似于拔河比赛，其中一支队伍显然比另一支队伍更强，绳子中间的红色带子朝向更强的一侧）。凝视性眼球震颤是通过眼睛在眼眶的3个位置进行评估的：中心、右边和左边。正常情况下，眼睛在这3个位置时可以保持不动。眼球震颤以同一方向在一个或多个位置跳动提示优势侧外周前庭病变，快速相时向强壮的一侧跳动；眼球震颤以不同方向在一个或多个位置跳动提示中枢前庭病变。

良性阵发性位置性眩晕

Dix-Hallpike 变位性眼球震颤试验和翻身试验（表 13.4）确定了由于良性阵发性位置性眩晕（BPPV）引起的位置性眼球震颤是成人眩晕的最常见原因 [6]。虽然 BPPV 可能由头部外伤或病毒引起，但确切的病因仍在研究中。当一个耳石从耳石器官的听斑中脱落并且移位到一个或多个半规管中时可导致 BPPV，这种移位破坏了内淋巴液在相关侧的运动，导致与对侧完整的成对半规管不匹配。BPPV 的标志性特征包括眩晕和眼球

震颤，其临床表现为方向性或位置性的（即，仅发生在当头部在受累的半规管平面中移动时），并且在运动开始后几秒内发生（一旦内淋巴液开始在半规管中移动）。症状持续时间反映了 BPPV 的性质。眼球震颤和发作不到 60 秒的眩晕表明 BPPV 是由于**半规管耳石症**引起，其中耳石在半规管中自由漂浮。相比之下，如果头部保持在刺激性高的位置时眼球震颤和眩晕持续存在，则表明 BPPV 是由**壶腹帽耳石症**引起，这种情况下耳石黏附在壶腹帽上 [4,5]。

表 13.4　良性阵发性位置性眩晕（BPPV）的检查和评估

前 / 后半规管 BPPV 的 Dix-Hallpike 变位性眼球震颤试验

操作规程	阳性结果
• 起始体位为长坐位，膝关节轻微屈曲，头部靠近治疗床边缘（图 13.8A） • 将患者头部向被测侧旋转 45°，下巴指向肩部 • 患者慢慢仰卧，头在治疗床外呈 30° 伸展（头可以枕在治疗师膝上）（图 13.8B）. • 维持这个姿势 1 分钟或直到旋转感停止 [5] • 回到长坐位（图 13.8C）	患者报告持续不到 1 分钟的眩晕或旋转感 治疗师检测到持续不到 1 分钟的扭转性眼球震颤 阳性结果表明 BPPV 发生在头部旋转的一侧 如果使用红外视频护目镜： • 眼球向上方震颤表明累及后半规管 • 眼球向下方震颤表明累及前半规管 • 顺时针方向的眼球震颤表明累及左耳 • 逆时针方向的眼球震颤表明累及右耳 这些通常与方向（上 / 下）和扭转（顺时针 / 逆时针）组合出现

水平半规管 BPPV 的翻身试验

操作规程	阳性结果
• 起始体位为长坐位，膝关节轻微屈曲（图 13.9A） • 患者向胸前微收下巴（颈部屈曲 20°～30°），仰卧 • 患者颈部屈曲，头完全转向被测试的那一侧，姿势维持 15 秒（图 13.9B） • 头部回到中立位，姿势维持 15 秒（图 13.9C） • 头完全转向相反方向，姿势维持 15 秒（图 13.9D）[5]	患者报告眩晕持续不到 1 分钟但不一定"旋转"，因为不是扭转性眼球震颤 当患者的头部向左旋转时，治疗师会检测到左侧或向地面方向的水平眼球震颤（向地性眼球震颤）。当患者的头部向右旋转时，治疗师会检测到右侧或向地面方向的水平眼球震颤（向地性眼球震颤） 注：必须满足这两种条件才可以得出半规管耳石症的结论

回想一下，当头部两侧的半规管同时受到刺激，每一个都引发一种特定的动眼神经兴奋和抑制模式。在 BPPV 中，半规管中耳石的存在破坏了内淋巴液流动，改变了壶腹帽的位移，并导致来自双侧耳朵的外周信号错误配对。这就导致了

眼部肌肉刺激的不协调模式（眼球震颤）。由于眼球不稳定的运动，患者"看到"一个不稳定的视觉环境（类似于摄像时手抖）并且描述为眩晕。

对 BPPV 的测试要求是，把头放置在半规管中产生最大重力效果的位置。

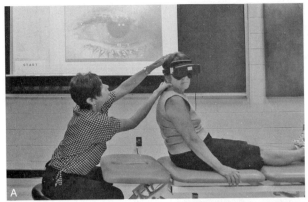

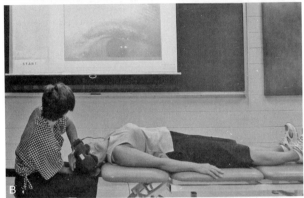

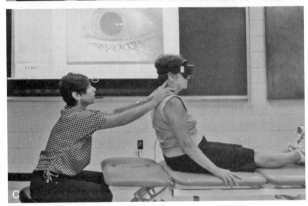

图 13.8　前 / 后半规管 BPPV 试验　A. 右侧 Dix-Hallpike 变位性眼球震颤试验的起始体位。患者保持长坐位，头部向测试方向旋转（本例中向右侧旋转）。患者的位置必须保证在充分仰卧位时头部可以伸出测试床。治疗师坐在位于治疗床头的凳子上，在患者转换到仰卧位时为其提供支撑，并在不改变姿势的情况下进行测试。患者戴着红外视频护目镜将眼球运动的情况投射到屏幕上。B. 右侧 Dix-Hallpike 变位性眼球震颤试验的第 2 个体位。患者仰卧位头后伸 30°，向测试体位旋转 45°（本例中向右侧旋转）。治疗师坐在治疗床头的凳子上，用手支撑患者的头部，方便当患者眩晕时为其提供舒适的体位，此位置保持 30 秒。治疗师在屏幕上可以查看眼球的运动情况，以确定眼球震颤的方向、持续时间和强度。如果没有红外视频护目镜，治疗师必须直接观察患者的眼球以获得这些信息。C. 右侧 Dix-Hallpike 变位性眼球震颤试验，回到坐位。治疗师帮助患者回到长坐位完成测试，并在对侧进行该测试

在 Dix-Hallpike 变位性眼球震颤试验中，针对源自右侧 BPPV 的患者使其眼球最大限度地向右侧旋转（从治疗师角度观察为逆时针方向），对于源自左侧 BPPV 患者则使其眼球最大限度向左旋转（从治疗师角度观察为顺时针），源自前半规管的 BPPV 可造成眼球在眼眶内向下跳动，源自后半规管的 BPPV 可造成眼球在眼眶内向上跳动。通常情况下，前半规管或后半规管的 BPPV 包含了旋转和垂直运动成分。在翻身试验中，水平半规管的 BPPV 会导致眼睛横向运动，头部左右转动时使眼球朝向地面运动（**向地性眼球震颤**），或眼球远离地面运动（**离地性眼球震颤**）[2-5,7]。

BPPV 是根据眼球震颤的表现和持续时间来诊断的。例如，在 Dix-Hallpike 变位性眼球震颤试验中，眩晕合并向上、顺时针、短时眼球震颤的患者可诊断为"耳石引起的左后半规管 BPPV"。水平半规管 BPPV 以眼球震颤强度、方向和持续时间最大的一侧命名。例如，在旋转测试时，头部向右旋转时眩晕最严重，且在头向左右转动时有向地性眼球震颤的患者将被诊断为"耳石引起的右侧半规管 BPPV"。水平半规管受累时，离地性眼球震颤预示着壶腹嵴顶耳石症，向地性眼球震颤预示着半规管耳石症。更重要的是，治疗师必须意识到 BPPV 的存在，眼部的症状必须符合 BPPV 的特征，并且在单一方向或双侧方向均有可能发生。治疗师也必须认识到尽管眼球震颤的方向可提示受累的半规管，但同样眼动方式也可能提示中枢神经系统受累，例如，向下的眼球震颤可能是前半规管 BPPV 或中枢神经系统受累。治疗师必须考虑到影响检查的所有因素，包括患者病史和检查、测试结果，以便确定合理的诊断。

因为测试有很高的刺激性，所以应当最好在检测结束后进行。应该注意的是，如果不事先告知患者在测试期间可能出现的症状，患者往往会感到恐慌，因此治疗师向患者做好解释显得尤为重要，应告知患者测试的目的是重现眩晕，并在测试过程中指示患者睁眼保持测试状态，直到眩晕消失。

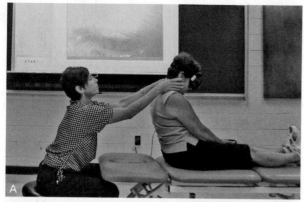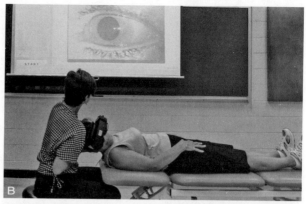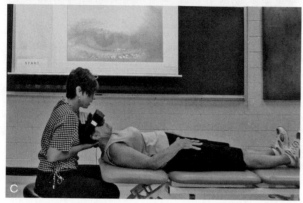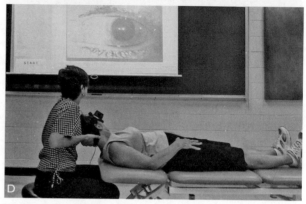

图 13.9　水平半规管 BPPV 试验　A. 翻身试验的起始体位。患者头部居中、下巴对准胸部，保持长坐位（颈椎 20°～30° 屈曲）。患者戴着红外视频护目镜将眼球运动情况投射到屏幕上。B. 翻身试验的第 2 个动作。保持颈部屈曲帮助患者变为仰卧位，治疗师将患者的头部向被测试侧旋转（在本例中为右侧）。保持这个体位 15～30 秒。治疗师通过观察屏幕上眼球的图像可以确定眼球震颤的方向、持续时间、强度。可以看到眼睛偏离中心向患者右侧移动（从治疗师或观察者角度看是向左侧运动）。C. 翻身试验的第 3 个动作。治疗师将患者头部回到中立位，并允许患者在此位置恢复 15～30 秒。D. 翻身试验的第 4 个动作，回到坐位。治疗师将患者头部转向另一侧（本例中为左侧），测试另一个水平半规管，并保持这个体位 15～30 秒。治疗师通过观察屏幕上眼球的图像可以确定眼球震颤的方向、持续时间、强度。可以看到眼睛偏离中心向患者左侧移动（从治疗师或观察者角度看是向右侧运动）。此项研究与耳石造成的向地性眼球震颤及水平半规管 BPPV 相关。试验结束后患者回到直立位

临床笔记：

● 当患者无法忍受 Dix-Hallpike 变位性眼球震颤试验时，可以选择使用**侧卧位试验**。测试时患者将头部转向一侧肩，以对侧肩躺在治疗床上，本例中对**朝向下方的耳朵**进行测试，治疗师应用在 Dix-Hallpike 变位性眼球震颤试验中所述的方法确诊是否存在 BPPV[5, 7]。

● 使用红外视频护目镜可以让治疗师在没有光线的条件下进行动眼神经检查，观察不受辅助眼球固定的外部光源影响的动眼神经行为。治疗师在屏幕上观察眼部运动，屏幕可以放大眼睛图像以提高清晰度，并且可以进行记录和重放（图 13.10）。

● 周围神经损伤所致自发性眼球震颤通常在发病后 1 周内消退。因此，如果术后 1 周在室内光线下治疗师还可以观察到自发性眼球震颤，那么应该怀疑中枢前庭问题。考虑到自发性眼球震颤与中枢神经系统有关，该患者的治疗师应高度重视这种情况。

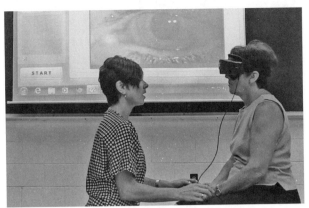

图 13.10　患者佩戴红外视频护目镜　测试前治疗师帮助患者熟悉红外视频护目镜，确定他们身后屏幕中眼睛的图像大小及清晰程度，临床中会使用电视及电脑屏幕来显示护目镜上的图像

平稳追视是眼部肌肉可以平稳跟踪缓慢移动目标的能力。而**扫视**（眼球运动时的扫视）是指眼睛快速定位及固定在目标附近。评估平稳追视要求患者追视治疗师水平移动的手指，治疗师的手指在距离患者面部 40cm 的地方进行水平、垂直以及对角线移动（图 13.11）（这个测试通常称为"领结"测试，因为测试时评估者的手指会勾勒出领结的轮廓）。

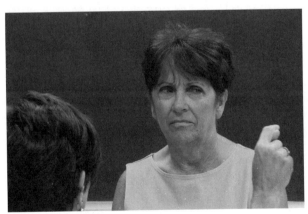

图 13.11　平稳追视　治疗师通过指导患者在不转动头的情况下，用眼睛来追踪移动手指的方法来评估患者平稳追视的能力，治疗师观察患者视觉追踪的控制能力及精确程度

治疗师通过 2 个近距离目标来评估患者的扫视能力（通常是治疗师的鼻子和手指），引导患者快速从一个目标瞄准另一个。治疗师通过距离患者鼻子上、下、左、右大约 20° 方向的位置来移动自己的手指，确保患者在每个可视区域可

以看见治疗师的手指。治疗师决定患者的眼移动轨迹和锁定目标能力（通常在 1 ~ 2 次眼动中发生）（图 13.12）。异常的扫视或平稳追视在试图寻找并追寻目标的同时会引起多次、不稳定的眼球运动。平稳追视和扫视依靠正常前庭核小脑间的相互作用，因此如果患者无法以正常方式完成这些任务，治疗师应怀疑患者是否有中枢前庭系统损伤。

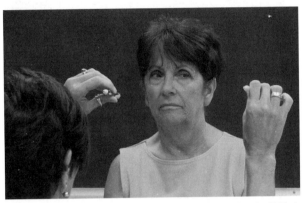

图 13.12　扫视　治疗师评估患者在近视野定位目标的能力（2 支笔）。要求患者快速从一支笔尖端看向另一笔的尖端，同时治疗师观察患者锁定目标的控制能力、速度和精确度

前庭眼反射（VOR）

VOR 的临床试验包括头脉冲试验（head impulse test，HIT；也称为头冲击试验）和动态视敏度检查（dynamic visual acuity；DVA）。后者采用的是应用于早期糖尿病视网膜病变研究（early treatment diabetic retinopathy study，ETDRS）的视力表[7]。因为 VOR 的功能是在头部运动的情况下保持眼睛固定在一个目标上，HIT 重现了这种情况。治疗师坐在患者前面，要求患者通过看近距离的目标来保持凝视（目标通常是治疗师的鼻子）。治疗师使患者头部向左右旋转 20° 直至患者适应这种旋转，治疗师小范围、低振幅向一侧推动患者头部，同时观察患者眼球保持注视聚焦点的能力。如果患者不能保持注视，治疗师将观察到患者的眼球会快速朝鼻子方向扫视，试图"停留在目标上"，这表明头部向移动方向一侧的 VOR 障碍（图 13.13）。VOR 障碍（HIT 阳性）可能是双侧的也可能是单侧的（一只或者两只耳朵），因

为在测试时患者会受到惊吓，导致他预期会突然转向相反的一侧，因此最好先测试怀疑有功能障碍的一侧。测试过程中患者会有轻度不适，可以应用模拟量表来评估症状的严重程度。

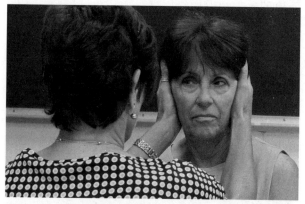

图 13.13 VOR 的临床测试，HIT 坐位下治疗师通过 HIT 评估患者的注视稳定性。左右旋转患者头部，嘱患者保持注视治疗师的鼻子。治疗师给予患者一个低振幅 – 快速向左旋转的冲击力，嘱患者眼睛保持向右并注视目标（本例中注视治疗师的鼻子）。如果患者无法稳定注视，眼球就会随着头部向左旋转而移动，治疗师将观察到眼睛向右回到目标时的快速眼动

动态视敏度是指通过头部水平运动清晰地看到物体的能力。患者位于距离 ETDRS 视力表 4m 处，来辨认表上可以清楚阅读的最低一行。治疗师以 2Hz 的频率旋转患者头部来重复此项测试（图 13.14）。对比患者在头部静止和移动这两种情况下的阅读能力，ETDRS 视力表上 3 行或 3 行以上阅读的误差表明 VOR 障碍。

临床笔记：如果没有 ETDRS 视力表，可以用 Snellen 视力表来评估快速头部运动时注视目标的清晰度。然而，使用线条清晰度作为动态视敏度的衡量标准已不再适用。

姿势控制

前庭功能障碍患者经常主诉有平衡功能欠佳导致的姿势不稳和活动受限。通常情况下导致姿势不稳的因素很多，治疗师能否正确区分是由于肌肉骨骼系统、感觉运动损伤还是前庭功能障碍导致的姿势控制受损是至关重要的。通常前庭功

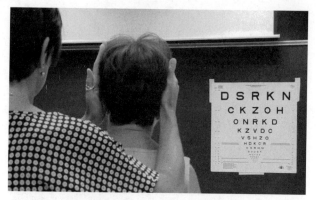

图 13.14 VOR 的临床测试，DVA 患者距离 ETDRS 视力表约 4m，嘱患者读出表上可以清楚阅读的最低一行。治疗师以大约 2Hz 的频率旋转患者头部（可以用节拍器来控制头部旋转的速度）。在头部运动时嘱患者大声读出可以清楚阅读的最低一行。3 行或 3 行以上阅读的误差表明 VOR 障碍。立位下行此项测试患者可能会不稳定，因此治疗师应靠近患者确保患者的安全

能病变时，前庭功能障碍症状与姿势不稳存在短暂关联。Romberg 试验和改良 Romberg 试验对于判断侧向倾倒很实用，因为患者会倾向于向前庭功能减退的一侧倾斜或倾倒。减少支持面或在柔软的平面上进行头部旋转和（或）颈部屈伸可以进一步帮助检测前庭功能缺失（图 13.15）。其他适用于前庭功能检查的静态平衡功能测试包括功能性够取测试、改良功能性够取测试、改良式临床感觉交互平衡测试以及 Berg 平衡测试[7]（表 9.2）。

考虑到前庭功能系统在空间运动控制中起着不可或缺的作用，前庭功能障碍通常导致动态平衡能力的下降。动态步态指数（dynamic gait index，DGI）和功能步态评估（functional gait assessment，FGA）中的项目可以结合头部运动、改变步态方向及速度、减少支持面、改变视觉输入等对姿势控制进行评估。因此，这些项目可以确定在动态平衡和步态中前庭功能系统的影响程度。同理，计时起立行走测试（timed up and go，TUG）及 TUG（认知）测试包括走路时转身和竞争性的心理过程，这些都包括潜在的前庭系统参与[7]（表 9.2）。

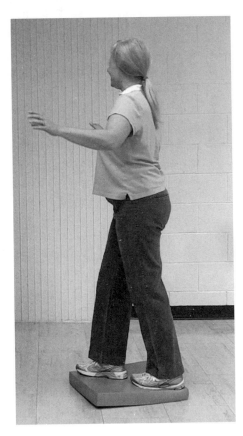

图13.15　静态姿势控制　姿势控制检查时嘱患者站立在一个柔软的平面上进行头部旋转测试，这些条件增加了前庭系统在姿势控制及失平衡时的参与度

临床笔记：双侧前庭功能缺失的患者由于双侧外周信息输入大量丢失，所导致的姿势控制及注视稳定性下降比单侧缺失更严重。此外，双侧前庭功能缺失的患者比单侧缺失眩晕程度减轻，因为双侧失衡时，尽管双侧输入都减少了，但是两侧处于平衡状态。导致双侧前庭功能缺失最常见的原因是继发于氨基糖苷类药物，如庆大霉素和链霉素引起的耳毒性听力障碍[3,5]。

非前庭性眩晕

在进行类似前庭系统功能障碍疾病的检查时，治疗师需要格外注意，高血压或低血压、偏头痛、焦虑、惊恐症发作、药物相互作用或不良反应等情况也可表现为"眩晕"。

体位变换过程中因为抗重力会发生体位性低血压。例如，从仰卧位到坐位、从坐位到站立位会导致血压下降。同理，血压升高会造成头重足轻和眩晕。治疗师在检查过程中需仔细检测血压，排除心血管疾病对患者的影响。

降压药、抗抑郁药等药物也可能会造成眩晕，特别在老人群中。治疗师应该询问或检查患者服药史，记录药物、剂量变化和症状出现之间的关系，如果症状与药物或者其他因素在特定时间密切相关则可能不是前庭原因导致的。因为前庭功能检查包括静态和动态平衡测试，治疗师通常是第一个发现药物影响姿势控制的人，应该将这一发现报告给患者的医师。

偏头痛通常和BPPV类似，可能伴有或不伴有失衡、恶心、呕吐及头痛的症状[4]，虽然偏头痛通常是由医师开处方进行治疗，但是治疗师可以帮助患者鉴别和管理潜在的头痛诱因、运动敏感度和纠正平衡紊乱[5,9]；恐惧症或其他特定活动（类似在桥面上驾驶）的症状表明病因不是前庭系统的问题，可能由于心理或情绪原因造成。如果在没有眼球震颤的情况下，主观描述有"漂浮感""头部刺痛感"、持续头晕以及静息状态下头晕，也提示与身体情感状态有关；焦虑和恐慌发作的表现可与前庭疾病的症状包括头晕、不安、出汗、呼吸短促、恶心、腹痛、心悸、潮热或发冷以及恐惧同时发生。眩晕症状量表（the vertigo symptom scale）是鉴别是前庭系统原因还是情感因素的一个非常有用的工具[7]。所有情况下，治疗师必须将发现的问题告诉患者的主治医师和其他健康团队的成员，以便给予患者最有效的健康管理（专栏13.2）。

恢复机制

BPPV患者可以通过将耳石从半规管中移除来恢复正常功能，除这种情况外，前庭功能受损主要通过代偿、适应、习惯的过程来恢复。适应和代偿两个词在文意上有重叠，但**代偿**通常指用其他结构代替失去的前庭功能。代偿包括但不限于使用多种备选方案或途径来恢复，如颈 – 眼反射、完整的动眼神经通路、选择性躯体感觉通路（如视觉和姿势控制中来自足的信息）、增加平衡反应中预期的使用和功能性运动模式的变化，如降低步行速度来提高动态稳定性 [1, 3–5]。**适应**可以被认为是一种特定的代偿方式，指的是通过小脑重新建立 VOR 的获得、时相或方向 [1,4,5]。在学习的环境中，**习惯**是指反复刺激后对有害刺激的反应减弱 [1, 5]。前庭康复采用习惯化方法，通过刻意反复诱发症状来降低运动敏感性。无论涉及哪种病理生理过程，前庭损伤后功能恢复可归因于这些机制的综合作用（图 13.16）。

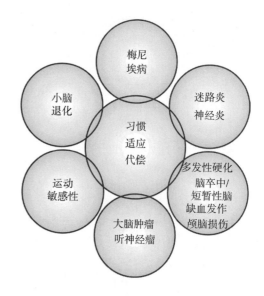

图 13.16 恢复机制

专栏 13.2 基本测试结果的解释

提示中枢前庭受累的表现
- 持续性头晕
- 纯粹的水平或垂直自发凝视引起的眼球震颤
- 改变方向的凝视诱发眼球震颤
- 以相同和相反方向跳动的眼球震颤
- 症状出现后自发性眼球震颤持续 7 天以上
- 严重的静态和动态姿势控制障碍，包括后部平衡障碍
- 与椎基底动脉脑卒中一致的症状
  - 构音障碍
  - 上下肢偏瘫
  - 面瘫
  - 共济失调
  - 眩晕
  - 恶心、呕吐
  - 眼球震颤
  - 复视
  - 昏迷
  - 耳聋
  - 间断的凝视

提示外周前庭系统受累的表现
- 头晕与特定方向或平面的头部运动有关
- 位置性眼球震颤显示有扭转和垂直 / 水平成分

- 不同程度的姿势不稳
- 伴有耳鸣、耳内压增高和听力减退

提示单侧前庭系统受累的表现
- 中度至重度眩晕
- 在单一方向上有持续快速的眼球震颤（向左或向右）
- 侧倒
- 轻度静态和动态姿势控制障碍

提示双侧前庭系统受累的表现
- 轻度眩晕或无眩晕
- 广泛 VOR 缺损所造成的视震荡
- 严重的静态和动态姿势控制障碍
- 运动时伴有恶心

提示非前庭受累的表现
- 持续性头晕
- 活动相关而非运动相关的头晕
- 一天中某个时段出现头晕或头晕与药物有时间关系
- 无眼球震颤的头晕
- 佩戴红外视频 Frenzel 护目镜检查时无头晕
- 坐着时害怕摔倒
- 与惊恐发作有关的过度换气或呼吸急促
- 不明原因的恐惧或焦虑
- 从卧到坐或从坐到站时出现头晕

加强恢复的早期策略

有证据表明，室内光线下早期活动和视觉刺激可增强恢复能力[4,5]，通过习惯、代偿和适应的重复性功能动作可以减轻症状。如前所述，引起症状是习惯化过程中的一个固有因素，因此，患者必须在高强度水平上训练引发症状直到他们可以自行缓解症状。然而，治疗师有责任确定患者的耐受水平，并修改活动的可选择性和强度，从而能有效推荐患者的康复过程并保证患者在能承受的范围内进行训练，不会有并发症发生的危险[4,5]。在前庭系统疾病的急性阶段，在运动转移过程中注视一个固定目标，在转换过程中停顿（从侧卧到坐的过程中单肘支撑休息一会）并等待症状消失后再继续运动是提高早期运动耐受性的另一策略。通过本体感觉和触觉刺激增强感觉输入可以增强身体在空间中的感知，急性期过后应鼓励患者尽可能早下地走路。早期步态特征包括支持面较宽、向一侧偏转、增加迈步策略、减少头部及躯干移动以及使用家具、墙壁作为触觉提示，为了体态控制和患者安全，可能需要临时使用辅助器具。急性期过后，大部分患者反映步行速度下降，但是可以通过每日步行训练重获自我感觉最舒适的步行速度进行小范围移动。用来减轻症状的前庭功能抑制剂会抑制代偿过程、延长使用时会延迟恢复，因此应该尽快停止使用这类药物[4,5]。

> 📋 **临床笔记**：尽管前庭系统症状与其他症状有重有轻，但是不能低估前庭系统障碍的严重程度。在前庭系统疾病急性期，如迷路炎、神经炎或梅尼埃病的急性发作时，患者感觉很虚弱，只能保持静止的动作。因呕吐脱水必须住院的情况并不少见。很多患者症状发作时很痛苦，但是因为症状通常在几天到1周的时间内减轻，因此患者有了这些安慰后会有积极反应。然而，那些有潜在或先前存在焦虑和（或）抑郁的患者恢复效果比较差，因此会降低恢复的可能性。

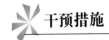

✳ 干预措施

遵循患者/客户管理模式，基于检查结果选择治疗干预措施，坚持以患者为中心的康复原则。在不考虑潜在病理因素的情况下，治疗师根据检查时发现的损伤和问题来设计制订具体的干预治疗方式，目的是解决患者的活动受限和参与受限（图13.17）。成功地矫正前庭功能损伤，能鼓励患者积极参与康复的过程，并要求患者遵守训练计划。患者必须明白坚持训练的意义，严格遵守治疗师的指导。设立明确的刺激阈值来提高患者的服从性和成功率，通常来说前庭功能训练应该在一天中短时多次重复，以下方法有助于限制过度活动和有害刺激，同时增强患者对前庭康复运动的依从性。

● 限制训练的持续时间和频率（"每天3次，每次5分钟"）。

● 在训练过程中限制症状的严重程度（"用0~10分模拟评分法评估，患者的症状不高于6分"）。

● 限制训练后遗留症状的持续时间（"完成训练后患者的症状不会持续超过20分钟"）。

恢复眼球运动及VOR功能的干预措施

同运动损伤类似，可以通过特定任务训练来减少平稳追视及扫视的障碍程度。重要的是，任务必须设计为在保持头部静止的状态下完成提高眼球运动控制，在水平和垂直平面上训练扫视能力，通过让患者交替注视两个近视野的物体来训练，只要患者看得清楚，任何物体都可以作为训练对象。选项包括贴在墙上的"便签"以及桌子上的两个物体，比如一杯咖啡和一个花瓶。使用这些常见的物体可以让患者在任何地方、任何时间进行扫视训练，从而提高训练的依从性。阅读是另一个训练扫视的非常好的锻炼方式，因为阅读时眼睛必须从一个词跳到另一个词上。平稳追视要求患者在保持头部静止的情况下盯住一个移动的物体。测试方法也可以用作训练方法，患者

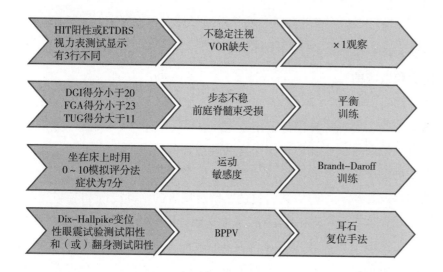

图 13.17　干预措施的框架

可以盯住治疗师移动的手指来完成特定任务训练。也可以利用电脑游戏屏幕上的视觉追踪目标或电视机上滚动的"字条"进行训练。一旦治疗师确定患者可以在设立的刺激界限内正确完成每项任务，这些任务就可以作为家庭锻炼计划的内容。

小脑的自然功能之一是调整 VOR 以确保视觉图像稳定投射在视网膜中央凹位置，让人们能看清物体。当视觉输入改变时，如正常老化或使用矫正镜片，小脑需改变 VOR 来补偿**视网膜滑动**（视网膜上不稳定的图像）[1, 5]。前庭功能康复技术是基于小脑的功能来减少视震荡及恢复前庭功能损伤后的注视稳定性。最常见的干预措施称为**乘以一次观察**（ ×1 观察），患者以尽可能快地速度进行低振幅头动，同时双眼不能离开视觉目标，为了重新校准，患者在头动时必须盯住一个清晰（不模糊）的目标。通常患者站在或者坐在距离目标约 122cm 的地方，比如一张视力表、一张贴着字母的便签（贴在墙上）或者时钟上的 12 个数字。如果患者视物模糊，可视目标最好包括一个明确的轮廓，训练时头动的方向取决于患者的症状，通常水平方向的头部转动（旋转）相比垂直方向（上下点头）更具有激惹性，因此在水平方向上训练比在垂直方向上训练更常用。这些训练需要在小范围内进行头部运动，然而运动的速度取决于症状的严重程度。治疗师应该期望患者在进行快速动作时更具激惹性，并且为患者

建立适当的训练条件（ 图 13.18 ）。以下是一个模板，治疗师可以用来指导患者进行 ×1 观察的训练。

"在你看到贴在墙上的'H'不变模糊的情况下尽快摇头，保持 1 分钟；注意 0 ～ 10 模拟评分法症状不能大于 6 分。如果大于 6 分暂停摇头，直到症状恢复到 0 分，一天中重复多次训练。"

如果患者在立位下不能完成"×1 观察"的训练，那么可以采用坐位训练，如果患者无法承受坐位完成"×1 观察"的训练（通常是因为双侧前庭功能受损），可以将**凝视 – 移动训练**作为一种代偿训练策略[5]。凝视 – 移动训练强调眼睛与头部运动配合，允许患者先训练扫视，眼睛随后跟着旋转。治疗师要求患者交替注视两个近视野的目标；在观察第一个目标时患者眼睛与头保持一致，

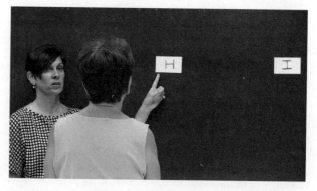

图 13.18　×1 观察　治疗师指导患者在水平方向上摇头，字母 H 不能移动或者变模糊。指导患者通过重复训练来适应，但是要限制刺激量并预防过度刺激

随后眼睛先转向第二个目标，然后头部再向第二个目标移动，随后重复这个顺序回看第一个目标（头部随着眼睛运动而转动）。患者应该用位于水平和垂直方向的目标来分别进行"×1观察"训练（图13.19）。

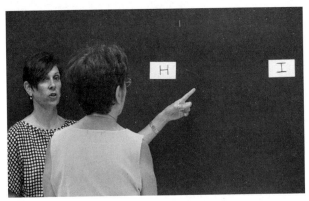

图13.19 凝视－移动训练 治疗师站在与第一个目标平齐的位置（字母H）。嘱患者将眼睛移动到第二个目标处（字母I），然后快速将头转向目标。然后重复回到第一个目标，头追随眼睛的动作。为了提高代偿能力，治疗师嘱患者每天多次重复这项训练，但要限制刺激量并预防过度刺激

"×1观察"训练可以通过增加头动的速度进阶直到患者感觉摇头时没有不适症状。一旦患者在坐位和立位下可以熟练掌握此训练，患者可以在向前走靠近目标以及向后走远离目标时注视一个静止的目标进行"×1观察"训练，这通常会导致平衡障碍加重。应该循序渐进增加训练任务的难度，包括一边走一边在一臂长的距离上手持目标（如名片或便签）时进行"×1观察"训练，以及将目标放在复杂的可视表面（如方格桌布）上时进行"×1观察"，方格桌布能够增加视野的挑战性。

尽管不像"×1观察"那样常用，但也存在**"乘以二观察"（×2观察）**模式。这项任务要求患者在头部向一个方向旋转但目标向相反方向旋转时将视觉定位在特定的目标上，训练参数与"×1观察"一致。

红旗征："×2观察"训练不建议在双侧前庭功能受损的患者中应用，因为可能会导致

患者视网膜过度滑动。

有视震荡的患者经常会试图为保持静止性凝视而保持头部静止，这样最终会导致颈部僵硬和疼痛，治疗师会发现患者在步行及从坐到站的过程中缺乏正常的头部运动。随着凝视稳定性的提高，将头部运动重新引入到日常功能活动可以使这类患者受益。上半身肌力计可用于促进躯干上部和颈部旋转，最初患者可以在坐位下提高本体感觉的输入和稳定性，然后慢慢过渡到立位状态。考虑到上肢活动会在视野中产生运动，这可能会让一些患者分心或产生伤害，需要强调的是治疗师必须要做好保护，防止过度兴奋带来不良的后果（专栏13.3）。

解决运动敏感性的干预措施

许多人因为运动敏感而寻求治疗：前庭损伤后身体活动和头部运动时会出现不舒服或短暂的有危险的感觉，但是这些主诉与眩晕不同，因为患者通常没有旋转的感觉。然而，患者倾向于将运动敏感性描述为"嗖"的感觉（快速移动的感觉）或者在空间移动时头部必须去追赶身体的感觉。为了应对运动敏感性，很多人会改变正常的运动策略，这样做，无意中会延迟和阻碍功能的恢复。为了治疗运动敏感性，在可耐受水平保持症状性训练的干预措施可以提高训练的习惯性。

最初用于纠正BPPV的Brandt-Daroff训练非常适合这一目的，因为所有的半规管都在一个活动中受到刺激。为了进行Brandt-Daroff训练，患者在床中部端坐位，然后向一侧肩转头，以对侧肩侧躺在床上（图13.20 A和B），这个动作通常可以减轻症状。患者保持侧卧位30秒或者直到症状消失，然后回到坐位，等待症状消退后头部转向另一侧再向对侧侧躺到床尾（图13.20 C和D）。再次强调，这样可能会诱发症状，因此患者要在这种体位下保持30秒或者直到症状消失再返回到坐位。开始时，Brandt-Daroff训练要求患者每组重复5~10次，每天3组，直到连续2天症状消

失 [2,5]。然而很多患者无法耐受这种强度的训练，治疗师可以将 Brandt–Daroff 训练改为每组重复

3 ~ 5 次，每天 3 组来提高训练的依从性。

专栏 13.3　前庭功能受损后急性期、亚急性期的代偿、适应和习惯化训练策略（BPPV 除外）

急性期训练策略（前庭功能受损过程中或受伤即刻）

- 用凝视来代偿 VOR 功能的缺失；让人们在移动时稳定注视一个视觉目标。
- 将传统运动方式分解为几个部分，在两个阶段之间要休息，继续运动前要等眩晕症状消失（比如从侧卧位到坐位时先将身体向上移动一部分，等症状消失后再完全坐直）。
- 当移动头部时要将头的运动和眼睛的运动分离，即先将眼睛移向目标再移动头部。
- 必要时使用辅助器具。
- 在行走时转身，用眼睛 – 头的运动策略，然后加一个在宽台阶上直角转身的动作。
- 减少暴露在复杂环境中的时间。

亚急性期训练策略（可耐受一次运动强度）

- 进行习惯性训练。确定可以引起症状的姿势、功能性任务和传统动作。用 0 ~ 10 模拟评分法评估，在训练时要控制症状的程度为 4 ~ 6 分。
- 进行 Brandt–Daroff 训练。
- 为提高耐受性将运动分解为几个部分。比如从站立位弯

腰喂狗的过程中会引起症状，那么先练习在坐位下触及地板的动作。

- 坐位及立位下进行"×1 观察"训练：尽快开始适应性训练。找一个清晰的视觉目标，如钟表上的数字 12，然后尽快在水平方向上摇头［和（或）垂直方向上摇头］，要保持数字在焦点中心。用 0 ~ 10 模拟评分法评估，训练时要控制症状为 4 ~ 6 分。每天要多次练习。
- 在以下描述的条件来进行头部运动的"×1 观察"训练。
  - 走近或远离目标
  - 行走时以一臂之长的距离手持目标
  - 行走时有一个视觉目标，这个目标放置在一个复杂视觉背景中，如方格桌布
- 睁眼到闭眼状态下双足一前一后站立在地板和泡沫上。
- 进行步行过程中转头训练，患者从头转向一侧肩开始，眼睛向肩后方看一定的距离，然后换另外一边进行训练。为了提高难度，在头从一侧方向转向对侧方向时逐渐减少行走的步数，这就提高了头从右向左转头的速度。患者不应使用迈步策略来保持稳定的步态，也不应走出30cm 宽的步道。

　　另一种习惯化的方法就是练习那些引起症状的动作，但是动作速度要慢、幅度要小。如站立位下够地板会引起强烈的症状，患者可以练习立位下先够到床或者桌子，然后坐在床上再够到地板。患者可以将两部分动作合并，把训练方法改为不引起症状出现的方式。尽管多数患者很容易认识到产生症状的动作，运动敏感商（MSQ）可以帮助识别和评估刺激症状出现的位置，以便于确定练习的先后顺序。

　　垂直平面刺激引起的运动敏感性在乘坐电梯、下车、慢跑或其他健身活动中表现出来。站在蹦床或 BOSU 球上在垂直方向上进行小幅度的运动，可以让患者快速抬足跟、小幅度跳跃来增强刺激，踏步机和椭圆训练器可以提供更为先进的刺激，帮助患者尽可能恢复更多的动态活动。

临床笔记：下面的类比可能帮助患者选择适应性练习。"如果一个音乐会钢琴家手指骨折了，那么他就不能在石膏拆除的那天再进行熟练演奏，但是他必须努力恢复以前的水平。前庭功能障碍康复也是如此：一个人必须练习才能使系统恢复到以前的功能水平。"

解决 BPPV 的干预措施

　　BPPV 是一种状态而不是一种疾病，和其他前庭系统疾病不同，它是一种可以被纠正的机械性紊乱 [4]。BPPV 的治疗目的是将耳石从半规管中移除，从而重建从周围到中枢前庭系统的协同信息传递。这是通过引导患者的头部通过一系列与受影响的半规管的平面和形状相一致的运动来完成的，利用内淋巴液来清除耳石（类似于流动的水

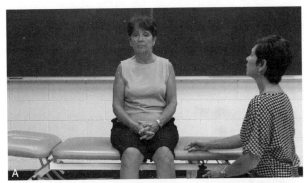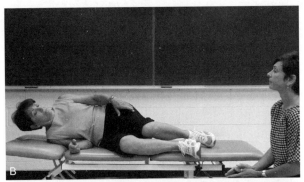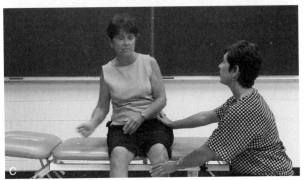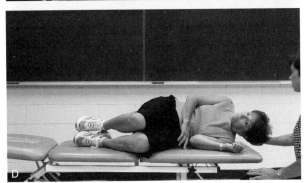

图 13.20　Brandt-Daroff 训练 A. 起始体位。治疗师指导患者坐在床中央，头部保持中立位。B. 第 1 个体位——侧卧位。患者将头转向一侧（她的左侧），然后向侧躺在另一侧（她的右侧）。在这个病例中，右侧卧位会引起症状。抬高床头的高度会提高活动的耐受性。要求患者保持这个体位直到症状消失，然后再增加 30 秒。C. 第 2 个体位——回到坐位。患者坐回到床中央，因为在训练阶段患者会感觉不适，治疗师要给予患者适当的抚触，给予患者安全感以及情感上的支持，并要求患者保持在这个体位直到症状消失。D. 第 3 个体位——侧卧位。治疗师指导患者将头部转向对侧（她的右侧），并向左侧躺，如图中患者在治疗床的姿势，治疗师需支撑患者头部。患者需保持这个体位直到症状消失，然后再增加 30 秒

来清除排水管）。复位机制的选择是基于涉及的半规管（前、后或水平方向）和 BPPV 的类型（半规管耳石症或壶腹帽耳石症）。壶腹帽耳石症必须首先使耳石从壶腹帽脱离，因此这个技术更需要灵活性。无论使用什么手法，手法复位后患者必须坐直保持大约 20 分钟[5]。

一些复位手法可纠正半规管耳石症和壶腹帽耳石症，这些手法有易有难。表 13.5 介绍了通用**改良式 Epley 手法**，它可用于纠正半规管耳石症（最常见的 BPPV 类型）导致的前或后半规管BPPV（图 13.21）[5]。最常用的纠正半规管耳石症引起的水平半规管 BPPV 的手法是 bar-b-que **手法**（也称作 log roll **手法**），具体见表 13.5（图 13.22）。患者在手法复位后可能出现短暂的运动敏感症状，但是如果 BPPV 消除后，患者就不会有位置性眩晕的症状。如果患者仍然持续存在眩晕，

治疗师应该对 BPPV 重新测定并按指示重新操作。可能需要反复操作，但是如果治疗几周后 BPPV 并未治愈，治疗师则应为患者推荐一名更适合的前庭治疗师或医师。

红旗征：不正确的手法复位操作可能会导致耳石从后半规管进入水平半规管，使后半规管 BPPV 转变成水平半规管 BPPV。在这种情况下，患者的 BPPV 性质发生转变，症状也会发生变化，治疗师必须再处理水平半规管 BPPV。

临床笔记：表 13.5 中所述的手法在临床中通常称为 Epley 手法；然而，这可能是个不恰当的说法。因为真正的 Epley 手法需要复位前在乳突处施加震动，复位后应用软颈托[5]。

表 13.5　半规管耳石症导致的 BPPV 的复位手法	
半规管耳石症的耳石复位手法（改良式 Epley 手法）	水平半规管耳石症的耳石复位手法［bar-b-que（log roll）手法］
如果两侧均是阳性，在最严重的一侧先进行手法复位，不要两侧同时操作 步骤： • 开始时采取 Dix-Hallpike 变位性眼球震颤试验体位，患者仰卧位平躺，头向患侧转 45°，头悬置于床外伸展 30°（图 13.21A） • 头部保持伸展，向健侧转 45°（图 13.21B） • 向健侧方向翻身，同时头转向地面（图 13.21C） • 保持头部位置并由卧位坐起，下巴指向健侧肩（图 13.21D）	在最严重的一侧先进行手法复位 步骤： • 起始体位同翻身试验，患者长坐位，收下颌并将下巴指向胸前（颈椎屈曲 20°～30°），头部最大程度转向患侧（图 13.22A） • 保持 15 秒或至症状消失，然后头部旋转回中线，保持 15 秒或至症状消失 • 头部充分转向健侧，保持 15 秒或至症状消失（图 13.22B） • 将患者旋转至俯卧位，嘱其看向地面，保持 15 秒或至症状消失。在患者转换至俯卧位时保持头部屈曲很重要（图 13.22C） • 继续翻身至患侧卧位，然后回到坐位（图 13.22D）

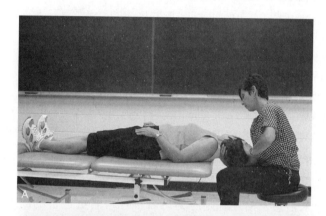
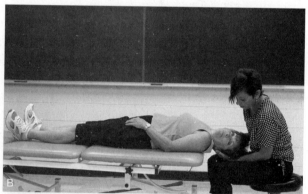
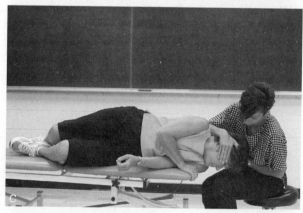
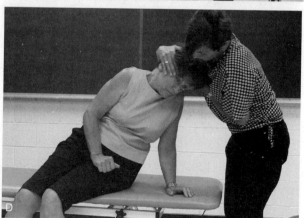

图 13.21　右侧改良式 Epley 手法　A. 第 1 个体位，耳石复位手法与 Dix-Hallpike 变位性眼球震颤试验的体位相同（本病例中，头部伸展且转向右侧）。患者仰卧位，头部转向患侧 45° 同时置于床外伸展大约 30°，这个体位保持 30 秒。治疗师坐在治疗床床头，支撑患者头部。注意在手法复位过程中患者没有戴眼罩，因为 BPPV 的性质已经确定，且这一过程可能再次产生眩晕。B. 第 2 个体位，保持头部和颈部伸展，治疗师向相反侧（左侧）旋转患者头部 45°，保持这个体位 30 秒。C. 第 3 个体位，治疗师指导患者身体向左侧翻身，旋转头部看向地板，治疗师自始至终支撑患者头部，同时保持颈部伸展，这个体位保持 30 秒。D. 回到坐位，辅助患者由左侧卧位转向坐位，在转换过程中治疗师保持固定患者头部位置，以免转换成水平半规管 BPPV

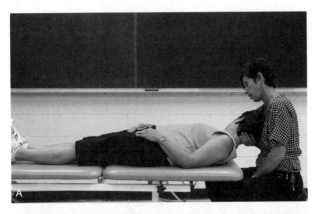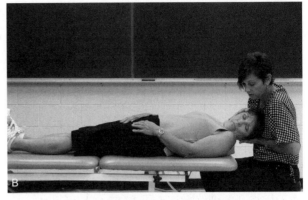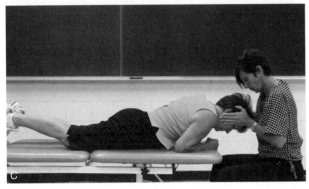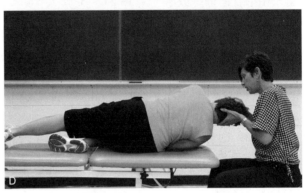

图13.22 水平半规管BPPV的Bar-b-que手法 A.起始体位。耳石复位手法的第1个体位与翻身试验的体位相同（这个病例头部屈曲20°～30°，向右旋转45°）。治疗师坐在治疗床床头，在此期间支撑患者头部。这个体位保持15秒或者直到症状减轻。B.第2个体位。治疗师使患者头部和颈部保持屈曲同时向左旋转45°，这个体位保持15秒或者直到症状减轻。（C和D）第3个体位。辅助患者向左侧翻身然后转向俯卧位，治疗师保持收下巴，患者头部不可伸展超过中位线，这个体位保持15秒，辅助患者由俯卧位至右侧卧位，然后坐起至坐位，治疗师在转移过程中支撑患者头部

恢复姿势控制的干预措施

对于很多前庭功能障碍的患者来说，在社区中无法正常行走以及自信地找到合适道路是一个主要的问题。以下从DHI中取样的问题旨在探讨由姿势不稳定造成的活动受限和参与受限[11]。

● 由于自身的问题导致很难独立散步？

● 沿着人行道走路是否存在问题？

● 沿着超市过道走路是否存在困难？

● 由于自身的问题晚上很难在家周围走走？

● 参与跳舞、做家务（比如大扫除或收拾盘子）等更有活力的运动是否增加你的困扰？

● 由于自身的问题，你是否害怕别人认为你的状态像喝醉了？

● 由于自身的问题，你是否害怕在无人陪伴时离开家？

以上问题的答案结合改良Romberg和功能步态评估的测试结果，可以指导治疗师选择姿势不稳定的干预方法。已存在的肌肉骨骼和感觉运动功能损伤限制了姿势控制，会阻碍前庭功能的康复；因此，治疗师应及时处理康复计划中的功能障碍。第9章：改善站姿和立位平衡技能的干预措施，为姿势控制以及改善静态和动态平衡的干预提供了大量信息。静态稳定和重心转移训练对于急性前庭功能障碍患者重获正常的姿势力学对线和纠正侧步走能力具有非常好的效果。当身体感觉和视觉输入不可靠或相互冲突时，需要最大限度地增加前庭觉输入。因此，用于加强前庭功能的静态稳定任务应结合支持面的减少和（或）在较软的平面上进行头部或动眼神经的训练。治疗师必须针对患者的特定需求量身定制训练方法。比如，在恢复的起始阶段，患者睁眼站在稳定平面上，通过减少支持面进行练习，这对于患者来

说具有很大的挑战。随着患者的逐渐恢复，柔性表面和头部运动的增加可以提高训练难度，如站在泡沫垫上以及从一只手向另一只手传球。双足一前一后站立（跟—趾位）在泡沫垫上同时玩波板球，可以用来增加改善前庭和前庭脊髓束功能训练的难度，同时对于患者来说也是双重任务。站在柔性表面抛接球是另一个将视觉追踪训练、头－眼－手协调与动态姿势控制、改变躯体感觉输入相结合的训练方法（图 13.23）。

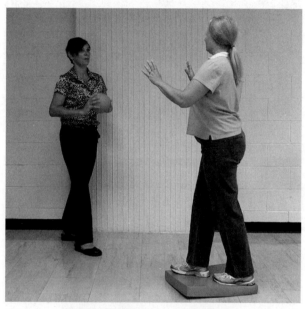

图 13.23　高难度干预措施　患者在泡沫垫上站一字步且头转向右侧，与治疗师进行抛接球游戏。这种治疗方法调动了患者的所有前庭功能。通过唱歌等方法提高认知能力，可以提高该任务的难度

闭眼步行时头转向一侧以及转弯是提高动态姿势控制能力的专项训练任务。闭眼场景是一种没有视觉辅助的状态，比如在黑暗的屋子里步行。由于推拉机制的破坏导致步行时频繁转头会出现步态障碍。此训练早期计划包括嘱患者头转向一侧且步行 6m，头转向另一侧时再次步行穿过同样的通道。单侧功能障碍的病例中，患者头部转向患侧时，通常会偏离直线路径，这种情况可以让患者从注视一个目标开始进行训练。再次强调治疗师必须采取最适合的手段以确保患者安全。功能改善的表现包括步行同样的距离时每 3 步转一次头，最终做到每步转头。任

务的进阶包括患者与一人并排步行，并能转向他说话。

同样地，对于前庭功能障碍的患者，步行时快速转头也能引起不稳定。重获姿势控制的早期策略是拆分任务要素以及按顺序练习。指导患者部分转身，而不是快速旋转，两次旋转 90°，而不是一次性快速旋转 180°。动态平衡较差的患者，转身前眼睛旋转到要注视的视觉目标，然后把头转向旋转的方向，最后转身体，以改善其控制能力。随着患者功能的逐渐恢复，头部和眼睛的运动可能会同时进行，同时转动速度也会不断加快。

临床笔记：来自可靠测试和测量的分数可以作为制订短期目标的依据。比如，如果采取的治疗结果显示"患者功能步态评估得分 23 分（总分 30 分）表明她没有跌倒风险"，所以适合的短期目标可以是"患者步行 6m 过程中头部向左右旋转，但不超出 30cm 的通道"。

由于躯体感觉输入的改变，跑步机训练是一种更高级别的步行训练。首先，可以在缓慢步行的时候，用手指进行支撑辅助。随着患者功能不断好转，不应继续使用上肢支撑，可以将步速提升至患者最初的正常步行速度，增加转头或双重任务能进一步提高训练难度。

限制功能恢复的影响因素

虽然支持前庭康复的证据持续增加，但是已经有明确的因素限制了前庭损伤的预后 [2,5,7]。中枢神经系统损伤包括如多发性硬化、脑卒中（包括小脑前下动脉和后下动脉）、脑损伤的康复效果较为缓慢且更可能留下功能障碍。治疗师在判断预后和阶段性康复计划时必须考虑这一点。同样地，双侧前庭损伤的恢复能力与单侧相比是有限的。因为双侧受累并不意味着双侧存在同样的损害，恢复情况依赖于前庭系统保留正常功能的范围，活动的恢复很大程度上取决于视觉和躯体感觉的代偿。前庭康复策略对早期梅尼埃病有效，而对慢性梅尼埃病无效，因此需要进行临床治疗

（例如，通过对剩余神经元进行外科或化学消融以降低双侧神经元的差异进而缓解症状）。由于代偿和适应策略受到限制，姿势控制系统功能受损（例如失明或糖尿病）和合并症会降低恢复的可能性。训练和治疗师的经验对于前庭康复起着至关重要的作用。正如本章前面所述，熟练处理前庭疾病需要更广泛更深入的研究，以在临床实践领域获得更先进的技术。具体来说，非典型 BPPV 的情况、颈源性眩晕、涉及共轭凝视异常的脑震荡、儿童前庭障碍需要引起高级医师的注意。

有关前庭障碍治疗的更深入的信息，可参阅 Susan Herdman[5]、Janet Helminski[8] 和 Susan Whitney[9] 的著作。有关前庭康复继续教育的相关信息可见于美国物理治疗协会网站（www.apta.org），

选择执业和教育板块。有关适合的测试和测量方法的具体信息请访问美国物理治疗协会神经病学部网站（www.neuropt.org/professional-resources/neurology-sectionoutcome-measures-recommendions）和康复措施数据库（www.rehabmeasures.org）。

学生实践活动

专栏 13.4 中的学生实践活动关注于前庭障碍的测试、评估和干预。专栏 13.5 中的学生实践活动为临床决策提供了机会，让学生为选定的临床问题确定适当的干预措施。专栏 13.6 指导学生分析案例解析 9：外周前庭功能障碍，并回答相应的指导性问题。回顾病史、评估数据、录像等为临床决策提供了额外的参考，同时促进了前庭康复的整体化原则。

专栏 13.4 学生实践活动：前庭障碍的测试、评估和干预

目标： 练习执行和评估前庭的测试与干预。

设备需求： 治疗床、ETDRS 视力表。

指导： 3～4 名学生组成一组，展示下文所述的前庭问题。每个成员扮演不同的角色（如下所述），并在进行新项目时轮换角色。

▲1 人扮演治疗师并参与讨论

▲1 人扮演患者并参与讨论

▲其余成员参与讨论，并在演示过程中提供反馈。小组中的一员被指定为"事实调查员"，以便返回大纲确认讨论的要点（如有必要）或成员间无法达成一致的内容

大胆思考、头脑风暴和分享想法应该贯穿整个活动！在接下来的章节都应该进行下列活动。

1. 对活动的讨论，包括患者和治疗师的体位，适用的适应证，适当的语言提示和手法接触。

2. 讨论活动的执行情况以及指定治疗师和患者对技术的评估，包括适当的安全预防措施，改进建议和意见，以及使活动挑战性增大或减小的策略。

3. 讨论每次活动后提出的指导性问题的答案。

如果团队中有任何成员认为他需要额外练习这项活动和技巧，团队应该给予时间来满足请求。所有提供帮助（意见、建议和支持性反馈）的成员也要陪同完成练习。

展示如下测试技术：

▲自发性凝视

▲凝视性眼球震颤

指导性问题

1. 如果眼睛只是上下跳动，是什么类型的前庭损伤？

2. 如果眼睛在 3 个方向（中心、向右看、向左看）上都向左跳动，是什么类型的前庭损伤？

3. 如果在看向右侧时眼球从中心的位置向右跳动，是什么类型的前庭损伤？

4. 如果在看向右侧时眼球向右跳动，看向左侧时向左跳动，是什么类型的前庭损伤？

展示如下测试技术：

▲平稳追视——视野内追视动态目标

▲扫视运动——能在两个目标间定位和替换

治疗师需注意患者是否平稳完成运动。

指导性问题

1. 对于治疗师来说什么可能是反常发现？

2. 如果患者部分或所有测试都不能完成，是什么类型的前庭损伤？

展示如下测试技术：

▲HIT

▲ETDRS 视力表测量动态视敏度

治疗师判定凝视能力的存在或缺失。

指导性问题

1. 如果患者不能同时左右凝视医师的鼻子，是什么类型的前庭损伤？

续栏

展示位置性眼球震颤/BPPV测试技术：

▲ Dix-Hallpike 变位性眼球震颤试验

▲ 翻身试验

治疗师嘱患者睁眼（如可能）并判断眼球震颤方向。

指导性问题

1. 如果患者没有出现眼球震颤但感觉头晕，是什么类型的前庭损伤？

2. 如果患者在测试位置开始后的 5～10 秒出现眼球震颤，且持续少于 1 分钟，是什么类型的前庭损伤？

3. 如果在 Dix-Hallpike 变位性眼球震颤试验中，患者出现顺时针、向上的眼球震颤，是什么类型的前庭损伤？需要什么干预手段治疗这一问题？

4. 如果在翻身试验中，患者头转向右侧出现向右的眼球震颤，转向左侧时出现向左的眼球震颤，是什么类型的前庭损伤？需要什么干预手段治疗这一问题？

BPPV 干预手段的说明：

▲ 练习前文所述的复位手法

▲ 练习对侧的改良式 Epley 手法

▲ 练习对侧的 bar-b-que 手法

指导性问题

1. 开始干预前，对于患者而言哪个方向是非常重要的？

凝视稳定性的干预手段说明：

▲ 指导患者凝视转换练习，作为其家庭作业

▲ 指导患者"×1 观察"的练习，作为其家庭作业

指导性问题

1. 什么情况下你会选择某种技术而不是另一种？

专栏 13.5 学生实践活动：练习对选定的临床问题采取适当的干预措施

目的： 根据选定的临床问题和患者资料，找出导致"眩晕"的因素，并选择适当的干预措施进行干预。下面列出了几个病例在物理治疗检查中有意义的发现。

指导： 根据提供的临床信息，为患者选择并列出 3 种适当的干预措施。所选择的干预措施应该是在前 3 个治疗周期使用的方法。

案例 1

主诉：步行时感觉像被推到左侧，上下床时感到不稳。

病史：3 周前突然头晕、恶心；平衡能力差伴呕吐持续 3 天并渐加重，左耳听力中度减退。

测试和测量：

眼球运动检查：注视中心、右侧或左侧时出现右侧眼球震颤。

注视稳定测试：HIT 左侧（+）；HIT 右侧（-）；对于 DVA-ETDRS 测试 2 行不一致，但是测试中重现症状。

姿势控制和步态：动态步态指数 =18/24；头转向右/左和上/下时步行不稳定；转身超过 3 秒，为防止失衡需要应用迈步策略并停下。

位置性测试：Dix-Hallpike 变位性眼球震颤试验（-）；翻身试验（-）。

活动受限和参与受限：DHI=32/100；不能回到邮差岗位

有效诊断：＿＿＿＿＿＿＿＿＿＿＿＿＿＿＿＿＿＿＿

干预方法：

1.

2.

3.

案例 2

主诉：感到不稳定、视线模糊、夜间阅读困难，否认眩晕。

病史：视觉和听力未受损。

测试和测量：

眼球运动检查：看向右侧和左侧时出现改变方向的凝视眼球震颤；扫视、平稳追视控制较差。

注视稳定测试：HIT 右侧和左侧（-）。

姿势控制和步态：动态步态指数 =21/30；以下能力下降：改变步速的稳定性跨过一个鞋盒；一前一后走 5 步；闭眼走路时会偏差路径 3.96m；平衡功能正常的情况下不能向后走。

位置性测试：Dix-Hallpike 变位性眼球震颤试验（-）；翻身试验（-）。

活动受限和参与受限：外出远足或购物困难；难以用电脑完成工作。

有效诊断：＿＿＿＿＿＿＿＿＿＿＿＿＿＿＿＿＿＿＿

干预方法：

1.

2.

3.

案例 3

主诉：淋浴洗头、躺在床上、斜躺在有扶手的椅子上时出现旋转性头晕或眩晕；症状持续数秒。

病史：6 周前突然出现症状；否认听力减退，但是右耳感到"压力"。

续栏

测试和测量： 眼球运动检查：在正常范围内。 注视稳定测试：HIT 右侧（＋）；HIT 左侧（－）。 姿势控制和步态：mCTSIB，在正常范围内；Romberg 测试时没有平衡功能障碍；改良 Romberg 测试时有平衡功能障碍。 位置性测试：左侧 Dix–Hallpike 变位性眼球震颤试验（－）；右侧 Dix–Hallpike（＋）；左右两侧翻身试验（－）。	活动受限和参与受限：DHI=14/100；失眠；睡觉时必须用 3 个枕头，不能平躺。 有效诊断：＿＿＿＿＿＿＿＿＿＿＿＿ 干预方法： 1. 2. 3.

注：ETDRS，早期糖尿病视网膜病变研究；DHI，眩晕障碍量表；mCTSIB，改良式临床感觉交互平衡测试。

专栏 13.6 学生实践活动：案例分析——汇总

目标： 将前庭评估和干预的原则整合到病例中。

说明： 阅读案例解析 9 并学习外周前庭功能障碍，回答指导性问题。

总结

本章概述了前庭神经系统的解剖学、生理学和基本功能，为初级治疗师提供了有效的前庭障碍干预措施的基础信息。介绍了常见的中枢前庭和外周前庭功能障碍以及不同的临床表现。提供了基于循证的检查工具和选择适当的干预手段的基本框架。由于它们的通用性，改良式 Epley 手法和 bar-b-que 手法被作为治疗 BPPV 的工具提出，并解释了习惯化、适应和代偿的概念。

参考文献

1. Kandel, ER, et al. Principles of Neural Science, ed 5. New York, McGraw-Hill, 2013.
2. Shubert, MC. Vestibular disorders. In O'Sullivan, SB, Schmitz, TJ, and Fulk, GD (eds): Physical Rehabilitation, ed 6. Philadelphia, F.A. Davis, 2014.
3. Lundy-Ekman, L. Neuroscience Fundamentals for Rehabilitation, ed 4. St. Louis, Elsevier Saunders, 2013.
4. Baloh, RW, and Kerber, KA. Clinical Neurophysiology of the Vestibular System, ed 4. New York, Oxford University Press, 2011.
5. Herdman, SJ. Vestibular Rehabilitation, ed 3. Philadelphia, F.A. Davis, 2007.
6. Shumway-Cook, A, and Horak, B. Assessing the influence of sensory interaction on balance: suggestions from the field. Phys Ther, 1986; 66:1548–1550.
7. VEDGE Task Force. Application of the Vestibular EDGE Task Force Recommendations. Presented at: American Physical Therapy Association Combined Sections Meeting. February 3–6, 2014; Las Vegas, Nevada.
8. Helminski, JO, Holmberg, J, and Rabbitt, R. Translating the biomechanics of benign paroxysmal positional vertigo to the differential diagnosis and treatment. Presented at: American Physical Therapy Association Combined Sections Meeting. February 3–6, 2014; Las Vegas, Nevada.
9. Furman, JM, Cass, SP, and Whitney, SL. Vestibular Disorders: A Case-Study Approach to Diagnosis and Treatment, ed 3. New York, Oxford University Press, 2010.
10. Shumway-Cook, A, and Woollacott, M. Motor Control—Theory and Practical Applications, ed 4. Baltimore, Williams & Wilkins, 2012.
11. Jacobson, GP, and Newman, CW. The development of the Dizziness Handicap Inventory. Arch Otolaryngol Head Neck Surg, 1990; 116:424.

案例解析

第二部分，我们很荣幸邀请到全国各地的一些优秀的临床工作者，他们为大家提供了多个案例解析。在此项工作中做出贡献的治疗师们展现了非凡的奉献精神。他们在案例解析中展示了专业知识、提出了指导性问题，学生在阅读病例过程中所需的关键决策也得到了良好的展示。

第二部分的主要目的是为学生提供一个与本书内容互动实践的机会，并通过评估和测量数据来提高临床决策能力，以确定诊断、干预与预后。这些案例解析提出了相应的康复诊断，重点分析了如何制订对患者有意义的改善活动能力和技能的干预措施，以帮助提高患者的功能和生活质量。所有病例都以《物理治疗师实践指南》中所述的概念框架及治疗模式为指导。

我们介绍了 15 个特殊案例，将书面内容进一步划分为：①体格检查；②评估、干预与预后。学生对物理治疗测试的数据（病史、系统回顾、特殊检查和测量）进行评估并提供必要的信息，以便在确定诊断、预测最佳恢复水平和恢复时间以及制订康复计划时做出决策。根据具体案例所列出的指导性问题可以考查学生的决策能力。

以下是学生使用案例解析的推荐顺序。然而，根据学习策略、目标和目的，顺序可能有所不同。

1. **学习以书面病例内容开始**。假设你是这个病例的治疗师，刚刚完成了初次检查，现需要从病史、系统回顾、检查和测量结果中分析和汇总数据。

2. **回答文本中的指导性问题**。根据测试中得到的数据以及对患者运动表现的观察，回答病例研究的指导性问题。这些问题旨在通过评估检查数据、确定物理治疗诊断、确定预后和制订康复计划来提高临床决策技能。

学生须知

在一个协作学习的环境中，由一群学生共同处理单个病例可以优化学习效果。组员可以讨论学习过程中的每个要素。讨论可以提供一个将你的想法与同学、指导者或同事进行比较的机会。

结果测量

案例解析中纳入了各种结果测量的方法。一部分适用于大多数患者功能的一般性评价，而另一部分可作为明确诊断使用。这些标准测量工具提供了关于患者活动受限和参与受限的重要信息。在临床实践中，结果测量有其应用的范围，包括为设定功能导向性目标提供患者康复开始时的基线数据，作为衡量患者实现康复目标和功能进步的方法，以及作为患者安全的评估指标，同时也可以作为证据支持一个特定干预手段的有效性。

合理的临床决策的临床推理过程是一个涉及一系列认知能力的行为过程，物理治疗师使用这些认知能力来处理信息、做出决策，并决定行动。在要求效率和成本效益的医疗环境中，物理治疗师需要在有限的实际条件下做出复杂的决策。由于物理治疗干预这一关键阶段的重要性，临床决策需要在整个专业治疗中不断实践和反馈。案例解析的目的是提供一个机会来引导和促进这一重要进程的进步和发展。

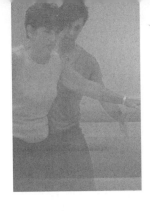

案例解析 1 | 颅脑损伤患者

TEMPLE T. COWDEN, PT, MPT

检查

病史

● 个人信息

患者男，41岁，菲律宾裔白人，讲英语，右优势手。因一次摩托车事故被送至成人颅脑损伤服务中心进行住院康复治疗。

● 社会史

患者是一名前海军陆战队员，和前妻曾育有一子。现与未婚妻及她的 3 个孩子（分别为 12 岁、13 岁和 15 岁）住在一幢单层住宅楼里。患者未婚妻未外出工作，负责做饭、洗衣、清洁、持家及照顾孩子。

● 工作经历

曾在一家消防安全公司当检查员。他的工作包括开车到各个地方去检查和测试各种消防安全设备（如火警警报器、灭火器等），这需要适量的体力活动。

● 居住环境

居住在一幢错层的单层住宅楼里，住宅主客厅区域前有 1 个台阶。进房屋前有 3 个台阶，但没有扶手或合适的坡道。

● 整体健康状况

身体状况稳定，能进行康复治疗。在此次受伤之前，患者身体状况良好。

● 社交和健康习惯

喜欢和朋友一起打篮球和垒球。在受伤之前，没有正式的锻炼计划，但通过与孩子一起玩耍和工作积极进行体育运动，患者说他喜欢的活动是骑摩托车和"泡吧"。患者有酗酒史，虽然还不清楚具体数量；对其他药物的使用尚不清楚。

● 医疗 / 外科手术史

由于以前的医疗记录不完整，病史不详。患者烦躁不安，无法持续恰当地回答问题，受伤前的手术史不详。

● 现病史

男，41 岁，6 月 28 日醉酒后造成摩托车事故。据报道，该患者在距离撞击地点约 21m 的地方被发现。他被救护车送到急诊，格拉斯哥昏迷量表（GCS）评分为 1-1-1; 收缩压 90mmHg（舒张压未见记录），心率 160 次 / 分，血氧监测示经皮动脉血氧饱和度（SpO$_2$）80%。由于 GCS 评分低且血氧饱和度下降，立即对患者进行气管插管。双侧瞳孔 2mm，仅左眼有运动功能。右肩、胸部和臀部有多处皮肤擦伤。在进入急诊室后对患者进行计算机断层扫描（CT），扫描诊断如下：胸部多根肋骨骨折，肺挫伤，气胸，肝右叶挫裂伤与腹腔积血（腹腔内存在血液），右侧肩锁关节骨折半脱位，右侧第 4、5 掌骨基底部骨折。脑 CT 显示第四脑室、脑干、上颈髓、蛛网膜下腔出血（即，蛛网膜下腔出血、颅内出血）。患者被转移到重症监护室（ICU），由神经外科、感染科和骨科进行会诊。插入三腔导管和胃造瘘管。当时没有进一步的手术干预计划。患者在重症监护室接受完全通气支持约 2 周，病情危重。7 月 3 日，患者接受了气管切开术。于 7 月 23 日行右侧髋关节伤口引流清创及真空辅助闭合（VAC）装置置入。7 月 24 日，由于肾功能恶化，患者被诊断为由败血症和造影剂毒性引起的急性肾衰竭。于 7 月 31 日行右侧第 4、5 掌骨和腕关节灌洗、引流、切开复位以及内固定，计划固定 6 周。8 月 4 日，患者在去除三腔导管后出现心脏骤停，立即进行心肺复苏（CPR）和阿托品治疗。由于右侧髋部伤口闭合和可疑的坏死性筋膜炎，于 8 月 13 日接受了进一步的伤口清创术以及皮下组织和肌肉的冲洗。发现患者双侧腘窝及左小腿腓侧部深静脉血栓形成，然后放置下腔静脉滤器。9 月初，该患者病情稳定。现患者能忍受气管切开术的颈圈；清醒且能够回答问题，并偶尔表达他的基本需求。但是会经常焦躁不安。在转到康复中心之前对患者进行了拔管（移除气管导管），但没有说明确切的日期。

入住康复中心

● 主诉

初次检查（9 月 10 日）时，患者表现得非常焦虑、不安和冲动。主诉胃痛和背痛。反复地喊他的未婚妻和"医师"。右上肢对触觉和疼痛过敏，患者出现发汗，血压 150/110mmHg，心率 132 次 / 分。

● 功能状态

在受伤之前，患者可独立完成基础性日常生活活动和工具性日常生活活动。

● 药物史

入院时，患者服用以下药物：多库酯钠、双醋苯啶、丁螺环酮、衣甘膦、美托洛尔、奥美拉唑、雷尼替丁（入院时更换为兰索拉唑缓释胶囊）、依诺肝素、舍曲林和奥氮平。患者还服用维柯丁和左乙拉西坦预防癫痫（患者无癫痫史）。由于左乙拉西坦被发现可以增加某些患者的躁动，入院时改为加巴喷丁。

系统回顾

● 心肺系统

- 心率：坐于床边，心率 132 次 / 分，心律齐。
- 呼吸频率：18 次 / 分。
- 血压：150/110mmHg。
- 血氧饱和度：室内 98%。
- 体温：36.8℃。
- 水肿：双侧腿部和足部轻度凹陷性水肿；

右足 2+，左足 1+。

● 皮肤系统

- 瘢痕：右髋关节瘢痕愈合良好。上腹部中线处可见瘢痕（胃造瘘所致）。右手第 4 和第 5 指切口可见缝合线。
- 皮肤颜色：左足第 2 和第 3 趾坏死，局部组织呈黑色。面色苍白，出汗，触感温暖。
- 皮肤完整性：气管造口瘢痕已愈合。双足过度干燥，皮肤表层剥落。双侧足趾甲过厚过长。左上肢可见手术切口。

● 肌肉骨骼系统

- 对称性：右肩明显分离畸形。右肘保持于屈曲约 90° 位。没有正确的中线方向定位。在没有背部支撑的情况下需要一些帮助来保持坐姿平衡。
- 关节活动范围：右侧上肢肩关节（屈曲、外展和外旋）、肘关节和腕关节活动范围受限。左侧上肢关节活动范围在正常功能范围（WFL）。双膝关节活动范围明显下降（图 CS1.1）。
- 右侧肢体肌力：右侧上肢明显无力，保持于屈曲位（图 CS1.2）。能够抗重力移动右下肢（图 CS1.3）。
- 身高：1.9m。
- 体重：89.9kg。

● 神经肌肉系统

- 协调功能：患者可以无须辅助从仰卧位移动到床边坐位，但由于平衡较差和前屈姿势躯干

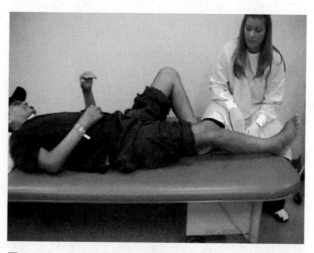

图 CS1.1 右膝关节活动范围明显受限（不能完全伸展）。图中未显示的内容：左膝关节也存在关节活动范围受限

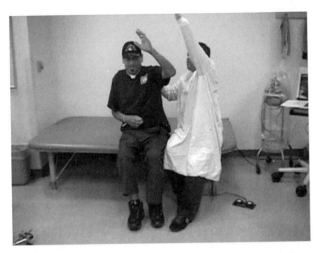

图 CS1.2 坐位时，右侧上肢明显无力（不能抗重力活动）。右侧上肢保持屈曲内收，手紧握位。左侧上肢可以抗重力活动（肩关节外展，肘关节屈曲外旋）

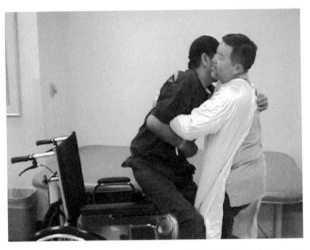

图 CS1.4 患者从轮椅转移至治疗床需要大量帮助。患者髋膝关节不能完全伸展，右侧上肢保持屈曲内收并且手紧握

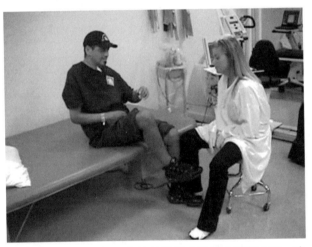

图 CS1.3 坐位时，患者能够抗重力抬起右下肢（髋、膝关节屈曲）。抬起过程中伴有躯干后移，患者变成骶坐位

控制下降，长期无背部支撑的坐位需要监护。由于不平衡和前屈姿势，躯干控制能力下降。

坐位时，伸够到支持面之外时无法维持平衡。由于任务计划困难和下肢力量不足，即使升高床，在无治疗师的大量帮助下依旧无法完成坐站转移（图 CS1.4）。由于冲动、力量减弱和平衡受损，患者需要大量帮助才能从床转移到轮椅。出于安全考虑和患者躁动，开始时无法完成行走能力检查。

• 运动功能（运动控制和运动学习）：患者四肢能随意运动。右上肢近端随意运动优于远端。可能由于烦躁不安，患者可完成简单的动作指令

但一致性不佳。无踝阵挛。

• 言语与认知：患者思维敏捷，人物定向、位置定向正常。轻度构音障碍，但可理解。在以前住院的机构很少参加语言训练，未接受过任何物理治疗。患者非常不安，不断进行翻身，从仰卧到床上坐起。表现出冲动行为：不顾在床上的位置、床栏的存在试图爬过床栏躺下。能恰当回答简单的个人问题但注意力下降，对已知的个人信息，只有大约 60% 的准确性。

测试和评估

● 感觉完整性

• 左侧上肢和双侧下肢轻触觉和浅表痛觉正常。

• 由于右上肢的保护姿势，治疗师无法对右上肢行轻触觉检查。因患者不能根据指令进行测试（继发于认知障碍和注意力下降），因此无法正式测试轻触觉和浅表痛觉。

● 肌力

• 由于难以按照测试说明完成测试，因此不能准确评测肌力。（注：初次检查后约 2 天，治疗师能完成徒手肌力评定。）右侧下肢无力，无法抗重力进行全关节活动范围的运动。见表 CS1.1。由于疼痛、无力，患者不愿尝试移动右侧上肢。可

见右三角肌萎缩。左侧上肢肌力正常。

● 关节活动范围

见表 CS1.2。

● 脑神经（CN）

• 视野基本完好（CN Ⅱ）。瞳孔等大、等圆，对光反射和调节反射存在；眼外肌完整（CN Ⅲ、Ⅳ、Ⅴ）；面部对称（CN Ⅶ）。

• 听力基本完好（CN Ⅷ）。上腭高度对称；发音清晰（CN Ⅸ、Ⅹ）。舌居中，关节活动范围受限（CN Ⅻ）。

● 深腱反射

左侧上肢 1+，右侧下肢 2+，双侧膝跳反射 2+，双侧跟腱反射 1+。

分级标准如下。

• 0，反射消失。

• 1+，反射下降，低于正常。

• 2+，反射正常。

• 3+，活跃，速度比正常快，可能不一定异常。

• 4+，非常活跃，多动伴阵挛，异常。

● 平衡

• 坐位平衡较差，尽管能使用背部支持独立坐直。但在完成超出支持面的功能活动时无法维持平衡，呈典型的后凸姿势。

• 立位平衡较差，如果没有治疗师的最大帮助无法保持完全站立。站立时无法不失衡而做出动态动作。

表 CS1.1　下肢徒手肌力评定

关节	运动	左	右
髋	屈曲	3/5	3/5
	伸展	2/5	2/5
	外展	2/5	2/5
膝	屈曲	3/5	3/5
	伸展	3/5	3/5
踝	背屈	3/5	2/5
	跖屈（仰卧位测试）	2/5	2/5

注：所有得分基于 0 ~ 5 级标准。5，正常；4，良好；3，一般；2，差；1，轻微收缩；0，无收缩。

表 CS1.2　被动关节活动范围　　　　　单位：°

关节	运动	左	右
肩	屈曲	WFL	0 ~ 90ᵃ
	伸展	WFL	WFL
	外展	WFL	0 ~ 80ᵃ
	内旋	WFL	WFL
	外旋	WFL	0 ~ 30ᵃ
肘	屈曲	WFL	15 ~ 150
腕	屈曲	WFL	0 ~ 60
	伸展	WFL	0 ~ 30
髋	屈曲	WFL	WFL
	伸展	WFL	WFL
	外展	WFL	WFL
膝	屈曲	5 ~ 110	3 ~ 110
	伸展	无法完成全范围伸膝	
踝	背屈	WFLᵃ	WFLᵃ
	跖屈	WFL	WFL

注：ᵃ 表示活动时有疼痛；WFL，正常功能范围。

● 步态

无法检查。

● 日常生活活动

• 基础性日常生活活动：所有基础性日常生活活动的执行都需要中度程度或大量的帮助。

• 工具性日常生活活动：依赖。

评估、干预与预后

评估

患者需要他人帮助才能完成从轮椅至治疗床的转移；需要在治疗师的口头指令和手法接触提示下进行重心转移，为站立做准备（图 CS1.5）。在下肢蹬离地面站起时，由于不能有效控制头和躯干前倾，患者无法直立，更无法完成从轮椅至床的转移。

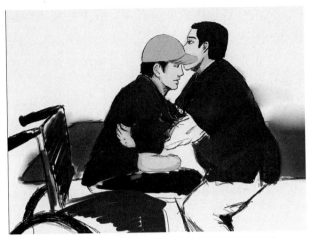

图 CS1.5 治疗师协助患者完成从轮椅转移至治疗床

从坐位向仰卧位转移的过程中，患者在倒向治疗床之前向内侧翻身时，无法控制身体重心的变化；由于患侧肢体行动不利，需要治疗师提醒患者，使患侧下肢尽可能地伸直，并提供一定帮助（图 CS1.6）。从仰卧位向坐位转移时，患者通过屈曲躯干（屈髋屈膝）使身体向前，治疗师需要帮助患者控制躯干。

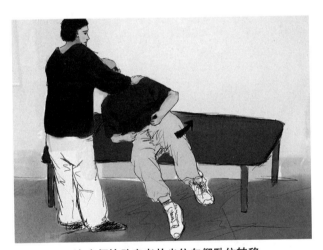

图 CS1.6 治疗师协助患者从坐位向仰卧位转移

在维持坐位平衡时，患者躯干始终向患侧倾斜。经治疗师口头指令和手法接触后患者可用健侧上肢支撑，维持中立位坐姿。

从坐位至立位转移时，患者需要使用升降台或助行器，并由治疗师提供帮助。在站立位时，患者不能维持直立姿势，需要治疗师通过手的协助以及口头指令来纠正骨盆位置，患侧呈明显屈髋屈膝位，头后仰，身体重心后移。

干预

经过 1 周的康复训练，患者仅需要治疗师的少量帮助和提示即可完成床椅间转移，但仍不能维持站立，立位时易向后方倾倒。需要大量帮助才能借助助行器迈步；站立时需要治疗师帮助以维持平衡。

训练初期患者需要借助助行器和支撑台支撑上肢和躯干，佩戴踝足矫形器，并在 2 名治疗师一前一后帮助下完成步行。训练 1 周后，患者可以在 1 名治疗师帮助下安全地使用有患侧支撑台的助行器来完成步行，不需佩戴踝足矫形器，但由于无法稳定助行器，仍需治疗师帮助以保证安全。

上下台阶时，患者需要健侧上肢大量支撑以防止身体后倾并失衡。治疗师需要在恰当时机提醒患者，上下台阶时应保持身体前倾，一步跟着一步。若无治疗师帮助，患者无法独立上下台阶。下台阶时最大的难点是姿势控制。

经过 3 周训练，患者进行了第 1 次门诊康复评估，此时患者无须帮助，可独立使用助行器（前方带滚轮、无患侧上肢支撑台）步行，但由于害怕跌倒，对步行环境要求较高，周围不能有障碍物和行人。治疗师让患者尝试脱离助行器独立步行，并给予一定的接触性保护。注意，可以通过减小步长和减缓步速、增大支持面、张开双臂呈保护姿势等提高步行稳定性。患者上下台阶表现显著提高，仅需 1 人提供接触性保护即可在平行杠内完成台阶训练。站立仍需要治疗师手法接触和语言提示。

预后

训练 1 个月后，患者的姿势控制能力有所提高，可以独立完成坐站转移，站立时无须上肢支撑。可站立在平行杠内的泡沫垫上，在治疗师接触性保护下完成泡沫垫上交替踏步。

指导性问题

1.根据以下方面描述该患者的临床表现：

a.障碍

b.活动受限

c. 参与受限

2. 确定最初要解决的 3 个障碍，以改善患者的活动受限和参与受限。

3. 确定 3 个目标以解决上面确定的损伤，并改善患者活动受限和参与受限的预期结果。

4. 请描述 3 种能够在治疗前 2 周内用以改善功能结果的干预措施，说明你如何进行每项干预，并简要说明你的理由。

5. 治疗这个患者的过程中，安全注意事项是什么？

6. 识别积极和消极因素，这些因素在确定患者的康复预后中起作用。

7. 描述可用于培养自我管理技能以及促进实现目标和结果的自我效能的策略。

8. 物理治疗师如何促进跨学科团队合作，以帮助实现既定目标和功能结果？

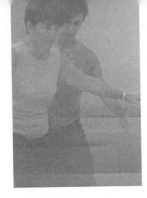

颅脑损伤患者：平衡与步行训练

HEIDI ROTH, PT, MSPT, NCS；
JASON BARBAS, PT, MPT, NCS

检查

病史

● **个人信息**

患者男，47 岁，白人，右优势手。

● **社会史**

单身，和母亲住在同一个区。

● **工作经历**

自 2 年前受伤以来一直待业，但他曾在一家车库制造公司工作。

● **学历**

大学学位。

● **居住环境**

目前居住在辅助生活公寓。

● **整体健康状况**

身体健康，轻度肥胖，耐力差。

● **社交和健康习惯**

久坐不动的生活方式，吸烟史，每周饮 5 ~ 6 个酒精饮料。他的社交活动仅限于在辅助生活区域拜访他的母亲和其他居民。偶尔到健身房健身。

● **家族史**

无任何重大疾病的家族史。

● **医疗 / 外科手术史**

大约 2 年前，在机动车事故中遭受颅脑损伤。

● **现状 / 主诉**

需要接受门诊物理治疗服务。自述耐力下降，左腿移动困难。在家时跌倒导致平衡恶化（过去 2 个月跌倒 2 次）。

● **活动等级**

在家的所有基础性日常生活活动可完全自理，社区环境及基础性日常生活活动需要帮助（例如，管理他的财务和药物）。他描述有时会拄着拐杖走路，也会使用滚轮助行器，最近购买了一辆电动轮椅，并描述自购买电动轮椅后活动能力下降。在受伤之前，患者所有基础性日常生活活动和工具性日常生活活动均可独立完成。

● **药物史**

入院时，患者服用以下药物：二甲双胍，每日 2 次，每次 500mg；美托洛尔，每日 2 次，每次 50mg；曲唑酮，每日 1 次，每次 50mg；盐酸替扎尼定，每日 4 次，每次 2mg；氢氯噻嗪，每日 1 次，每次 25mg；维生素 B$_1$，每日 1 次，每次 100mg；甲氧氯普胺，每日 3 次，每次 10mg；双环维林，每日 2 次，每次 20mg；金刚烷胺盐酸盐，每日 1 次，每次 100mg；曲马多，根据需要每 6 小时服用 50mg；叶酸，每日 1 次，每次 1mg；布洛芬，根据需要每日 3 次，每次 800mg；复合维生素，每日 1 次；丁螺环酮盐酸盐，每日 2 次，每次 5mg。

系统回顾

● **交流 / 认知**

• RLA 认知功能量表（Rancho Los Amigos levels of cognitive functioning scale）：7 级。

• 尽管患者可独立表达，但仍然表现出具象思维、短期记忆力下降、新事物学习时间增加，以及安全意识下降。

• 学习：患者需要书面书写及口头强化方可学习新的事物。

● **心肺系统**

• 静息心率（HR）= 72 次 / 分；运动 HR = 90 次 / 分；运动后 5 分钟 HR = 82 次 / 分。

• 静息血压（BP）= 130/76mmHg；运动 BP = 146/92mmHg；运动后 5 分钟 BP = 138/80mmHg。

• 6 分钟步行测试 = 使用拐杖可行走 127.4m。

• 水肿 = 无。

● **皮肤系统**

• 未发现皮肤异常。

● **肌肉骨骼系统**

• 身高：1.77m。

• 体重：99.8kg。

• 整体肌力：双上肢正常；双下肢力量下降，左下肢弱于右下肢（表 CS2.1）。

• 关节活动范围：双上肢和双下肢关节活动范围在正常范围。

● **神经肌肉系统**

• 协调功能：双侧肢体协调性和运动速度减退，左上肢和左下肢更严重。

表 CS2.1 下肢徒手肌力评定

下肢肌力评定	初次检查		出院[a]	
	左	右	左	右
髋关节伸展	2/5	3/5	3 - /5	4/5
髋关节屈曲	4/5	5/5	5/5	5/5
髋关节内收	3/5	3/5	4/5	5/5
髋关节外展	2/5	3/5	4/5	5/5
膝关节屈曲	4/5	4/5	4/5	5/5
膝关节伸展	4/5	5/5	5/5	5/5
踝关节背屈	3/5	4/5	3/5	4/5
踝关节跖屈	3/5	3/5	3/5	3/5

注：[a] 初次检查后 8 周出院。所有得分基于 0 ~ 5 级标准：5，正常；4，良好；3，一般；2，差；1，轻微收缩；0，无收缩。

• 痉挛：左下肢痉挛（表 CS2.2）。

• 坐位平衡：在睁眼和闭眼状态下，患者都可独立完成静态和动态平衡，也可在没有对侧上肢或下肢代偿的情况下完成超过支持面的够取活动。

• 立位静态平衡：能够在没有上肢支持的情况下保持水平面上的立位静态平衡；闭眼时，随着支持面的减少，站在柔软（顺应）的表面上时，会表现出姿势摇摆和失衡；在所有平面站立时都存在延迟平衡反应。

• 立位动态平衡：在所有双重任务活动中表现出失衡，例如，在向前行走时转动头部（上 / 下 / 右 / 左），改变速度和方向，以及跨越障碍物。

● **功能状态**

• 转移：能够在辅助设备的帮助下完成所有转移和床上移动；但是，完成转移需要较长的时间。

难以在低矮或柔软的表面完成从坐到站的转移。

表 CS2.2 改良 Ashworth 痉挛量表

下肢肌群	左下肢	右下肢
伸髋肌群	1+	0
屈髋肌群	1+	0
髋内收肌群	1+	0
髋外展肌群	0	0
屈膝肌群	2	0
伸膝肌群	3	0
踝背屈肌群	1	0
踝跖屈肌群	1+	0

注：0，肌张力无增加；1，肌张力轻微增加，受累部分被动屈伸时，在关节活动范围末端时出现突然卡住然后呈现最小的阻力或释放；1+，肌张力轻度增加，表现为被动屈伸时，在关节活动范围后 50% 范围内出现卡住，然后均呈现最小的阻力；2，肌张力较明显增加，通过关节活动范围的大部分时肌张力均较明显地增加，但受累部分仍能较容易地被移动；3，肌张力严重增高，被动活动困难；4，僵直，受累部分被动屈伸时呈现僵直状态，不能活动。

● 步态

• 患者在家中和社区用手杖行走。步速明显减慢。行走时步长减小（右＞左），左侧负重差，支撑期左膝伸展不足，左膝终末位伸展减少（图 CS2.1）。步行时支持面较宽，左侧支撑末期蹬离（push-off）减弱，左侧足跟着地减少（支撑初期），双侧手臂摆动减少。左下肢摆动期时，痉挛增加且踝背屈不充分。支撑末期左髋关节伸展明显减少。尽管步行时通常支持面较宽，当跨过地板上的障碍物迈步时（此时认知参与增加），其支持面趋于变窄（图 CS2.2）。

• 社区活动：在购买电动轮椅之前，患者使用拐杖走路，并自述在路缘、坡道、不平坦表面和繁忙环境中频繁发生失衡的状况。现在社区活动的主要方式是轮椅（过去 5 个月）。

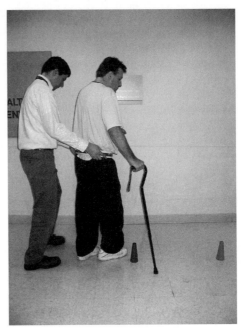

图 CS2.2 患者在越过障碍物训练时，支持面减小

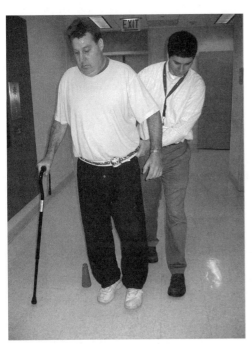

图 CS2.1 患者用手杖行走，步长减小，左侧重心转移减少，左膝伸展不足。他还表现出左侧手臂摆动减少

测试和评估

● 感觉

• 左下肢远端至左膝关节轻触觉减弱。

• 本体感觉：右髋、膝、踝关节正常；左髋、膝关节正常，左踝关节位置觉减弱（准确度 4/10）。

● 肌力

• 见表 CS2.1 中初评和出院时（8 周后）的双下肢徒手肌力评定评分。

● 痉挛

• 见表 CS2.2，初评和出院（8 周后）的双下肢改良 Ashworth 痉挛量表评分没有变化。

● 耐力、平衡和步态

• 见表 CS2.3 初始检查、第 4 周和第 8 周（出院）时的耐力、平衡和步态的标准化评估结果。

• 表 CS2.3 报告的数据中有功能性够取测试的得分。这是一个实用、易于操作、最初为解决老人的平衡问题而开发的测试，通过墙壁上的刻度尺测量向前伸出的手臂长度的最大距离。患者靠近墙壁一侧站立，肩部弯曲 90°，肘部伸展，手握拳（图 CS2.3）。测试前先使用刻度尺对第 3 掌骨的位置进行测量。然后要求患者在不失衡或迈出一步的前提下尽可能向前倾斜（图 CS2.4）并再次测量。然后用第 2 个测量值减去第 1 个测量值得出结果（以"cm"为单位）。

表 CS2.3　耐力、平衡和步态的标准化测试			
测试项目	初始检查	第4周	第8周
6分钟步行（m）	126	158	183
10米步行（秒）	22	20	15
步行速度（m/s）	0.45	0.50	0.67
"起立－行走"计时（秒）	24	21	20
动态步态指数	7/24	11/24	17/24
Berg平衡测试	30/56	30/56	40/56
Romberg（睁眼，秒）	5	10	30
Romberg（闭眼，秒）	0	3	10
双足前后站立，跟－趾相对（左或右下肢在前，秒）	0	0	0
双足前后错开一半站立（秒）	7	10	30
功能性够取（cm）	10	15	>25
辅助工具	直手杖	直手杖	直手杖

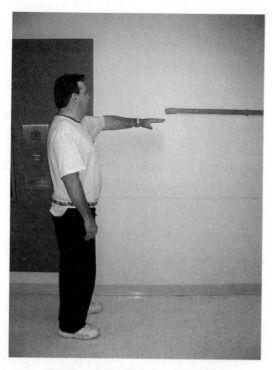

图 CS2.3　患者靠近墙壁一侧站立，左肩屈曲90°，肘部伸展（功能性够取测试起始位）。支持面相对较宽。手通常为握拳位。此例患者短期记忆下降，学习新事物所需的时间增加，难以理解将手保持在握拳姿势的说明，因此对此例患者的测试进行了修改并从中间指骨的尖端进行测量

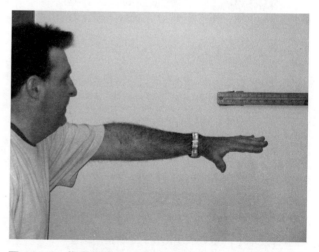

图 CS2.4　指导患者在不抬起足跟的情况下尽可能向前伸够（功能性够取测试）

评估、干预与预后

评估

　　该患者为门诊患者，主诉左下肢行动不便、平衡功能差，曾有家中跌倒史。可以在家中挂拐杖步行，但步长缩短，重心偏向右侧。脱离拐杖步行时，患者难以控制左下肢并且身体重心偏向右侧，步长缩短且摆臂幅度减小。

　　当双足一前一后站立时，患者平衡能力较差，身体明显晃动，双臂呈保护姿势。左侧单足支撑时，患者不能维持平衡，抬起的腿很快掉落，双臂呈保护姿势，左腿明显屈髋屈膝。

　　当双足并拢站立时，患者身体摇晃次数增加，双臂呈保护姿势。当双足并拢并闭眼时，患者平衡控制能力下降，需要治疗师给予接触性保护，

同时注意患者的髋膝是否屈曲、身体是否摇晃。

干预

　　治疗师为患者进行了减重步行训练，开始训练时患者需要双臂支撑，后改为单侧支撑，最终

可解放双臂行走，并且在训练过程中加入了双重任务，让患者边走边从 100 开始倒数报数。也可以让患者尝试在步行中转身，进行侧向步行（向左和向右侧身行走）以及向后倒走。

随着步行训练的开展，患者可以以更快的速度在跑步机上步行，可交替使用上肢支撑身体。也可在行进的地面上设置一些路障，要求患者在行进时跨过或绕过障碍物，治疗师为患者提供口头指令和接触性保护。

在练习双腿交替上下台阶时，设置的台阶高度为 10cm，可观察到患者平衡功能较差，需要治疗师的少量帮助才能完成。

当站在一块柔软的泡沫垫上进行挥动高尔夫球杆的训练时，仍需要治疗师提供接触性保护。

预后

训练 8 周后，患者立位平衡有所提升，能够维持双足并拢站立，也能双足一前一后站稳，双臂仍张开呈保护姿势。

步行方面，患者训练后可使用拐杖独立行走，也能弃拐行走，步速和转弯控制都有所改善，但步行过程中患者的身体仍向右侧倾斜。

指导性问题

1. 根据以下方面描述该患者的临床表现：

a. 损伤

b. 活动受限

c. 参与受限

2. 从患者的病史和检查中识别出可能对其物理治疗结果产生积极影响的 5 个有利条件。

3. 从患者的病史和检查中识别出可能对其物理治疗结果产生负面影响的 5 个因素。

4. 在物理治疗期间，你会关注哪些损伤，以解决患者的活动受限和参与受限？

5. 确定平衡和步态的预期目标（8 周）和预期的功能结果。

6. 请描述 3 种能够在治疗前 2 周内用以改善功能结果的干预措施，说明你如何进行每项干预，并简要说明你的理由。

7. 在治疗过程中，你会使用什么策略来优化运动学习以及学习活动的保留？

8. 确定家庭锻炼计划的适当目标。

9. 描述家庭锻炼计划的要素和活动。

10. 你在康复计划中关于预防在家跌倒包含哪些方法？

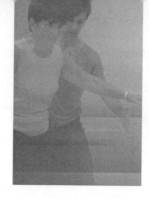

案例解析 3

T4 不完全性脊髓损伤患者：步行训练

LIZABETH ARDOLINO, PT, MS; ELIZABETH WATSON, PT, DPT, NCS; ANDREA L. BEHRMAN, PT, PhD; SUSAN HARKEMA, PhD; MARY SCHMIDT-READ, PT, DPT, MS

检查

病史

患者表现为不完全性截瘫，继发于滑雪运动时发生的脊髓前部梗死，患者伤后被送入儿童急性创伤中心，然后在急性康复机构住院治疗 4 周；受伤 4 个月后，转诊到一家运动训练诊所进行门诊治疗。

● 个人信息

患者男，17 岁，白人。

● 医疗史

除了偶尔的偏头痛和睡眠时相延迟综合征（患者的昼夜节律和外部环境分离）外，没有明显的其他病史。

● 教育史

为高中二年级学生，受伤前，跑越野、打长曲棍球，是个优秀生，在教会青年小组里表现积极活跃。在开始接受门诊步行训练评估时，患者正在家中接受教育。

● 居住环境

和父母及 3 个哥哥姐姐生活在一幢两层的房子里，有楼梯通往二楼，在房子的主要入口有一个斜坡。患者家里有一个简易（不需要工具）的手动轮椅，还有一个洗浴凳和一个便桶。

● 现药物史

巴氯芬，10mg，每日 2 次；加巴喷丁，600mg，每日 2 次；阿司匹林，80mg，每日 1 次。

● 患者目标

患者为接下来的物理治疗确定了以下目标。

- 使用或不使用辅助设备达到独立步行。
- 以步行状态重返学校。

系统回顾

● 心肺系统

心率：静坐在轮椅上，心率 =82 次 / 分；平躺在治疗垫上，心率 =71 次 / 分

血压：静坐在轮椅上，血压 =108/65mmHg，体位性血压测试结果如下。

- 仰卧位，血压 =105/61mmHg。
- 被动恢复直立支撑坐位即刻，血压 =66/42mmHg。
- 坐直 2 分钟后，血压 =90/60mmHg。
- 坐直 5 分钟后，血压 =99/58mmHg。
- 坐直 10 分钟后，血压 =101/63mmHg。

● 肌肉骨骼系统

- 关节活动范围：双上肢和双下肢关节活动范围均在正常范围。
- 肌力测试：双上肢肌力对称正常，左下肢可见主动运动，肌力 3 ~ 4 级；右下肢肌力 0 ~ 1 级。
- 身高：1.75m。
- 体重：62.6kg。

● 皮肤系统

皮肤完整，无开放性伤口、擦伤或压疮，无压疮病史。

● 神经肌肉系统

• 平衡：患者可以在没有支撑的情况下坐在椅子上，但是不能完成无支撑站立。

• 坐姿：患者放松坐位，双上肢轻放于大腿上，可见胸腰椎后凸角度增加（图 CS3.1）。完全直立坐位时，可见腰椎前凸，患者将双手放在大腿上，尽量在最少上肢支撑的情况下维持直立坐姿（图 CS3.2）。

• 站姿：在支撑站立位下，患者腰椎前凸明显增加，胸椎过伸，右膝过伸（图 CS3.3）。

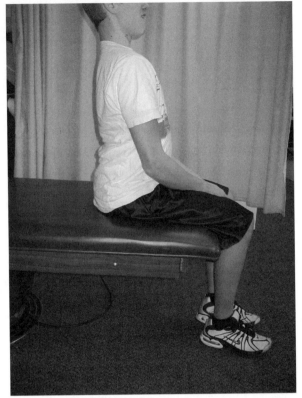

图 CS3.2　开始时双上肢支撑在大腿上帮助维持直立坐姿，可见腰椎前凸增加

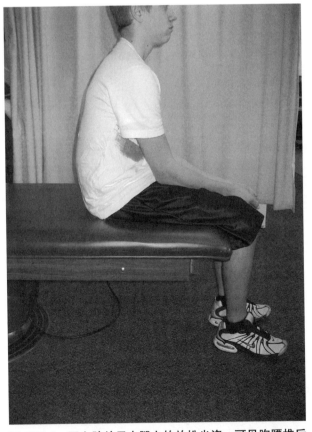

图 CS3.1　双上肢放于大腿上的放松坐姿，可见胸腰椎后凸增加

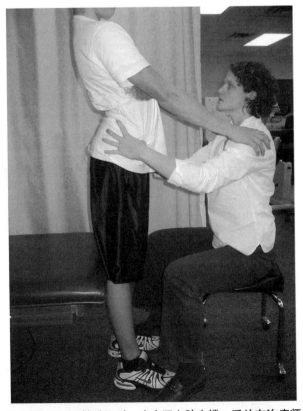

图 CS3.3　开始站立时，患者双上肢支撑，手放在治疗师肩上，可见腰椎前凸增加，胸椎过伸。虽然图中看不清楚，但仍存在右膝过伸

测试和评估

● 功能状态

• 转移：患者可独立在平坦或不平坦的表面上独立完成下蹲。

• 移动：主要借助轮椅；在 2 名治疗师给予最大帮助下，助行器辅助步行 1.52m。

● 交流 / 认知

时间、地点、任务定向正常。能够适当地回答有关他的需要和治疗目标的问题。他更喜欢通过示范来学习。

● 感觉 / 运动功能

应用美国脊髓损伤协会（ASIA）制订的脊髓损伤神经学分类国际标准（ISNCSCI）评价感觉和运动功能（图 CS3.4）。

图 CS3.4　患者的感觉和运动评分　经允许摘自 American Spinal Injury Association. International Standards for Neurological Classification of Spinal Cord Injury. Atlanta, GA, American Spinal Injury Association, 2006.［注：新版 ISNCSCI 工作表的修订可访问 http：//www.asia-spinalinjury.org/elearning/ISNCSCI.php（2015 年 4 月 6 日检索）］

● 肌张力

使用改良 Ashworth 量表对痉挛进行分级（表 CS3.1）。

● 平衡

• 改良功能性够取测试，用于检查坐位平衡（表 CS3.2）。

• 改良功能性够取测试的目的是明确患者端坐位时能够伸够到支持面外多远的距离。患者开始时背靠在椅背上，然后一侧上肢抬起至肩关节前屈 90°，与患者侧方墙上的标尺平行，检查者记录患者的起始点，在不失衡的情况下，患者以握拳的状态尽可能地向前伸够，记录患者能够达到的最远点（测量第3掌骨），然后患者返回起始位。试验进行3次，结果取平均值。

表 CS3.1　改良 Ashworth 量表[a]

肌群	右下肢	左下肢
屈髋肌群	0	0
伸髋肌群	1+	1+
髋内收肌群	1	1
屈膝肌群	0	1
伸膝肌群	1	1
踝跖屈肌群	1	1+
足内翻肌群	0	0
足外翻肌群	0	1

注：0，肌张力无增加；1，肌张力轻微增加，受累部分被动屈伸时，在关节活动范围末端出现突然卡住然后呈现最小的阻力或释放；1+，肌张力轻度增加，表现为被动屈伸时，在关节活动范围后50%范围内出现卡住，然后均呈现最小的阻力；2，肌张力较明显增加，通过关节活动范围的大部分时肌张力均较明显地增加，但受累部分仍能较容易地被移动；3，肌张力严重增高，被动活动困难；4，僵直，受累部分被动屈伸时呈现僵直状态，不能活动。

经允许摘自 [a]Bohannon, R, and Smith, M. Interrater reliability of a modified Ashworth scale of muscle spasticity. Phys Ther 67: 206, 1987.

表 CS3.2　改良功能性够取测试[a]

向前伸够	长度（cm）
伸够1	53.34
伸够2	52.07
伸够3	57.15
平均	54.10

注：[a]经允许摘自 Lynch, SM, Leahy, P, and Barker, SP. Reliability of measurements obtained with a modified functional reach test in subjects with spinal cord injury. Phys Ther 78（2）: 128, 1998.

• 使用 Berg 平衡量表评估立位平衡（表 CS3.3）。患者得分为 9/56，在没有上肢支撑的情况下，难以完成任何站立任务，这表明行走时跌倒的风险是 100%。

• 使用以表现为导向的移动评估量表（performance-oriented mobility assessment，POMA）来评估患者的跌倒风险（表 CS3.4），患者得分为 6/28，在没有必要的辅助设备维持站立的情况下，很难完成任何站立任务。这表明行走时跌倒的风险是 100%。

● 步行

• 10m 步行测试：患者在没有身体帮助的情况下无法完成测试。

• 6 分钟步行测试：患者在没有身体帮助的情况下无法完成测试。

减重支持和跑步机步行训练

步行训练环境测试主要由 4 部分组成：站立再训练、站立适应能力、步行再训练和步行适应能力。

1. 站立再训练

测试开始时，患者站在跑步机上，减重支持比例为 75%，然后减少减重支持比例，直到患者即使在训练者的最大帮助下也不能保持直立站立。然后每个训练者（物理治疗师或治疗师助手）记录在每个身体部位（如足/踝、膝部和臀部/骨盆等部位）所提供的辅助量（表 CS3.5）。

2. 站立适应能力

这个测试的目的是检查身体不同部位维持独立时所需要的体重参数。站立适应性包括：静态站立、侧向重心转移和迈步重心转移。

• 静态站立：治疗师检查每个身体部位获得独立所必需的减重量。测试开始于站立再训练阶段达到的最低减重量，然后慢慢提高减重量，随着减重量的增加，训练者可以减少在每个部位所提供的或需要的辅助量。记录何时不再需要辅助或何时身体的各个部位达到独立（表 CS3.6）。

表 CS3.3　Berg 平衡量表 [a,b,c]

项目	分数
1. 从坐位站起	1—需要少量帮助才能够站起或维持稳定
2. 无支持站立	0—无支持站立不能维持 30 秒
3. 无靠背坐位，但双足着地或放在凳子上	4—能安全稳定地保持坐位 2 分钟
4. 从站立位坐下	1—能独立坐下，但不能控制身体下降
5. 转移	3—绝对需要用手扶着才能安全地转移
6. 无支持闭目站立	0—需要帮助保持不摔倒
7. 双足并拢无支持站立	0—需要帮助保持双足姿势且不能站立 15 秒
8. 站立位时上肢向前伸展并向前移动	0—尝试时失衡，或需要外部支持
9. 站立位时从地面捡起物品	0—不能尝试或需要帮助避免失衡或摔倒
10. 站立位转身向后看	0—转身时需要帮助
11. 转身 360°	0—转身时需要帮助
12. 无支持站立时将一足放在台阶或凳子上	0—需要帮助以防摔倒或不能尝试
13. 一足在前的无支持站立位	0—迈步或站立时失衡
14. 单腿站立	0—不能尝试或需要帮助以防摔倒
	总分：9/56

注：[a] 经允许摘自 Berg, K, et al. Measuring balance in the elderly：Preliminary development of an instrument. Physiotherapy .Canada, 41：304, 1989. [b] 经允许摘自 Berg, K, et al. A comparison of clinical and laboratory measures of postural balance in an elderly population. Arch Phys Med Rehabil, 73：1073, 1992. [c] 经允许摘自 Berg, K, et al. Measuring balance in the elderly：Validation of an instrument. Can J Public Health, 83（suppl 2）：S7, 1992.

表 CS3.4　以表现为导向的移动评估量表

	平衡部分		
任务	平衡的描述	等级	得分
坐位平衡	斜靠或从椅子上滑下	=0	1
	稳定，安全	=1	
站起	没有帮助就无法完成	=0	1
	用胳膊帮助能完成	=1	
	不用胳膊就能完成	=2	
尝试站起	没有帮助就无法完成	=0	1
	需要尝试 1 次以上才能完成	=1	
	1 次尝试就能完成	=2	

续表

平衡部分			
任务	平衡的描述	等级	得分
站起时的平衡功能（前5秒）	不稳（摇晃、双足移动、躯干摆动）	=0	1
	稳定，但需要助行器或其他支持	=1	
	稳定，不需要助行器或其他支持	=2	
站立平衡	不稳	=0	1
	稳定，但双足距离较宽（足跟中点间距大于10cm）或使用手杖或其他支撑	=1	
	稳定，双足间距较小，且不需要支撑	=2	
轻推	开始就会摔倒	=0	0
	摇晃，抓东西，抓自己	=1	
	稳定	=2	
闭眼	不稳	=0	0
	稳定	=1	
转身360°	步骤不连续	=0	0
	步骤连续	=1	
	不稳定	=0	0
	稳定	=1	
坐下	不安全（跌坐到椅子上）	=0	1
	使用胳膊或不连贯动作	=1	
	安全且动作连贯	=2	
平衡得分			6/16

步态部分			
任务	平衡的描述	等级	得分
起步	有迟疑、犹豫	=0	0
	正常起步，没有犹豫	=1	
步长和高度	a. 右侧摆动足不能超过左侧支撑足	=0	0
	b. 右侧足迈步可超过左侧支撑足	=1	
	c. 右侧足迈步不能完全抬离地板	=0	0
	d. 右侧足迈步可完全抬离地板	=1	

步态部分			
任务	平衡的描述	等级	得分
步长和高度	e. 左侧摆动足不能超过右侧支撑足	=0	0
	f. 左侧足迈步可超过右侧支撑足	=1	
	g. 左侧足迈步不能完全抬离地板	=0	0
	h. 左侧足迈步可完全抬离地板	=1	
步伐对称性	左右足步长不等	=0	0
	左右足步长相等	=1	
步伐连续性	步伐间停止或中断	=0	0
	步伐连续	=1	
路径	明显偏移	=0	0
	轻微或中度偏移，或使用助行器	=1	
	走直线且不需要助行器	=2	
躯干	明显摇晃或使用助行器	=0	0
	不摇晃但需要弯曲膝关节或背部，或张开双臂维持平衡	=1	
	不摇晃、无屈曲代偿、不需要双臂辅助、不使用助行器	=2	
步宽	足跟分离（步宽大）	=0	0
	走路时足跟几乎接触	=1	
步态得分			0/12
平衡 + 步态得分			6/28

注：ᵃ 经允许摘自 Tinetti, ME. Performance-oriented assessment of mobility problems in elderly patients. J Am Geriatr Soc, 34：119 - 126, 1986.

表 CS3.5 站立再训练		
身体部位	辅助程度	BWS 比例
右膝	少量	10%
右踝	独立	10%
左膝	独立	10%
左踝	独立	10%
躯干	中等	10%
髋部 / 骨盆	中等	10%

表 CS3.6 站立适应能力：静态站立		
身体部位	辅助程度	BWS 比例
右膝	少量	75%
右踝	独立	10%
左膝	独立	10%
左踝	独立	10%
躯干	独立	25%
髋部 / 骨盆	少量	75%

- 侧向重心转移：起始位为立位，治疗师确定患者在两个方向上进行横向重心转移时所需要的减重量和必要的辅助量。训练者记录各个身体部位所需的辅助量（表 CS3.7）。BWS 是指重心转移时可使身体大部分部位维持独立所需的减重量。

表 CS3.7　站立适应能力：侧向重心转移		
身体部位	辅助程度	BWS 比例
右膝	少量	50%
右踝	独立	50%
左膝	少量	50%
左踝	独立	50%
躯干	独立	50%
髋部 / 骨盆	少量	50%

- 迈步重心转移：当处于一侧下肢在前的迈步姿势时，训练者确定患者进行重心向前转移时所需的减重量和辅助量。以侧向重心转移中使用的减重量进行测试，开始时右下肢在前；然后左下肢在前重复测试。每个训练者确定每一部位所需要的辅助量（表 CS3.8 和 CS3.9）。

表 CS3.8　站立适应能力：迈步重心转移（右足在前）		
身体部位	辅助程度	BWS 比例
右膝	中等	50%
右踝	独立	50%
左膝	少量	50%
左踝	独立	50%
躯干	独立	50%
髋部 / 骨盆	大量	50%

3. 步行再训练

这项测试的目的是确定最佳的减重支持和跑步机速度参数，以建立一个运动学上的正确迈步模式。测试开始时，使用站立适应性测试重心转移过程中已确定的减重量。跑步机的速度逐渐增

加，直至达到正常步行速度（约 3.9km/h）。报告并记录达到最佳迈步模式时训练者给予的必要辅助量（表 CS3.10）。

表 CS3.9　站立适应能力：迈步重心转移（左足在前）		
身体部位	辅助程度	BWS 比例
右膝	中等	50%
右踝	独立	50%
左膝	少量	50%
左踝	独立	50%
躯干	独立	50%
髋部 / 骨盆	中等	50%

4. 步行适应能力

这项测试的目的是确定身体的每一部位在维持独立（没有训练者帮助）时，所需要的必要的减重支持和跑步机速度参数。测试从步行再训练过程中已确定的参数开始，减重量缓慢增加，速度缓慢下降，直到身体的每一个部位达到独立状态。如果在减重支持比例为 75%、速度为 0.97km/h 时，仍未达到独立状态，那么报告并记录此时身体各部位所必需的辅助量（表 CS3.11）。

评估、干预与预后

评估

在对患者进行减重步行训练前，治疗师对患者进行了评估。患者需要在他人辅助固定膝关节的情况下维持站立稳定。通过观察患者是否能够完成双下肢前后向迈步和重心侧方转移对其站立适应性进行了评估。患者需要减重 50% 并在骨盆两侧和下肢予以少量帮助方能完成重心侧方转移；需要减重 50% 并在治疗师大量帮助下完成前后向迈步的重心转移。注意治疗师帮助患者时双手摆放的位置：帮助患者屈膝时，上方的手放于腘绳肌肌腱处；帮助患者屈膝时，治疗师一只手放于患者腘绳肌肌腱处，放于下方的另一只手置于患者胫前肌肌腱处以增加踝背屈；帮助患者伸膝时，

表 CS3.10 步行再训练			
身体部位	辅助程度	减重支持比例	跑步机速度（km/h）
右膝	大量	35%	2.4（3.9）
右踝	大量	35%	2.4（3.9）
左膝	中等	35%	2.4（3.9）
左踝	中等	35%	2.4（3.9）
躯干	独立	35%	2.4（3.9）
髋部/骨盆	中等	35%	2.4（3.9）

表 CS3.11 步行适应能力			
身体部位	辅助程度	减重支持比例 [a]	跑步机速度（km/h）
右膝	大量	55%	1
右踝	大量	55%	1
左膝	中等	55%	1
左踝	中等	55%	1
躯干	独立	35%	3.9
臀部/骨盆	中等	55%	1

注：[a] 迈步时减重支持比例超过 55% 时，患者不能达到足部平整着地（负重反应），因此减重支持比例不能超过 55%。

放于上方的手置于患者髌腱处，放于下方的手置于患者跟腱处以增加患者踝跖屈并在支撑期协助患者足放平于地面。

患者在完成站起的动作时仅需要少量帮助，但依赖于双上肢支撑。

患者能够完成坐位间转移，并且能够在无支撑下维持坐位平衡约 2 分钟。坐位时可观察到腰椎前凸，胸椎后凸。患者可借助辅助器具（助行器）或上肢支撑维持站立。与坐位相比，站立位时腰椎前凸和胸椎后凸更明显。

干预

患者接受了多次减重支持下的跑步机步行训练。在第 55 次减重步行训练时，患者仅需要减重 25% 并以 4.18km/h 的速度完成跑步机步行。治疗师的手仅需对左侧膝关节进行接触提示，踝关节能够自主控制。训练的前 5 分钟主要关注患者的迈步适应性，提高其独立迈步能力。

患者不需要上肢支撑即可完成坐站转移，代偿策略应用不明显。患者也进行了双足一前一后站立的练习，仅需要少量的帮助。

患者能够在治疗师的监护下不使用任何辅助器具在治疗室内自由行走。为改善患者平衡功能和加强髋外展肌的控制，治疗师为患者提供了侧向行走训练，开始训练时需要双腋拐辅助，功能改善后改为登山杖辅助。

同时对患者进行了腹肌训练，让患者从坐位开始缓慢后仰至半坐卧位，然后还原至坐位。腹肌收缩不足是导致脊柱前凸的主要原因，因此增强腹肌力量十分重要，治疗师应在家庭康复训练计划中增加腹肌训练的内容。

预后

经历了 95 次康复训练后，患者能够双足并拢、独立站稳并维持 1 分钟以上；能够在无上肢支撑下完成独立起立，这一动作对臀肌主动收缩能力下降的患者来说是个挑战。

站立时，患者能够把头转向右肩，同时转移重心至左侧。站立的侧面观力学对线良好，姿势标准。患者试图在无上肢支撑下站稳，但仍需要右手辅助。能够完成 360° 转弯，但完成该动作需要的时间较长且容易失衡。能够完成双足一前一后站立，但维持不足 30 秒。

进行台阶训练时，患者在 20cm 的台阶上交替抬腿，可观察到右下肢伸肌张力较高。左下肢单腿站立时右侧伸肌张力的升高会减少屈髋肌的收缩，不利于抬高右腿。目前患者可维持左侧单腿支撑站立 3 秒。

指导性问题

1. 根据图 CS3.4 所示的 ASIA 检查数据，患者下肢的运动评分是多少？

2. 根据图 CS3.4 所示的 ASIA 检查数据，患者的神经损伤平面是什么？根据专栏 CS3.1，患者的损伤分级是什么？

3. 使用《物理治疗师实践指南》，确定患者的物理治疗诊断。

4. 制订一份物理治疗问题清单，对于每个问题，指出是直接损害、间接损害、复合损害还是活动受限。

专栏 CS3.1 ASIA 损伤程度分级（AIS）

A= 完全性损伤：在骶段 S4 ~ S5 没有运动和感觉功能保留

B= 不完全性损伤：神经平面以下包括骶段 S4 ~ S5，有感觉功能保留，但无运动功能

C= 不完全性损伤：神经平面以下有运动功能保留，且神经平面以下超过半数的关键肌肌力小于 3 级

D= 不完全性损伤：神经平面以下有运动功能保留，且神经平面以下至少半数的关键肌肌力为 3 级或以上

E= 正常：运动和感觉功能正常

注：ª 经允许摘自 American Spinal Injury Association. International Standards for Neurological Classification of Spinal Cord Injury. American Spinal Injury Association, Atlanta, GA, 2006.

5.ASIA 检查量表的下肢运动评分（LEMS）和损伤分级，已被用于预测脊髓损伤患者的步行能力，根据患者的 LEMS 和损伤分级，你对该患者的潜在行走能力有何预测？考虑患者是否有可能获得家庭或社区步行，或是否需要长期使用轮椅。哪些辅助或者矫形器具可以用来改善患者的功能？

6. 基于活动的治疗，包括步行训练的使用，为预测步行能力提供了另一个观点和视角。基于活动的治疗，侧重于使用特定任务的训练，为神经系统提供适当的感觉和运动提示，以促进神经系统的恢复。另外，考虑患者的步行潜力。在对此做出决定之前，请考虑：患者在初次检查时步行再训练部分的表现（表 CS3.10），以及步行训练的原则（负重最大化、运动和感觉提示最佳化、强调运动的恢复，同时尽量减少代偿策略）。还要考虑问题 1 中已确定的患者的 LEMS，和问题 2 中已确定的患者的损伤分级。

7. 确定达到问题 5 中所述步行水平（例如，家庭步行、社区步行或主要依赖轮椅）所需的康复时间。

8. 确定使用基于活动的治疗方法，包括步行训练时，达到问题 6 中的步行潜能所需的康复时间。

9. 表 CS3.12 鉴别了一系列辅助器具和一项标记为矫形器干预的条目；在表中的空格上，说明这些设备是否与以下步行训练原则相一致。

表 CS3.12　辅助器具 / 矫形器：与步行训练原则一致或不一致

辅助器具 / 矫形器	一致的方面	不一致的方面
滚轮助行器		
双侧洛氏拐杖		
双侧单点手杖		
单侧单点手杖		
矫形器干预		

• 最大限度地下肢负重：鼓励患者尽可能多地站立，并尽可能少地使用上肢。

提供适当的感觉提示：包括在跑步机上行走，同时尽可能以正常的步速（3.2 ~ 4.2km/h）行走时，提供正常的触觉信息。

• 提供适当的运动提示：鼓励患者在整个步态周期中保持骨盆中立位和躯干直立，在支撑末期时髋关节伸展，并在支撑初期时足跟着地。

• 最大化的独立性和最小化的代偿：患者尽可能使用限制性最小的辅助设备，并最小化地运用支撑。

10. 专栏 CS3.2 通过举例明确了步行训练进阶的要点。首先针对使用减重支持和跑步机的步行

训练及平地行走训练的进阶要点分别进行测试，然后测试此案例中患者步行训练的进阶要点（阶段 1 和阶段 20）。同时为每个例子列出了下一阶段治疗时（阶段 2 和阶段 21）在以下方面进步的两个目标。

• 在减重系统上的迈步训练。

• 从坐到站的转移。

• 立位平衡。

• 地面行走。

专栏 CS3.2 应用减重支持和跑步机进行步行训练的进阶要点、应用平地行走训练的进阶要点以及此案例患者步行训练进阶举例

A. 进阶要点：使用减重支持和跑步机的步行训练

• 减少减重量（如，增加下肢负重）

• 达到正常的步行速度（3.2 ~ 4.2km/h）

• 提高耐力（目标是负重的前提下在跑步机上保持 60 分钟，同时至少步行 20 分钟）

• 促进身体各部分的独立（最初关注躯干和骨盆）

B. 进阶要点：平地行走训练

• 功能运动中实现适当的运动学（例如，坐站转移、站立、步行）

• 代偿最小化

• 辅助器具使用最少化

C. 此案例患者步行训练进阶举例

以阶段 1 为例：在第 1 阶段，使用减重支持系统和跑步机，患者总共完成了 49 分钟的负重、以平均减重支持比例 37% 和 3.9km/h 的速度在跑步机上步行了 22 分钟；他的骨盆需要中等程度辅助，右膝关节和右踝关节需要大量辅助，左膝关节和左踝关节需要中等程度辅助。在地面环境中，可借助上肢支撑助行器从标准高度的治疗床上完成坐站转移，其骨盆和右膝关节需少量辅

助。站起来后，他需要增加上肢支撑保持站立平衡，以及右下肢少量辅助以预防膝关节屈曲。他使用助行器可行走 3m，一个治疗师在他的骨盆处提供少量辅助，两个治疗师同时提供少量辅助（每条腿 1 个），在摆动期时使肢体前进，并在站立时保持髋关节和膝关节的伸展。所有站立和行走活动，均发现腰椎前凸增加。

以阶段 20 为例：第 20 阶段，使用减重支持系统和跑步机，患者总共完成了 60 分钟的负重，以平均减重支持比例 33% 和 4.2km/h 的速度在跑步机上进行了 30 分钟的步行再训练。他的骨盆需要少量辅助以保持正确力学对线，右膝关节和右踝关节需要中等程度辅助，左膝关节和左踝关节需要少量辅助。在地面环境中，他可以在没有上肢支持的情况下，从一个标准高度的治疗床上进行坐站转移，骨盆处给予少量辅助。支持面较宽时，可在监护下，去除上肢支持维持站立平衡 30 秒。他使用双侧洛氏拐杖，可步行 76.2m，并在骨盆给予接触性保护以保持平衡和力线。患者可以独立向前迈每一条腿。尽管比阶段 1 有所减轻，但仍存在腰椎前凸。

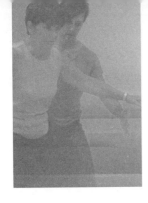

案例解析 4

脑卒中患者：家庭康复

Lynn Wong,PT,MS,DPT,GCS

检查

病史

● **个人信息**

患者是一位 86 岁的丧偶女性，轻度缺血性脑卒中遗留左侧偏瘫。她通过家庭保健机构获得专业的护理、物理治疗、作业治疗和家庭保健服务。出生于奥地利，是一名大屠杀的幸存者。

● **居住环境 / 整体健康状况**

患者目前与儿子和儿媳住在他们两层的小房子里。家庭活动室用作她的卧室，需从家的主楼层往下走 1 个台阶（客房需要从主楼层向上走 10 个陡的台阶）。目前她使用医院的病床。患者以前独自住在一套公寓里，虽然不开车，但她可以在社区里独立活动并且积极参加活动。她以前可以在没有辅助设备的情况下行走，喜欢阅读、编织、烹饪和烘焙。她还喜欢玩拼字游戏（一种单词游戏，单词是由游戏板上的单个字母组成的），每周通过当地娱乐部门参加 2 ~ 3 天的运动课程（太极拳、季节性水中步行和一般运动课程）。她的儿子、儿媳和患者本人表示，他们的共同目标是让她回到自己的家中，必要时提供额外的服务。

● **医疗史**

3 周前发生脑卒中，患有高血压，丈夫去世后患抑郁、尿失禁，大约 15 年前一起机动车事故曾导致双侧胫腓骨骨折。

● **药物史**

舍曲林每日 25mg；美托洛尔每日 50mg；脑康平，每日 2 次，每次 1 片；氢氯噻嗪，每日 2 次，每次 12.5mg；缬沙坦，每日 2 次，每次 160mg；嗜酸乳杆菌，每日 3 次，每次 2 片；法莫替丁，每日 2 次，每次 20mg；安比恩，睡前 5mg；托特罗定，每日 2 次，每次 2mg；多库酯钠，每日 2 次，每次 100mg。

● **现病史**

患者到达当地医院时左侧肢体无力且无法行走。初次 CT 扫描未见明显异常，由一位物理治疗师和一位言语病理学专家接诊。由于吞咽困难，她只能食用稠糊状食物。5 天后，她被转到一家急性期康复医院。在那里她接受了约 2 周的物理治疗、作业治疗和言语治疗，左侧功能有了稳定改善。患者发生了一次晕厥，并被送回急性期医院治疗。诊断为近乎昏迷、脱水和尿路感染（urinary tract infection，UTI）。尿路感染采用环丙沙星治疗，每日 2 次，每次 250mg，共 7 天，静脉输液纠正脱水。情况稳定后恢复物理治疗，并进行吞咽评估。评估结果显示在吞咽方面有明显改善，遂停止食用稠糊状液体。在急性期医院住院 7 天后，患者出院回到家中，家人和护理人员给予 24 小时监护及协助，同时继续进行上述的家庭康复内容（专业的护理、物理治疗、作业治疗和家庭保健服务）。

系统回顾

● **精神状态**

• 神清，时间、地点、任务定向正常，可积极配合。

● **神经肌肉系统**

• 轻度左侧偏瘫。

• 无协同运动。

- 肌张力正常。
- **心肺系统**
  - 静息心率：80 次 / 分；步行后心率：80 次 / 分。
  - 静息血压：168/62mmHg；步行后血压：200/82mmHg。
  - 静息呼吸频率：18 次 / 分；行走后呼吸频率：26 次 / 分。
  - SpO_2：静息时，室内空气中，99％。
  - 水肿：无。
- **皮肤系统**
  - 皮肤完整性完好。
  - 肤色略显苍白。
  - 没有瘢痕，皮肤活动正常。
- **肌肉骨骼系统**
  - 身高：1.6m。
  - 体重：60kg。
  - 无疼痛。
  - 关节活动范围：除左下肢背屈 0°，所有关节均在正常范围内。
  - 肌力：徒手肌力评定结果列于表 CS4.1。

测试和评估

- **感觉**
  - 轻触觉：完整。
  - 本体感觉：左上肢本体感觉下降。
- **功能状态**
  - 床上移动。
  - 翻身：有条件的独立；用右上肢拉住病床护栏协助，可独立翻身。
  - 滑行：监护下进行（技术和足的摆放位置需要少量的语言提示）。
  - 由坐到卧：下肢的位置摆放需要监护。
  - 由卧到坐：独立；但需付出更多时间和努力。

表 CS4.1　徒手肌力评定 [a]		
测试动作	左	右
肩前屈	4+/5	4+/5
肩外展	4+/5	4+/5
肘屈曲	4−/5	4+/5
肘伸展	4−/5	4+/5
粗大抓握	4/5	4+/5
髋屈曲	4/5	4/5
髋伸展	3/5	4−/5
髋外展	3/5	4−/5
膝伸展	4+/5	4+/5
膝屈曲	4+/5	4+/5
踝背屈	4/5	5/5
踝跖屈	4/5	5/5

注：[a] 所有得分基于 0 ~ 5 级标准。5，正常；4，良好；3，一般；2，差；1，轻微收缩；0，无收缩。

- **转移**
  - 从坐到站：有条件的独立；刚站起时需要手杖保持平衡
  - 从站到坐：需要监护；用右上肢来控制重心下降。
  - 对称性：不对称，右侧负重增加。
- **步态 / 步行**
  - 监护下使用标准的直手杖行走 23.6m。
  - 步态异常包括双侧步长减小，左侧站立时间和负重能力下降，摆动期足廓清能力下降。
- **平衡**
  - 静态坐位：能够承受所有方向的最小挑战（扰动）。
  - 动态坐位：能够在所有方向上小距离地伸够出其支持面之外。
  - 静态站立：能够在没有辅助手段和辅助设备的情况下保持站立；不能接受任何干扰。
  - 动态站立：需要时刻监护以及使用手杖以保证平衡和安全。

● 日常生活活动

• 当衣服放在就近的桌子上时，能坐在椅子上自己穿衣服。

• 由于左侧上肢远端的协调性下降，需要更多的时间来穿脱袜子、领带以及解开鞋带。

• 搓澡需要少量辅助（背部和足部）。

• 使用手持式淋浴喷头和无靠背的浴缸座椅进行淋浴时需要少量或中等程度辅助。

评估、干预与预后

评估

患者在床上转移时，可利用臀桥策略；由仰卧位向侧卧位翻身时，可利用下肢的对角线1屈曲模式。患者可完成从侧卧位至床边坐位的转移。在坐位下进行协调评估时，患者左上肢在快速轮替动作中表现出轻度的协调障碍；左足也在打拍子的动作中表现出轻度的协调障碍。在坐位和站立时均可使用左上肢够取各个方向的物品，站立位够取物品时由于姿势任务增加，患者动作较为缓慢。

患者可手扶椅背（改良四肢站立位）维持站立姿势，此时治疗师可在患者侧方施加轻微的阻力。在练习坐站转移时，患者臀部偏向左侧。治疗师可协助患者完成臀部和足部摆放。

患者可以借助手仗进行步行及上下2层楼的训练，治疗师需要密切监护并给予口头指令。

干预以及预后

经过1周2次的居家康复指导，患者在4周后感觉下床比之前更容易完成。在坐站转移时（图CS4.1），考虑患者有高血压病史，应对患者血压进行监测。

指导患者站在厨房的料理台旁，双手扶住台面进行以下训练：膝关节的屈伸、屈髋屈膝、原地踏步、足跟上抬和足趾上抬、髋关节外展后伸、半蹲、伸髋屈膝及髋关节后伸等。

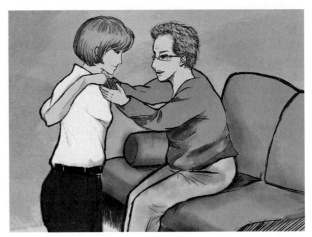

图 CS4.1　患者在治疗师协助下进行坐位到站立位转移

训练后患者可不使用拐杖独立步行，但手臂仍无摆动。解决方法是患者和治疗师一前一后步行，2人双手分别同时握住2根细长的木棒，治疗师摆动手臂带动患者摆臂。

指导性问题

1. 为该患者列出障碍清单，包括：

a. 损伤

b. 活动受限

c. 参与受限

2. 根据《物理治疗师实践指南》，确定该患者的物理治疗诊断。说明你的判断理由。

3. 确定该患者在未来4周内可完成的5个目标和结果。

4. 根据问题3中确定的目标和结果，描述你将用于实现每个目标的干预措施。如果合适，为每一个干预提出一个进阶方法，并简要叙述你的选择理由。

5. 患者的家庭锻炼计划应包括哪些活动？简要说明每项活动的选择理由。

6. 哪些运动学习方法可以提高患者实现既定目标和结果的能力？

7. 患者和她的家人表达了希望她回到她的单层公寓并独自生活的愿望。这个目标现实吗？为你的判断提供理由。

8. 你认为什么是适合该患者的出院计划？为你的回答提供理由。

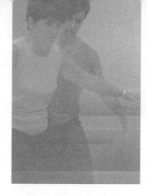

案例解析 5

脑卒中患者：强制性诱导运动疗法

DAVID M. MORRIS , PT, PhD; SONYA L. PEARSON ,PT, DPT;
EDWARD TAUB , PhD

检查

病史

● 个人信息

患者男，63 岁，非洲裔美国人，6 个月前发生缺血性脑卒中导致右侧偏瘫。

● 社会史

已婚，与妻女住平房。自述有吸烟史（40 多年前戒烟），偶尔饮酒。发病前喜欢做木工、钓鱼和打猎。

● 职业史

退休的炼钢厂工人。

● 既往史

除高血压和 2 型糖尿病外，患者无手术史或重大疾病史；目前高血压和糖尿病均已通过改变生活方式和药物治疗得到控制。

● 现病史

缺血性脑卒中导致右侧偏瘫，磁共振成像（MRI）显示左侧脑桥梗死，脑血管造影显示右椎动脉和基底动脉近端严重狭窄。患病前右手是优势手。

● 主诉

不能有效地使用右臂和右手。他的目标是充分利用他的右手来做家务和重拾他的爱好。

● 药物史

目前用药包括阿司匹林、格列吡嗪、二甲双胍、香豆素和华法林。

系统回顾

● 沟通 / 语言

• 患者有轻度构音困难。

● 认知 / 情感

• 简易精神状态检查（mini‐mental state examination，MMSE）[1] 得分为 30 分，无认知障碍。

• 情绪未发现异常。

● 心肺系统

• 心率：72 次 / 分，心搏有力。

• 血压：110/80mmHg（坐位）。

• 呼吸频率：16 次 / 分，规律，不费力。

● 皮肤系统

• 未发现异常。

● 肌肉骨骼系统

• 身高：1.9m。

• 体重：93kg。

• 除右上肢屈曲、外展和外旋外，其余肢体的被动关节活动范围都在正常范围内。

• 左上肢和下肢的肌力在正常范围内；患者右侧上肢和下肢有轻微的主动运动。

● 神经肌肉系统

• 有轻微的右侧面部下垂（右下部）。

• 右侧肢体偏瘫。

• 右腕可主动伸展至超过中立位 10°，第 2 ~ 4 指（即示指、中指和环指）可主动伸展超过 10°。第 5 指不能伸展。

● 学习方式

• 自述喜欢在学习新的运动技能之前先进行观察。

检查和评估

● 肌张力

表 CS5.1 给出了改良 Ashworth 量表 [2] 中屈肘肌、前臂旋前肌和屈腕肌痉挛程度的评定结果。

● 关节活动范围

上肢关节活动范围结果见表 CS5.2（被动关节活动范围）和 CS5.3（主动关节活动范围）。

表 CS5.1 用于评定痉挛的改良 Ashworth 量表 a		
肌肉	左	右
屈肘肌	0	2
前臂旋前肌	0	1+
屈腕肌	0	1+

注：0，肌张力无增加；1，肌张力轻微增加，受累部分被动屈伸时，在关节活动范围末端时出现突然卡住然后呈现最小的阻力或释放；1+，肌张力轻度增加，表现为被动屈伸时，在关节活动范围后 50% 范围内出现卡住，然后均呈现最小的阻力；2，肌张力较明显增加，通过关节活动范围的大部分时肌张力均较明显地增加，但受累部分仍能较容易地被移动；3，肌张力严重增高，被动活动困难；4，僵直，受累部分被动屈伸时呈现僵直状态，不能活动。

表 CS5.2 上肢被动关节活动范围		单位：°
动作	左	右
肩关节屈曲	0 ~ 135	0 ~ 100
肩关节外展	0 ~ 130	0 ~ 80
肩关节内旋	0 ~ 15	0 ~ 15
肩关节外旋	0 ~ 85	0 ~ 75
肘关节屈曲	0 ~ 155	0 ~ 155
前臂外旋	0 ~ 90	0 ~ 60
前臂内旋	0 ~ 90	0 ~ 90
腕关节屈曲	0 ~ 90	0 ~ 70
腕关节伸展	0 ~ 85	0 ~ 50

表 CS5.3 上肢主动关节活动范围 a		单位：°
关节	左	右
拇指 CMC 外展	0 ~ 37	0 ~ 28
第 2 指 MCP 伸展	0 ~ 5	0 ~ 40
第 5 指 MCP 伸展	0 ~ 5	0 ~ 37
腕关节屈曲	0 ~ 80	0 ~ 50
腕关节伸展	0 ~ 65	0 ~ 10
肘关节屈曲	0 ~ 145	0 ~ 140
肘关节伸展	90 ~ 0	90 ~ 64
前臂旋后	0 ~ 90	0 ~ 30
肩部屈曲	0 ~ 115	0 ~ 50
肩关节外展	0 ~ 110	0 ~ 55

注：a 所有动作均在坐位下测量；CMC，腕掌关节；MCP，掌指关节。

● 平衡

使用以下方法检查平衡：

• 老年既定人群流行病学研究（the established populations for epidemiologic studies of the elderly，EPESE）[3, 4] 的短时表现测验（表 CS5.4）。

• 动态平衡的简要检查，360° 转身测试，是身体功能测试 [5] 中的一个定量评估，并在 Berg 平衡量表 [6-8] 中作为一个定时量化的评估项目。结果见表 CS5.5。

● 运动功能

使用以下方法详细检查运动功能。

• Fugl-Meyer 运动功能评估 [9] 是一项基于损伤的运动能力测试，在一系列越来越困难的运动任务中检查感觉、关节活动范围、疼痛和运动质量。训练前患者 Fugl-Meyer 运动功能评估记录表见案例解析 5 附录 A。

• Wolf 运动功能测试 [10-12] 是一项实验室能力测试，包括 17 项运动任务，其中 15 项是定时的，2 项包含力量测量。测试是标准化的，并按从简单到复杂的顺序排列。这 15 项定时任务被拍摄下来，随后由不熟悉的评分者用 6 分制（0 ~ 5）对其功能能力进行评分（专栏 CS5.1）。2 项力量任务是：①将重量为 9kg 的重物绑在前臂上，在坐姿下将肩部前屈到位于面前桌子上高 25cm 的盒子顶部；②肘部屈曲 90°，紧握测力计持续 3 秒。此患者训练前 Wolf 运动功能测试评分表见表 CS5.6。

表 CS5.4　站立平衡试验表现（老年既定人群流行病学研究报告）[a]		
任务	**得分**	**患者时间（秒）**
双足并排站立	0= 无法保持这个姿势超过 9 秒（无法完成测试） 1= 能够并排站立 10 秒，不能半前后站立 10 秒。如果能够保持 10 秒，则转到下一个姿势。	10
半前后站立	2= 能够保持半前后站立 10 秒，不能保持完全前后站立 2 秒以上。如果能够保持 10 秒，则转到下一个姿势	10
完全前后站立	3= 能够完全前后站立 3 ~ 9 秒 4= 能够完全前后站立 10 秒，可能的最高得分	10
		总分：4

注：[a] 要求患者用并排、半前后（一侧足跟挨着另一侧踇趾）和完全前后（一侧足跟直接在另一侧足前面）站立各 10 秒。

专栏 CS5.1 Wolf 运动功能测试评价功能能力等级表

0= 所测试的上肢没有尝试参与测试。

1= 被测试的上肢无功能性参与但试图参加，单侧任务中，未参与测试的上肢可能帮助被测上肢移动。

2= 参与测试并完成任务，但需要未测试上肢的帮助，如小的调整或变换位置，或需要 2 次尝试才能完成任务，或完成任务非常慢。在双侧任务中，被测试上肢功能障碍非常严重，只能作为辅助。

3= 参与测试并完成任务，但是动作受到协同运动的一些影响，或动作完成较慢或需要努力才能完成。

4= 参与测试并完成任务，动作接近正常[a]，但是完成速度稍慢，或缺乏精确度，精细协调或流畅性[a]。

5= 参与测试并完成任务，表现为正常动作。

注：[a] 对于正常的判定，可将参与度较少的上肢作为比较参考指标，并参考发病前优势上肢表现。

表 CS5.5　动态平衡试验表现：360° 转身（总时间；总步数）		
试验 / 平均值	**向右转**	**向左转**
试验 1	11.15 秒；13 步	13 秒；13 步
试验 2	9.84 秒；10 步	12.56 秒；12 步
平均值	10.5 秒；12 步	12.78 秒；12.5 步

表 CS5.6　训练前 Wolf 运动功能测试评分		
任务	**表现时间（秒）**	**功能能力分级[a]**
1. 前臂放到桌子（侧面）	2.40	3
2. 前臂放到盒子（侧面）	11.87	2
3. 伸肘（侧面）	2.59	2
4. 伸腕（负重）	3.50	3
5. 手放到桌子（正面）	1.40	3
6. 手放到盒子（正面）	3.21	2
7. 触及并撤回	0.93	3
8. 拿起瓶罐	120+	1
9. 拿起铅笔	4.18	3
10. 拿起曲别针	120+	1
11. 叠放棋子	120+	1
12. 翻转纸牌	21.56	2
13. 开锁	12.34	3
14. 叠毛巾	50.59	2

续表

任务	表现时间（秒）	功能能力分级 [a]
15. 提起篮子	16.34	2
中位数得分	11.87	NA
平均分	32.73	2.2
对数平方平均数	2.29	NA
力量测试		
负重下触及箱子	0kg	
抓握力量	2.33kg	

注：[a] 见专栏 CS5.1；NA—不适用。

• 活动日志是一个结构化的调查，包括活动日志使用数量量表和活动日志使用程度量表，分别见表 12.5 和 12.6。要求患者在他们于临床环境之外的 30 项日常生活任务中对受累较重侧上肢的使用频率和程度进行评分。［在表 12.7 中了解活动日志中包含的活动，在表 12.1 中了解分级标准（最低主动关节活动范围和活动日志评分）］。此患者训练前活动日志评分见案例解析 5 附录 B。

• 脑卒中影响量表（SIS）[13-15] 是一个全面的健康状况调查，评估脑卒中后 8 项损伤、功能和生活质量子领域的变化。训练前脑卒中影响量表评分表见案例解析 5 附录 C。尽管这个患者不包括在内，第 9 个问题（标题为脑卒中恢复）要求患者估计他功能恢复的程度。此问题的说明是：范围从 0 到 100，100 代表完全恢复，0 代表没有恢复，你从脑卒中中恢复了多少？患者通过选择以下选项之一做出反应：100、90、80、70、60、50、40、30、20、10、0。患者需要完成案例解析 5 附录 D 中的日常活动日志。

评估、干预与预后

评估

我们对患者进行了特定的功能性运动技能测试，根据患者的"最佳表现"并结合完成时间进行评分（5 分制）。

初期评估： 选取 Wolf 运动功能测试中的部分项目，具体如下。

目标 1：将前臂放到桌子上

任务要求患者能将前臂迅速地放在桌子上。但患者的动作不够流畅，上臂是拖动到桌子上的。整个动作时间为 2.4 秒，功能性能力评分为 3 分。

目标 3：伸肘

任务要求患者能把手臂从身侧放至桌面远端，手臂伸直。患者的动作表现异常、缓慢、艰难，躯干明显代偿。整个动作时间为 3.2 秒，功能性能力评分为 2 分。

目标 8：拿起杯子

任务要求患者将桌子上的杯子拿起放到嘴边，不能碰到嘴唇。应使用柱状抓握的方式抓住杯身而不是抓住杯子上方。但患者不能抓住杯子，因此无法完成这项任务。整个动作需要 2 分钟以上，功能性能力评分为 1 分。

目标 9：拿起铅笔

任务要求患者使用拇指、示指和中指拿起桌子上的铅笔并悬在空中。患者能够迅速完成动作，但伸出手臂时出现异常的协同运动，表现为过度屈肘及肩外展。在拿笔时也有过度用力和憋气的表现。整个动作时间为 4.18 秒，功能性能力评分为 3 分。

目标 10：拿起曲别针

任务要求患者用拇指与示指拿起一根曲别针。患者难以对指捏取，因此无法完成这项任务。整个动作需要 2 分钟以上，功能性能力评分为 1 分。

目标 15：提起篮子

任务要求患者从一张桌子上提起一个篮子并放到另一张桌子上。患者需要尝试多次才能完成，并且表现出异常的协同运动，在抬起手臂时伴有肩关节过度外展及躯干过度扭转。整个动作需要 16.34 秒，功能性能力评分为 2 分。

干预

我们为患者选取了合适的干预活动，即 CI 疗法的"塑造"作业。要求患者将 3 个小木块整齐、迅速地摆放在盒子上，注意治疗师需要在患者开始前进行口头指导。患者完成 10 次作业后可以开始下一个"塑造"作业。在此过程中治疗师需要鼓励患者并提供指导以提高患者的操作技巧。同样，也需要提供反馈，如患者需要多少秒才能将 4 个小木块放在盒子上。在进行 10 次训练后，治疗师需要复核并记录训练数据和资料。在作业训练过程中，将患者的健侧手戴上手套并平放在大腿上。治疗师需要确定患者是否成功完成了这项作业，同时根据患者表现酌情增加下一项作业的难度，如增加小木块的数量。也可以对其他任务环节进行调整，如增加盒子的高度，将盒子的距离拉远或者选择尺寸更大的木块。最后，治疗师需以图表的形式回顾并总结患者在积木作业中的表现。

预后

1. 在进行为期 2 周的 CI 疗法后，我们再次应用 Wolf 运动功能测试的部分项目对患者进行了评估。

目标 1：将前臂放到桌子上

患者的动作缓慢但更流畅，控制能力提高。整个动作时间为 2.48 秒，功能性能力评分为 3 分。

目标 3：伸肘

患者的动作比以前更迅速并且自述难度下降。整个动作时间为 1.01 秒，功能性能力评分为 2 分。

目标 8：拿起杯子

尽管患者能够抓住并举起杯子，但异常艰难。整个动作时间为 22.41 秒，功能性能力评分为 2 分。

目标 9：拿起铅笔

患者完成动作的速度有所提升，但动作完成得非常费力且异常的协同动作仍然存在。整个动作时间为 4.06 秒，功能性能力评分为 3 分。

目标 10：拿起曲别针

患者能够完成该动作，但较为困难。整个动作时间为 4.25 秒，功能性能力评分为 3 分。

目标 15：提起篮子

患者可以更迅速且不费力地提起篮子。整个动作时间为 6.26 秒，功能性能力评分为 3 分。

2. 12 个月后，我们再次应用 Wolf 运动功能测试中的部分项目对患者进行了评估。

目标 1：将手臂放到桌子上

患者能够维持之前的功能状态，动作流畅，完成质量高。整个动作时间为 2.12 秒，功能性能力评分为 3 分。

目标 3：伸肘

12 个月后患者依然可以迅速、轻松地完成任务。整个动作时间为 0.81 秒，功能性能力评分为 3 分。

目标 8：拿起杯子

12 个月后，患者没能维持住原先训练拿杯动作的能力。整个动作时间超过了 2 分钟，功能性能力评分为 1 分。

目标 9：拿起铅笔

患者能够完成任务，但相比之前动作更缓慢，需要尝试多次才能很稳地拿起铅笔。整个动作时间为 8.03 秒，功能性能力评分为 2 分。

目标 10：拿起曲别针

患者能够完成任务，动作过程缓慢，需多次尝试。整个动作时间为 10.18 秒，功能性能力评分为 2 分。

目标 15：提起篮子

患者能够缓慢且困难地完成动作。整个动作时间为 10.59 秒，功能性能力评分为 2 分。

总结患者以上 2 次测试的评分，我们发现患者在部分项目中功能性能力评分有所提高，部分功能仅能勉强维持康复后的原有水平，这取决于患者在实际日常生活中参与家庭和社会活动时的运用程度。通过记录患者的活动参与，我们发现 CI 疗法可以提高患者功能。

指导性问题

1. 根据《物理治疗师实践指南》，确定最适合该患者诊断的首选练习模式。

2. 对上肢功能使用阿拉巴马大学的分级系统（表 12.1），应将该患者分为哪一个类别？

3. 确定上肢运动障碍，考虑将其作为制订计划和练习任务的目标。

4. 讨论可能对患者参与 CI 疗法方案产生负面

影响的因素。

5.讨论可能对患者参与 CI 疗法方案产生积极影响的因素。

6.使用患者的典型日常活动（见案例解析 5 附录 D），确定包含在"仅患侧上肢佩戴手套"类别中列出的活动（注意：可以修改活动以包含在此类别中）。

7.使用患者的典型日常活动（见案例解析 5 附录 D），确定出于安全原因应分类在"双手摘下手套"和"仅健侧手摘下手套"类别中的活动。

8.使用活动日志变化评分，应用 CI 疗法方案的预期结果是什么？

9.描述适合此患者的 2 个计划和 2 个练习任务。

10.描述此患者 CI 疗法方案合适的训练计划。

参考文献

1. Folstein, MF, Folstein, SE, and McHugh, PR. "Mini-mental state." A practical method for grading the cognitive state of patients for the clinician. J Psychiatr Res, 1975; 12:189.
2. Bohannon, R, and Smith, M. Interrater reliability of a modified Ashworth scale of muscle spasticity. Phys Ther, 1987; 67:206.
3. Guralnik, J, et al. Lower-extremity function in persons over the age of 70 years as a predictor of subsequent disability. N Engl J Med, 1995; 332:556.
4. Guralnik, J, et al. A short physical performance battery assessing lower extremity function: Association with self-reported disability and prediction of mortality and nursing home admission. J Gerontol, 1994; 49:M85–M94.
5. Reuben, DB, and Siu, AL. An objective measure of physical function of elderly outpatients: The Physical Performance Test. J Am Geriatr Soc, 1990; 38:1105.
6. Berg, K, et al. Measuring balance in the elderly: Preliminary development of an instrument. Physiother Can, 1989; 41:304.
7. Berg, K, et al. A comparison of clinical and laboratory measures of postural balance in an elderly population. Arch Phys Med Rehabil, 1992; 73:1073.
8. Berg, K, et al. Measuring balance in the elderly: Validation of an instrument. Can J Public Health, 1992; 83(suppl. 2):S7.
9. Fugl-Meyer, A, Jaasko, L, Leyman, I, et al: The post stroke hemiplegic patient, 1. A method for evaluation of physical performance. Scand J Rehabil Med, 1975; 7:13.
10. Wolf, SL, et al. Forced use of hemiplegic upper extremities to reverse the effect of learned nonuse among chronic stroke and head injured patients. Exp Neurol, 1989; 104:125.
11. Wolf, SL, et al. Assessing Wolf Motor Function Test as outcome measure for research in patients after stroke. Stroke, 2001; 32:1635.
12. Morris, DM, et al. The reliability of the Wolf Motor Function Test for assessing upper extremity function after stroke. Arch Phys Med Rehabil, 2001; 82:750.
13. Duncan, PW, et al. Stroke Impact Scale-16: A brief assessment of physical function. Neurology, 2003; 60(2):291.
14. Lai, SM, et al. Physical and social functioning after stroke: Comparison of the Stroke Impact Scale and Short Form-36. Stroke, 2003; 34:488.
15. Duncan, PW, et al. Rasch analysis of a new stroke-specific outcome scale: The Stroke Impact Scale. Arch Phys Med Rehabil, 2003; 84:950.

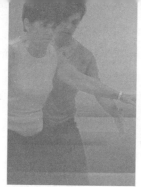

案例解析 5
附录 A

用于检查患者运动表现的 Fugl-Meyer 运动功能评估的组成部分

关节活动范围

关节	运动	分数	评分标准
肩	屈曲	1	0= 仅有轻微几度运动
	外展到 90°	1	
	外旋	1	1= 被动关节活动范围减小
	内旋	1	
肘	屈曲	2	2= 被动关节活动范围正常
	伸展	2	
腕	屈曲	1	
	伸展	1	
手指	屈曲	1	
	伸展	2	
前臂	旋前	2	
	旋后	1	

关节活动范围总分：16

疼痛

关节	运动	疼痛分数	评分标准
肩	屈曲	1	0=活动范围结束时明显疼痛或全活动范围内都有疼痛
	外展到 90°	1	
	外旋	1	1 = 有些疼痛
	内旋	1	2 = 无疼痛
肘	屈曲	2	
	伸展	2	

续表

疼痛

关节	运动	疼痛分数	评分标准
腕	屈曲	2	
	伸展	2	
手指	屈曲	2	
	伸展	2	
前臂	旋前	2	
	旋后	2	

疼痛总分：20

感觉

感觉类型	区域	分数	评分标准
轻触觉	上臂	1	0 = 麻木
	手掌	1	1= 感觉过敏 / 感觉障碍 2 = 正常
本体感觉	肩	2	0= 无感觉
	肘	2	1=75% 的答案是正确的，但与未受影响的一侧相比，感觉上有差异
	腕	2	2= 所有答案都正确，几乎没有差别
	拇指	2	

感觉总分：10

运动功能（坐位）

	项目	分数	评分标准
反射	肱二头肌	2	0= 不能诱发反射活动
	肱三头肌	2	2= 可诱发反射活动
屈肌共同运动	肩上抬	1	0= 无法完成
	肩回缩	1	1= 部分完成 2= 能顺利完成
	肩外展（至少90°）	1	
	肩外旋	1	
	肘屈曲	1	
	前臂旋后	1	

续表

运动功能（坐位）			
关节	运动	疼痛分数	评分标准
伸肌共同运动	肩内收 / 内旋	1	0= 无法完成 1= 部分完成 2= 能顺利完成
	肘伸展	1	
	前臂内旋	1	
伴有共同运动的活动	手触腰椎	1	0= 无法完成 1= 手必须通过髂前上棘 2= 能顺利完成
	肩前屈90°；肘0°位	0	0= 在运动开始时手臂立即外展或肘关节屈曲 1= 在运动的后期肩关节外展或肘关节屈曲 2= 能顺利完成
	前臂旋前 / 旋后，肘部90°，肩部0°	1	0= 无法达到正确的肩部和肘部位置和（或）根本无法进行旋前或旋后 1= 在有限的活动范围内可以进行主动旋前或旋后，肩和肘部位置正确 2= 完全旋前和旋后，肘和肩部位置正确
分离运动	肩外展90°，肘部0°，前臂旋前	0	0= 开始时肘就屈曲，前臂偏离方向，不能旋前 1= 运动可以部分完成，或在运动过程中，肘部屈曲或前臂不能保持旋前 2= 能顺利完成
	肩前屈90°～180°，肘0°，前臂处于中立位	0	0= 开始时发生屈肘或肩部外展 1= 肩前屈期间出现肘弯曲或肩外展 2= 顺利完成

运动功能（坐位）			
关节	运动	疼痛分数	评分标准
	前臂 旋前 / 旋后， 肘 0°，肩前屈 30° ~ 90°	0	0= 完全无法进行旋后和旋前，或无法达到肘和肩部 位置 1= 肘和肩部位置正确，旋前和旋后在有限范围内 进行 2= 能顺利完成
正常反射活动 （仅患者在 上一阶段：分离运动达 到 6 分时才能得分）	肱二头肌反射和(或) 指屈肌反射及肱 三头肌反射	0	0=3 个反射中至少有 2 个明显亢进 1=1 个反射明显亢进，或至少 2 个反射活跃 2= 不超过 1 个反射活跃，无反射亢进
腕关节	稳定性，肘部90°， 肩部 0°	0	0= 患者不能将腕关节背伸（伸展）至要求的 15° 1= 完成背伸（伸展），但不能抗阻力 2= 施加轻微阻力仍可保持位置
	屈曲 / 伸展，肘部 90°，肩部 0°	1	0= 不能随意屈伸 1= 患者不能在整个活动范围内主动活动腕关节 2= 能平滑、不停顿地移动
	稳定性，肘部 0°， 肩部 30°	0	0= 患者不能将腕关节背伸（伸展）至要求的 15° 1= 完成背伸（伸展），但不能抗阻力 2= 施加轻微阻力仍可保持位置
	屈曲 / 伸展，肘部 0°，肩部 30°	1	0= 不发生主动运动 1= 患者不能在整个活动范围内主动活动腕关节 2= 无障碍、平稳移动

续表

运动功能（坐位）			
关节	运动	疼痛分数	评分标准
	环绕运动	1	0= 无法执行 1= 卡顿或不完全环绕 2= 动作流畅
手	手指集体屈曲	1	0= 无屈曲 1= 部分屈曲，但不充分 2= 能充分主动屈曲（与未受影响的手相比）
	手指集体伸展	1	0= 不能伸展 1= 患者可以放松主动屈曲的手指 2= 完全主动伸展
	抓握 #1：掌指关节伸展，近端和远端指间关节屈曲；抓握阻力测试	0	0= 无法达到要求姿势 1= 抓握差 2= 可以在相对较大的阻力下保持抓握
	抓握 #2：指导患者用拇指夹住一张纸，其他关节均为 0°	0	0= 无法完成 1= 适当位置可以夹住拇指和示指之间的纸片，但不能抵抗拉力 2= 可牢牢夹住纸
	抓握 #3：患者将拇指腹与示指腹相对，握住铅笔	1	0= 无法完成 1= 拇指和示指之间的铅笔可以保持在适当的位置，但不能有轻微的拉动 2= 拉动后牢固握着铅笔
	抓握 #4：患者通过将第 1 指和第 2 指的掌侧表面相对，抓住一个小罐子	1	0= 无法执行 1= 拇指和示指之间的罐子可以保持在适当的位置，但不能有轻微的拉动 2= 拉动后牢固握着罐子

续表

运动功能（坐位）			
关节	运动	疼痛分数	评分标准
	抓握 #5：患者用球形抓握抓住网球，或指导患者将手置于拇指外展，第 2、第 3、第 4 和第 5 指外展和弯曲的位置	1	0= 无法完成 1= 可以用球形抓握把网球固定在适当的位置，但不能有轻微的拉拽 2= 拉动后牢固握着网球
协调 / 速度：指鼻试验（患者蒙眼时快速连续 5 次）	震颤	2	0= 明显震颤 1= 轻微震颤 2 = 无震颤
辨距障碍		1	0= 明显的或不规则的辨距障碍 1= 轻微或规则的辨距障碍 2= 无辨距障碍
速度		1	0= 活动时间比未受累侧长 6 秒以上 1= 活动时间比未受累侧长 2 ~ 5 秒 2= 两侧差值小于 2 秒

运动总分：27

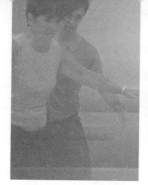

案例解析 5
附录 B

训练前活动日志评分

任务编号	任务	使用数量[a]	使用程度[b]
1	用开关打开灯	1	1
2	打开抽屉	1	2
3	从抽屉中取出衣物	1	2.5
4	拿起电话	0	0
5	擦拭厨房台面或其他表面	0	0
6	下车（仅包括当车门打开时，使身体从坐到站在车外所需的运动）	2	2
7	打开冰箱	1	3
8	通过转动门把手打开门	1	1
9	使用遥控器	1	1
10	洗手（包括打泡沫和冲洗；不包括用把手打开和关闭水龙头）	5	1
11	用旋钮或控制杆打开和关闭水龙头	0	0
12	擦干手	5	1
13	穿袜子	2	1.5
14	脱袜子	0	0
15	穿鞋子（包括系鞋带和固定鞋带）	1	1.5
16	脱鞋子（包括解鞋带和松开带子）	0	0
17	从带扶手的椅子上起来	0	0
18	坐下前把椅子从桌子上拉开	0	0
19	坐下后将椅子朝桌子方向拉	0	0
20	拿起一个玻璃杯、瓶、水杯或罐子（不需要装饮用水）	1	1.5
21	刷牙（不包括准备牙刷或刷义齿）	0	0
22	把化妆品、乳液或剃须膏涂在脸上	0	0

续表

任务编号	任务	使用数量 [a]	使用程度 [b]
23	用钥匙开锁	0	0
24	写字（如果优势手是患侧，让患者尝试写字；如果非优势手是患侧，则不做此项目，并标明"无法检测"）	1	0.5
25	用手拿东西（不允许把东西放在手臂上）	1	2
26	用叉子或勺子吃饭（指用叉子或勺子把食物送到嘴里的动作）	0	0
27	梳头发	0	0
28	用把手拿起杯子	0	0
29	扣衬衫	4	2
30	吃半个三明治或用手指喂食	0	0
	平均分	0.7	0.8

注：[a] 使用数量评分。0= 不使用患侧臂（不使用）；1= 偶尔尝试使用患侧臂（极少使用）；2= 有时使用患侧臂，但使用健侧臂进行大部分活动（很少）；3= 使用患侧臂的次数约为脑卒中前的一半；4= 使用患侧臂的次数与脑卒中前几乎相同（脑卒中前3/4）；5= 与脑卒中前一样正常使用患侧臂。

[b] 使用程度评分。0= 患侧臂完全不用于该活动（从不）；1= 患侧臂在该活动中移动但没有发挥作用（非常差）；2= 患侧臂在该活动中有一些作用，但需要健侧臂的帮助，或移动非常慢或有困难（差）；3= 患侧臂在该活动中起到作用，但动作缓慢或仅在用力的情况下才能进行（适当的）；4= 患侧臂的动作几乎正常，但不如正常一样快和精确（几乎正常）；5= 使用患侧臂进行该活动的能力和脑卒中前一样好（正常）。

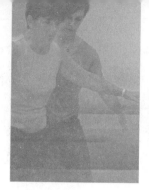

脑卒中影响量表：训练前评分

1.在过去的1周里，你认为你的体力如何……	力量很大	力量较大	力量中等	力量较小	完全无力
a.脑卒中后受影响较大的上肢？	5	4	3	2	1
b.脑卒中后受影响较大的手的抓握力？	5	4	3	2	1
c.脑卒中后受影响较大的下肢？	5	4	3	2	1
d.脑卒中后受影响较大的踝关节？	5	4	3	2	1

2.在过去的1周里，做下列事情你觉得困难的程度是……	毫无困难	有点困难	中等困难	较大困难	非常困难
a.记得别人刚刚告诉你的事情？	5	4	3	2	1
b.记得前一天发生的事情？	5	4	3	2	1
c.记得要去做的事情（比如，按期赴约和定时吃药）？	5	4	3	2	1
d.记得某天是星期几？	5	4	3	2	1
e.集中注意力？	5	4	3	2	1
f.思维敏捷？	5	4	3	2	1
g.解决问题？	5	4	3	2	1

3.在过去的1周里，你常常会……	从来没有	很少有	有时	大部分时间	全部时间
a.感到忧愁？	5	4	3	2	1
b.觉得没人亲近你？	5	4	3	2	1
c.觉得你自己是其他人的负担？	5	4	3	2	1
d.觉得没什么可期盼的？	5	4	3	2	1

3.在过去的1周里,你常常会……	从来没有	很少有	有时	大部分时间	全部时间
e. 自责做了错事?	5	4	3	2	1
f. 像以前那样享受生活?	5	4	3	2	1
g. 感到精神非常紧张?	5	4	3	2	1
h. 觉得生活有意义?	5	4	3	2	1
i. 每天至少笑1次?	5	4	3	2	1
4.在过去的1周里,你做下列事情觉得困难的程度是……	毫无困难	有点困难	中等困难	较大困难	非常困难
a. 说出你面前的人的姓名?	5	4	3	2	1
b. 能够理解交谈中对方对你所说的事情?	5	4	3	2	1
c. 回答问题?	5	4	3	2	1
d. 正确地叫出物体的名称?	5	4	3	2	1
e. 参与一群人的交谈?	5	4	3	2	1
f. 在电话里与人交谈?	5	4	3	2	1
g. 打电话给别人,包括选择正确的电话号码和正确拨号?	5	4	3	2	1
5.最近2周以来,你做下列事情觉得困难的程度是……	毫无困难	有点困难	中等困难	较大困难	根本不能做
a. 用刀叉切食物?	5	4	3	2	1
b. 穿上半身的衣物?	5	4	3	2	1
c. 自己独立洗浴?	5	4	3	2	1
d. 自己剪趾甲?	5	4	3	2	1
e. 按时上厕所?	5	4	3	2	1
f. 控制小便(没有突然失禁)?	5	4	3	2	1
g. 控制大便(没有突然失禁)?	5	4	3	2	1
5.最近2周以来,你做下列事情觉得困难的程度是……	毫无困难	有点困难	中等困难	较大困难	根本不能做
h. 做些较轻的家务(如,擦灰尘、收拾床铺、倒垃圾、洗碗等)?	5	4	3	2	1
i. 去购物?	5	4	3	2	1

续表

j. 做较重的家务（如，使用吸尘器、洗熨衣服或收拾庭院）？	5	4	3	2	1

6. 最近2周以来，做下列事情有无困难……	毫无困难	有点困难	中等困难	较大困难	根本不能做
a. 保持坐位姿势不会失衡？	5	4	3	2	1
b. 保持站立位姿势不会失衡？	5	4	3	2	1
c. 步行不会失衡？	5	4	3	2	1
d. 从床转移到椅子上？	5	4	3	2	1
e. 步行一个街区的距离？	5	4	3	2	1
f. 快步走？	5	4	3	2	1
g. 爬一层楼？	5	4	3	2	1
h. 爬几层楼？	5	4	3	2	1
i. 上下车？	5	4	3	2	1

7. 最近2周以来，你使用患侧手做下列事情有无困难……	毫无困难	有点困难	中等困难	较大困难	完全不能做
a. 拿重物（比如，装满的购物袋）？	5	4	3	2	1
b. 扭门把手？	5	4	3	2	1
c. 打开罐头或瓶盖？	5	4	3	2	1
d. 系鞋带？	5	4	3	2	1
e. 拾起硬币？	5	4	3	2	1

8. 最近4周以来，你在下列活动中觉得受到限制的有……	没有受限制	很少受限制	有时受限制	大部分时间都受限	全部时间都受限
a. 工作（有酬劳的、义务的，或其他形式）？	5	4	3	2	1
b. 社会活动？	5	4	3	2	1
c. 安静的娱乐活动（手工艺制作、阅读）？	5	4	3	2	1
d. 活动性的娱乐活动（体育运动、外出、旅行）？	5	4	3	2	1
e. 作为朋友或家庭成员的角色？	5	4	3	2	1

续表

f. 参与精神或宗教活动？	5	4	3	2	1
g. 按自己的意愿控制和管理自己生活的能力？	5	4	3	2	1
h. 帮助别人的能力？	5	4	3	2	1

续表

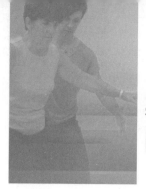

案例解析 5
附录 D

患者典型的日常活动日志

日常生活活动时间表		
工作日		
时间	活动	细节（如果需要）
6:00	起床	
6:05	煮咖啡	自动咖啡机
6:15	遛狗 / 喂狗	干狗粮
6:30	喝咖啡 / 看电视新闻	
6:45	吃早餐	麦片、面包、果汁
7:00	淋浴	
7:15	刮胡子	一次性安全剃刀
7:20	刷牙	电动牙刷
7:30	穿好衣服	
8:00	离家去诊所	
12:00	离开诊所回家	
12:30	吃午餐	三明治、薯条、水果、冰茶
13:30	遛狗	人行道上，2 只小狗
14:30	读邮件 / 报纸，检查电子邮件	
15:00	收拾庭院 / 做家务	
17:00	看电视新闻	
18:00	吃晚饭	肉、蔬菜、沙拉、面包、冰茶
19:00	看电视	
21:30	洗脸刷牙	
21:45	穿上睡衣	
22:00	上床睡觉	

续表

日常生活活动时间表

周六

时间	活动	细节（如果需要）
8:00	起床	
8:05	煮咖啡	自动咖啡机
8:15	遛狗／喂狗	干狗粮
8:30	喝咖啡／看电视新闻	
8:45	吃早餐	华夫饼、培根、果汁
9:00	淋浴	
9:15	刮胡子	一次性安全剃刀
9:20	刷牙	电动牙刷
9:30	穿好衣服	
10:00	和妻子一起去杂货店购物	
12:00	和妻子出去吃午餐	
13:00	和妻子去看电影，去公园或购物中心	
15:30	洗衣	
16:30	读邮件／报纸，检查电子邮件	
18:00	吃晚饭	肉、蔬菜、沙拉、面包、冰茶
19:00	和邻居一起打牌／下棋	
21:30	洗脸刷牙	
21:45	穿上睡衣	
22:00	上床睡觉	

日常生活活动时间表

周日

时间	活动	细节（如果需要）
8:00	起床	
8:05	煮咖啡	自动咖啡机
8:15	遛狗／喂狗	干狗粮
8:30	喝咖啡／看电视新闻	
8:45	吃早餐	煎蛋卷、香肠、果汁

续表

日常生活活动时间表

周日

时间	活动	细节（如果需要）
9:00	淋浴	
9:15	刮胡子	一次性安全剃刀
9:20	刷牙	电动牙刷
9:30	穿好衣服	
10:00	和妻子一起去教会	
12:00	和家人去哥哥家吃午餐	肉、蔬菜、沙拉、面包、冰茶
14:30	和哥哥一起看电视上的体育节目	
16:30	读邮件/报纸，检查电子邮件	
18:00	吃烛光晚餐	三明治、薯条、冰茶
19:00	看电视	
21:30	洗脸刷牙	
21:45	穿上睡衣	
22：00	上床睡觉	

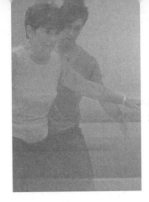

案例解析 6

帕金森病患者

EDWARD WILLIAM BEZKOR , PT, DPT,OCS,MTC

检查

病史

- **个人信息**

患者男，84 岁，帕金森病病史 9 年。

- **现病史**

患者近期平衡、步态、耐力和力量有所下降。曾因监测病情变化并调整相应药物住院 12 天。随后患者转院到康复机构住院 2 周，接受家庭物理治疗 4 周，现已转至门诊进行物理治疗。

- **医疗史**

患者有前列腺癌、左上肢粘连性关节囊炎（车祸创伤后）和抑郁症病史。

- **手术史**

右侧全膝关节置换术后 8 年，左侧全膝关节置换术后 4 年，左侧全髋关节置换术后 3 年。

- **药物史**

信尼麦，米拉佩克斯，艾司西酞普兰，铁剂，辛伐他汀。

- **社会史**

患者和妻子住在一起，两人均已退休。由于妻子有心脏病病史，白天只能为患者提供少量帮助。最近雇佣护工，每天能提供 4 个小时的帮助。

- **居住环境**

患者居住在一间没有台阶的公寓里，有以下耐用的医疗设备：直手杖、三轮式助行架、淋浴椅、便桶和两个安装在浴室里的扶手。

- **整体健康状况**

健康状况一般。

- **先前功能水平**

在最后一次住院之前，患者用一根直手杖独立行走。

- **目前功能状况**

患者在家里用一根直手杖辅助短距离行走，在室外需借助滚轮助行器行走，并需要接触保护以防发生失衡和跌倒。患者主诉平均每月发生 3 次跌倒。当超过 4 个街区时会使用电动踏板车。患者主诉在床上向两侧翻身困难，以及从仰卧到坐、从坐到站、穿脱衣服、吃东西都有困难。

系统回顾

- **心肺系统**

  - 心率：70 次 / 分。
  - 呼吸频率：24 次 / 分。
  - 血压：128/76mmHg。

- **肌肉骨骼系统**

  - 身高：1.7m。
  - 体重：84kg。
  - 对称性：患者表现为腰椎前凸减少，圆肩，胸椎后凸增加，头部前倾。
  - 关节活动范围：双上肢和双下肢主动关节活动范围受限，左上肢和左下肢为著。
  - 肌力：双上肢和双下肢肌力均下降，左上肢和左下肢为著。

- **神经肌肉系统**

  - 运动功能（运动控制、运动学习）：患者运动控制明显受损；床上移动、转移、步行启动困难。每天出现冻结发作（无法继续活动）。当进行功能性活动包括转移、离床活动和精细运动任务时，随着速度的增加或任务需求的增加，运动的安全性和质量下降。

- 肌张力：双上肢和双下肢中等程度的齿轮样强直，肘关节和膝关节伸展为著。左侧肢体较右侧为重。

- 平衡：目前坐位静态平衡和动态平衡良好，立位静态平衡和动态平衡不良。

- 步态：因存在失衡和跌倒风险，在接触性帮助下，患者借助滚轮助行器可行走122m。借助双侧扶手和少量帮助可维持平衡和重心转移，并上下4个台阶。

● 功能状态

- 功能性移动：患者在床上向两个方向翻身时要有接触性保护，在床上滑动时需要少量帮助。从仰卧位转到坐位需要护工帮助。从坐位到站立位的转移需要少量帮助以启动运动并促进躯干向前伸展。

- 自我照顾和家居管理：穿脱衣服需要少量帮助。由于震颤和精细动作控制能力下降，进食需监护或少量帮助。

测试和评估

● 姿势

Reedco姿势评分：40/100，患者所有平面均有缺陷，最明显的姿势异常是胸椎后凸、圆肩、头前倾和躯干前倾。

● 有氧能力/耐力

6分钟步行测试[1]结果见表CS6.1，患者借助滚轮助行器行走并需要少量帮助。

表 CS6.1　6分钟步行测试结果

测试	心率 （次/分）	血压 （mmHg）	呼吸频率 （次/分）	血氧饱和度 （%）
测试前	63	128/76	24	90
测试后	66	138/79	24	96

注：步行时最低血氧饱和度为86%，总行程177m，测试期间患者需要休息2次。

● 感觉完整性评估

- 双侧足底皮肤轻触反应受损（右足10次试验中有4次、左足10次试验中有6次对轻触无反应）。

- 双侧足底皮肤锐、钝辨别觉受损（10次双足试验中有5次无法辨别）。

- 双侧拇趾本体感觉受损（右足10次试验中4次、左足10次试验中6次的反应不正确）。双侧踝关节本体感觉完整。

- 肌力：徒手肌力评定和握力强度值（测力计）结果见表CS6.2。

表 CS6.2　徒手肌力评定和握力强度值[a]

关节	运动	右	左
髋	屈曲	4/5	4/5
	伸展	3/5	3/5
	外展	4−/5	4−/5
	内收	4−/5	4−/5
膝	屈曲	4+/5	4+/5
	伸展	5/5	5/5
踝	跖屈	3+/5	4+/5
	背屈	3+/5	4+/5
肩	屈曲	4−/5	3/5
	伸展	4/5	3/5
	外展	3+/5	3−/5
	内旋	4/5	3/5
	外旋	4/5	3/5
手	握力	25kg	9kg

注：[a]除握力外，所有得分基于0～5级标准。5，正常；4，良好；3，一般；2，差；1分，轻微收缩；0，无收缩。肌力测试是在可动范围内进行。

● 关节活动范围

- 颈椎和腰椎的主动关节活动范围检查结果见表CS6.3。

- 髋、踝和肩关节的主动关节活动范围结果见表CS6.4。

- 髋、踝和肩关节的被动关节活动范围结果见表CS6.5。

表 CS6.3	主动关节活动范围：颈椎和腰椎	
节段	运动	范围
颈椎	屈曲	0° ~ 30°
	伸展	0° ~ 18°
	右旋	0° ~ 52°
	左旋	0° ~ 38°
	右侧屈	0° ~ 10°
	左侧屈	0° ~ 30°
腰椎	屈曲	0° ~ 15°
	伸展	0° ~ 5°
	右旋	0° ~ 6°
	左旋	0° ~ 4°
	右侧屈	0° ~ 10°
	左侧屈	0° ~ 20°

表 CS6.4	主动关节活动范围：髋、踝和肩关节		
关节	运动	右	左
髋	直腿抬高	0° ~ 35°	0° ~ 25°
	屈曲	0° ~ 100°	5° ~ 90°
	伸展	0° ~ 0°	离完全伸展差 5°
	外展	0° ~ 20°	0° ~ 10°
踝	跖屈	0° ~ 10°	0° ~ 10°
	背屈	0° ~ 5°	0° ~ 5°
肩	屈曲	0° ~ 110°	0° ~ 70°（有疼痛）
	伸展	0° ~ 20°	0° ~ 20°
	外展	0° ~ 120°	0° ~ 60°（有疼痛）
	内旋	0° ~ 18°	0° ~ 10°（有疼痛）
	外旋	0° ~ 40°	0° ~ 36°（有疼痛）

● 腱反射

• 双侧肱三头肌腱反射为 1+（出现但不明显，低于正常），双侧肱二头肌、腘绳肌、髌骨和踝关节腱反射为 0（没反应）。

表 CS6.5	被动关节活动范围：髋、踝和肩关节		
关节	运动	右	左
髋	直腿抬高	0° ~ 40°	0° ~ 30°
	屈曲	0° ~ 110°	5° ~ 90°
	伸展	0° ~ 0°	离完全伸展差 5°
	外展	0° ~ 25°	0° ~ 10°
踝	跖屈	0° ~ 10°	0° ~ 10°
	背屈	0° ~ 5°	0° ~ 5°
肩	屈曲	0° ~ 120°	0° ~ 100°（有疼痛）
	伸展	0° ~ 20°	0° ~ 20°
	外展	0° ~ 120°	0° ~ 80°（有疼痛）
	内旋	0° ~ 20°	0° ~ 10°（有疼痛）
	外旋	0° ~ 45°	0° ~ 45°（有疼痛）

● 肌张力

• 改良 Ashworth 量表[2] 中双侧腘绳肌在全部活动范围内出现最小阻力，在末端出现中等阻力（3/4）。

• 双侧股四头肌在全部活动范围内出现最小阻力（2/4）。

● 协调性

协调试验结果见表 CS6.6。

表 CS6.6	协调试验	
协调试验	右侧等级	左侧等级
指鼻试验	4	3
手指到治疗师手指	3	3
旋前 / 旋后	4	4
跟膝胫试验	4	3
打拍子（足）	4	4

注：5，正常；4，最小损伤；3，中度损伤；2，严重损伤；1，无法活动。

● 疼痛

主诉休息时左肩疼痛 3/10，活动时左肩疼痛 9/10（0= 无疼痛，10= 最严重的疼痛）。

● 平衡

• Berg 平衡量表 [3-5]（使用滚轮助行器）：得分 26/56，表示 100% 的跌倒风险。

• 功能性够取测试 [6-8]：10cm，表明有很高的跌倒风险。

• 动态步态指数 [9]（使用滚轮助行器）：得分 10/24，表明动态活动会增加跌倒风险。

• EquiTest 平衡分析。

－感觉整合测试（SOT）综合得分 39，在第 3、4、5、6 种情况下，患者的平衡低于其年龄组的正常值。在第 5 种和第 6 种情况下，每一次试验都是失败的，感觉分析显示视觉系统中度缺损以及前庭系统最大缺损。

－策略分析：结果显示对踝策略有依赖性，髋策略下降。

－重心分析：结果表明右下肢在中立位和膝关节下蹲到不同屈曲角度下其负重降低。最重要的是在下蹲 60° 时右下肢负重会下降 13%。

－适应测试：患者对旋转足趾上 / 下扰动有轻微的反射性反应。

－节律性重心转移：方向控制综合得分为额状面 79%，矢状面 64%，患者表现出方向控制缺损，在矢状面速度较快时最明显。

● 步态

• 起立行走测试 [10]（使用滚轮助行器和接触性帮助）：26 秒。表明跌倒风险高。

● 功能状态

• 功能独立性量表 [11]：结果见表 CS6.7。

● 疾病特殊检查

• 帕金森病生活质量问卷（PDQL）[12] 调查。

－帕金森症状：37 分。

－全身症状：23 分。

－社交功能：22 分。

－情绪功能：28 分。

• 总分：110/185 分。

表 CS6.7 功能独立性量表的组成：转移和移动	
活动	评分 [a]
转移：床 / 椅子 / 轮椅	4
转移：卫生间	6
移动：步行	4
移动：轮椅	7
移动：楼梯	2

注：[a] 评分标准如下。7= 完全独立（及时，安全）；6= 有条件的独立（辅助用具）；5= 监督（患者 =100%）；4= 少量帮助（患者 =75% 或更多）；3= 中等帮助（患者 =50% 或更多）；2= 大量帮助（患者 =25% 或更多）；1= 完全协助或不可测试（患者少于 25%）。

注：PDQL 是一种自我管理的测试方法，分为 4 个子量表：帕金森症状、全身症状、社交功能和情绪功能，一共 37 项。可以得出总体得分，得分越高表示生活质量越高。

• 统一帕金森病评分量表（UPDRS）[13]。

－精神状态、行为和情绪：4 分。

－日常生活活动：19 分。

－运动检查：23 分。

－总分：46/199 分。

注：UPDRS 是一种评估工具，设计用于跟踪帕金森病的整个病程，它由几个部分组成，包括精神状态、行为和情绪，日常生活活动，运动检查。通过面谈进行评估。有些部分要求每个肢体有多种分数。总分可能达到 199 分；199 分代表最严重的（全部）残疾，0 代表没有残疾。UPDRS 还包括改良 Hoehn 和 Yahr 分期（疾病严重程度分为 5 级，分别为单侧或双侧体征，分数越高的分期代表行动和平衡的难度越大）以及 Schwab 和 England 日常生活活动量表［损伤百分比从 0% = 植物状态（卧床）到 100% = 完全独立］。

• 改良 Hoehn 和 Yahr 分级：结果显示患者处于 3 期，表明身体运动明显减慢，步行和站立的早期平衡损害以及中度的整体功能障碍。

•Schwab 和 England 日常生活活动量表：分数 70%，说明患者不能完全独立，部分家务活难度较大，完成任务的时间是原来的 2 倍，动作完成困难、缓慢。

评估、干预与预后

评估

患者胸腰椎屈曲和旋转活动范围减少，无法将骨盆和躯干动作分离，因此，翻身时需要治疗师帮助。由于臀大肌和腘绳肌肌力下降，髋关节后伸活动受限，患者难以向上挪动身体。

从仰卧位向坐位转移时，患者下肢僵直，核心及上肢肌力较弱，需要中等程度的帮助。可以观察到患者的"面具脸"特征。

在进行坐站转移时，由于肌力下降和躯干活动能力变弱，患者重心前移较为困难，站立伸直过程动作缓慢、生硬。

在练习四点跪位时，由于三角肌和髂腰肌力量薄弱，伸肘和骨盆后移受限，需要治疗师提供帮助。

通过让患者坐于球上，我们发现其核心稳定性较差，本体感觉功能下降，平衡功能下降。

患者可以控制面部表情，能够做出特定的表情动作，如皱眉或噘嘴。当听到有趣的故事时有表情反馈。

患者步行时维持直立姿势困难，核心稳定性较差。进一步检查发现患者前庭功能受损。

干预

在评估后的第 3 周，应用仰卧位下双臂上举模式提高姿势控制，扩张胸廓。

通过下部躯干旋转，可以降低肌张力并为牵伸做好放松准备。选用收缩放松的牵伸技术目的是增加自发抑制，同时避免等长收缩增加僵直的可能性。

为避免躯干和肢体屈曲挛缩，可以在俯卧位对受限的髂腰肌和股直肌进行收缩放松的牵伸技术，增强伸髋能力。

教给患者骨盆模式中向前上提和向后下压的动作，并在股骨的远端施加阻力。躯干模式可用于提高患者的灵活性。在患者翻向左侧时，强调提高运动募集、运动时序以及肌力。

利用 Smart Balance Master 这一设备能够有效地改善肌力、前庭功能、稳定极限以及提高反应能力。

为了增强下部躯干旋转能力，可以进行交叉步训练，也可以进阶侧向迈步训练等。

小组训练对患者益处良多，患者之间相互了解、相互支持，有益于患者的社会交往。可以为帕金森病患者开展太极拳培训班，患者通过练习完成新动作，不仅提高了自信心，还可从中获得放松，改善平衡和灵活性，增强肌力和耐力。

预后

干预 6 周后，患者能独立向两侧翻身，速度有所提升。同时也能独立向上挪动身体，脚上穿鞋能为向上挪动身体增加摩擦力，有助于完成动作（图 CS6.1）。

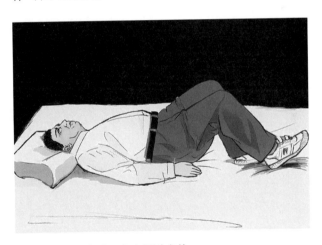

图 CS6.1　患者独立向上挪动身体

患者能够完成仰卧位至坐位的转移，但分离运动模式不充分。

步行和动态平衡功能有所提高，但仍伴有躯干旋转不充分。360° 转身需要较长时间，需要用很多步保持平衡。爬楼梯时能顺利地上 20 个台阶，步伐连贯，身体稳定。

指导性问题

1.根据以下内容确定或分类此患者的临床

表现：

    a. 直接损伤

    b. 间接损伤

    c. 复合损伤

    d. 活动受限和参与受限

2. 确定达到功能性结果的预期目标（修复损害）和预期结果（修复活动受限 / 参与受限）。

3. 请描述 3 种能够在治疗前 2 周内用以改善功能结果的干预措施。说明你将如何进行每项干预，并简要说明你的理由。

4. 对于运动学习的 3 个阶段（认知阶段、联系阶段和自动化阶段）中的每一个阶段，描述哪些策略可用于帮助所述目标和结果的实现。

5. 哪些策略可用于发展自我管理技能和提高自我效能，以促进既定目标和成果的实现。

参考文献

1. Schenkman, M, et al. Reliability of impairment and physical performance measures for persons with Parkinson's disease. Phys Ther, 1997; 77:19.
2. Bohannon, R, and Smith, M. Interrater reliability of a modified Ashworth scale of muscle spasticity. Phys Ther, 1987; 67:206.
3. Berg, K, et al. Measuring balance in the elderly: Preliminary development of an instrument. Physiother Can, 1989; 41:304.
4. Berg, K, et al. A comparison of clinical and laboratory measures of postural balance in an elderly population. Arch Phys Med Rehabil, 1992; 73:1073.
5. Berg, K, et al. Measuring balance in the elderly: Validation of an instrument. Can J Public Health, 1992; 83(suppl 2):S7.
6. Duncan, P, et al. Functional reach: A new clinical measure of balance. J Gerontol, 1990; 45:M192.
7. Duncan, P, et al. Functional reach: Predictive validity in a sample of elderly male veterans. J Gerontol, 1992; 47:M93.
8. Weiner, D, et al. Functional reach: A marker of physical frailty. J Am Geriatr Soc, 1992; 40:203.
9. Shumway-Cook, A, and Woollacott, M. Motor Control Translating Research into Clinical Practice. Baltimore: Lippincott Williams & Wilkins, 2007.
10. Podsiadlo, D, and Richardson, S. The timed "up and go": A test of basic functional mobility for frail elderly patients. J Am Geriatr Soc, 1991; 39:142.
11. Guide for the Uniform Data Set for Medical Rehabilitation (including the FIM instrument), Version 5.0. Buffalo, NY, State University of New York, 1996.
12. Hobson, P, Holden, A, and Meara, J. Measuring the impact of Parkinson's disease with the Parkinson's Disease Quality of Life questionnaire. Age Ageing, 1999; 28:341.
13. Fahn, S, and Elton, R. Unified Parkinson's Disease Rating Scale. In Fahn, S, et al (eds): Recent Developments in Parkinson's Disease, vol 2. Florham Park, NJ, Macmillan Health Care Information, 1987, 153–163.

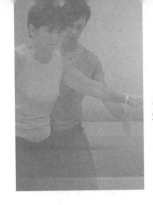

案例解析 7

T9 完全性脊髓损伤患者

PAULA ACKERMAN, MS, OTR/L; MYRTICE ATRICE, PT, BS; TERESA FOY, BS, OTR/L; SARAH MORRISON, PT, BS; POLLY HOPKINS, MOTR/L; SHARI MCDOWELL, PT, BS

检查

病史

患者女，21岁，1月4日遭遇机动车交通事故，汽车水平撞进护栏后，她被卡在一个倾斜的位置，失去意识（Glasgow 昏迷评估量表 = 15）。被送到当地的医疗中心，当时双下肢感觉和运动均丧失。影像学检查显示 L1 椎体和椎板爆裂性骨折，L2 ~ L3 右侧横突骨折，且骨折碎片已插入椎管。脊髓相对于椎体有 40% 的横向移位。除脊髓损伤外，患者还有右气胸、右肺挫伤以及右侧多处肋骨骨折。在急诊室开始使用甲泼尼龙（一种旨在减轻肿胀的高剂量类固醇）方案。于 1 月 5 日行 T11 ~ L3 脊柱后路内固定术。术后仍截瘫，腹部有感觉存在。头部 CT 未见明显异常。1 月 5 日术中放置预防性的腔静脉滤器。

● 个人信息

- 身高：1.7m。
- 体重：52kg，事故发生时体重为 57kg。

● 社会史

患者和母亲及祖母住在一起，父母离异。否认吸烟和饮酒史。

● 工作经历

患者是当地社区大学全日制学生，正在攻读幼儿教育专业学位。在当地一家舞蹈工作室做兼职舞蹈指导。

● 居住环境

患者与家人住在租来的平房里，通向前门有 2 个台阶。目前没有搬家计划，也没有购买房子的经济实力。

● 整体健康状况

患者受伤前身体很好，是一位多才多艺的舞者，曾多次获得国家和国际舞蹈比赛冠军。小时候有过哮喘病史，成年后未再发作。

● 现病史

患者于 1 月 16 日入住脊髓损伤康复单元。根据 ASIA 损伤分级，初步检查示 T9 脊髓损伤，A 级，完全性脊髓损伤（骶段 S4 ~ S5 未保留运动或感觉功能）[1]。影像学示 T11 ~ L3 融合术后（图 CS7.1）。入院时佩戴胸腰骶矫形器（TLSO），之后更换为限制性较小的 Jewett 支具，以降低感觉缺失区域的皮肤破损风险，并且在转移过程中使髋部更容易向前弯曲。于 2 月 11 日去除支具。入院时运动和感觉检查示右上肢感觉异常及无力，予以观察，未进行特殊干预，后症状消失。胸部留置引流管改善气胸。在 10 天的治疗过程中，气胸症状缓解，拔除胸部引流管，无并发症。

患者入院时患有神经源性膀胱和直肠。在之前的医院时，膀胱内放置了 Foley 导尿管，之后停止使用该导尿管，开始间歇性导尿，最后患者学会了独立管理排尿。为了管理神经源性直肠，使用栓剂人工排出大便，以建立排便规律。治疗过

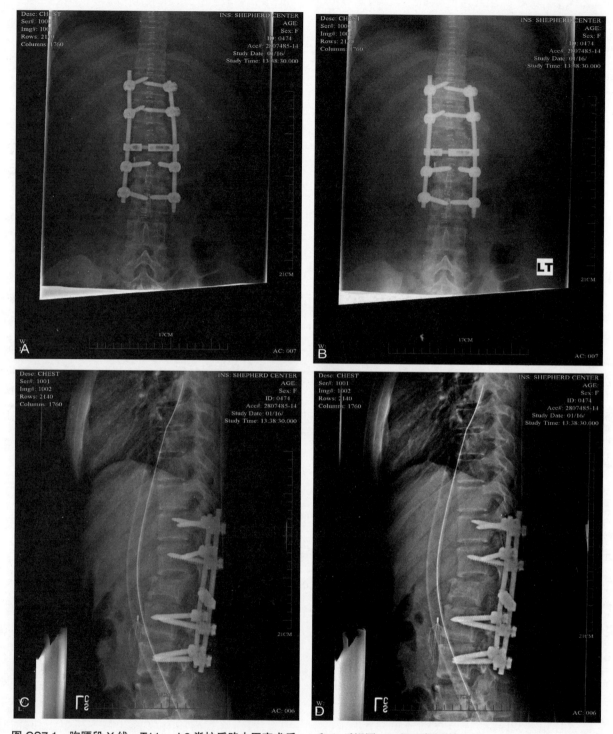

图 CS7.1 胸腰段 X 线：T11 ~ L3 脊柱后路内固定术后 A 和 B. 后视图；C 和 D. 侧视图

程中出现尿路感染、大便排不尽以及间歇性的腹部不适。下腹部临床检查阴性。肾脏、输尿管和膀胱（腹平片）X 线检查显示便秘，尽管坚持常规的排便训练但仍未解决。腹部和盆腔 CT 扫描结果显示结肠中有中度至明显的粪便残留，在出院前予以处理。患者住院期间食欲不振，予以营养支持，其蛋白质水平在正常范围内（24.6mg/dl）。

● 药物史

目前服用呋喃妥因、法安明和法莫替丁。

系统回顾

●心肺系统

•肺部听诊音清，右胸留置引流管。否认胸痛（引流管部位除外）、呼吸短促、恶心或呕吐。小时候曾患肺炎和哮喘，成年后未发作。

• 心率：心率正常，律齐，无杂音。

• 呼吸频率：15 次 / 分（深呼吸痛）。

• 肺活量：1L。

• 血压：110/68mmHg。

测试和评估

●ASIA 损伤分级[1]

•患者为完全性脊髓损伤［ASIA 损伤分级：A 级（专栏 CS7.1）］。

•感觉和运动平面均为双侧 T9（图 CS7.2）。

●功能

功能独立性量表[2]：结果见表 CS7.1。

●肌力

徒手肌力评定（入院数据）结果见表 CS7.2。

●关节活动范围

• 左上肢关节活动范围正常。

•入院时，右肩关节活动范围受限：屈曲90°，外展 90°；疼痛模拟数字评分法：9/10，剧烈疼痛（10= 最严重的疼痛，0= 无疼痛）。末梢感觉缺失。

●平衡

•入院时改良功能性够取测试[3]=26.67cm。

•出院时改良功能性够取测试 =70cm。

●张力和反射

• 双侧股四头肌腱反射（DTR）：0/4（无反应）。

•Babinski 征：阳性。

• 张力低下。

●疼痛

•胸部引流管和肋骨骨折区域疼痛：8/10（10= 最严重疼痛，0= 无疼痛）。

•开始时需应用 Fentanyl 贴片和 Dilaudid 治疗疼痛。

•出院时停止使用所有止痛药。

•有关肩痛的信息参阅上面关节活动范围部分。

> **专栏 CS7.1**　ASIA 损伤分级（AIS）[a]
>
> **A= 完全性损伤。**骶段 S4 ～ S5 未保留感觉或运动功能。
> **B= 感觉不完全性损伤。**在神经水平以下有感觉保留但无运动功能保留，包括骶段 S4 ～ S5（S4 ～ S5 轻触觉、针刺觉或肛门深压觉），且运动平面以下身体的任何一侧运动残留不超过 3 个节段。
> **C= 运动不完全性损伤。**神经水平以下有运动功能保留[b]，神经损伤平面以下超过一半的关键肌肌力低于 3 级（0 ～ 2 级）。
> **D= 运动不完全性损伤。**神经水平以下有运动功能保留[b]，神经损伤平面以下至少一半的关键肌肌力大于或等于 3 级。
> **E= 正常。**若用 ISNCSCI 测试患者感觉和运动功能都是正常的，且患者有过损伤，则其 AIS 等级为 E。而开始没有脊髓损伤的人不能用 AIS 等级评定。
> **注：**当区分 AIS B 级和 C 级损伤平面以下运动功能的保留程度时，需使用每侧的运动平面；而区分 AIS C 级和 D 级（取决于肌力为 3 级或 3 级以上的关键肌比例）时，需使用神经损伤平面。

注：[a] 经 允 许 摘 自 American Spinal Injury Association. International Standards for Neurological Classification of Spinal Cord Injury. Atlanta, GA, American Spinal Injury Association, 2006.［新版 ISNCSCI 工作表的修订可访问 http: //www.asia–spinalinjury.org/elearning/ISNCSCI.php（2015 年 4 月 6 日检索）］。

[b] 获得 C 级或 D 级即运动不完全性损伤的患者需具备以下特征：①肛门括约肌的随意收缩；②骶段感觉保留，且运动平面以下超过 3 个以上节段存在运动功能。目前的国际标准允许使用运动平面以下非关键肌的功能保留是否超过 3 个节段来界定运动不完全状态（AIS B 级和 C 级）。

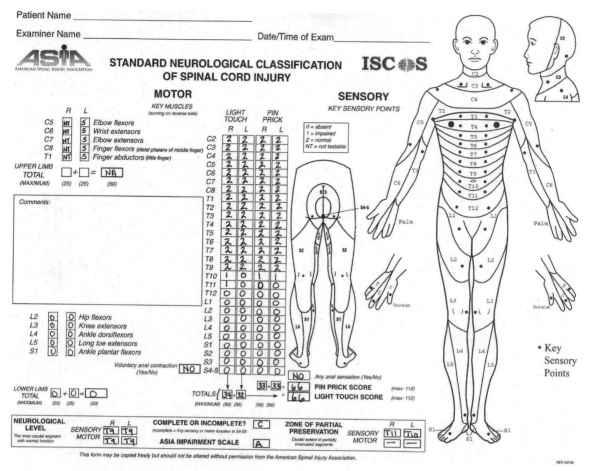

图 CS7.2　患者的感觉和运动评分　经允许摘自 American Spinal Injury Association. International Standards for Neurological Classification of Spinal Cord Injury. Atlanta, GA, American Spinal Injury Association, 2006.［注：新版 ISNCSCI 工作表的修订可访问 http：//www.asia-spinalinjury.org/elearning/ISNCSCI.php（2015 年 4 月 6 日检索）］

表 CS7.1　功能独立性量表 [a]		
	入院时评分 [b]	出院时（6周后）评分 [b]
自我照顾		
吃饭	7	7
梳头	7	7
沐浴	1	7
穿上衣	2	7
穿裤子	1	7
如厕	1	6
括约肌控制		
排尿	1	6
排便	1	5
转移		

	入院时评分 [b]	出院时（6周后）评分 [b]
转移到床	1	5
转移到卫生间	1	5
转移到浴缸	1	5
行走		
轮椅	3	6
楼梯	1	1
交流		
理解	7	7
表达	7	7
社会认知		
社会交往	7	7

续表

	入院时评分[b]	出院时（6周后）评分[b]
解决问题	7	7
记忆	7	7

注：[a] 摘自《医疗康复评分统一数据指南》。

[b] 分数：7= 完全独立（及时、安全）；6= 有条件的独立（辅助设备）；5= 监督（患者 =100%）；4= 大量帮助（患者 =75% 或更多）；3= 中等帮助（患者 =50% 或更多）；2= 少量帮助（患者 =25% 或更多）；1= 完全依赖或无法测试（患者少于 25%）。

表 CS7.2　徒手肌力评定（入院数据）[a]

关节	肌肉	右	左
肩	内旋	3/5	5/5
	外旋	3/5	3/5
	屈曲	3/5	5/5
	外展	3/5	5/5
	后伸	3/5	5/5
肘	屈曲	3/5	5/5
	伸展	4/5	5/5
腕	屈曲	3/5	5/5
	伸展	3/5	5/5
手指	屈曲	4/5	3/5
	伸展	4/5	5/5
髋	屈曲	0/5	0/5
	伸展	0/5	0/5
膝	屈曲	0/5	0/5
	伸展	0/5	0/5
踝	背屈	0/5	0/5
	跖屈	0/5	0/5
足趾	屈曲	0/5	0/5
	伸展	0/5	0/5

注：[a] 所有得分基于 0 ～ 5 级标准。5，正常；4，好；3，一般；2，差；1，轻微收缩；0，无收缩。患者出院时，右侧上肢的肌力提高到 5/5。

评估、干预与预后

评估

首先测量患者的最大呼气量，由于患者存在焦虑，没有使用鼻夹。

使用 ASIA 评定量表测量身体两侧 28 个皮节的关键点，每个关键点分别测针刺觉和轻触觉。

粗略检查患者的关节活动范围和肌张力，同时抬起患者下肢检查患者右侧股四头肌腱反射。在坐位下粗略检查患者上肢主动关节活动范围和双上肢肌力（注意患者戴有防止躯干前屈的 Jewett 支具），发现患者右侧肌力较弱。

教给患者翻身技巧，协助患者完成床上翻身。

从仰卧位至坐位转移时，治疗师指导患者将手放在髋关节下方，观察患者双肘撑起躯干的能力。

在早期康复过程中，患者需要大量帮助才能完成转移。治疗师需要将滑板放在合适位置，双手支撑患者身体，在滑动的过程中患者需穿戴 Jewett 支具方能完成轮椅至床的转移。

干预

患者进行了 2 周的康复训练。康复干预的重点放在患者的转移和轮椅使用技巧上。教给患者利用滑板将自己从低矮的轮椅转移至软床上，训练后这方面技能有所提升。患者在仰卧位学习双肘关节支撑，以训练肩关节伸肌和肩胛骨内收肌群。下肢的残存功能对完成床上运动、穿衣修饰、个人卫生以及转移十分重要。患者将下肢转移至治疗床上需要利用上肢、重心转移以及借助动作惯性（动量）。

从轮椅转移至淋浴凳的动作需要利用滑板。患者需要练习滑板的放置、以髋为轴摆动上躯干、使用上肢支撑躯干至滑板及下肢的放置。需要治疗师中等程度的辅助，注意此时患者不再需要穿戴胸腰骶矫形器。

从坐便器转移至轮椅也需要使用滑板。当患者准备转移至轮椅上时，在患者足下放一个方凳，为患者提供一个支点以增加平衡。同时，要确保患者所扶的支撑面是稳定安全的。

寻找轮椅的平衡点是驱动轮椅技能中重要的一项内容。应教给患者用手抓握手轮圈以实现脚轮离地，维持轮椅平衡。为提升这一技能，可使用 5cm 的路缘进行轮椅脚轮离地（上路缘）的练习（图 CS7.3）。

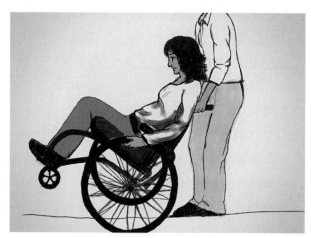

图 CS7.3　治疗师协助患者练习脚轮离地并维持轮椅平衡

预后

2 周后，患者不再需要滑板进行转移，从床转移至轮椅仅需要治疗师的接触性保护。能够独立在轮椅上自由地挪动身体。出院后应继续随访，追踪患者针对下肢康复的门诊康复计划完成情况。

患者在肌力、动态平衡和重新认识自身重心等方面显著提高。床上转移能力得到改善，包括能够独立翻身、独立从仰卧位至坐位转移以及向各个方向挪动身体。

患者可以驱动轮椅完成上下路缘（10cm），可以通过头部移动调整重心，维持平衡。

指导性问题

1. 除了案例中提到的方法，你还可以使用什么检查工具来测量患者的活动水平？

2. 组织和分析可用数据，制订问题清单，明确：

　a. 直接损伤

　b. 间接损伤

　c. 活动受限

　d. 参与受限

3. 什么原因导致患者受伤后体重减轻了 5kg？

4. 该患者是 T9 截瘫且 ASIA 损伤分级（AIS）为 A 级，采用的分类标准是什么（见专栏 CS7.1）？

5. 描述该患者转移训练的组成部分，需要做哪些改进？如何进阶？她的康复计划中还应包括哪些轮椅技能？

6. 如果患者 AIS 分级为 B、C 或 D，你将对患者进行哪些运动技能和转移的训练（如专栏 CS7.1 所示）？

7. 根据她作为舞者的经历，在康复过程中，有哪些资源对患者是有利的？

8. 对于患者急性期后的康复，你还将制订哪些其他目标？你认为可能有哪些功能性结果？

9. 考虑到患者住在租来的房子里，你对房屋改造有哪些建议？

10. 你认为该患者需要什么辅助设备？

参考文献

1. American Spinal Injury Association (ASIA). Examination form. Standard neurological classification of spinal cord injury. In International Standards for Neurological Classification of Spinal Cord Injury. Chicago, IL, American Spinal Injury Association, 2006.
2. Guide for the Uniform Data Set for Medical Rehabilitation (including the FIM instrument), Version 5.0. Buffalo, NY, State University of New York, 1996.
3. Lynch, SM, Leahy, P, and Barker, SP. Reliability of measurements obtained with a modified functional reach test in subjects with spinal cord injury. Phys Ther, 1998; 78(2):128.

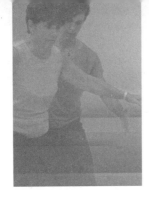

案例解析 8

C7 不完全性脊髓损伤患者

MARIA STELMACH, PT, DPT, NCS;
SOPHIE BENOIST, PT, DPT

检查

病史

● 个人信息

患者女，49 岁，门诊接受物理治疗，诊断为不完全性脊髓损伤。

● 现病史

患者为一名火车列车员，约 1.5 年前在火车上为躲避一个纸团时颈部受挥鞭伤。于急诊做进一步的检查后出院。几周后，患者手臂、肩部和背部持续疼痛。约 2 个月后，患者再次就诊于急诊。X 线显示结果无异常，服用止痛药后出院。在接下来的几个月中，患者出现手部颤抖，尿失禁，走路时难以保持平衡等症状。一位神经科医师对她进行了检查，并对其脊柱进行了磁共振成像（MRI）检查。MRI 显示多个颈椎间盘突出压迫脊髓。1 周后行 C6 ~ C7 减压融合术。术后下肢无自主活动。患者继续住院 4 个月后，乘坐靠背可放倒式电动轮椅由护工陪同出院。随后的 1 年里，由于出现尿路感染、骶部压疮和眼部耐甲氧西林金黄色葡萄球菌（MRSA）感染，患者频繁入院。于减压术后约 1.5 年转入康复医院并进行了为期 1 个月的康复治疗，随后出院。患者现于门诊接受治疗，以求进一步改善其功能活动状态。

● 医疗 / 手术史

不详。

● 药物史

巴氯芬，加巴喷丁，劳拉西泮，替马西泮，叶酸，多苏酸钠，用于伤口的蛋白液。

● 居住环境

患者独自居住于公寓中，公寓入口处有 1 个台阶。公寓前有斜坡。患者可以使用靠背可放倒式电动轮椅、马桶、体位转移升降机、医用气垫床、腿部抬升器和拾物钳。她有一名陪护，陪护每周工作 7 天，每天工作 10 小时。留置导尿管，目前使用海绵来清洁身体。

● 社会史

患者有 1 个处于监护期的女儿。

● 工作经历

患者目前处于残疾状态。曾是地铁售票员。

● 先前的功能水平

患者各方面功能独立，运动能力、休闲活动、日常生活活动均正常，全职做地铁售票员。

系统回顾

● 心肺系统

• 在正常范围内。

• 患者有直立性低血压病史，现在用弹力袜和腹带控制。

● 肌肉骨骼系统

• 关节活动范围：患者双上肢关节活动范围正常。双下肢关节活动范围正常，双侧腘绳肌、屈髋肌群和髋内外旋肌群略紧张。

• 肌力（徒手肌力评定）：除右侧中指深屈肌 4/5 级、右侧小指外展肌 1/5 级、左侧小指外展肌 3/5 外，其余双上肢肌力均为 5/5 级（图 CS8.1）。双下肢无自主活动。无肛门自主收缩。

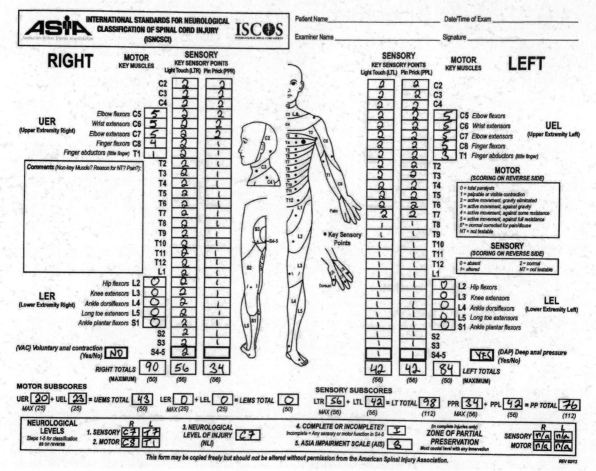

图 CS8.1　患者的感觉和运动评分　经允许摘自 American Spinal Injury Association. International Standards for Neurological Classification of Spinal Cord Injury, rev 2013. Atlanta, GA, American Spinal Injury Association, 2013.

- ● 神经肌肉系统
  - • 反射：双下肢无反射，双侧肱二头肌、肱三头肌以及肱桡肌反射无异常（2+= 正常反应）。
  - • 感觉：右上肢及双下肢感觉均受损，肛周感觉存在。
  - • 坐位平衡：端坐位和长坐位下，均不能维持静态平衡以及动态平衡。
- ● 皮肤系统
  - • 骶部 2 度压疮。

测试和评估

- ● 认知
  - • 神清，时间、地点、人物定向正常。

- ● 疼痛
  - • 双侧肩关节疼痛 5/10 分。
- ● ISNCSCI（图 CS8.1）
  - • 感觉平面：右侧 C7，左侧 T7。
  - • 运动平面：右侧 C8，左侧 T1。
  - • 神经平面：C7。
  - • ASIA 损伤分级（专栏 CS8.1）：不完全性脊髓损伤，B 级。
- ● 床上移动
  - • 仰卧位至右侧卧位：少量帮助（图 CS8.2）。
  - • 仰卧位至左侧卧位：少量帮助。
  - • 仰卧位至长坐位：中等帮助。
  - • 端坐位至仰卧位：中等帮助，帮助维持腿的位置及保持平衡。

专栏 CS8.1　　ASIA 损伤分级（AIS）[a]

A= **完全性损伤**。骶段 S4～S5 未保留感觉或运动功能。

B= **感觉不完全性损伤**。在神经水平以下有感觉保留但无运动功能保留，包括骶段 S4～S5（S4～S5 轻触觉、针刺觉或肛门深压觉），且运动平面以下身体的任何一侧运动残留不超过 3 个节段。

C= **运动不完全性损伤**。神经水平以下有运动功能保留[b]，神经损伤平面以下超过一半的关键肌肌力低于 3 级（0～2 级）。

D= **运动不完全性损伤**。神经水平以下有运动功能保留[b]，

神经损伤平面以下至少一半的关键肌肌力大于或等于 3 级。

E= **正常**。若用 ISNCSCI 测试患者感觉和运动功能都是正常的，且患者有过损伤，则其 AIS 等级为 E。而开始没有脊髓损伤的人不能用 AIS 等级评定。

注：当区分 AIS B 级和 C 级损伤平面以下运动功能的保留程度时，需使用每侧的运动平面；而区分 AIS C 级和 D 级（取决于肌力为 3 级或 3 级以上的关键肌比例）时，需使用神经损伤平面。

注：[a] 经允许摘自 American Spinal Injury Association. International Standards for Neurological Classification of Spinal Cord Injury. Atlanta, GA, American Spinal Injury Association, 2006.［新版 ISNCSCI 工作表的修订可访问 http: //www.asia-spinalinjury.org/elearning/ISNCSCI.php（2015 年 4 月 6 日检索）］。

[b] 获得 C 级或 D 级即运动不完全性损伤的患者需具备以下特征：①肛门括约肌的随意收缩；②骶段感觉保留，且运动平面以下超过 3 个以上节段存在运动功能。目前的国际标准允许使用运动平面以下非关键肌的功能保留是否超过 3 个节段来界定运动不完全状态（AIS B 级和 C 级）。

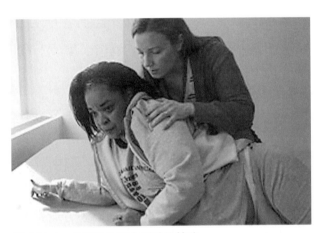

图 CS8.2　从仰卧位至右侧卧位转移

- **转移**
  - 轮椅和治疗床间可使用滑板转移（高水平）：在滑板放置和移动上需要给予大量帮助。
  - 在转移过程中需要大量帮助以稳定下肢位置。
  - 在转移过程中需要中等程度帮助以保持平衡。
- **平衡**
  - 静态坐位平衡：（正常）患者能够在不借助上肢支撑的情况下保持端坐位下的静态平衡。

- 动态坐位平衡：（较差）患者能够小幅度地单侧（向一侧）移动重心，能前后移动重心但难以跨越中线。

评估、干预与预后

评估

坐位至仰卧位转移：需要治疗师的帮助才能将下肢摆到床上，需要治疗师的接触性保护才能维持平衡。一旦双下肢移到床面，需要大量帮助方能将躯干和下肢移到床中心。

仰卧位至侧卧位转移：需要治疗师为躯干和手臂提供适当帮助，方能完成向患侧翻身。

侧卧位至长坐位转移：需要在治疗师口头指令或辅助下将重心前移，患者的健侧手肘和手掌向上推，需要治疗师提供适当的帮助才能完成右侧卧位至长坐位的转移。

长坐位至端坐位转移：需要治疗师提供少量帮助才能将腿稍抬离床面。

轮椅至床转移：治疗师放下挡板，适当辅助患者完成转移（图 CS8.3）。

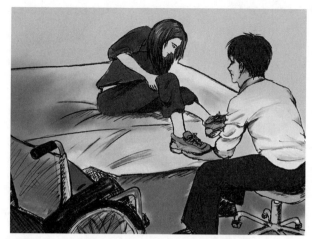

图 CS8.3　治疗师协助患者完成轮椅至床的转移

干预

治疗师将患者双腿交叉摆放，并将枕头垫在臀下，以确保患者向右侧翻身更为容易。患者可以利用头和上臂同向运动产生的动量翻身。

从右侧卧位撑起身体时，教给患者利用"锁定"练习完成肘撑至手撑的转变。然后将手臂向下移动至下肢处，以保持躯干前移维持平衡。治疗师可以借助肢体语言提示患者注意头 - 臀关系。

治疗师可以指导患者躯干前倾及使用支撑物支撑，也可以继续训练头 - 臀关系。训练躯干前倾可以帮助患者建立自信，也有助于了解患者在转移过程中躯干前倾可以达到的最远距离。

预后

坐位至仰卧位转移：康复治疗后，患者可以达到上肢自理，独立完成坐位至仰卧位转移；也能够独立将下肢摆放至治疗床的中间位置。

仰卧位至侧卧位转移：患者可以利用头与手臂同向甩动策略独立完成翻身。

侧卧位至长坐位转移：患者由一侧手肘支撑着身体，另一侧手臂向前移动，前倾躯干，肘撑的那一侧肢体伸直变为手撑位，协调双臂向前移动，使身体重心移到前方，完成长坐位，患者完成该动作比初期评估时更迅速、流畅。

长坐位至端坐位转移：患者可以用一侧上肢摆放下肢，另一侧上肢支撑身体，慢慢转动躯干至床边。

患者回家后，由于家中床垫较软，为椅床转移带来了一定困难，需要借助支撑物稳定手与支撑面，同时利用滑板完成椅床转移。尽管动作缓慢，但能独立完成。

指导性问题

1. 描述患者在损伤、活动受限、参与受限等方面的临床表现。

2. 此患者的家庭锻炼计划应该包括什么？

3. 描述可用于改善患者床上移动能力和转移技能的干预措施。

4. 根据患者的教育经历，应与患者讨论哪些关键因素，以确保家庭安全和预防复发问题？

5. 如果患者表现为右侧主动的踝背屈运动，她的 ASIA 损伤分级是否会改变，会如何改变？

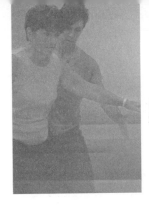

案例解析 9

外周前庭功能障碍

JOANN MORIARTY–BARON, PT, DPT

检查

病史

● **个人信息**

患者女，65岁，主诉头晕，症状开始于4～6周前，目前正在进行评估和治疗。患者双手灵巧，平时佩戴眼镜或隐形眼镜。

● **工作经历、居住环境和社会史**

该患者是一名退休的高中辅导员，并在暑假期间兼职园丁工作。独自生活，但社交活动繁忙，经常旅行。

● **医疗史**

既往体健，但有颈椎和腰椎关节炎、甲状腺疾病、高血压和胆固醇升高的病史。30余年前，因良性肿瘤接受了肿块切除术。20余年前有一次"病毒性脑膜炎发作"。3年前进行扳机指（狭窄性腱鞘炎）手术。约1年前经历了一次孤立的房颤发作。患者将于2周内进行左足神经瘤切除术。规律锻炼，每周4～5次，每次20～60分钟，爱好散步和去健身房。

● **现病史**

患者主诉4～6周前，一天晨起头晕伴恶心及行走困难，持续数天。她去看了她的主治医师，医师给她开了10天的敏克静，症状逐渐好转，自述目前病情稳定。否认摔倒。抬头向右看时可引起症状加重，头部快速转动时偶尔会眩晕，且不旋转时偶尔也会感觉不适。患者主诉自己平衡差，否认有耳鸣、听力减退、耳内压增高等。

系统回顾

肌肉骨骼系统

考虑患者主诉的性质和没有可明显观察到的损伤，所以没有进行正式检查。

测试和评估

● **症状严重程度评分**

• 在今天的检查开始时，患者将她的症状评为"1～2分"（总分0～10分）。

● **头晕障碍指数** [1]

• 头晕障碍指数（DHI）得分26分（总分0～100分）。

● **平衡和视觉测试**

• 改良式临床感觉交互平衡测试 [2]：结果见表CS9.1。

• 快速将头左右转动行走：在进行该活动时，患者的步态出现轻微中断。

• 室内光线下的眼球运动测试：在室内光线下，患者的注视和眼球震颤正常。她能够在水平、垂直和对角线平面上流畅地追踪，没有中断。水平和垂直平面的扫视控制测试正常，但向右执行比较困难。

• 甩头测试：患者右侧甩头测试阳性。患者在头部快速向右移动后，做了快速的眼球运动，以将目光转回到目标上。

• 动态视力测试（DVA）：该测试采用ETDRS视力表，站立位下进行测试。结果阴性，患者在头部以约2次/秒的速度运动时，与头部静止（没有运动）时读到的数据只有 1 行差异。然而，患者自述，在这样的运动过程中症状严重程度评分从"1 ~ 2 分"增加到"3 ~ 4 分"（总分 10 分）。

表 CS9.1 改良式临床感觉交互平衡测试

站姿	时间（秒）	姿势偏移	失衡
睁眼，双足并拢，固体表面	30	基本正常	无
睁眼，双足并拢，挑战性平面	30	最低程度	无
睁眼，双足并拢，站在泡沫垫上	30	基本正常	无
闭眼，双足并拢，站在泡沫垫上	25	小到中度	无
睁眼，双足一前一后站立，稳定平面 强化 Romberg 试验	5	偏向右侧	偏向右侧
闭眼，双足一前一后站立，稳定平面 强化 Romberg 试验	立即发生跌倒	无法检查	偏向左侧

• 无视觉参考情况下使用红外视频护目镜观察眼球震颤：患者在向前、左、右等方向注视时，均存在朝向左侧的眼球震颤。

• 使用红外视频护目镜进行摇头眼球震颤测试[3]（HSN）：该测试诱发轻微向左的眼球震颤。患者感觉"眩晕"，症状强度为"2 ~ 3 分"（0 ~ 10 分）。

• 使用红外视频护目镜的 Dix–Hallpike 变位性眼球震颤试验[4]。

– 右侧 Dix–Hallpike 变位性眼球震颤试验：短时间内出现逆时针朝向上方的眼球震颤即为阳性。患者自述在测试体位时感到头晕，并报告在回到坐姿的过程中有轻微的头晕。

– 左侧 Dix–Hallpike 变位性眼球震颤试验：患者无明显不适，但表现出持续的朝向左侧的眼球震颤。

• 使用红外视频护目镜的翻身测试。

– 右侧翻身测试：该测试显示朝向左侧的眼球震颤。

– 左侧翻身测试：此测试也显示朝向左侧的眼球震颤。

评估、干预与预后

评估

1. 使用红外视频护目镜对患者进行检查，结果如下。①向前凝视时，眼球出现左侧震颤；向左侧凝视可加剧眼球左侧震颤；向右侧凝视可减轻眼球左侧震颤；摇头时可产生眼球左侧震颤，患者出现眩晕。②左侧 Dix–Hallpike 变位性眼球震颤试验无明显阳性表现，右侧 Dix–Hallpike 变位性眼球震颤试验可以清晰地观察到眼球逆时针转动伴向上的眼球震颤，患者出现眩晕。

2. 对患者进行改良式临床感觉交互平衡测试（CTSIB），结果如下。患者能够稳定地站立在地面上；能够闭眼站立在地面上，身体略摇晃，需要治疗师给予保护；能够睁眼站在柔软的泡沫垫上，身体略摇晃。当闭眼站在柔软的泡沫垫上时，患者身体摇晃程度加剧。双足一前一后站立难以维持，闭眼时患者当即失衡，向左侧倾倒。

干预

为改善患者注视稳定性，治疗师可教育患者进行水平方向和垂直方向的"×1 观察"训练。

增强训练可以使患者向前走近目标（贴在墙

上的卡片）以及向后远离目标，将静止的卡片作为目标进行"×1观察"训练。随着患者能力的提高，治疗师逐渐增加训练难度，增强患者在动态下的注视稳定性，指示患者一边步行一边伸出前臂（一臂距离）手持目标（卡片）进行"×1观察"训练。在整个训练过程中，注意观察患者的姿势缺陷。

进阶训练的最后阶段是使患者站在一个柔软的泡沫垫上，提高患者足底本体感觉输入的准确性。为提高患者本体感觉输入功能，也可教育患者在家中应用软垫自行训练。为确保安全，嘱患者站在厨房的水槽前练习。嘱患者睁眼、双足一前一后站立以减少支持面，以此作为家庭训练的一部分，增加姿势控制能力。也可让患者将自己的重心稳定在足跟处以增加站立稳定性。此外，随着功能的提升，可逐渐移除视觉反馈（闭眼训练）。

预后

康复干预后，再次使用红外视频护目镜对患者进行了测试，向前凝视、向左凝视、向右凝视时患者眼球基本能够保持稳定，仅存在轻微的左侧眼球震颤。进行摇头眼球震颤测试时眼球能够保持稳定，没有出现额外的眼球运动，也没有出现眩晕或其他症状。左侧 Dix-Hallpike 变位性眼球震颤试验时，眼球转动（眼球震颤）消失，患者无任何症状。

在改良式临床感觉交互平衡测试中，患者闭眼站在柔软的泡沫垫上时可以稳定地保持姿势数十秒。双足一前一后站立相比初期评估时的平衡能力有所提高，但出院时患者依然不能像常人一样稳定完成。

指导性问题

1. 根据患者最初的检查报告，找出她主诉头晕、平衡差和运动敏感的最可能原因。

2. 哪些临床检查结果显示前庭功能异常？分析和解释这些结果。

3. 明确该患者的诊断（诊断假设）。

4. 就以下几方面描述该患者的临床表现：

    a. 损伤

    b. 活动受限

    c. 参与受限

5. 使用《物理治疗师实践指南》，确定适合患者的干预模式。

6. 描述你将用于减轻损伤的干预计划（运动疗法）。

7. 你对患者的预期目标和预期结果是什么？说明你预计达到目标的时间。

8. 解释一下，如果你唯一的异常发现是 Dix-Hallpike 变位性眼球震颤试验呈阳性，你的诊断结果会如何变化？

9. 若 Dix-Hallpike 变位性眼球震颤试验阳性，你将采用何种运动疗法介入患者治疗以减轻患者目前的不适？

参考文献

1. Jacobsen, GP, and Newman, CW. The development of the dizziness handicap inventory. Arch Otolaryngol Head Neck Surg, 1990; 116:424.
2. Rose, DJ. Fallproof!: A Comprehensive Balance and Mobility Training Program. Champaign, IL, Human Kinetics, 2003.
3. Hain, TC, Fetter, M, and Zee, D. Head-shaking nystagmus in patients with unilateral peripheral vestibular lesions. Am J Otolaryngol, 1987; 8:36.
4. Dix, R, and Hallpike, CS. The pathology, symptomatology and diagnosis of certain common disorders of the vestibular system. Ann Otol Rhinol Laryngol, 1952; 6:987.

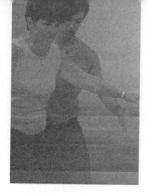

案例解析 10

T10 完全性脊髓损伤患者

DARRELL MUSICK, PT; LAURA S. WEHRLI, PT, DPT, ATP

检查

病史

● **个人信息**

患者男，43 岁，白种人，讲英语，接受过研究生教育。

● **社会史**

患者已婚，有 2 个十几岁的孩子。他最近随军搬至华盛顿州并参与了多项社交体育活动，包括棒球、篮球和冰球。

● **工作经历**

患者是军事医疗集团的管理人员，担任专业护理人员和护士长。

● **居住环境**

患者居住在单层私人住宅，在其门口有一个高约 15cm 的台阶。

● **整体健康状况**

健康，积极，活跃。

● **既往史**

有高血压病（用赖诺普利控制）、心动过缓、基底细胞癌（已手术，无并发症）等病史。几年前患肾结石、高脂血症（用辛伐他汀控制）、变应性鼻炎（用顺尔宁控制）；无药物过敏史。

● **现病史**

11 月 21 日，患者在驾驶一辆借来的全地形车时车辆失控。他从车上被抛出，戴着头盔的头部撞在沟里的管子上。他立刻感到背部疼痛。患者自述由于肋骨疼痛而呼吸困难，并且双腿立即失去感觉（"我无法感觉到或不能移动我的双腿"）。后被直升机运送到内华达州里诺市的一家医院。

患者自诉到达医院之前，能够轻微收缩股四头肌。经检查诊断如下。

- L1 爆裂性骨折。
- 左侧第 1 ~ 10 肋骨骨折、肺挫伤。
- 左侧血气胸需要放置胸腔引流管。
- 左 T1 横突骨折。
- T2 ~ T7 棘突骨折。
- T10 ~ T12 右侧肋骨后内侧骨折。
- 左肩胛骨骨折。

患者于 11 月 24 日行 T11 ~ L3 椎板切除术和后外侧内固定术。术后定制胸腰骶矫形器（TLSO）固定脊柱；左上肢可耐受负重（WBAT）。

系统回顾

● **心肺系统**

- 心率：79 次 / 分。
- 血压：104/67mmHg。
- 呼吸频率：16 次 / 分。

● **肌肉骨骼系统**

- 对称性：左胸部可见肋骨畸形。
- 左下肢肿胀。
- 关节活动范围：下肢关节活动范围基本正常，可以满足功能活动需求，伴有双侧腘绳肌和髋旋转肌群紧张；左踝跖屈肌群紧张。上肢关节活动范围大致正常，伴双肩关节屈曲、外展和旋转紧张（左侧为著）。
- 肌力：双上肢肌力正常；下肢肌力 0/5 级。
- 身高：1.9m。
- 体重：77kg。

●皮肤系统

· 四肢多处淤斑。

· 左胸壁和右胸壁外侧可见明显淤斑。

· 右上臂后部和前臂前部可见面积较小的开放性伤口。

· 无压疮。

●神经肌肉系统

· 双上肢反射正常。

· 双下肢反射减弱。

· 下躯干和双侧下肢感觉受损。

· 直肠张力减弱，无自主肛门收缩。

· 端坐位和长坐位平衡受损。

测试和评估

●意识状态、注意力和认知

· 未记录有颅脑损伤的症状。

· 周围环境定向力正常。

· 意识、注意力、认知和记忆力在正常范围内。

注意：以下感觉和肌力检查数据基于脊髓损伤神经学分类国际标准（ISNCSCI）（图 CS10.1）。

●感觉（图 CS10.1）

· 针刺觉双侧 C2 ~ T12 正常。

· 轻触觉：左 C2 ~ T10 正常；右 C2 ~ L1

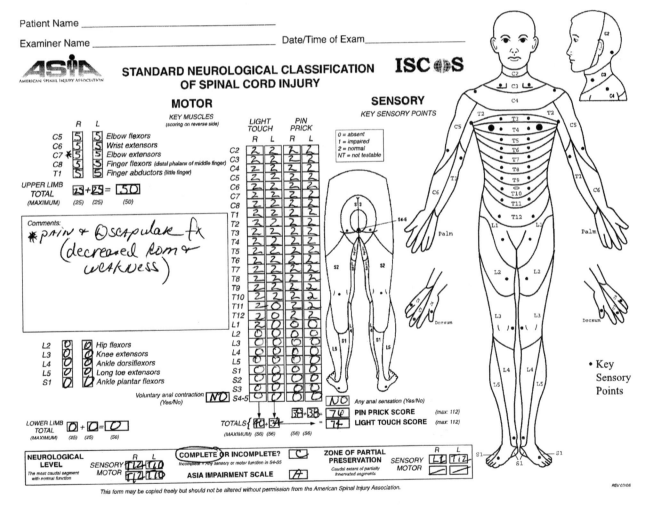

图 CS10.1　患者的感觉和运动评分　经允许摘自 American Spinal Injury Association. International Standards for Neurological Classification of Spinal Cord Injury. Atlanta, GA, American Spinal Injury Association, 2006.〔注：新版 ISNCSCI 工作表的修订可访问 http：// www.asia –spinalinjury.org/elearning/ISNCSCI.php（2015 年 3 月 31 日检索）〕

正常。

  •S4 ~ S5 无感觉或无肛门深压觉。
  ● 肌力（图 CS10.1）
  • 双侧 C5 ~ T1：5/5 级。
  • 双侧 L2 ~ S1：0/5 级。
  • 无肛门自主收缩。
  • 存在躯干和上腹部肌肉收缩但由于使用膝踝足矫形器无法测试。
  ● 疼痛
  • 未服止痛药的情况下休息时左肩疼痛评分 2/10。
  • 未服止痛药的情况下主动活动时左肩疼痛评分 6/10。
  ● 姿势（上肢支撑坐位时进行检查）
  • 头部前倾。
  • 躯干稳定在膝踝足矫形器中。
  • 骨盆无倾斜。
  • 双下肢力学对线正常。
  ● 关节活动范围
  • 应用量角器对双下肢关节活动范围进行测量结果表明，该患者有双侧髋屈曲、髋内外旋及踝背屈方向的肌紧张；左踝跖屈肌群挛缩（右侧未见明显挛缩）（表 CS10.1）。

表 CS10.1	提示关节活动范围受限的测量结果 [a]		
关节	运动	右	左
肩	屈曲	0° ~ 160°	0° ~ 150°
	外展	0° ~ 130°	0° ~ 105°
	内旋	0° ~ 65°	0° ~ 50°
	外旋	0° ~ 70°	0° ~ 65°
髋	屈曲	0° ~ 112°	0° ~ 110°
	内旋	0° ~ 23°	0° ~ 30°
	外旋	0° ~ 35°	0° ~ 30°
	直腿抬高	0° ~ 70°	0° ~ 70°
踝	背屈	0° ~ 3°	无 [b]
	跖屈	0° ~ 55°	13° ~ 50°

注：[a] 其他关节活动范围正常；[b] 不能达到测量的中立位。

  • 上肢关节活动范围受限出现在肩屈曲、外展和内外旋。由于左肩胛骨骨折和疼痛，左肩活动范围受限更明显。
  ● 功能评估
  • 转移需要辅助。
  ● 家庭 / 工作环境
  查看房屋平面图并与患者和家属讨论，提供以下信息。
  • 一层私人住宅入口处有一 15cm 高的台阶。卧室、厨房和客厅可乘轮椅进入。主卫生间门口宽 76cm。马桶位于卫生间的独立区域，有 71cm 宽的入口和隐私墙。淋浴台大小为 1.5m×1.5m，高于地面 3.8cm。
  • 在工作活动区域无障碍。患者需要经常做汇报演讲，希望借助双下肢膝踝足矫形器站在讲台上汇报演讲。

评估、干预与预后

评估

  1. 坐位平衡是非常重要的功能性技能。需要检查用手或不用手支撑时的前倾能力。若伴有疼痛或自信心缺乏，运动应缓慢。注意无支撑坐位下上肢存在过度代偿。

  2. 触摸地面时犹豫可能是存在疼痛的一个表现，但也可能暗示害怕跌倒，这种恐惧限制了向前倾斜和转移的能力。患者轻触地面时移动缓慢，需要适当的辅助才能回到直立位。

  3. 检查患者使用滑板的能力。由于动态坐位平衡的缺失，需要帮助患者放置滑板。在转移时，患者表现出移动缓慢、低效，髋关节活动较小。他的头部保持相对直立，头和肩向轮椅倾斜。更高效的技术是使用头 – 臀原则，需将头和肩朝向对侧的臀部。

  4. 患者从仰卧位至长坐位转移需要大量辅助。腘绳肌长度缩短妨碍了在无上肢支撑下的长坐位。因此，牵伸腘绳肌应成为首要的干预方式，以改善床上活动能力和下肢摆放。

干预

1.平衡训练时应训练患者的稳定极限和够取能力。动态坐位平衡是成功完成转移和床上活动的基础。可以让患者练习无支撑坐位下各个方向的够取。抛接球训练也可以提高动态坐位平衡。干预时应注意帮助患者克服向各个方向倾倒的恐惧。

2.训练前治疗师询问患者是否有疼痛，患者回答没有。向患者展示触摸地面时如何向前倾斜，告知患者只要双足保持在双膝正下方，不会发生从治疗床上跌倒的情况。

3.提高转移能力需要使患者理解头-臀原则。此时，患者听从指示，将头和一侧肩向下并朝向转移的方向，使对侧的髋关节不承受重力。转移时患者仍需要辅助。治疗师在指导患者头-臀转移时需注意指引患者头和肩部靠近推动侧的手。指导后患者可以脱离滑板，但动作缓慢且低效。

4.在进行坐位至仰卧位转移时需首先处理腘绳肌紧张。

5.从端坐位至长坐位转移时，应使用右手将双腿向左侧摆放，允许患者使用整个上半身活动驱使双腿移动，左手支撑维持平衡，将身体重心拉回左侧肘关节。

从仰卧位到坐位时，患者收下颌，用双侧手支撑身体（手的位置在髋关节下）。从双肘负重转移到单肘负重以便对侧上肢伸直。

训练患者脚轮平衡离地技术在户外轮椅使用中是非常重要的。

预后

端坐位平衡和触摸地面能力明显改善。触摸地板时的迟疑减少，可以较容易地维持动态坐位平衡。由于前一天刚刚移除掉脊柱辅助器具，患者表现出轻微的不稳定。基于他的损伤水平和干预时长，现阶段平衡功能较好，随着外部支持的逐渐减少，他的平衡能力还会逐步提升。治疗床到轮椅的转移需要继续使用滑板，患者展示出了良好的头-臀关系，并且效率有所提高。患者在治疗床上的所有活动都有提高，并能较容易地完成仰卧位到长坐位的转移。下一阶段的干预将会专注于活动的速度和效率。患者可以维持静态的轮椅脚轮平衡离地技术超过30秒；可以快速并顺利地通过障碍物，他将继续挑战更加困难的障碍物，如路缘。

指导性问题

1.回顾图 CS10.1。什么是患者的物理诊断？更具体地说，患者的神经损伤节段和患者的 ASIA 评分分别是多少（专栏 CS10.1）？

2.应该使用《物理治疗师实践指南》中的哪些首选实践模式？

3.你预计住院康复治疗需要多长时间？

4.确定患者的损伤和由此产生的活动受限。

5.根据检查期间收集的信息，你预期哪些损伤会影响患者的预后？

6.列出你将纳入康复计划的干预措施。

7.患者需要考虑什么才能确保家庭无障碍？

8.确定患者出院时需要的 3 件设备。

9.患者康复治疗结束后的功能预后如何？你如何描述他在出院后 1 年的预期活动受限和参与受限？

专栏 CS10.1　ASIA 损伤分级（AIS）^a

A= 完全性损伤。 骶段 S4 ~ S5 未保留感觉或运动功能。

B= 感觉不完全性损伤。 在神经水平以下有感觉保留但无运动功能保留，包括骶段 S4 ~ S5（S4 ~ S5 轻触觉、针刺觉或肛门深压觉），且运动平面以下身体的任何一侧运动残留不超过 3 个节段。

C= 运动不完全性损伤。 神经水平以下有运动功能保留^b，神经损伤平面以下超过一半的关键肌肌力低于 3 级（0 ~ 2 级）。

D= 运动不完全性损伤。 神经水平以下有运动功能保留^b，

神经损伤平面以下至少一半的关键肌肌力大于或等于 3 级。

E= 正常。 若用 ISNCSCI 测试患者感觉和运动功能都是正常的，且患者有过损伤，则其 AIS 等级为 E。而开始没有脊髓损伤的人不能用 AIS 等级评定。

注： 当区分 AIS B 级和 C 级损伤平面以下运动功能的保留程度时，需使用每侧的运动平面；而区分 AIS C 级和 D 级（取决于肌力为 3 级或 3 级以上的关键肌比例）时，需使用神经损伤平面。

注：^a 经允许摘自 American Spinal Injury Association. International Standards for Neurological Classification of Spinal Cord Injury. Atlanta, GA, American Spinal Injury Association, 2006.［新版 ISNCSCI 工作表的修订可访问 http://www.asia-spinalinjury.org/elearning/ISNCSCI.php（2015 年 4 月 6 日检索）］。

^b 获得 C 级或 D 级即运动不完全性损伤的患者需具备以下特征：①肛门括约肌的随意收缩；②骶段感觉保留，且运动平面以下超过 3 个以上节段存在运动功能。目前的国际标准允许使用运动平面以下非关键肌的功能保留是否超过 3 个节段来界定运动不完全状态（AIS B 级和 C 级）。

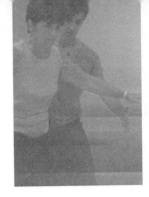

案例解析 11

小脑胶质母细胞瘤患者

CATHERINE PRINTZ, PT, DPT, NCS;
MELISSA S. DOYLE, PT, DPT, NCS;
CARTER MCELROY, PT, MP

检查

病史

● **个人信息**

患者男，71 岁，右优势手，在行右侧小脑肿瘤切除术后进行持续性化疗。

● **现病史**

2 年前，患者出现头痛、恶心、呕吐和渐进性步态不稳。急诊行 MRI 显示，右侧小脑肿块大小为 4cm。5 天后行肿瘤切除术。病理报告显示为多形性胶质母细胞瘤 4 期。当时，他需要轮椅作为主要移动方式。然后患者被转送到住院部接受康复治疗的同时进行了化疗和放疗，并于 6 个月前结束治疗。患者现在正在服用一种实验性研究药物来预防肿瘤再生，并被转诊到门诊物理治疗以解决协调性、平衡能力和步态的问题。1 个月前，由于协调障碍，他未通过驾驶考试。在过去的 6 个月里，他不需要辅助设备，也没有跌倒史。

● **药物史**

患者有高血压病史。目前的药物包括哌甲酯、阿替洛尔和左乙拉西坦。

● **社会史**

患者已婚，与配偶同住，是一名退休的机械工程师。妻子非常支持丈夫的治疗。患者积极参与教堂活动，喜欢骑自行车。

● **居住环境**

患者住在一个有三层楼梯的多层住宅。他拥有以下医疗设备：轮椅、助行器、手杖和步态带。

● **整体健康状况**

良好；他发病之前功能完全独立。在脑肿瘤诊断之前，能够骑自行车从加利福尼亚州到佛罗里达州。

系统回顾

● **心肺系统**

- 血压：132/77mmHg。
- 脉搏：63 次 / 分。
- 呼吸频率：17 次 / 分。

● **肌肉骨骼系统**

- 身高：1.8m。
- 体重：67kg。
- 对称性：正常解剖对称；运动时共济失调，右侧为著（图 CS11.1）。

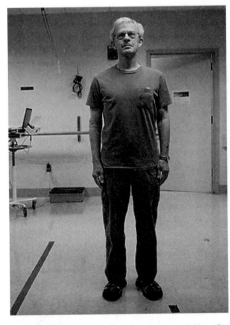

图 CS11.1　姿势检查　患者在静态站立时姿势正常

• 关节活动范围：双侧均在正常范围内。

• 肌力：除右侧握力轻度损伤外，上下肢各处肌力均 5/5。

● **神经肌肉系统**

• 感觉：踝关节和踇趾的轻触觉、压觉、关节位置觉均正常。

• 协调：受损。

• 发音：正常。

• 姿势控制：坐位和立位姿势控制均受损。

• 平衡：静态和动态平衡均受损。

• 步态：共济失调步态；无辅助设备时需密切关注。

• 认知：短期记忆轻微减退（10 分钟后能记起 2/3）。主诉复杂思维有困难。

● **皮肤系统**

• 头部皮肤手术部位愈合良好。

• 其他部位无受损。

测试和评估（初评）

注意：本病例开始于门诊物理治疗的第 8 周。收集患者初次检查数据，是为了对比治疗开始后的进展情况。

● **视力**

• 动眼神经检查：见表 CS11.1 和图 CS11.2。

• 注视稳定性检查：前庭眼反射（VOR）受损；见表 CS11.1。

表 CS11.1 动眼神经检查和注视稳定性检查		
项目	初评	第 8 周
VOR	VOR1 异常伴有视网膜滑脱	VOR1 轻微异常，未记录视网膜滑脱
VOR 结束时	异常，患者报告中度主观性的头晕、不平衡感	异常，患者报告轻度主观性的头晕、不平衡感
平稳追视	动眼范围完整，扫视异常，特别是水平面上，在活动范围的终点未出现注视引起的眼球震颤	水平面上存在较低频率的不对称扫视
眼球扫视测试	异常，在水平和垂直方向过度	异常，在水平和垂直方向超出范围的次数减少，扫视速度提高
聚焦测试	聚焦时存在中度的视震荡	聚焦时存在轻度的视震荡

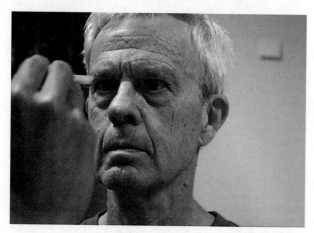

图 CS11.2 动眼神经检查 患者在动眼神经和注视稳定性检查时表现为不能平稳追踪，扫视不对称（辨距不良）和 VOR 受损

● **肌力**

• 力量测试（徒手肌力评定）：双侧上肢和下肢均 5/5。

● **关节活动范围**

• 双侧上下肢关节活动范围均在正常范围内。

● **步态评估**

• 宽支持面的共济失调步态。

• 足踝稳定性减退，以右侧为著。

• 在步行周期中，躯干旋转和手臂摆动减弱。

• 准备步行时，利用过度的躯干前倾来代偿预期姿势控制不足（图 CS11.3）。

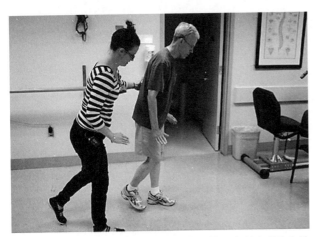

图 CS11.3 步行启动前的预期姿势调整 患者表现为向前倾斜，以启动步态所需的预期姿势调整

- 首次负荷后快速进入负重阶段。
- 单腿支撑（站立）不稳定；整个单腿负重过程中，髋关节都是过度屈曲状态。
- 摆动相中，屈膝不足限制肢体前进。
- **平衡**
  - 坐位。
    - 静态平衡：可独立保持直立坐位（双足平放在地板上，无上肢支撑）。
    - 动态平衡：干扰时伴有过度的姿势反应。闭眼稳定极限测试时，侧向和后向显示偏移减小。回到中线后，出现过度反应和过多矫正。
  - 立位。
    - 双足前后站立：左下肢在后，1.25 秒；右下肢在后，不能完成，但未丧失平衡。
- **改良式临床感觉交互平衡测试**
  - 睁眼 / 支撑面稳定：站立 30 秒。
  - 闭眼 / 支撑面稳定：30 秒（前 / 后轻微摆动）。
  - 睁眼 / 支撑面不稳定：30 秒（前 / 后更多摆动））。
  - 闭眼 / 支撑面不稳定：4.46 秒，向后失衡。
- **单腿支撑站立**
  - 双侧均无法完成；右腿单腿支撑难度更大（图 CS11.4）。

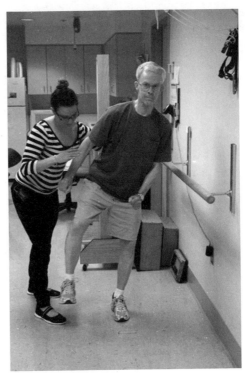

图 CS11.4 单腿肢体平衡 患者试图维持单腿站立平衡时表现出超过支持面过多的侧方重心转移。患者双侧下肢都无法保持单腿站立平衡

- **简易平衡评定系统测试**［9/28 分（32%）］
  - 预期姿势控制：0/6 分。
  - 反应性姿势控制：1/6 分。
  - 感觉定向：3/6 分。
  - 动态步态指数：5/10 分。
- **活动特异性平衡信心量表**：见表 CS11.2。

表 CS11.2	活动特异性平衡信心量表	
项目	初评	第 8 周
患者自我评估	54%	90%
配偶评估	61%	91%

- **共济失调评定量表**（scale for the assessment and rating of ataxia）：见表 CS11.3。
- **站立位反应性姿势控制**
  - 前方：无法引出迈步，导致失衡。
  - 后方：通过迈步（3 步）恢复平衡。
  - 左侧：通过迈步（3 步）恢复平衡。

表 CS11.3	共济失调评估和分级量表	
项目	初评	第 8 周
1. 步行	5– 严重蹒跚，需使用手杖或轻微搀扶	4– 显著蹒跚，需间断性扶墙
2. 站姿	3– 无支持自然站立时能够超过 10 秒，但是双足不能并拢	3– 无支持自然站立时能够超过 10 秒，但是双足不能并拢
3. 坐姿	2– 持续摇晃，但是在无支持下能够保持坐位超过 10 秒	1– 轻微困难，间歇摇晃
4. 语言障碍	3– 偶尔的词语理解困难	2– 表达受损，但是理解容易
5. 手指追踪	3– 辨距不良，低于 / 超过目标 > 15cm	2– 辨距不良，低于 / 超过目标 < 15cm
6. 指鼻试验	1– 轻微震颤，幅度小于 2cm	1– 轻微震颤，幅度小于 2cm
7. 手部快速轮替动作	1.5– 右 = 2：明显不规则，单一运动难以区分，但表现 <10 秒 左 = 1：稍微不规则（表现 <10 秒）	1– 稍微不规则（表现 <10 秒）
8. 跟膝胫试验	1.5– 右 =2：明显异常，3 次动作中足跟离开胫骨超过 3 次 左 =1：轻度异常，保持足跟接触胫骨	1– 轻度异常，保持足跟接触胫骨
总分	20/42	15/42

- 右侧：无法引出第 1 步，导致失衡。
- **5 次坐站转移测试**：7.65 秒（无上肢支撑）。
- **计时起立行走测试**（TUG）：10.2 秒，无辅助设备。
- **协调**
  - 指鼻试验：右侧严重失调，左侧轻度失调（图 CS11.5）。
  - 快速轮替动作：右上肢准确性受损。旋前或旋后时，手腕 / 手保持接触膝关节以减少这一动作时的多关节控制（协同功能障碍）。

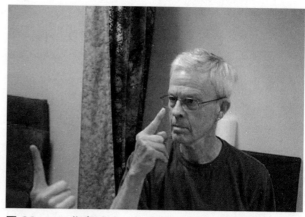

图 CS11.5 **指鼻试验** 患者表现出多关节控制困难（协同困难）和多余动作

测试和评估（干预 8 周后）

- **视力**
  - 动眼神经检查：见表 CS11.1。
  - 注视稳定性检查：见表 CS11.1。
- **肌力**
  - 双侧上肢和下肢肌力基本正常 5/5。
- **关节活动范围**

  双侧上肢和下肢基本正常。
- **步态评估**
  - 在因不稳定（如，转弯）而致所需步态基底较宽时支持面增大。
  - 为启动步态进行姿势调整时躯干前倾代偿减少。

- 躯干旋转和手臂摆动增加，上下肢运动的协调性改善。
- 步行中足的放置异常，右侧重于左侧。
- 站立时间增加，单腿支撑时静态稳定性提高。
- **平衡**
  - 坐位。
    - 静态平衡：可独立保持直立坐位（双足平放在地板上，无上肢支撑）。
    - 动态平衡：稳定极限增加；可以更快更精确地返回中线。
  - 立位。
    - 双腿站立：左足在后，7.65 秒；右足在后，19.95 秒。
- **改良式临床感觉交互平衡测试**
  - 睁眼 / 支撑面稳定：30 秒。
  - 闭眼 / 支撑面稳定：30 秒（前 / 后轻微摆动）。
  - 睁眼 / 支撑面不稳定：30 秒（前 / 后更多摆动）。
  - 闭眼 / 支撑面不稳定：2.38 秒，左后侧失衡。
- **单腿站立平衡**：右下肢 2.32 秒；左下肢不能完成。
- **简易平衡评定系统测试**［16/28（57%）］
  - 预期姿势控制：2/6 分。
  - 反应性姿势控制：4/6 分。
  - 感觉定向：4/6 分。
  - 动态步态指数：6/10 分。
- **活动特异性平衡信心量表**：见表 CS11.2。
- **共济失调评定量表**（scale for the assessment and rating of ataxia）：见表 CS11.3。
  - **站立位反应性姿势控制**：
    - 前方：1 步恢复平衡。
    - 后方：2 步恢复平衡。
    - 左侧：2 步恢复平衡。
    - 右侧：1 步恢复平衡。
  - 5 次坐站转移测试：6.36 秒（无上肢

支持）。
  - 计时起立行走测试：8.50 秒，无辅助设备。
- **协调**
  - 指鼻试验：右上肢辨距不良，但比初次评估时准确度 / 协调性有所改善，左上肢正常。
  - 快速轮替动作：右手动作轻度受损；可以进行腕和手的轮替动作，无明显协同障碍。

评估、干预与预后

评估

步行时，患者双足不能连贯落地，关节活动减少，支持面较宽，运动不流畅，身体向前倾。双足一前一后站立需要治疗师适当辅助。单腿站立时难以提前将重心转移到侧方。步行过程中转头时不能维持平衡，需要治疗师提供少量或中等程度的辅助来保持身体直立。

主动扫视测试时患者表现出辨距不良。指鼻试验时右侧辨距不良和协调障碍较左侧更严重。当前臂进行快速旋前旋后的轮替动作时，患者右侧比左侧更严重。在寻找身体中线时，患者回到中线的动作过度反应。治疗师给予干扰时出现过多的姿势调整。

泡沫垫上站立时，患者身体更加摇晃并出现视觉依赖（代偿），闭眼时难以维持平衡。

站立时改变地面的坡度后，患者需要更多的姿势控制，容易失衡。患者转身困难。

干预

教给患者转身动作开始前先将重心转移至一侧，头和身体一起转动。当快速转头时，需要更快地转移重心来维持平衡，难度增加时身体晃动也随之增加。

进行部分转身活动时，需要提前将重心转移至一侧。难度增加时，需要将上肢和下肢的运动分离开以完成转身。

双杠内抛接球训练时需要让患者预先准备和调整姿势控制。患者先将球抛给前方的治疗师，接球后再转身抛给后方的治疗师（图 CS11.6）。也可以进行双重任务训练。

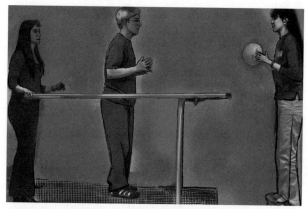

图 CS11.6 患者与治疗师进行双向抛接球训练

让患者练习在不平衡表面上保持稳定。

患者需要调节不同支持面、上躯干动作和转头动作间的平衡，以维持姿势稳定。

在步态训练中增加上躯干旋转和手臂摆动后，患者步频和步长变化较大。节拍器是非常有效的外部提示，可以引导步长、步频和双下肢摆动的节律，使步态正常化。

患者需要在训练中学习整合步行时间、重心转移和步态中上肢摆动的节律。

这些活动提高了核心稳定性，降低了躯干和四肢的共济失调。活动时应注重核心稳定性，将下肢的运动从躯干中分离，将重心向侧方转移。不稳定的平面改变了躯体感觉的输入，需要将足精确放置。

患者现在可以从跪位进阶到完全直立位，将治疗进阶到全身活动后可以做出快速回应。

在进行台阶上的抛接球训练时，患者抛球时可预先做出姿势调整并将足踏在台阶上。

预后

康复训练后，患者步行时的共济失调症状减轻，表现出更连续的步长和步频。

患者双足一前一后站立仍完成困难。在动态的狭窄环境中双下肢可协调活动。可以稳定地完成上下肢的分离活动，足跟着地和手臂摆动改善。患者的摆臂代偿减轻，步行中仍表现出转头困难，

但已不需要身体的帮助。现阶段他能缓慢控制重心转移。在水平追视时仍表现出辨距不良，但比初期评估时更敏捷。

主动扫视测试表现为持续辨距不良。指鼻试验仍有轻度辨距不良和共济失调，但比初期评估时更快速、精确。上肢快速轮替动作也更加精确。

患者可以闭眼、稳定地站在坚硬的地面上。闭眼站在泡沫垫上时摇摆加剧，在尝试努力保持平衡时，摇晃依然存在。然而，和初期评估相比，患者已经有了明显的改善，先前不能完成双足一前一后站立，现在在他人保护下可以有效地使用髋策略和踝策略维持平衡。

当身体重心超出支持面时，患者可以控制身体。寻找中线的运动也更加有效。在坐位平衡控制测试中，患者回到中线时，辨距不良减少。患者转身时更快并且更平稳。

指导性问题

1. 根据《国际功能、残疾和健康分类》框架，从患者身体结构和功能、活动以及参与等方面描述患者临床表现的关键特征。

2. 考虑到小脑的解剖和功能分区，如何将患者的临床表现与右小脑胶质母细胞瘤的诊断相联系？

3. 找出 3 个需要解决的关键损伤，以改善患者的活动受限和参与受限。

4. 针对你之前发现的 3 个主要损伤，制订一个治疗干预方案。指出每个干预的进展情况。

5. 对于这个患者来说，在家庭锻炼计划中应该包括什么？

6. 针对小脑功能障碍患者设计干预方案时，有哪些运动学习方面的考虑？

7. 为患者设立预期的短期目标（4 周）和长期目标（8 周）。

8. 这个患者可能被转诊到哪些科以从中受益？

9. 针对癌症患者的治疗，我们需要考虑哪些特殊因素？

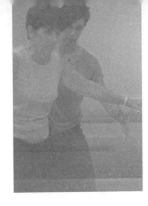

案例解析 12

吉兰 – 巴雷综合征四肢瘫患者

KATE ROUGH, PT, DPT, NCS;
VICTORIA STEVENS, PT, NCS;
STACIA LEE, PT, NCS; KATIE R.
SWEET, PT, DPT

检查

病史

● **个人信息**

患者男，38 岁，诊断为吉兰 – 巴雷综合征（GBS）。

● **现病史**

在入院大约 4 周前，患者开始注意到手足的感觉变化和远端肌力减退并伴随上呼吸道感染。该患者也报告称手臂肌力减退，中线颈部疼痛放射至双臂。住院的急症阶段，患者接受了 2 个疗程的静脉注射免疫球蛋白（IVIG）治疗。3 周过后，患者肌力减退的情况从双腿和手臂向近端发展至躯干和面部。患者被转入一家住院康复机构进行语言强化训练、作业和物理治疗，从而帮助他在回归家庭之前最大限度地提高语言交流能力、功能性转移能力和日常生活能力。在住院康复期间并发症有房颤、自主神经功能障碍、吸入性肺炎、低钠血症、恐慌症、吞咽障碍（需置入经皮内镜胃造瘘管继续喂食），体重减轻 9kg。

● **药物史**

• 依诺肝素 40mg，预防血栓。

• 润眼液，每 12 小时双眼各 1 滴，预防干眼。

• 兰索拉唑 30mg，用于胃酸反流。

• 赖诺普利 10mg，用于自主神经功能障碍。

• 美托洛尔 50mg，用于自主神经功能障碍。

• 普瑞巴林 25mg，用于神经性疼痛。

• 异丙嗪 25mg，用于恶心、呕吐。

• 对乙酰氨基酚 – 氧可酮 325mg，止痛（需要时）。

• 比沙可啶 10mg，用于便秘（需要时）。

• 氢吗啡酮 1 ~ 2mg，用于止痛（需要时）。

• 劳拉西泮 0.5 ~ 1mg，用于焦虑（需要时）。

• 甲氧氯普胺 5mg，用于恶心（需要时）。

● **诊断性检查**

• 腰椎穿刺：蛋白水平升高，符合 GBS。

• 颈椎 MRI：C7 椎间孔狭窄，提示神经根病变（右侧重于左侧），C6 ~ C7 轻度椎管狭窄，无脊髓受压。

• CT 扫描：左肺下叶肺不张。

• 改良吞钡造影：对酸奶和布丁（即浓稠的半固体物质）吞咽和控制状况良好；对稀释过的蜂蜜和浓稠液体的吞咽处理不够理想并且有明显的气管误吸。

• 心电图：房颤。

● **既往史**

在 GBS 发病前，患者既往无异常。

● **社会史**

患者和妻子还有他们的孩子住在一起，孩子分别 6 岁和 3 岁。他们住在一个单层农场式的房子里，房子入口有楼梯。浴室有一个带扶手的步入式淋浴间。他的妻子可以给予间断的肢体帮助和看护。患者是个体户，从事家庭环境改造和园艺，喜欢在院子里干活，也喜欢和妻子、朋友们外出聚餐。

系统回顾

● 心肺系统

体温：36.6℃。

脉搏：100 次 / 分。

血压：129/88mmHg。

呼吸：16 次 / 分。

血氧饱和度：90%（室内空气）。

● 皮肤

皮肤完好无损；但患者骨突处脂肪组织很少，皮肤破损的风险较高。

● 肌肉骨骼系统

• 身高：1.79m。

• 体重：56.5kg。

• 体质指数（BMI）：18.2kg/m²。

• 对称性：患者体型瘦小，肌肉萎缩致体重减轻。胸椎曲度变平且头部略微前倾。

• 肌力：双侧上下肢肌力下降。

• 关节活动范围：双侧肩关节前屈和外展受限伴疼痛；腘绳肌长度缩短。

• 感觉：轻触觉和本体感觉下降。

• 协调：因肌力减退无法检查。

• 姿势控制：受损。

● 语言和交流

患者表现为构音障碍并且无法做出面部表情。由于面部肌无力导致交流能力受损，这些障碍使他很难与家人和治疗师们交流。

注意：患者在住院急性期出现惊恐发作。在康复治疗期间表现为持续焦虑状态。在 GBS 加重之前，他能够独立生活，发病初不愿意寻求家人或治疗师帮助。

测试和评估

● 感觉检查

• 双侧肘关节到手，双侧膝关节到踇趾和足趾轻触觉减退。

• 双侧踇趾本体感觉缺失；患者 3/6 的测试回答正确，但是他承认所有测试都为猜测。

● 脑神经（CN）检查

•CN Ⅰ：未测试。

•CN Ⅱ：视觉敏锐度正常。

•CN Ⅲ / Ⅳ / Ⅵ：右眼球难以内收过中线导致复视。

•CN Ⅴ：感觉功能 3 个分区完好，运动功能完好。

•CN Ⅶ：面神经各部分受损；不能闭眼或张嘴。

•CN Ⅷ：听觉完好。

•CN Ⅸ / Ⅹ：自主神经功能障碍，声音无嘶哑，悬雍垂居中。

•CN Ⅺ：双侧耸肩无力，肌力分级 2/5。

•CN Ⅻ：伸舌居中，无自发性收缩或偏斜。

● 协调：肌力减退，协调检查不能配合。

● 姿势控制：无协助下无法独立保持静态坐位平衡；由于虚弱无法用上肢支撑自己的身体。

● 关节活动范围

• 上肢被动关节活动范围：除双肩关节屈曲和外展外（表 CS12.1），其余方向被动关节活动范围正常。

表 CS 12.1 上肢被动关节活动范围测量		
运动	右	左
肩前屈	0° ～ 90°	0° ～ 150°
肩外展	0° ～ 70°	0° ～ 110°

• 下肢被动关节活动范围：除髋屈曲、膝伸展和踝背屈外（见表 CS 12.2），其余方向被动关节活动范围正常。

表 CS12.2 下肢被动关节活动范围测量		
运动	右	左
屈髋伸膝	0° ～ 20°	0° ～ 20°
踝背屈	0° ～ 0°	0° ～ 0°

● **肌力**

• 徒手肌力评定得分：见表 CS12.3 和 CS12.4。

表 CS12.3 上肢徒手肌力评定

运动	右	左
肩外展	1	1
肩前屈	1	1
肩内旋	2+	2+
肩外旋	2+	2+
肘屈曲	2	2+
肘伸展	2-	2-
腕伸展	1	1
指屈曲	1	1
指外展	1	1

表 CS 12.4 下肢徒手肌力评定

运动	右	左
屈髋	2-	2-
髋外展	2+	2+
髋内收	2+	2+
伸膝	3+	3+
背屈	2+	2+
跖屈	2+	2+
姆趾伸展	1	1

● **步态和轮椅转移能力**

• 患者躯干和下肢明显无力，不能行走。

• 患者坐位平衡能力差，躯干无力需要靠背可调式轮椅。

• 依靠轮椅移动和减压。

● **疼痛**

• 视觉模拟评分法（VAS）：5/10（双小腿及胃管插管处）。

● **疲劳**

• 改良疲劳影响量表（MFI）：总分 40/84。

• 身体部分：25/36。

• 认知部分：10/40。

• 社会心理部分：5/8。

● **平衡**

• 定时坐位平衡测试：试验 1 = 3 秒；试验 2 = 5 秒。

• 改良功能性够取测试（从肩峰开始测量，因为患者不能将手臂保持在屈曲 90°）。

• 前伸平均值：23.5cm。

• 向右平均值：15cm。

• 向左平均值：13cm。

● **肌张力**

• 双上肢肌张力：弛缓。

• 双下肢肌张力：下降。

• 改良 Ashworth 量表：四肢各关键肌肌张力 0 级。

• 阵挛：双下肢未见。

• 反射：双侧膝关节反射、肱二头肌反射和跟腱反射减弱。

● **转移**

• 波士顿大学急性期后活动能力评定（AM-PAC）"6 步法"住院患者简表（基本活动和日常活动方面）：初次评分 7/24，表明执行功能性活动需要最大帮助（表 CS 12.5）。

• 功能独立性量表：总分 52/126（表 CS 12.6）。

• 运动部分：18/91。

• 认知部分：34/35。

● **步态**

• 由于肌无力无法完成检查。

表 CS12.5 波士顿大学急性期后活动能力评定（AM-PAC）"6 步法"住院患者简表（基本活动和日常活动方面）				
患者目前有多大困难?	不能 /1	大部分 /2	小部分 /3	完全不 /4
在床上翻身（包括整理床上用品和毯子）		×		
从扶手椅上站起来和坐下（例如，轮椅、坐厕椅，等等）	×			
从仰卧到坐在床边	×			
患者目前需要多少他人的帮助?	不能 /1	大部分 /2	小部分 /3	完全不 /4
在床上移动和从床移动到椅子上（包括轮椅）	×			
在病房里行走	×			
使用扶手上台阶	×			
初步评分	7			

表 CS12.6 功能独立性量表	
自理能力	得分 [a]
A. 进食	1
B. 修饰	1
C. 洗澡	1
D. 穿上衣	1
E. 穿裤子	1
F. 如厕	1
二便控制	
G. 排尿控制	1
H. 排便控制	7
转移能力	
I. 床、椅子、轮椅间转移	1
J. 转移至马桶上	1
K. 转移至浴盆或淋浴室	1
行走	
L. 步行 / 轮椅	1
M. 上下楼梯	1
交流	
N. 理解（听力）	7
O. 表达（发声）	6

续表

社会认知	得分
P. 社会交往	7
Q. 解决问题	7
R. 记忆	7

注：[a] 评分标准如下。7 = 完全独立（迅速、安全）；6 = 有条件的独立（辅助器具）；5 = 需要监护（患者 = 100%）；4 = 少量帮助（患者 = 50% 或以上）；3 = 中度帮助（患者 = 75% 或以上）；2 = 大量帮助（患者 = 25% 或以上）；1 = 完全依赖 或不能检查（患者低于 25%）。

评估、干预与预后

评估

该患者日常生活活动完全依赖，期望的康复目标为独立步行、照顾小孩、重返工作。

对患者进行动眼神经和面神经测试发现眼球运动明显受损，出现复视和面部肌力减弱。仰卧位肩关节被动活动范围检查发现双侧肩关节紧张，不能完成全范围关节活动。

吉兰 – 巴雷综合征属于下运动神经元损伤，所以患者上下肢肌张力低下，无痉挛。患者伸肘肌力下降，不能完成全范围主动活动。吉兰 – 巴雷综合征患者常有腘绳肌紧张，牵伸时存在感觉敏感度过高。患者下肢肌力下降，但好于上肢。

股四头肌几乎可以抗重力完成全范围活动，记录为 3-/5 级。此外，吉兰 – 巴雷综合征患者神经髓鞘受损，可致肌力下降和感觉减退。患者双侧下肢感觉减退，轻触觉检查时准确率仅有 25%。患者经常出现肌肉疼痛，但在肌腹触诊测试时无疼痛，双侧下肢本体感觉受损。

AM-PAC "6 步法" 是一个为恢复期康复设置的简易活动受限测量方法。该测试要求患者可以独立完成翻身并整理床单。患者上肢肌力弱，且不能用手抓住扶手或掀开床单，活动评分为 2 分，需要大量帮助。AM-PAC "6 步法" 也关注床上的活动能力。患者的上肢肌力很弱以至于在协助下也不能完成侧卧位到坐位的转移。从仰卧位到坐位时需要大量帮助，并将双腿移至床下。此项测试患者得分为 1 分，不能完成。患者的核心肌力和上肢肌力较弱，需帮助下保持平衡。应用功能独立性量表（FIM）和 AM-PAC "6 步法" 评估转移能力，患者需要依赖滑板转移到轮椅。AM-PAC得分为 1 分，不能完成；FIM 得分为 1 分，完全依赖。由于力量较弱，使用改良功能性够取测试进行评分，患者双侧够取能力受损，向前够取23.49cm，右侧够取 15.24cm，左侧够取 13.34cm。

干预

康复训练开始时给予患者力量训练，以无负重下的等长训练为主。患者仰卧位，髋关节外展和内收。而后取侧卧位，屈髋伸髋、屈膝伸膝。力量增强后治疗师辅助量逐渐减少。在去重力位下增加徒手阻力。

患者易疲劳，需要密切关注患者反馈和表现变化，避免出现不良症状。患者训练进阶到抗重力体位后，徒手阻力或负重时需小心谨慎。由于患者目前肌力下降，专注髋屈伸肌群和核心肌群的力量训练十分重要（图 CS12.1）。可以使用姿势镜改善下肢位置觉缺失引起的运动功能障碍。注意运动间隙，减少肌群过度使用，同时也可进行一些功能性训练。

观察患者的疼痛情况。患者需要一个额外的床垫，以减轻不适和保护骨性标志处皮肤。

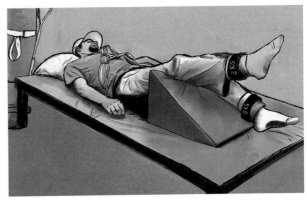

图 CS12.1　患者在抗重力体位下进行核心训练和股四头肌训练

可以使用多种方法改善静态和动态坐位平衡，专注于锻炼患者躯干肌肉和独立转移的能力。

通过抛接球训练练习患者的动态平衡和视觉、上肢协调能力及手功能。采用身体前倾训练改善椎旁肌和髋关节伸肌功能，提高运动控制能力。

此时患者在坐站转移和立位平衡中需要大量辅助，髋伸展、外展和膝伸展肌力较弱。此项重复活动着重练习功能性肌力。治疗师可以允许患者失衡，但需要学会自行矫正。运动学习中允许出现错误，以协助改善功能。

由于手功能下降，患者不能用手臂驱动轮椅。由于力量和视觉受损，需要重点训练股四头肌和腘绳肌来辅助轮椅驱动。

步行是患者的主要目标之一。由于手功能下降，患者需要使用双侧带有支撑台的助行器。患者双侧本体感觉受损，左侧膝关节过伸，因此，步行训练时需要佩戴护膝辅助膝关节控制，同时增加本体感觉反馈。由于感觉缺陷，患者很难将足落于地面，并用视觉代偿。起初，由于内外踝力量较弱，在开始进行步态训练时，应穿戴踝足矫形器。膝过伸问题应与辅助器具师配合，佩戴膝关节辅助器具辅助步行，协助解决支撑末期和摆动期足廓清不良问题。功能改善后去除双侧踝足矫形器。患者家属全程参与康复计划。

预后

患者动眼神经功能改善，复视减弱。面神经功能也有所改善，但面部下 1/4 功能仍然受限。通过常规训练和牵伸，患者下肢关节活动范围有所改善，腘绳肌活动范围为 26°。疼痛敏感度降低，视觉模拟评分从 5/10 改善到 2/10。随着患者的逐渐康复，除双足上方区域外，其余部位轻触觉改善。患者出院时本体感觉仍然受损严重，跗趾和踝关节位置觉缺失，感觉测试时患者凭猜测给予答案。再次使用 AM-PAC "6 步法"测试床上活动部分，翻身和整理床单得 4 分，不需要帮助，比原先提高 2 分。

由于上肢肌力较差，患者功能受限，需要下肢协助且动作缓慢。仰卧位转移至坐位得 4 分，不需要帮助。这些得分反映出患者训练后肌力增加，独立性提高。现在患者可以抗重力抬起手臂，但不能进行全范围关节活动，肩前屈和外展肌力 2+/5 级。随着患者力量的增加，他可以做更多的功能性任务，如自己吃饭、辅助下洗漱。初期评估时患者下肢比上肢更有力。住院康复期间，肌力持续改善，目前屈髋肌群 4/5 级，伸膝肌群 4+/5 级。

入院时患者不能维持无辅助下床边坐位，现在患者可以独立床边坐位超过 1 分钟。

患者的改良功能性够取测试得分也明显提高，他可以向前够取 48.26cm，右侧够取 31.75cm，左侧够取 34.93cm。这些得分表明他的躯干肌力和动态平衡明显改善，这直接与功能性活动改善相关。患者可在仅有接触性保护或少量辅助下完成轮椅和床之间的转移。

在 AM-PAC "6 步法"测试中，得分为 3 分。功能独立性量表得分为 4 分。轮椅驱动测试时间由 54.8 秒改善到 32.1 秒。在少量接触保护下可以完成坐站转移，得分为 3 分。康复期间，其立位平衡功能改善。步态训练时使用带有支撑台的助行器，穿戴非定制的后叶弹簧踝足矫形器和护膝，仅需要接触性保护即可完成步行。练习时，使用定制的踝足矫形器能更好地控制左膝关节，但由于重量和穿戴困难，患者拒绝使用。在 10 米步行测试中，他的步速是 0.7m/s，比同龄的健康人速度慢。住院早期进行台阶训练需要大量辅助。由于

肌力弱，训练开始时需要 2 人辅助以保证上下台阶的安全。训练时教给患者上楼梯时重心向前转移，下楼梯时控制膝关节。

指导性问题

1. 明确物理治疗诊断。
 • 明确障碍、活动受限和参与受限，制订预后和康复方案。
 • 采用《物理治疗师实践指南》确定与检查结果（物理治疗诊断）一致的训练模式。

2. 设立预期目标（短期）和预期结果（长期），包括每一个目标 / 结果预期影响的范围（使用下面的列表）。
 • 对损伤的影响。
 • 对活动受限的影响。
 • 对参与受限的影响。
 • 对降低 / 预防风险的影响。
 • 对身心健康的影响。
 • 对患者 / 客户满意度的影响。

3. 判断预后：预后是指"预测功能改善的最佳水平和达到该水平所需的时间"（《物理治疗师实践指南》）。
 • 为康复阶段制订一个时间表。
 • 确定达到目标 / 结果所需的每周访诊次数。

4. 制订一个康复计划，这个计划应该包括以下部分。
 • 干预措施（按实施的先后顺序排列）。
 • 患者 / 家属相关的指导。
 • 所需的协调沟通和（或）文书记录。

5. 叙述出院计划，你的计划应该包含有效出院计划的几个方面。
 • 患者、家属或护工的宣教。
 • 有效的后续康复计划或转诊到其他机构。
 • 家庭训练指导。
 • 评估和改造家庭环境来帮助患者回归家庭。

6. 在治疗过程中应该注意哪些重要的安全预防措施？

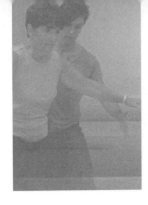

案例解析 13

脑卒中患者

LAUREN SNOWDON, PT, DPT, ATP

检查

病史

● **个人信息**

患者男，55 岁，非洲裔美国人，左侧基底节区出血合并右侧偏瘫，目前正在住院进行康复治疗。

● **医疗史**

高血压、高脂血症、慢性肾功能不全。

● **现病史**

患者于 1 周前因右侧肢体无力紧急就诊，自诉有高血压病史。经 B 超检查发现右胫骨后深静脉血栓形成（DVT），置入下腔静脉（IVC）滤器。后被转至病房进行康复治疗，主要进行步态、平衡功能以及日常生活活动训练。

● **诊断和实验室检查**

• 脑部计算机轴向断层扫描（CAT）显示左侧基底节出血，中线右侧移位，无脑室内出血；MRI 显示左侧基底节区、左侧丘脑和左侧内囊有 1.5cm 颅内出血灶。不推荐进行神经外科干预（因放置 IVC 滤器，抗凝治疗为禁忌）。

• 白细胞计数 $=5.2 \times 10^9$/L，血红蛋白 $=11.4$g/dl，血细胞比容 $=34.7\%$，血小板 $=221 \times 10^9$/L。

● **药物史**

• 入院前：辛伐他汀、卡维地洛、美托洛尔。

• 住院后：拉贝洛尔、氢氯噻嗪、氨氯地平、埃索美拉唑、顺尔宁、安必恩。

● **社会史**

入院前，患者可在没有辅助器具的帮助下独立行走，并完成所有的日常生活活动。患者独居于一栋两层楼的房子，门廊有 3 个台阶且右侧有扶手。卧室和浴室位于二楼，通向二楼的楼梯有 12 个台阶，扶手位于右侧。患者父母体健，否认糖尿病、高血压及脑卒中家族史，无吸烟饮酒史。

● **工作经历**

患者为康复医院的注册护士，每周工作 3 ～ 4 天，工作形式为 12 小时倒班。

系统回顾

● **心肺系统**

• 心率：68 次 / 分。

• 血压：108/76mmHg。

• 呼吸频率：18 次 / 分。

● **认知与沟通能力**

• 神清，时间、地点、任务定向正常，能够完成多步指令。

• 可独立进行基础和社交沟通；口语表达流利，命名正常。

• 检查全过程中患者能够愉快配合，情绪比较平和。

• 短期和长期记忆、计算、注意力和听力理解 / 处理时间有轻度障碍。

● **视力**

• 右眼上睑轻微下垂。

• 眼外肌运动完好，瞳孔等圆，对光反射和调节反射正常。

• 无视力丧失、视力模糊或复视；远距离视物需佩戴眼镜。

● 肌肉骨骼系统

• 关节活动范围：右下肢轻微受限，髋伸展和踝背屈受限最大（表 CS13.1）。

• 肌力：右侧髋膝关节周围肌力下降，踝背屈肌力下降最明显（表 CS13.2）。

• 身高：1.96m。

• 体重：104kg。

表 CS13.1　下肢关节活动范围

关节	运动	右侧	左侧
髋	屈曲	0° ~ 100°	0° ~ 110°
	伸展	0° ~ 5°	0° ~ 10°
	内旋	0° ~ 20°	0° ~ 30°
	外旋	0° ~ 50°	0° ~ 40°
	外展	0° ~ 45°	0° ~ 45°
	内收	0° ~ 20°	0° ~ 20°
	直腿抬高	0° ~ 70°	0° ~ 85°
膝	屈曲	0° ~ 125°	0° ~ 125°
	伸展	0°	0°
踝	背屈	0° ~ 2°	0° ~ 8°
	跖屈	0° ~ 45°	0° ~ 45°

表 CS13.2　肌力评定 [a]

关节	运动	右侧	左侧
髋	屈曲	3–/5	4+/5
	伸展	3+/5	5/5
	内旋	4/5	4+/5
	外旋	4/5	5/5
	外展	3+/5	5/5
	内收	4/5	5/5
膝	屈曲	3/5	5/5
	伸展	3–/5	5/5
踝	背屈	1/5	4+/5
	跖屈	3/5	5/5

注：[a] 肌力分级标准如下。5，正常；4，良好；3，一般；2，较差；1，微弱；0，无收缩。

● 神经肌肉系统

• 运动启动困难，协调运动能力减退，运动速度减慢。

• 肌张力：右下肢肌张力减退；左下肢肌张力正常。

• 左优势手。

● 其他系统

• 皮肤、消化系统和泌尿生殖系统正常。

• 患者无明显情绪抑郁或过度起伏，否认精神病史。

测试和评估

● 水肿（围度测量）

• 右下肢：小腿中部围度 47.5cm，内踝下围度 33.5cm。

• 左下肢：小腿中部围度 45.5cm，内踝下围度 33.5cm。

● 感觉功能

• 左下肢轻触觉和针刺觉正常。

• 右下肢远端轻触觉和针刺觉减退，L3 ~ L5 节段感觉不对称。

● 疼痛

• 右下肢远端静息痛：2/10（10 = 最严重的疼痛；0 = 无疼痛）。

• 右下肢站立或牵伸时疼痛：5/10（10 = 最严重的疼痛；0 = 无疼痛）。

● 协调

• 右上肢指鼻试验阳性。

• 右上肢旋前移位阳性（提示痉挛状态）。

注意：为了测试旋前移位，要求患者保持肩关节屈曲 90°，肘关节伸展，前臂旋后，闭眼。如果前臂内旋表明患者有旋前移位。

• 双侧快速轮替动作困难，包括前臂旋前 / 旋后和足部叩击地面。

● 姿势

• 坐位：患者坐位头部前移，圆肩，胸椎后凸增大，腰椎前凸减少，骨盆过度后倾

（图 CS13.1）；右肩倾斜，右侧躯干肌短缩（图 CS13.2），坐位时患者表现为身体过度向左侧倾斜，左侧坐骨结节负重增加。

· 立位：患者站立位右侧膝关节和髋关节伸展角度减少（图 CS13.3）。当不使用辅助器具站立时，患者保持躯干向前弯曲的姿势（图 CS13.4），并且需要少量帮助。

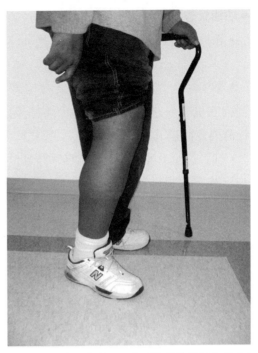

图 CS13.3 右膝侧方观 立位下膝关节伸展角度减少。虽然此图未显示，但也发现髋关节伸展减少，右小腿有肿胀

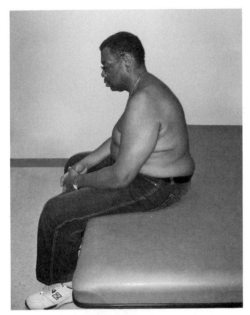

图 CS13.1 坐位侧方观 可以观察到头部前移、圆肩、胸椎后凸增加、腰椎前凸减少

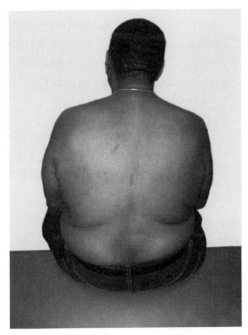

图 CS13.2 坐位后方观 右肩略低于左侧，右侧躯干肌短缩

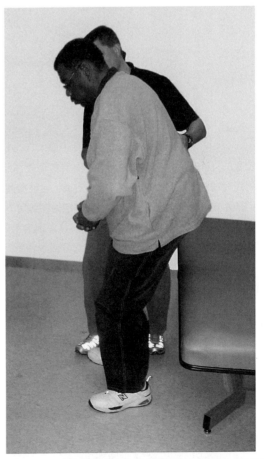

图 CS13.4 不使用辅助装置的立位姿势侧方观 患者呈头部、颈部和躯干向前弯曲姿势，髋膝关节屈曲角度增加。需要治疗师提供少量帮助以保持立位

● **功能状态**

• 轮椅移动能力：适量帮助下可推动轮椅行进 3m。

• 翻身：向左和向右翻身需要在监督下完成，当向左侧翻身时启动困难，仰卧位至俯卧位的变换需要在监护下完成。

• 仰卧位至侧卧位至坐位转移：仰卧位至左侧卧位变换需要提供密切监护；仰卧位至右侧卧位变换需要提供少量帮助来完成，即通过使用双侧上肢协助双侧下肢置于正确位置；侧卧位至坐位变换需要少量帮助便可完成。

• 坐位至仰卧位转移：需在密切监护下完成。患者使用双侧上肢和左侧下肢协助右侧下肢移至床上。

• 坐站转移：需要少量帮助（图 CS13.5）。

• 站坐转移：需要少量帮助来控制身体

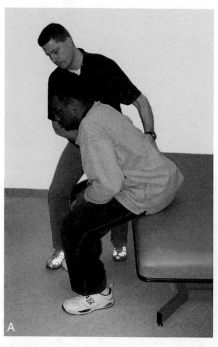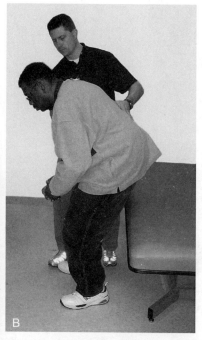

图 CS13.5　A. 坐站转移时，患者上身向前移动超过足部困难。由于患者骨盆后倾和胸椎后凸增大，其试图通过在屈曲髋关节的同时增加胸椎后凸来将身体重心前移（目前身体重心太靠后）。这样做使得头部前倾，但却没有有效地水平转移重心。此外，踝关节活动范围受限降低了将足部定位在膝后方的能力。将足部定位在膝后方可以使小腿在足以上有效地旋转。B. 坐站转移实现后尝试维持直立姿势和平衡。可发现当身体重心向前转移时，患者向下注视地板并保持上部躯干屈曲（而不是伸展）。这种异常姿势影响了他的姿势力学对线和垂直方向感

降低。

• 坐位下轮椅至床的转移：需要少量帮助。

• 坐位下床至轮椅的转移：需要少量帮助。

● **平衡**

• 静态坐位平衡：需监护。

• 动态坐位平衡：需监护。

• 静态站立平衡：少量帮助。

• 动态站立平衡：少量帮助。

● **步行**

• 左侧使用四足手杖，在少量或中等程度的辅助下可在水平表面上行走 1.5m。

• 左躯干胸廓伸展不足、过度向左侧倾斜，左下肢过度负重。摆动期右髋膝关节屈曲不足，踝背屈不足（足廓清受限）。支撑期右髋膝伸展减少，双侧步长减小。

• 身体直立和行走的耐力下降。

• 楼梯：由于肌力、平衡和身体站立耐力下降，无法进行检查。

● **患者的目标**

• 在家中和工作时能够独自行走并且能够独

立完成任务。

评估、干预与预后

评估

由于姿势控制不良，患者向较高的床上坐下时不能将双足平稳置于地面，坐下的速度过快；侧方转移到健侧时需密切监护。站立时姿势不对称，左侧负重较多，需要少量帮助。步行时启动困难，治疗师需要给予少量帮助和语言提示将任务分解。此时患者姿势异常，表现为驼背和过度屈髋屈膝（图 CS13.6）。

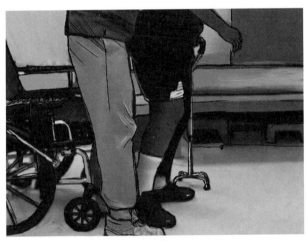

图 CS13.6　患者步行时的姿势：过度屈髋屈膝

干预

2 周后，降低治疗床高度进行坐站转移训练。治疗师给予口头指令，着重于重心向前转移，慢慢站起和坐下。

练习步行时，使用一个底座较小的四角拐，并缠绕绷带帮助右侧踝关节背屈。治疗师提供接触性保护和口头指令来分解任务，加快步行速度。

练习站立时将水壶里的水倒入玻璃杯，然后左手越过身体中线将杯子放在右边。从限定性任务进阶到多变任务。治疗师提供口头指令和接触性保护。在一个 5cm 的台阶上进行左足上台阶训练，逐渐提高台阶高度并过渡到综合性台阶训练。

预后

初期评估后的第 26 天，患者可以独立完成坐站转移，控制能力明显提高。在转移速度和难易程度上，患者向右侧转移和执行任务时表现出相同的改善。

患者的步态在力学对线、重心转移、右膝控制、步长和协调方面都有所改善。由于缺乏踝关节背屈力量，仍然需要使用绷带协助。患者可以在维持立位平衡基础上独立完成上肢活动，无须提示和辅助，仅需要治疗师监护。

指导性问题

1. 为该患者制订临床问题清单，包括以下内容：

a. 损伤

b. 活动受限

c. 参与受限

2. 患者右侧踝关节活动范围和肌力的降低如何影响他的步态？

a. 步态周期的哪个阶段会受到影响？

b. 描述 3 种解决右侧踝关节功能的干预措施。

c. 如果康复治疗不能改善右踝功能，你可以考虑采取哪些代偿策略或使用哪些辅助器具？

3. 在患者住院康复期间，每天接受 3 小时的治疗，每周 5 天。设立一个目标和时间分配的框架，用以确认以下受限活动的康复进展：

a. 坐站转移

b. 坐位侧方转移

c. 步行

d. 爬楼梯

4. 根据患者的临床表现，制订运动学习计划并描述适当的处理策略，需包括以下内容：

a. 训练时间表

b. 患者反馈的各种情况

c. 另一种提升该患者预后的运动学习策略

5. 根据患者回归家庭和工作的目标：

a. 描述 2 种能够帮助患者实现重返护士工作岗位的具体训练方法。

b. 描述 2 种能够帮助患者解决回归家庭目标的具体训练方法。

6. 患者无法爬楼梯。

a. 从治疗性运动的角度来看，确定 3 组对患者爬楼梯能力至关重要的肌群，并确定每组肌群的一种锻炼方式。

b. 描述一个局部治疗策略和一个整体性治疗策略，要求每个策略的推进都能够提高患者爬楼梯的能力。

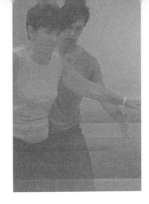

案例解析 14

C4 不完全性脊髓损伤患者

SALLY TAYLOF, PT, DPT, NCS

检查

病史

● **个人信息**

患者男，50 岁，已婚，白种人，母语为英语。

● **现病史**

患者在出门遛狗时不慎滑倒，身体向后倒地，当时患者意识清醒，但上下肢不能活动，颈部以下感觉异常。MRI 示 C2 ~ C4 脊髓挫伤、椎管狭窄、神经受压，行 C2 ~ C4 脊柱融合、颈后路椎板切除及钢板内固定术。

● **入院诊断**

C4 脊髓损伤。AIS 损伤分级：C 级，不完全性脊髓损伤。神经平面以下感觉和运动功能保留（包括骶段 S4 ~ S5），患者需佩戴颈椎矫形器（图 CS14.1）。

● **既往史**

高血压和高脂血症（入院前未用药）。

● **运动损伤史**

入院前无运动损伤病史。

● **社会史**

患者热爱他的工作、家庭及外孙，乐于参加大学体育活动。他在一家核电站做全职工作，职务为维修部主任。

● **居住环境**

他住在一个牧场式的房子里，进浴室需要经过 1 级台阶。

● **损伤前功能水平**

患者损伤之前，完全独立，每天遛狗。

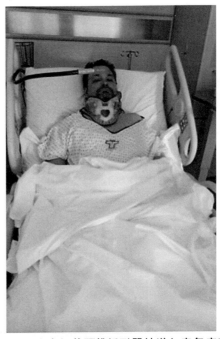

图 CS14.1　患者佩戴颈椎矫形器被送入康复病房，病房里为他准备了一个吸 – 吹呼叫灯

系统回顾

● **心肺系统**

• 心率：49 次 / 分。

• 呼吸频率：18 次 / 分。

• 血压：128/69mmHg。

● **肌肉骨骼系统**

• 关节活动范围。

－ 双上肢：正常。

－ 双下肢：腘绳肌紧张，双侧直腿抬高及髋关节旋转受限，余关节活动范围正常。

• 肌力：双上肢和双下肢肌力明显下降（图 CS14.2）。

INTERNATIONAL STANDARDS FOR NEUROLOGICAL
CLASSIFICATION OF SPINAL CORD INJURY
(ISNCSCI)

ASIA — AMERICAN SPINAL INJURY ASSOCIATION

ISCOS — INTERNATIONAL SPINAL CORD SOCIETY

Patient Name_____　Date/Time of Exam_____
Examiner Name_____　Signature_____

RIGHT

MOTOR KEY MUSCLES / SENSORY KEY SENSORY POINTS — Light Touch (LT) Pin Prick (PP)

	Motor	LT	PP
C2		2	2
C3		2	2
C4		2	2
C5 Elbow flexors	1	2	2
C6 Wrist extensors	1	2	2
C7 Elbow extensors	1	2	2
C8 Finger flexors	0	2	2
T1 Finger abductors (little finger)	0	2	2
T2		2	2
T3		2	2
T4		2	2
T5		2	2
T6		2	2
T7		2	2
T8		2	2
T9		2	2
T10		2	2
T11		2	2
T12		2	2
L1		2	2
L2 Hip flexors	2	2	2
L3 Knee extensors	2	2	2
L4 Ankle dorsiflexors	2	2	2
L5 Long toe extensors	2	2	2
S1 Ankle plantar flexors	2	2	2
S2		2	2
S3		2	2
S4-5		1	1

UER (Upper Extremity Right)
LER (Lower Extremity Right)

Comments (Non-key Muscle? Reason for NT? Pain?):

(VAC) Voluntary anal contraction (Yes/No): **Yes**

RIGHT TOTALS (MAXIMUM): 13 (50) | 55 (56) | 55 (56)

LEFT

SENSORY KEY SENSORY POINTS — Light Touch (LT) Pin Prick (PP) / MOTOR KEY MUSCLES

	LT	PP	Motor
C2	2	2	
C3	2	2	
C4	2	2	
C5 Elbow flexors	2	2	1
C6 Wrist extensors	2	2	1
C7 Elbow extensors	2	2	1
C8 Finger flexors	2	2	1
T1 Finger abductors (little finger)	2	2	1
T2	2	2	
T3	2	2	
T4	2	2	
T5	2	2	
T6	2	2	
T7	2	2	
T8	2	2	
T9	2	2	
T10	2	2	
T11	2	2	
T12	2	2	
L1	2	2	
L2 Hip flexors	1	1	2
L3 Knee extensors	1	1	2
L4 Ankle dorsiflexors	1	1	2
L5 Long toe extensors	1	1	2
S1 Ankle plantar flexors	1	1	2
S2	1	1	
S3	1	1	
S4-5	1	1	

UEL (Upper Extremity Left)
LEL (Lower Extremity Left)

MOTOR (SCORING ON REVERSE SIDE)
0 = total paralysis
1 = palpable or visible contraction
2 = active movement, gravity eliminated
3 = active movement, against gravity
4 = active movement, against some resistance
5 = active movement, against full resistance
5* = normal corrected for pain/disuse
NT = not testable

SENSORY (SCORING ON REVERSE SIDE)
0 = absent　2 = normal
1 = altered　NT = not testable

(DAP) Deep anal pressure (Yes/No): **Yes**

LEFT TOTALS: 48 (56) | 48 (56) | 13 (50) (MAXIMUM)

• Key Sensory Points
Palm / Dorsum

MOTOR SUBSCORES
UER 3 + UEL 3 = UEMS TOTAL 6 MAX (25) (25) (50)
LER 10 + LEL 10 = LEMS TOTAL 20 MAX (25) (25) (50)

SENSORY SUBSCORES
RLT 55 + LLT 48 = LT TOTAL 103 MAX (56) (56) (112)
RPP 53 + LPP 48 = PP TOTAL 103 MAX (56) (56) (112)

NEUROLOGICAL LEVELS (Steps 1-5 for classification as on reverse)
	R	L
1. SENSORY	S3	L1
2. MOTOR	C4	C4

3. NEUROLOGICAL LEVEL OF INJURY (NLI): C4

4. COMPLETE OR INCOMPLETE? I (Incomplete = Any sensory or motor function in S4-5)

5. ASIA IMPAIRMENT SCALE (AIS): C4

ZONE OF PARTIAL PRESERVATION (in complete injuries only) Most caudal level with any innervation
	R	L
SENSORY	STS	STS
MOTOR	31	31

This form may be copied freely but should not be altered without permission from the American Spinal Injury Association.

REV 02/13

图 CS14.2　患者的感觉和运动评分　经允许摘自 American Spinal Injury Association. International standards for Neurological Classification of Spinal Cord Injury, rev 2013. Atlanta, GA, American Spinal Injury Association, 2013.

●神经肌肉系统

• 感觉功能：双上肢和右下肢轻触觉正常，左下肢轻触觉减退。

• 双上肢和下肢反射正常（2+）。

• 肛门括约肌有自主收缩。

• 协调功能：肌力下降无法进行评估。

• 姿势控制：需要大量帮助。

• 平衡：需要大量帮助。

• 步态：无行走能力。

●皮肤系统

• 无擦伤。

• 无压疮。

测试和评估

●坐位平衡

• 在无上肢支撑的情况下，需要大量帮助才能保持坐位平衡。

• 在双上肢支撑的情况下，在少量帮助下能保持坐位 30 秒。

• 改良功能性够取测试：因为平衡功能障碍无法进行评定。

●转移、行走和直立耐受

• 功能独立性量表。

－床上转移 =1（图 CS14.3）。

－如厕 =1。

－盆浴 / 淋浴 =1。

－操控轮椅 =1。

－上下楼梯 =1。

• 直立耐受：斜床站立耐受能力下降（图 CS14.4）。

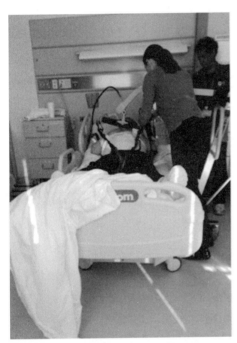

图 CS14.3　为确保安全，患者最初的转移需 2 人协助并利用液压升降机来完成

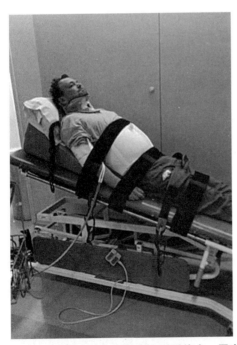

图 CS14.4　使用斜床站立训练直立耐受能力，需密切监测患者生命体征

注意：以下检查数据皆以 ISNCSCI 为基础（图 CS14.2）。

● 感觉

• 针刺觉。

－右侧：C2 ~ S3 节段正常；S4 ~ S5 节段受损。

－左侧：C2 ~ L1 节段正常；L2 ~ S5 节段受损。

• 轻触觉。

－右侧：C2 ~ S3 节段正常；S4 ~ S5 节段受损。

－左侧：C2 ~ L1 节段正常，L2 ~ S5 节段受损。

• 肛门深压觉正常。

● 肌力

• ASIA 运动测试（图 CS14.2）。

• C5 节段双侧肌力 1/5；C6 节段双侧肌力 1/5；C7 节段双侧肌力 1/5；C8 节段双侧肌力 0/5；T1 节段双侧肌力 0/5。

• L2 ~ S1 节段双侧肌力 2/5。

• 肛门括约肌有自主收缩。

● ASIA 分级 [1-3]

• 基于 ASIA 评定分级（专栏 CS14.1），患者诊断为感觉和运动不完全性脊髓损伤（C= 不完全，神经损伤平面以下有运动功能保留，且单个关键肌肌力为 2 级）。

评估、干预与预后

评估

治疗师协助患者翻身时，可屈曲患者膝关节，为髋关节和肩胛骨后侧提供帮助。将悬吊带置于患者身下，以便在治疗师辅助下完成转移。将治疗床升高至治疗师腰部水平，抬起 4 个护栏以保证安全。使用升降机协助患者转移时，需将轮椅稍倾斜，以适合髋关节在轮椅上的力学对线（图 CS14.5）。转移到轮椅后应立即使用骨盆定位带，并移除悬吊带，以确保患者在移除悬吊带后的安全。

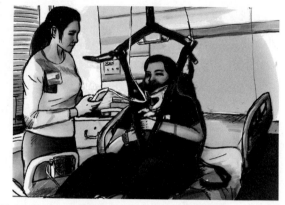

图 CS14.5　治疗师使用升降机协助患者转移

在患者耐受的范围内逐渐增加升降床角度。治疗师应密切监测患者的生命体征和患者的反应，如有无头晕、眼花等。

患者可用双下肢驱动手动轮椅。应始终佩戴骨盆定位带，以防止躯干缓慢向前滑动。

干预

一旦患者可以在起立床上完全直立并保持20分钟，就可以进行减重支持下的跑步机训练，此时应着重于增加患者的步数。从后方可观察到患者的剪刀步态模式。在地面上进行步态训练时，患者使用电动康复助行器，且需要2人完全帮助并在患者身后放置轮椅保护。治疗师协助患者，并保持前方的电动康复助行器不会远离患者。1人给予中等程度辅助，进行半蹲位从轮椅到治疗床的转移，注意患者双侧下肢参与，使臀部抬起。

为增强双下肢肌力，可训练患者在不同高度下重复练习坐站转移。治疗师在前方保护。患者在治疗床上进行滑移，以增强患者的核心肌力。

患者在治疗床上从坐位转移到仰卧位时，治疗师可通过接触患者肩胛骨帮助其调整躯干。继续练习向两侧翻身，以增强床上活动的灵活性。患者尝试从轮椅上站起时治疗师需要给予躯干中等程度辅助。为使患者更容易完成转移，治疗师应给予患者从轮椅上向前移动的提示。站立迈步转移需要治疗师给予中等程度辅助。

预后

康复训练后，患者可佩戴步行保护带；在治疗师接触性保护下，可完成向车内的转移。

训练患者由站立位转移到坐在低矮、柔软的支撑面上可以为患者回家坐在沙发或其他平面上做准备。患者可在少量辅助下从坐在低矮的软椅上站起，并在室内进行步态训练。

在治疗师少量辅助下，患者可在社区内进行不使用扶手的上下楼梯训练。患者在楼梯顶部时失衡，治疗师需提供较小帮助，使患者保持直立姿势。继续指导患者在不平的小路和草坪上进行户外步态训练。

在公园的长椅上进行坐站转移可以增强患者在社区内的独立性。为方便患者转移，治疗师指导患者身体前倾，臀部向前移动到长椅的边缘。

患者练习进出旋转门。从楼内出来后，给予患者少量帮助以完成下坡训练。

通过调整自己的步行速度，在给予少量的接触性辅助下患者可以成功穿过马路。患者可与等待的车进行眼神交流，提前穿过马路。

患者可以在维持立位平衡的情况下拿取报纸并拿着报纸步行。

指导性问题

1. 根据《物理治疗师实践指南》，确定与评估结果一致的主要训练模式。

2. 使用《国际功能、残疾和健康分类》框架中包含的项目（即身体功能及结构、活动受限、参与受限）描述患者的表现。

3. 在患者康复的过程中，何时应该开始直立站立，为步态训练做准备？

4. 脊髓损伤定位于哪个节段？在 ASIA 脊髓损伤评定分级中，C 级主要有哪些临床表现？

5. 你会在这个患者的康复计划中加入哪些干预措施？

6. 重返家庭需要哪些设备或辅助器具？

7. 你会为这个患者制订什么样的长期目标？

8. 你预计这个患者的住院康复时间是多久？

9. 当患者为不完全性损伤时，应定期采取哪些测试和措施？

10. 是否有临床预测标准能够预测患者恢复行走水平的能力，如果有，你期待患者达到什么水平？

A= 完全性损伤。 骶段 S4 ~ S5 未保留感觉或运动功能。

B= 感觉不完全性损伤。 在神经水平以下有感觉保留但无运动功能保留，包括骶段 S4 ~ S5（S4 ~ S5 轻触觉、针刺觉或肛门深压觉），且运动平面以下身体的任何一侧运动残留不超过 3 个节段。

C= 运动不完全性损伤。 神经水平以下有运动功能保留[b]，神经损伤平面以下超过一半的关键肌肌力低于 3 级（0 ~ 2 级）。

D= 运动不完全性损伤。 神经水平以下有运动功能保留[b]，神经损伤平面以下至少一半的关键肌肌力大于或等于 3 级。

E= 正常。 若用 ISNCSCI 测试患者感觉和运动功能都是正常的，且患者有过损伤，则其 AIS 等级为 E。而开始没有脊髓损伤的人不能用 AIS 等级评定。

注： 当区分 AIS B 级和 C 级损伤平面以下运动功能的保留程度时，需使用每侧的运动平面；而区分 AIS C 级和 D 级（取决于肌力为 3 级或 3 级以上的关键肌比例）时，需使用神经损伤平面。

注：[a] 经允许摘自 American Spinal Injury Association. International Standards for Neurological Classification of Spinal Cord Injury. Atlanta, GA, American Spinal Injury Association, 2006.［新版 ISNCSCI 工作表的修订可访问 http：//www.asia-spinalinjury.org/elearning/ISNCSCI.php（2015 年 4 月 6 日检索）］。

[b] 获得 C 级或 D 级即运动不完全性损伤的患者需具备以下特征：①肛门括约肌的随意收缩；②骶段感觉保留，且运动平面以下超过 3 个以上节段存在运动功能。目前的国际标准允许使用运动平面以下非关键肌的功能保留是否超过 3 个节段来界定运动不完全状态（AIS B 级和 C 级）。

参考文献

1. American Spinal Injury Association (ASIS). International Standards for Neurological Classification of Spinal Cord Injury Clinical Summary. Atlanta, GA, American Spinal Injury Association, 2013 Retrieved March 26, 2015, from www.scireproject.com/outcome-measures-new/american-spinal-injury-association-impairment-scale-ais-international-standards.

2. Kirshblum S, and Waring W. Updates for the International Standards for Neurological Classification of Spinal Cord Injury. Phys Med Rehabil Clin N Am, 2014; 25:505–517.

3. Kirshblum S, et al. International Standards for Neurological Classification of Spinal Cord Injury. J Spinal Cord Med, 2011; 34: 535–46.

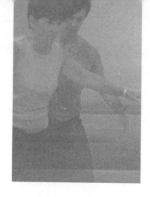

案例解析 15

经股骨截肢患者

Kyla L.Dunlavey,PT,MPT,OCS,And
Barri L.Schnall,PT,MPT

检查

病史

● 个人信息

患者男，23岁，为军事创伤引起的创伤后左股骨截肢。除截肢外，他还有双侧股骨骨折、右侧腓骨和内踝粉碎性骨折以及内脏器官损伤。患者目前进行了腓骨远端切开复位、钢板螺钉内固定术。

● 现病史

由于患者较年轻且病前拥有较好的健康水平，他通过最初的强化康复训练（每周5天），功能取得了迅速的进展。在受伤后的4个月内，在水平地面、不平的地面及有高度的地方（社区路程）实现了（单拐）步行的独立性。6个月后，患者获准继续上大学。虽然疼痛不是问题，但患者步行的能力受损，在校园里并不顺利。

● 医疗史

无特殊疾病。

● 社会史 / 先前的功能水平

患者是一名现役军人且身体素质良好。他和女朋友住在电梯楼的低层。最近他买了一只服务犬，为他提供身体上的支持和帮助。除此之外，建立这种相互的联系能让人心情平静。当在一个新的或复杂的环境中行走时，这种情感支持尤为重要。

他返回门诊进行物理治疗以实现他的长期目标：跑步。在短期内，他希望不用拐杖在社区里行走的能力能够得到改善。在初次检查时，他每天戴假肢10小时，没有过度压迫或皮肤破损。假肢配备包括通用的碳纤维材质的接受腔和内衬，以及负压悬吊、四层袜套、微处理器膝关节、K4级蓄电池和假足。双能X线吸收测定法（dual x-Ray absorptionmetry，DEXA）扫描结果是乐观的，结果表明患者的骨密度足以在不增加骨折风险的情况下进行更高强度的活动。

系统回顾

● 心血管系统

• 生命体征：正常。

• 患者自述可持续使用30分钟复合划船机和手摇自行车，每周3次。

● 皮肤系统

• 残余肢体皮肤完好无损，没有明显的病灶，无痂，无水疱，无粘连（图CS15.1）。

• 未受损的肢体在瘢痕区（胫骨中段和踝的前部）有轻微粘连。外固定器造成的股骨上的瘢痕是可移动的。

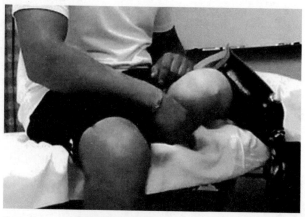

图 CS15.1　残余肢体皮肤检查显示，切口有良好的形状，无磨损、割伤和其他皮肤问题

● 神经肌肉系统

• 否认幻觉或疼痛。

• 右足瘢痕部位的轻触觉完好无损。

• 本体感觉完好。

• 平衡受损。

● 肌肉骨骼系统

• 上肢和核心肌群肌力良好。

• 站立姿势：重心在未受损肢体上方移动。可导致右下肢轻微内收。此外，髂嵴触诊显示骨盆左侧轻微后移。触诊有助于将潜在的腿长差异和代偿性姿势适应差异区分开来。骨盆前倾会导致躯干伸展增加。

• 左髋关节活动范围受限。

测试和评估

● 认知

• 无认知障碍。

• 否认创伤后应激障碍（posttraumatic stress disorder，PTSD）。

● 关节活动范围

• 双上肢：正常。

• 双下肢：左髋伸展受限 10°，终末端紧张；右下肢除踝外翻受限外，余关节活动范围均正常。

● 肌力

• 双上肢和双下肢：徒手肌力评定 5/5（可用肌肉）。

• 功能力量受损表现为假肢侧下肢不能在 Power Tower（抗阻训练设备）上完成最大高度时的单腿下蹲。在物理治疗干预前，患者可接受的负重达到自身体重的 34%（24 次治疗后达到 65%）（图 CS15.2）。

● 平衡

• 站立平衡受损：无上肢支撑时，左下肢不能单腿站立。

• 右下肢单腿站立因踝关节损伤而轻度受损，在进行物理治疗前能坚持 25 秒，24 次治疗后

可至 60 秒。

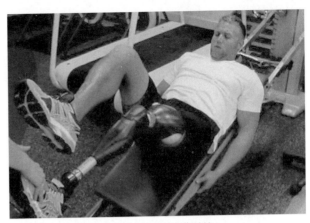

图 CS15.2　患者正在进行单腿下蹲训练

● 疼痛

• 否认疼痛，无药物治疗。

● 功能状态

• 床上移动：不依赖假肢。

• 转移：标准高度的坐站转移可以达到有条件的独立。运动质量受到影响，患者尽量减少假肢的负重。从地面到站立的转移也可以达到有条件的独立。

• 步态：患者可以在没有辅助装置的情况下行走，但步态异常会增加。最明显的异常是外侧躯干屈曲、旋转、骨盆倾斜和左下肢外展增加。

• 楼梯/坡道：患者可以一步一步行走，可以达到有条件的独立。

● 功能结果测试

• 计时起立行走测试：使用手杖 19 秒。

• 6 分钟步行测试（six minute walk test，6 MWT）：使用手杖 265m。

• 四方步测试（four square step test，4 SST）：使用辅助装置 27 秒。

• 台阶评估指数（stair assessment index，SAI）：2/13。

• 爬山评估指数（hill assessment index，HAI）：0/11。

• 综合高水平活动能力预测（comprehensive high-level activity mobility predictor，CHAMP）[1]。

• 单腿站立：没有上肢的支持，左侧不能进行；右侧能坚持 25 秒。

• Edgren 侧步：6 个圆锥。

• T- 测试：80 秒。

• llliois 敏捷性测试：115 秒（图 CS15.3）。

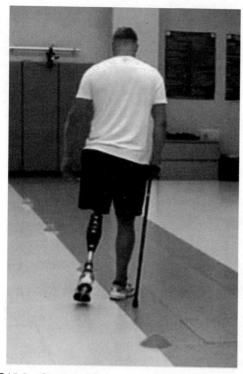

图 CS15.3 CHAMP 测试：患者在进行 CHAMP 中的 Illinois 敏捷性测试时穿过圆锥

评估、干预与预后

评估

这是一个 23 岁的创伤后左侧经股骨截肢的患者，同时伴有右侧踝损伤。他可以使用拐杖独立行走。患者此次康复的期望是可以不依靠拐杖独立行走，并完成他的终极目标——跑步。我们从患者进入诊所后即开始观察他的步态，随后进行正式检查。可以明显看出假肢侧的重心转移不充分。这有可能是缺乏自信心、假肢重心偏移、双下肢不等长、接触腔不匹配、疼痛或者肌力差所致。

当不用拐杖步行时，他的步态异常更加明显。

可通过坐站转移来评估患者的活动能力。转移时可以观察到患者负重明显不对称。治疗师提示患者在下次转移时将重心向假肢侧偏移。将治疗床调节至患者可以相对对称转移的高度，让患者知道对称的感觉，并告知患者他可以完成。

患者否认疼痛和接触腔不匹配的问题，因此排除了这两方面导致步态异常的原因。治疗师观察患者皮肤并评估患者双侧下肢的感觉，查看有无颜色改变、长茧、红斑、伤口、皮温过高等情况。检查全范围关节活动范围并测量活动受限的区域。患者托马斯测试阳性，提示屈髋肌紧张。

我们对患者所有平面的姿势和假肢力学对线进行了评估。在冠状面，观察患者肩的高度、躯干对称性、骨盆倾斜、髋关节外展和内收、膝关节内外翻和足部的朝向。在评估骨盆高度时，确定残肢是否与接触腔底部充分接触至关重要。这可以通过视觉观察、移动硅胶套或接触腔底部的活塞来判断。在矢状面，观察躯干和下肢的屈伸角度。当穿戴好假肢后注意髋关节屈曲的情况。经股骨截肢患者常规的生物力学异常表现为骨盆的前倾和躯干的后倾，导致脊柱过度前凸。在整个过程中可以注意水平面骨盆旋转的异常。

在评估患者步态时，应结合身体各个部分进行系统的姿势评估，并记录运动过程中的改变。步长的对称性、支撑期的时长也应记录。由于观察分析中缺少功率这一部分，三维步态分析可以提供最佳的假肢力学对线评估和康复的干预目标。

对于年轻的男性患者，徒手肌力评定不能提供准确的结果。Power tower（译者注：一种肌力评估设备）可以用来评估功能性力量。患者现在可以达到 17 级，肌力大约达到体重的 34%。

患者在上下楼梯时使用拐杖和扶手，台阶评估指数得分为 2/13。

使用美国糖尿病学会制订的《糖尿病诊疗指南》中的 4.8 级坡道规格进行等级测试时，患者选择侧步下坡，坡路评估指数得分为 2/11。同时对患者进行了其他的基线测试，如 6 分钟步行测试（图 CS15.4）。

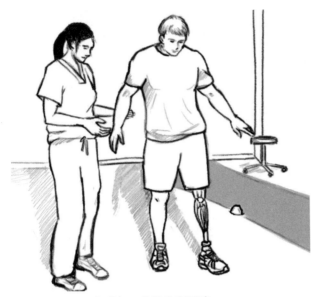

图 CS15.4　患者进行 6 分钟步行测试

年轻的截肢患者在传统测试（如计时起立行走测试）中经常会出现"天花板效应"（**译者注：**一种比喻，指测验题目过于容易，而致使大部分个体得分较高）。对于有多处创伤的截肢患者而言，许多有效的结果测量并不重要。所以，可以从综合高水平活动能力预测中挑选相应的测试。基于物理检查和功能测试结果，我们列出了患者存在的问题。

干预

除平衡、协调和灵活性缺失外，治疗应着重处理髋关节活动受限、髋周及核心功能性力量的问题。对患者进行神经肌肉再教育与高级步态训练的同时，也要进行居家训练项目。患者正在练习自我牵伸的居家项目。治疗师提示患者骨盆维持稳定，腹横肌轻轻收缩，以保持牵伸时脊柱的稳定。可以借助 Power tower 进行髋伸展肌群力量增强训练和功能性上台阶训练。当本体感觉恢复时可以将足手动放置于靠近中线的位置。髋外展肌作为稳定肌在步态周期中扮演重要的角色，一个有效增强髋周肌力的方法是将弹力带置于假肢膝关节近端并侧向行走，注意观察患者躯干侧屈的代偿；这也是一个重心转移的练习。残肢髋内收肌和骨盆的稳定在步行中也十分重要，抗阻侧向行走可以功能性动态加强内收肌力量。治疗师

在假肢侧重复这项训练，可以增加平衡训练难度并练习重心转移，以增加假肢侧支撑期时间。可应用徒手抗阻训练促进骨盆向前移动，避免髋关节过度抬高或骨盆回缩，在髂前上棘给予轻微的接触提示。

当患者情况有所好转时，可以改变阻力大小。

训练平衡和重心转移时可使用锥筒，给予口头指令和手法接触，进行假肢侧重心转移可能会有帮助。踏步训练也是非常有效的方法，可以增强患者自信心和稳定性。观察有无单足站立试验阳性和躯干侧屈。可以使用难度更高的干预方式，减少上肢支撑并在不稳定平面完成训练。

可以借助跑步机训练重心转移，改善步行节律、步频、步长和耐力。可选择在楼梯、斜坡上进行功能训练，并在不同地面上行走。利用计算机辅助康复系统帮助患者转移。目前大部分诊所没有这种大型的虚拟现实设备，未来会继续探讨虚拟现实技术在康复中的应用。

预后

经过一段时间的康复干预，患者现在可以不借助任何辅助设备步行，并且没有明显的步态异常。步长对称性和步频明显改善；患者自信心增强，假肢侧负重增多。6 分钟步行测试从 265m 增加到 457m。

患者可以更有效地使用假肢。坐站转移控制良好，不需要上肢帮助。将治疗床的高度降低至标准座椅高度 45.7cm 再次测试，发现患者双侧负重相对均匀。托马斯试验测试屈髋肌紧张程度，伸髋从 –10° 改善到 –5°，功能性伸髋能力提高，步长增加。综合高水平活动能力预测有明显进步。在四方步测试中，从借助拐杖 27 秒完成到不需借助任何设备 10 秒完成。功能性测试也有明显提高，计时起立行走测试从使用拐杖 19 秒到独立行走 10 秒。Power tower 功能性力量测试从 17 级上升到 32 级，约为患者体重的 65%。患者现在可以运动自如且无任何代偿动作。在 Hill 评估指数中，患者可以自信且有效率地完成重心转移，可以使用计算机型假肢控制膝关节自如下坡，而不需要

上肢支撑，Hill 评估指数得分为 11/11。

上下楼梯时，在没有拐杖和扶手的情况下，患者的假肢可以自如摆动。台阶评估指数得分为 13/13。

患者完成了不使用拐杖、改善步态的目标。患者定制了一套专用于跑步的假肢，并为训练做了充分准备。

指导性问题

1. 在初次评估时，患者的病史和系统检查的数据结果对患者的表现可能造成哪些影响？

2. 明确患者的损伤。

3. 制订预计在 4 ~ 6 周内实现的短期目标，并举例说明每个目标对患者功能的预期影响。

4. 考虑以下主要损伤：①截肢肢体髋关节活动范围减少；②运动和平衡受损；③耐力下降。讨论在康复早期解决这些损伤的功能性意义。

5. 请描述在治疗前几周时用以解决平衡、力量和运动控制的干预措施。并指出你将如何取得进展。

6. 治疗师应该向患者、家庭和（或）跨学科团队提供什么样的信息来促进预期的效果？

7. 哪些因素可能会限制患者恢复到高水平活动？患者康复的优势是什么？你会提出怎样的出院指导？

8. 出院前你预计需要多少周的治疗？

参考文献

1. Gailey, RS, et al. Construct validity of Comprehensive High-Level Activity Mobility Predictor (CHAMP) for male service members with traumatic lower-limb loss. J Rehabil Res Dev, 2013; 50:919.